U0294096

教育部高等学校生物医学工程类专业教学指导委员会规划教材

医学信号分析与处理

邱天爽　主编

唐　洪　刘海龙　副主编

电子工业出版社

Publishing House of Electronics Industry

北京·BEIJING

内 容 简 介

"医学信号分析与处理"是生物医学工程专业本科生和研究生的专业基础课,旨在培养学生基本掌握现代统计信号处理的理论与方法,并能够结合临床研究与应用,利用信号处理手段解决医学诊断与治疗方面的相关问题。全书共10章,包括:绪论,常见的医学信号及其检测与预处理,随机信号分析基础,信号检测与参数估计,随机信号的相关函数估计与功率谱估计,维纳滤波、卡尔曼滤波与粒子滤波,自适应滤波,非平稳生物医学信号分析与处理,非高斯生物医学信号分析与处理,生物医学信号分析与处理的应用实例。

本书适合作为高等院校生物医学工程专业或电子信息类专业本科生与硕士研究生"医学信号分析与处理"或"统计信号处理"等课程的教材或教学参考书,也可供有关教师和科技人员阅读。

未经许可,不得以任何方式复制或抄袭本书之部分或全部内容。

版权所有,侵权必究。

图书在版编目(CIP)数据

医学信号分析与处理/邱天爽主编 . —北京:电子工业出版社,2020. 3(2025. 2 重印)
ISBN 978-7-121-34384-1

Ⅰ.①医… Ⅱ.①邱… Ⅲ.①生物医学工程-信号处理-高等学校-教材 Ⅳ.①R318.04
中国版本图书馆 CIP 数据核字(2019)第 004222 号

责任编辑:张小乐
印　　刷:北京虎彩文化传播有限公司
装　　订:北京虎彩文化传播有限公司
出版发行:电子工业出版社
　　　　　北京市海淀区万寿路 173 信箱　邮编:100036
开　　本:787×1 092　1/16　印张:25.75　字数:659 千字
版　　次:2020 年 3 月第 1 版
印　　次:2025 年 2 月第 6 次印刷
定　　价:89.00 元

凡所购买电子工业出版社图书有缺损问题,请向购买书店调换。若书店售缺,请与本社发行部联系,联系及邮购电话:(010)88254888,88258888。

质量投诉请发邮件至 zlts@ phei. com. cn,盗版侵权举报请发邮件至 dbqq@ phei. com. cn。

本书咨询联系方式:(010) 88254462,zhxl@ phei. com. cn。

总　序

　　生物医学工程（Biomedical Engineering，BME）是运用工程学的原理和方法解决生物医学问题，提高人类健康水平的综合性学科。它在生物学与医学领域融合数学、物理、化学、信息和计算机科学，运用工程学的原理与方法获取和产生新知识，创造新方法，从分子、细胞、组织、器官、生命系统各层面丰富生命科学的知识宝库，推动生命科学的研究进程，促进生命科学和医疗卫生事业的发展，实现提高人类健康水平的伟大使命。

　　现代生物医学工程以 1952 年美国无线电工程学会（Institute of Radio Engineers，IRE）成立的医学电子学专业组（Professional Group on Medical Electronics，PGME）为标志，经过近 70 年的发展已成为一个学科涵盖面最广的专业。**多学科融合是生物医学工程类专业的特质**，其包含的主要领域有：生物医学电子学，生物医学光子学，生物医学仪器，医学成像，医学材料，生物生物力学，生物医学信息学，仿生学，细胞、组织和基因工程，临床工程，矫形工程，康复工程，神经工程，系统生理学，生物医学纳米技术，医学监督和管理，医学培训和教育等。

　　"十三五"期间，国家发布了"健康中国 2030"规划纲要，提出"要将人民健康放在优先发展的战略地位"。与此相关的生物医学工程在国家发展和经济建设中具有重要的战略地位，是医疗健康事业发展的重要基础和推动引擎。生物医学工程所涉及的医学仪器、医学材料等是世界上发展最迅速的支柱性产业，已成为国家科技水平和核心竞争力的重要标志，是国家经济建设中优先发展的重要领域。

　　生物医学工程事业发展需要大量专业人才。我国的生物医学工程高等教育始于 20 世纪 70 年代中后期，经过 40 多年的发展，全国设置 BME 专业的高校已达 180 余所。为了适应科技和教育发展的需要，教育部高等学校生物医学工程类专业教学指导委员会（下简称"教指委"）与电子工业出版社经过深入调研，精心设计，成立了生物医学工程类专业"十三五"规划教材编审委员会，启动了规划教材建设项目。项目汇集了一批兼具丰富教学和科研经验的专家学者，经广泛研讨，编著了符合《生物医学工程类专业教学质量国家标准》的数十部教材，涵盖医学信号与图像、医学电子、医学仪器、生物医学传感与检测、医学统计与临床实验、生物医学工程伦理等重要课程和领域。规划教材充分体现生物医学工程类专业多学科融合的特质，深浅适度，阐明原理并列举典型应用实例。规划教材还特别设立了"康复科学与技术"系列，以满足康复工程专业人才培养的迫切要求，助力我国康复事业的发展。

　　教指委和规划教材编审委员会感谢各位专家给予的支持和帮助！感谢所有参与编著的学者！希望这套教材能让学生热爱生物医学工程，并扎根于此。

　　恳切希望读者能对这套教材的不足之处提出宝贵意见和建议，以便再版时更正。

生物医学工程学类专业教指委
"十三五"规划教材编审委员会
2020 年 3 月

前　言

医学信号分析与处理技术是现代医学诊断和治疗设备的核心支撑技术之一。近年来，国家和全社会对生命健康高度重视，有力地促进了医疗仪器技术的发展，同时也使得医学信号分析与处理技术得到了长足的进步和广泛的应用。一方面，医学诊断与治疗中不断出现的新问题，为医学信号分析与处理提出了新的研究课题；另一方面，医学信号分析与处理的发展与普及，为临床医学的诊断与治疗提供了有力的工具。

"医学信号分析与处理"是生物医学工程专业本科生和研究生的专业基础课，其目的是培养学生：（1）基本掌握现代统计信号处理的理论与方法；（2）能够结合临床研究与应用，利用信号处理的手段，解决医学诊断与治疗方面的信号分析与处理问题。为了编写本教材，我们进行了广泛的文献资料调研，在参考借鉴国内外出版的多本优秀著作和教材的基础上，编写了这本教材，适合作为高等院校生物医学工程专业及电子信息类专业本科生与硕士研究生"医学信号分析与处理"或"统计信号处理"等课程的参考教材，也可供有关教师和科技人员参考。

全书共 10 章，包括：绪论，常见的医学信号及其检测与预处理，随机信号分析基础，信号检测与参数估计，随机信号的相关函数估计与功率谱估计，维纳滤波、卡尔曼滤波与粒子滤波，自适应滤波及其应用，非平稳生物医学信号分析与处理，非高斯生物医学信号分析与处理，生物医学信号分析与处理应用实例。

本书的各章节编写人员为：刘海龙（第 1、2 章），邱天爽（第 3、4、5、6、7 章），唐洪（第 8、9、10 章）。全书由邱天爽统稿。

感谢大连理工大学电子信息与电气工程学部领导对本书编写给予的关怀和支持，感谢生物医学工程学院领导和各位老师提供的帮助，感谢大连理工大学教材建设出版基金对本书出版的资助，特别感谢博士、硕士研究生田全、金芳晓、丑远婷等为本书的编写提供的计算机仿真、资料搜集和书稿校对帮助。由于时间仓促加之编者水平所限，书中难免有疏漏之处，恳请读者批评指正。

编者
2019 年 6 月于大连理工大学

目　　录

第1章 绪 论

医学信号是指通过某些方法从人体采集得到的、能够反映人体生理状态的各种信号。由于医学信号与人体生理状态存在一定的对应关系，因而可以用于对人体健康情况进行评估，对于临床上诊断患者的疾病具有重要的作用。然而，原始的医学信号包含了大量的冗余信息或与某种疾病不相关的非特异性信息，因此，通过用眼睛直接观察的方法很难得到对医学诊断有用的信息。为了得到比较直观的、可应用于临床诊断的信息，通常使用一些必要的特殊分析方法对原始医学信号进行一定的处理。另外，由于医学信号的采集不可避免地会引入一定的噪声，因此，医学信号的采集和应用还涉及降噪等处理过程与方法。本章简要介绍一些常用医学信号的分类及其主要特性、医学电信号的基本现象及其产生机制、医学信号的采集和医学信号分析与处理的主要作用。

1.1 医学信号的分类与特点

1.1.1 医学信号概述

常用的医学信号包括心电信号、脑电信号、诱发电位信号、肌电信号、胃电信号、心音信号、脑磁信号和一些常用的医学图像等。不同的医学信号具有不同的产生机制，反映人体生理信息的不同侧面，其信号幅度和频率具有特定的范围。医学信号的采集根据信号类型和采集位置的不同，常常需要不同的传感器。表1.1列举了一些常用医学信号的幅度/频率范围、测量用传感器和所含信息。

表 1.1 一些常用医学信号的特点

医学信号	测量用传感器	幅度范围	频率范围/Hz	所含信息
心电 （ECG）	体表电极 心脏电极 胎儿电极（母亲腹部体表电极）	0.01~4mV（典型值1mV） 典型值50mV 典型值0.01mV	0.05~250 0.05~250 0.05~250	反映心肌细胞产生、传导或进行兴奋等电活动的特点
脑电 （EEG）	头皮电极 颅内电极	10~300μV 0.01~100mV	0.5~100 0.5~100	反映大脑运作过程中皮层神经细胞整体或局部电活动的特点
诱发电位 （EP）	帽状、针状或表面电极	1~100μV	1~3000	反映相关神经元群或神经系统完成其功能时所表现出的电活动特点
肌电 （EMG）	针电极	0.1~5mV	5~2000	反映肌细胞兴奋时进行收缩所表现出的电活动特点

1

医 学 信 号	测量用传感器	幅 度 范 围	频率范围/Hz	所 含 信 息
胃电 （EGG）	Ag-AgCl 表面电极	0.01～1mV	0～1	反映胃在完成其功能的过程中胃平滑肌细胞电活动的特点
心音 （PCG）	压电、电容、电感、应变片换能器	在人耳的听觉阈值附近	0.005～2000	反映心脏在完成其泵血功能过程中所产生声音的特点

1.1.2 医学信号的分类

概括来说，医学信号是人体自发产生或外界刺激诱发产生的信号，主要包括生物电、生物磁、生物声、生物阻抗、生物流量和生物压力等物理信号，以及其他一些化学和生物信息信号。生物电信号是临床和科学研究经常用到的医学信号，包括心电、脑电、肌电和胃电等；其他的医学物理信号包括心音、脉搏、心冲激和 Korotkov 音等振动信息，血压和消化道内压等压力信息，心肌张力等力量信息，以及体温等热学信息。另外，血液和呼吸气体等还包含丰富的化学和生物方面的信息。

从产生的方式来看，医学信号可以划分为内源信号（internal source signal）、外源信号（external source signal）和感生信号（induced signal）三类。

所谓内源信号，是指被检测的信号是由人体自发产生的，即检测对象是有源的，检测系统是无源的。例如，常见的心电、脑电、胃电、血压、心音等都属于内源信号。这些信号是人体生理、病理信息的载体。

所谓外源信号，是指并非由人体本身自发产生的信号，即检测对象是无源的，而检测系统是有源的。人体在外界检测系统的作用下，对来自检测系统的信号产生透射、反射、折射或散射等作用，然后由检测系统检测到这些经过人体变换后的信号。例如，由常见的 B 型超声诊断系统、X 射线系统和光电血氧检测仪等获得的信号均为外源信号。这些信号携带的人体生理和病理信息是临床诊断治疗的重要依据。

所谓感生信号，是指检测到的信号是由外源信号感生或诱发的内源信号。在感生信号条件下，人体和检测系统均为有源的，但通常施感信号与感生信号的性质是不同的。例如，施感信号可以是各种物理、化学或电刺激，而感生信号则可能是诱发产生的电信号、磁信号或其他信号。常见的感生信号包括诱发电位信号、磁共振信号等。与人体生理和病理相关的信息是通过信号中的某些参数来携带的。

1.1.3 医学信号的特点

人体的生理系统非常复杂，其各个系统（如循环系统、神经系统、呼吸系统和消化系统等）之间又互相交织、互相渗透和互相影响。因此，由人体获得的医学信号是非常复杂的，与其他信号相比存在一些显著的特点，主要包括以下几方面。

（1）信号特别弱

医学信号一般属于微弱信号，其中最强的心电信号的强度约为毫伏量级，从母体腹部获取的胎儿心电信号为 $10～50\mu V$，脑干诱发电位的信号幅度小于 $1\mu V$，而离子通道电流信号只有皮安量级。因此，在对生物医学信号进行处理之前，一般要求配置高性能的放大器对信号进行放大。

（2）干扰噪声特别强

由于人体自身信号弱，同时人体又是一个复杂的容积导体，致使各种信号之间容易发生干扰重叠，因此需要采集的医学信号容易受到内在和外界噪声的干扰。例如，胎儿心电信号混有肌电和工频信号等干扰成分。而且，胎儿心电信号中所含有的母亲心电信号，由于其具有较大的幅度，相对于所要提取的胎儿心电信号也变成了较强的噪声。类似地，在脑部采集的诱发电位（EP）信号也不可避免地要受到自发脑电（EEG）信号的干扰。为此，医学信号通常需要使用某些算法进行特定的预处理，以便能够有效地抑制干扰和消除噪声。

（3）频率比较低

医学信号一般属于低频信号。例如，脑电信号的频率范围为 $0.5 \sim 100Hz$；胃电信号的频率范围为 $0 \sim 1Hz$，中心频率为 $0.05Hz$。除心音和神经动作电位信号的频谱成分稍高外，其他医学信号的频率范围一般较低。较低的频率特性，要求放大器具有较好的时间稳定性。

（4）干扰与信号的频带重叠

干扰与信号的频带重叠是医学信号的一个重要特点，也是医学信号处理的一个难点。例如，50Hz 的工频干扰与大多数常用的医学信号的频带重叠，此外，大多数医学信号的频带也互相重叠，如诱发电位与自发脑电信号的频带相互重叠。由于干扰与信号频带的相互重叠，因此不能采用常规的滤波技术将信号与干扰分离来实现信号的提取，必须研究新的信号与干扰的分离技术。

（5）随机性特别强

人体系统的时变性、复杂性及个体差异，使得医学信号具有显著的随机性，并且许多医学信号具有明显的非高斯、非平稳特性。对于随机信号而言，一般不能用确定的数学函数来表示，其规律也需要从大量的统计结果中提取，因此必须借助统计信号处理（或称为随机信号处理）的理论和方法来分析处理医学信号。

（6）非线性特性显著

由于医学信号中的内源信号和感生信号是由人体产生的，而人体具有明显的非线性特性，因此其产生的信号也具有显著的非线性特征。例如，脑电、心电、胃电和肌电等均具有某种自相似性，这是一种典型的非线性特性。与心血管系统有关的信号，还常具有无限循环但不完全重复这样一些非线性特性。因而，非线性信号处理也成为医学信号处理的一个重要方面。

1.2 医学电信号及其产生机制

如前所述，医学信号根据其产生的方式大体可以分为三类，其中内源信号是人体自发产生的各种信号，包括化学信号和电信号等，是人体多方面信息的反映。人体由细胞组成，人体的生命活动基于大量细胞的正常新陈代谢和对内外环境的准确反应来完成。

细胞在完成其正常功能的过程中表现出具有一定规律性的电学行为。在神经和运动等系统中，产生的电信号提供大量丰富的信息，在很大程度上能够反映器官、系统乃至人体的生理状况，在医学临床诊断上具有重要的应用价值。目前，临床诊断使用的脑电图、心电图、肌电图、胃电图等，就是通过医学信号采集系统得到的大量细胞电学行为的集合，对医生诊断疾病起到了重要的参考作用，在临床上得到了广泛应用。本节主要在细胞层面上介绍医学电信号的主要现象和产生机制。

1.2.1 细胞的生物电现象

在人体各个部位采集的电信号反映了较近器官的行为，如脑电、心电和肌电等，这些信号在特征方面存在较大的差异。基本上，采集的电信号所具有的特征取决于单个细胞产生电信号的特征及其在时间和空间上对整体信号的贡献。单个细胞电学方面的活动主要表现在细胞膜两侧电位差（即跨膜电位）的变化和通过细胞膜的电流（即跨膜电流）的变化，这也是在体表能够采集到电信号的根源所在。细胞跨膜电位的主要活动形式有静息电位、动作电位和动作电位的传导。

1. 静息电位

当细胞处于静息状态时，细胞膜的内侧相对于外侧存在一个负值的电位差，称为静息电位。这种电位差只存在于细胞膜的两侧，而在细胞膜内液或细胞外液中，正负离子的浓度基本相等，不存在电位梯度。细胞类型不同，静息电位的值也存在一定的差异，但通常在-10mV 到-100mV 这一范围内，例如，神经细胞的静息电位约为-75mV，骨骼肌细胞的静息电位约为-90mV，而平滑肌细胞的静息电位约为-55mV。由于细胞膜非常薄，通常为纳米量级，所以静息电位在细胞膜上形成的电位梯度非常大，例如，-80mV 的静息电位在 6nm 细胞膜上可以产生 133kV/cm 的电位梯度。

相对于细胞膜外侧，细胞膜内侧存在一定负值电压的状态称为细胞膜的极化。如果跨膜电位绝对值减小，则跨膜电位减小，反之跨膜电位增大。在多种情况下，如在外界的刺激下或者动作电位的产生与传导过程中，细胞的跨膜电位都有可能发生变化。跨膜电位减小称为细胞膜的去极化（depolarization）；跨膜电位增大称为细胞膜的超极化（hyperpolarization）；当细胞膜去极化到其内侧电压等于外侧电压后，细胞膜内侧电压会进一步升高，形成正值的跨膜电位差，这一现象称为细胞膜的超射（overshoot）；细胞膜去极化后，跨膜电位向静息电位恢复的过程称为复极化（repolarization）。

2. 动作电位和动作电位的传导

人体中，很多细胞（如神经细胞、肌肉细胞和腺细胞）在受到刺激后都能产生动作电位，称为可兴奋细胞。可兴奋细胞在受到兴奋性刺激（如电刺激）后，跨膜电位会升高。当刺激诱发的跨膜电位升高到一定阈值时，可兴奋细胞的跨膜电位就会立即表现出一系列变化，包括去极化、超射、复极化和超极化过程。跨膜电位的这一系列变化是由细胞膜的离子通道、细胞膜内外的离子浓度和钠钾泵等生理结构所决定的，其特点非常明确，具有可重复性，称为动作电位。在被兴奋而产生动作电位的情况下，肌肉细胞可以通过兴奋-收缩耦联（excitation-contraction coupling）发生收缩，腺细胞可以通过兴奋-分泌耦联（excitation-secretion coupling）发生分泌行为，而神经细胞可以通过轴突和突触（神经和神经之间的连接部分）传导诱发的动作电位，从而实现在神经网络中传递兴奋信息。

各种细胞的动作电位具有相似的形状。首先，动作电位从静息电位迅速去极化，形成动作电位的升支，而且跨膜电位会超过 0 值，形成超射；在到达最高点之后，跨膜电位开始缓慢向静息电位恢复，形成动作电位的降支；然而跨膜电位在复极化到静息电位之后，会进一步朝向更负的电位变化，即产生一定幅度的超极化，然后缓慢地恢复到静息电位。以上是一个动作电位的完整变化过程。动作电位的升支和降支形成一个尖峰形状，是动作电位的典型特征。由于不同的细胞具有不同的动作电位形状，其持续时间和幅度大小成了人们研究细胞膜电学特性经常使用到的特征量。动作电位降支过程中出现的低幅度、缓慢变化的复极化和后面的超极化跨膜电位分别被称为负后电位（negative after-potential）和正后电位（positive after-potential）。负后电位和正后电位亦被称为后去极化（after depolarization, or depolarizing after-potential）和后超极化（after hyperpolarization）。后电位（包括正后电位和负后电位）也被越来越多地应用于研究细胞膜的电学特性。

动作电位具有多方面的重要特性。（a）细胞动作电位的产生是需要输入的刺激量达到一定阈值的，这种现象被称为动作电位的"全或无"特性：输入的刺激量小于阈值，动作电位不会产生，即为"无"；当输入的刺激量达到或高于阈值之后，动作电位的产生就不依赖于输入的刺激量，而是细胞本身的特性（包括细胞膜的特点和细胞膜内外的离子等）决定了动作电位的进一步发生和其形状，即为"全"。细胞动作电位的这种"全或无"特性目前被广泛地应用于人工神经网络的设计中。（b）细胞产生动作电位具有一定的不应期（refractory period），在不应期内，尽管存在一定的输入刺激，但细胞不能或很难产生动作电位。不应期分为绝对不应期（absolute refractory period）和相对不应期（relative refractory period）。绝对不应期大约对应于动作电位的高峰持续时间，在绝对不应期内，无论输入的刺激量多么大，细胞都不会再一次产生动作电位。根据绝对不应期的长度，可以计算细胞产生动作电位的最高频率，这一频率近似于动作电位持续时间的倒数。在绝对不应期之后，细胞膜处于逐渐恢复到静息电位的过程中，细胞可以再一次产生动作电位，但是需要输入的刺激足够大。相对不应期大约对应于细胞动作电位的正后电位出现期间，即细胞发生后超极化期间。在相对不应期内，由于细胞需要高于正常的输入刺激量来产生动作电位，所以相对不应期也可以称为低常期（subnormal period）。在负后电位期间，细胞产生后去极化电位，细胞需要小于正常阈值的输入刺激量即可以产生动作电位，所以负后电位对应的期间又可以称为超常期（supernormal period）。（c）细胞动作电位可以沿着细胞膜进行传导，直至整个细胞膜都发生动作电位。细胞动作电位的传导并不是物质的传导，而是由于不同部位细胞膜连续地发生动作电位所产生的一种现象，因此，传导的动作电位具有快速和不衰减的特点。

可兴奋细胞的细胞膜被兴奋而产生动作电位时，细胞膜外电位降低。动作电位沿着细胞膜传导即可被认为是一个降低的细胞膜外电位沿着细胞膜传导（见图 1.1）。所以，人体的器官组织在实现其功能的过程中，大量的细胞周围呈现出较负的电位，不同部位的细胞之间通过动作电位进行通信时，人体内会出现负电位的移动。这些电位的变化信息可以在体表通过医学仪器检测到，从而可以用于医学诊断中。

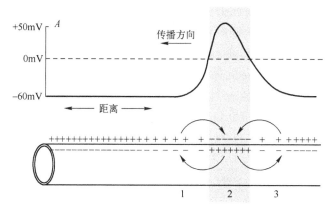

图 1.1　沿着神经轴突传导的细胞跨膜动作电位导致了移动的细胞膜外负电位[84]

1.2.2　细胞生物电信号的产生机制

1. 细胞膜两侧的离子浓度差

存在于细胞内外液中的主要无机离子有 K^+、Na^+、Ca^{2+}、Cl^- 等，细胞内液中还存在具有负电荷的蛋白质和核苷酸等有机离子。物理化学定律指出一定的电解质溶液中阴阳离子的电荷必须相等，以保证电解质溶液的电中性。在这种情况下，细胞外液中的氯离子浓度高于细胞内液中的氯离子浓度，其浓度差值应该为细胞内液中的有机负离子的浓度。然而，真实的细胞膜对无机阴阳离子具有一定的通透性，即阴阳离子能够穿透细胞膜且通过一定的转运方式（主动转运或被动转运）进出细胞，而细胞内的带负电荷的蛋白质和核苷酸等有机离子不能自由地通过细胞膜。这样，由于浓度梯度而导致的氯离子向细胞内的扩散作用，对于真正的细胞而言，细胞内氯离子的浓度会有所升高，细胞外和细胞内氯离子的浓度差会小于细胞内有机离子的浓度。

根据物理化学定律，阴离子的扩散同时伴随着阳离子的扩散，因此，细胞内的钾离子和钠离子浓度应该有所升高，而细胞内物质浓度过高存在导致细胞由于膨胀而死亡的危险。细胞的钠钾泵解决了这种因细胞内物质浓度过高而导致细胞死亡的危险。钠钾泵是嵌在细胞膜上的一种蛋白质，在分解一个 ATP 的情况下，能将 3 个钠离子运输到细胞膜外侧，同时将 2 个钾离子运输到细胞膜内侧。所以，钠钾泵的存在，在将钠离子运输到细胞膜外侧解决了细胞内部物质浓度过高的问题的同时，进一步升高了细胞膜内侧的钾离子的浓度。

总的情况是，由于细胞膜对于无机离子的通透性和细胞内侧存在不能自由通过细胞膜的有机负离子，以及钠钾泵的作用，细胞内侧的钾离子浓度远高于细胞外侧的钾离子浓度，约为 30 倍；而细胞内侧的钠离子浓度远低于细胞外侧的钠离子浓度，约为 1∶10；其他的离子也存在类似的细胞膜两侧浓度不相等的情况。阴阳离子在细胞膜两侧存在一定的浓度差是细胞产生跨膜电位等生物电现象的基础。

2. 平衡电位

如前所述，细胞膜对无机阴阳离子（如钾离子和氯离子等）具有一定的通透性，并且这些离子在细胞膜两侧的浓度不相等，形成了一定的浓度差。对于钾离子而言，细胞膜内侧的浓度高于细胞膜外侧的浓度。在扩散作用的驱动下，钾离子从浓度高的细胞膜内侧向浓度低的细胞膜外侧扩散。然而，由于钾离子带有正电荷，随着钾离子向细胞膜外侧扩散，细胞膜外侧的电位会有所升高，形成一个从细胞膜外侧指向内侧的电场，阻止钾离子进一步向外扩散。当扩散到细胞膜外侧的钾离子足够多时，形成的电场强度足够大，在电场作用下由细胞膜外侧进入细胞膜内侧的钾离子就会等于由于扩散作用从细胞膜内侧扩散到细胞膜外侧的钾离子的数量。在这种情况下，钾离子的电学和化学驱动力相等，钾离子进出细胞膜的运动达到一个平衡的状态，就好像是没有钾离子通过细胞膜的情况发生，同时，一个恒定的电位差也在细胞膜两侧形成，称为钾离子的平衡电位（equilibrium potential）。对于其他无机阴阳离子，由于细胞膜的通透性和细胞膜两侧的浓度差，都存在相应的平衡电位。当达到电化学驱动力平衡时，各种离子在细胞膜内外侧形成的阴阳离子层的厚度非常薄，不超过1nm，其数量非常少，对细胞内外液的离子浓度不会造成影响。

平衡电位又称 Nernst 电位，可以由 19 世纪德国物理化学家 Nernst 提出的公式计算得到。Nernst 公式为 $E = RT/(zF) \times \ln([x]_o/[x]_i)$，其中，$E$ 为离子的平衡电位，$R = 8.314 J/(mol \cdot K)$，为气体常数，$T$ 为热力学温度，z 为离子价，$F = 96485 C/mol$，为法拉第常数，$[x]_o$ 和 $[x]_i$ 分别为细胞膜外侧和细胞膜内侧的离子浓度。可见，带电离子在细胞膜两侧形成的平衡电位与离子价、温度和细胞膜两侧的离子浓度有关。哺乳动物的多数细胞的钾离子平衡电位都约为−90mV，而钠离子的平衡电位约为 60mV。

3. 静息电位

细胞膜对多种无机阴阳离子都具有通透性。当细胞处于静息状态时，钾离子由于细胞膜对其具有的通透性和存在于细胞膜两侧的浓度差，在细胞膜两侧趋于形成其电化学驱动力达到平衡时的钾离子平衡电位。然而，由于细胞膜对钠离子也具有一定的通透性，并且细胞膜外侧的钠离子浓度较高，钠离子因扩散作用会向细胞膜内侧进行扩散运动，导致细胞膜内侧电位升高，即跨膜电位减小，有远离钾离子平衡电位的趋势。在这种情况下，由于钠离子的反向（从细胞膜外侧到细胞膜内侧）扩散运动，在一定程度上抵消了钾离子的扩散运动，导致整体的化学驱动力效应（或电驱动力）减小，因此只需要较小的跨膜电位就可达到平衡，使得整体的跨膜电位小于钾离子的平衡电位。其他离子，如氯离子和钙离子等，由于离子浓度差导致的扩散运动，也都会对细胞膜的跨膜电位的平衡产生一定的影响，从而对细胞的最终静息电位产生一定的贡献。由此可以看出，静息电位就是多种离子跨膜扩散运动的整体电化学驱动力所产生的平衡电位，因此各种离子对静息电位的贡献正比于其电化学驱动力产生的效果，即离子扩散运动的能力，其比例可以用各种离子对应的跨膜通透性 P 来度量。因此，最终的细胞膜静息电位可以通过各种离子的平衡电位计算得到，公式为 $E = (P_K E_K + P_{Na} E_{Na})/(P_K + P_{Na})$，其中，$P_K$ 和 P_{Na} 分别为钾离子和钠离子的跨膜通透性，E_K 和 E_{Na} 为钾离子和钠离子的平衡电位。当细胞处于静息状态时，细胞膜对钾离子和钠离子的通透性的比值约为100，因此，静息电位非常接近钾离子的平衡电位。同样，因为静息状态时的跨膜通透性较小，其他离子对静息电位的贡献也非常小。

另一个对细胞膜静息电位的形成具有一定影响的是钠钾泵。钠钾泵通过分解ATP实现对钠离子和钾离子的跨膜转运。钠钾泵在将3个钠离子运输到细胞膜外的同时，将2个钾离子运输到细胞内部。可见，每次转运钠钾泵都给细胞膜外侧增加了一个正电荷，导致细胞膜内侧电位更负，跨膜电位增大，所以，钠钾泵是致电性泵（electrogenic pump）。细胞类型不同，钠钾泵对静息电位的贡献也不同，其大小通常为 $2 \sim 16\text{mV}$。

总的来说，由于各种离子的电化学驱动力达到平衡时形成的平衡电位和钠钾泵的致电性作用，细胞具有了内负外正的跨膜电位。

4. 偶极子

由于细胞膜对无机阴阳离子的通透性以及细胞内存在不能自由通过细胞膜的带负电荷有机大分子，无机阴阳离子在细胞膜内外两侧存在浓度差，因此导致跨膜电位的存在。跨膜电位取决于各种离子电化学驱动力的整体效应。当跨膜电压由于某些原因（如外界刺激）发生变化时，细胞膜上各种选择性离子通道的构象会随之进行相应的改变，使得细胞膜对各种离子的通透性发生增大或减小的变化，诱发不同的跨膜电流，从而使得各种离子电化学驱动力的整体效应发生改变，促进跨膜电压向新的状态变化。当细胞膜的跨膜电压达到一个阈值时，细胞膜对钠离子的通透性大大增加，大量钠离子流入细胞内，细胞发生去极化过程，使得细胞内侧电位升高，从而导致更多的钠离子内流，于是，发生去极化的细胞膜外侧相对于邻近处的细胞外液（即体液）由于大量钠离子的内流而呈现出较负的电位，因而形成了一个具有一定方向指向的偶极子。细胞的这一去极化过程发生于细胞的兴奋过程中，是神经、肌肉等系统细胞发生动作电位和传递信息时所伴随的现象。人体众多器官在运作过程中，大量的细胞不断地被兴奋，动作电位不断地产生、传导，去极化不断地发生，产生的大量偶极子在体表形成一个能够被测量到的电位信号，这就是人体体表能够采集到医学电信号的原因。

1.3 医学信号的采集

1.3.1 医学信号采集系统的组成

医学信号采集系统用来感知人体的生物信号，并实现对其放大、滤波和数字化等处理，然后进行显示和存储等操作，从而可以实现对医学信号的提取，方便后续的信号处理和应用。医学信号采集系统与其他领域的测量仪器具有相似的原理和结构，一般由传感器、信号加工处理和显示记录三部分组成。

医学信号采集系统的传感器主要用于感知人体被测量的生物信息量，如生物物理量、生物化学量或生物电信号等，并将其转换成电信号，从而进行进一步的信号加工处理和显示等过程。传感器能按照一定的规律将被测生物信息量转换成电信号，通常由能直接响应被测量生物信息量的敏感元件和转换元件组成。常用的传感器有压力、温度、光学和位移传感器等。按照被测量生物量来分类，用于医学信号采集系统的传感器可以分为物理传感器、化学传感器和生物传感器，分别用来将人体的物理量、化学量和生物量等信息转换成电信号。

信号加工处理部分完成对传感器感知信号的放大、滤波和数字化等处理。信号的放大是医学信号采集系统的核心部分。与传感器直接相连的最前端放大器称为前置放大器，可以实现对微弱信号的放大。用于医学信号加工的放大器都要满足一系列条件，即合适的增益、带宽和输入/输出阻抗等，并根据放大物理量的不同而有所不同。如大多数医学信号采集系统都是将被测的信息量转换成电压信号，此时，前置放大器放大的对象为电压信号，在这种情况下，要求放大器具有较高的输入阻抗和较低的输出阻抗，其带宽能够包括被测量信息量所有成分的频率。放大器的种类很多，其中较为常用的是差分放大器和隔离放大器，均具有较高的共模抑制比。对放大后的信号进行各种滤波处理，用于去除信号中的干扰和噪声，同时避免后续的采样引入虚假频率成分。信号的数字化部分包括多路开关和采样保持电路等，用来实现模拟信号到数字信号的转换。每个开关控制一个导联的输入信号，因而在要求不高的情况下，即不要求多个导联信号的完全同步化，多个导联的数据通过开关控制可以使用一个采样保持电路实现模拟到数字信号的转换。

显示记录部分将放大和滤波（也许经过了数字化处理）后的信号以一定的方式进行实时显示，或者存储到介质中，供后续的分析处理。显示和记录的方式多种多样，如CRT 显示器显示、示波器显示、描笔式记录、磁带记录和热阵记录器等。目前，计算机技术广泛发展，其功能越来越强大，医学信号采集系统中的很多部分，如模-数转换、数据显示和存储等都可以在计算机上通过特殊的软件和硬件加以实现，并且很多基于计算机的数据采集系统同时还实现了多种信号处理算法，从而可以实现采集信号的在线和离线处理。

当代的医学信号采集系统具有如下一些特点，包括：（1）系统的实现一般都基于高性能的计算机设备以及实现的特殊软/硬件，从而使得医学信号的质量和采集效率大为提高。（2）医学信号采集系统的软件实现了多种信号处理算法，并且快速的处理器技术可以实现对采集医学信号的实时在线处理，从而实现采集、处理和反馈控制的闭环过程，使得一些基于反馈技术的控制和治疗系统成为现实。（3）得益于电子技术的发展，电路集成度的提高使得医学信号采集系统在保证可靠性和采集速度的同时，具有越来越小的体积，满足了疾病诊疗中对便携和植入的需求。

1.3.2 医学信号采集中的噪声与干扰

1. 噪声

信号采集过程中的一个主要问题是如何克服引入的噪声和干扰。如果噪声和干扰过大，有用的医学信号就会被淹没，后续的分析与应用就会受到影响，使得医学信号的应用难以达到期望的准确性。广义上讲，任何与想要的医学信号无关的信号，都可以称为噪声，但这里特指那些随机产生的信号。任何系统（包括物理、化学和生物等系统）

都存在噪声，基本上可以分为热噪声（thermal noise）、散粒噪声（shot noise）和过量噪声（excess noise）。

热噪声是由导体中电荷载体（如导线中的电子和电解质中的带电离子）的随机运动（即布朗运动）产生的。医学信号采集使用的电子设备包括大量具有一定电阻的元器件，因而不可避免地会在采集到的医学信号中引入热噪声。热噪声的功率（P_n）由电子元器件的热力学温度（T）和系统的带宽（W）决定，具体公式为 $P_n = 4kTW$，其中，k 为玻尔兹曼常数，取值为 1.38×10^{-23} J/K。热噪声产生的功率在电阻上表现出一定的电流和电压，可以通过公式 $P = U^2/R$ 和 $P = I^2R$ 来计算，其中，电压 U 和电流 I 为热噪声对应的有效电压和有效电流，即与热噪声具有相同功率的直流电的幅值。热噪声的幅值满足高斯分布，可以称为高斯噪声，即噪声接近 0 的幅值较多，而远离 0 的幅值较少。高斯噪声的有效电流也可以通过噪声信号的均方根（即标准差）计算得到。另一方面，从热噪声功率的计算公式可知，热噪声与系统的带宽存在正比关系，这是因为热噪声具有平坦的功率谱，从而总的热噪声功率只与频率的上限和下限形成的带宽有关，这也是热噪声被称为白噪声的原因。在医学信号采集系统中，可以通过调整系统的带宽来控制产生的热噪声，从而得到期望的信噪比。

散粒噪声是由自由运动的带电粒子穿过障碍物时产生的。在电子设备中，电子穿越 PN 结等会产生散粒噪声，而在生物体中，带电离子穿越细胞膜也会产生散粒噪声。散粒噪声的幅值（I_{eff}）由电流（I）和带宽（W）决定，具体公式为 $I_{eff} = (2eIW)^{1/2}$，其中，e 为一个电子所带的电荷量，约为 1.6×10^{-19} C。与热噪声一样，散粒噪声的幅度符合高斯分布，功率谱具有平坦的性质，因此也可称为高斯噪声或白噪声。

过量噪声大多来自电子管和半导体，其功率谱与频率成反比，在低频信号中影响较为显著，因而不能称为白噪声。由于医学信号大多是低频信号，因此过量噪声是影响医学信号采集的主要噪声成分之一。

2. 干扰

医学信号采集经常会遇到多种干扰，其中常见的是工频干扰，即来自供电线路的周期性干扰信号，其频率在中国为 50Hz，在美国等国家为 60Hz。工频干扰影响医学信号采集主要有两种形式，分别为静电和磁场工频干扰。

静电工频干扰是由供电线路发出的电场产生的。由于供电线路提供的是正弦波，因此它所产生的干扰电场信号也具有正弦波形。供电线路传送的交流电压都较高，引起的工频电场干扰也较大，因此在电生理实验中要使实验样本尽可能地远离供电线路。

磁场工频干扰是由流经供电电缆和仪器电源线等的电流产生的磁场，这种干扰可能影响整个实验装置。与上述静电工频干扰不同，磁场工频干扰信号通常表现为尖峰，具有纹波形状。一些电气设备（如荧光灯等的气体放电管、仪器电源、电动机、仪器设备）的开启和关闭都会产生纹波样磁场工频干扰。消除这种干扰的方法就是使实验样本与这些设备保持足够的距离，同时采用合适的接地技术。

3. 屏蔽与接地

电生理实验所检测的信号一般都非常微弱，对噪声非常敏感。为了获得具有较高信噪比的信号，采用一些方法来消除工频干扰是非常必要的。一般来说，屏蔽和合适的接地方法能够满足大多数电生理实验的数据采集需求。

屏蔽是解决静电工频干扰的简单、有效方法。用大面积的金属导体罩住仪器设备和电缆线等整个实验装置，然后将金属导体罩接地。目前的科学仪器一般都有金属机箱，仪器设备之间的信号传输则采用具有屏蔽的同轴电缆线。因此，将仪器设备的金属机箱和信号电缆线的屏蔽层接地，就相当于将整个实验装置罩在一个接地的金属罩子里，能够很好地屏蔽静电工频干扰。另外，实验样本和实验装置的其他裸露部分还可以放在法拉第屏蔽笼内。如果附近环境中存在射频干扰，还可以尽可能地将实验样本放置在房屋的中间，利用房屋墙壁中的钢筋来起到一定的屏蔽作用。

另一方面，选择合适的接地方式也是消除干扰的必要手段。如果接地过多，例如，将所有仪器设备的电源都接安全地，同时仪器设备之间相互连接的信号电缆线的屏蔽网也接地，非常容易形成接地回路。当有接地回路存在时，线路中的交流信号非常容易通过互感的方式产生干扰实验样本的噪声。因此，为了避免接地回路的存在，就要采取合适的接地方式。一般使用的接地方法有：（1）如果安全接地，即电源地，没有明显的噪声，则可以切断仪器设备之间的信号电缆线的屏蔽，只通过仪器设备的安全接地连线提供唯一的接地点。但是通常情况下，由于大量电气设备的存在，安全接地都不能满足噪声低的要求。（2）将实验样本和仪器设备之间信号电缆线的屏蔽线接地，断开仪器设备的安全接地。但是，这种情况存在设备的电路元器件被漏电流烧坏的危险。一般情况下不推荐此种方法。（3）使用安全接地，同时在仪器设备之间信号电缆线的屏蔽线之间连上一个电阻，如 10Ω。这样，即使互感作用存在，但是由于电阻的存在，感生的电流非常小，对实验样本的影响也就变小了。（4）采用隔离放大器能够在很大程度上减小互感电流对实验样本的影响。

1.3.3 安全问题

很多医学仪器都是连接到人体的，因而医学仪器的使用尤其要注意安全问题。有关电气的安全规定明确要求：用于活体动物和实验标本等的普通仪器装置不能用于人体。相较于普通仪器，用于人体的医学仪器要求具备更高的安全标准和安全保障措施。总的来说，医学仪器的使用需要注意的安全问题包括三个方面：病人的安全（或受试者的安全）、医务人员的安全和医学仪器的安全。医学仪器的安全使用包括以下一些方面。

- 供电安全接地：为了保护医学仪器，尤其是其中的数字电路等部分，不被漏电流和静电等干扰电流损坏，所有的仪器设备（包括其金属外壳等部件）都要连接供电安全接地。这样，仪器本身的漏电流、静电和来自其他设备的瞬时感应电流会通过接地消失，而不至于导致仪器元器件被烧毁。另外，当仪器设备发生电路故障时，施加在仪器金属部件上的高电压可能会因为部件的接地而烧断电源保险丝，从而保证仪器和使用者的安全。

- 加强绝缘：在供电线路和仪器设备中容易磨损或受到挤压的连线要使用双层绝缘，以避免使用者接触连线而接触高压的危险。一些变压器部件的两级线圈之间的绝缘程度在医学仪器中要进一步加强，以免产生更大的漏电流，对仪器和人体产生潜在的威胁。另外，还要注意医学仪器的高压导体之间要具有足够大的电气间隙距离（即空气中的距离）和爬距（即沿着绝缘体的距离）。

- 使用有效的隔离：为了避免病人或受试者遭到电击的潜在危险，尽可能实现连接病人的电路与连接供电的电路之间的隔离，并使用电池对连接病人的电路供电。目前，光耦合隔离器和无线电射频耦合隔离器是实现病人和供电电路之间隔离的最可靠的方法。光耦合隔离器由发光二极管（其发光强度由病人或受试者的生物信号调制）、耐高压的透明塑料绝缘层和实现光-电转换的光信号探测器组成。无线电射频耦合隔离器使用其中的发射线圈和接收线圈来实现人体生物信号向连接电源供电设备的传递。隔离器避免了病人直接与电源供电设备的连接，从而保障了人体的安全。

1.4　医学信号分析与处理的作用

从人体采集的医学信号通常都具有非线性、非平稳、高维和高复杂度等特点，且信息量大，难以使用直接观察的方法进行分析。因而，医学信号的分析与处理是临床医学和科学研究中的一个重要问题，具有以下几方面的作用。

- 去除噪声：从人体采集的医学信号包含了大量的干扰和噪声，不利于特定信号的提取和使用。使用信号处理的方法能方便地剔除一定的噪声，大大提高医学信号的信噪比，从而增强医学信号使用的准确性和稳定性。
- 特征提取：医学信号能在一定程度上反映人体的一定生理状态，然而，与生理状态和某些疾病相关的特异性特征并不是直接显现出来的，往往隐藏于所采集信号的时间序列中，需要使用特殊的方法才能体现出来。因此，使用信号分析与处理的方法能够对信号进行一定的统计，或是转换到其他域，或是进行建模分析等，从而得到信号中感兴趣的特异性信息，去除冗余量，有利于医学信号与生理状态的关联。
- 信息整合：人体包含大量的各种各样的医学信号，每种医学信号都能反映人体生理状态的某些侧面。将这些信息进行整合，能够极大地提高人们对人体生理状态的把握，有利于临床疾病的诊断。然而，大量信息的整合依靠人眼和大脑实现起来非常困难。使用信号处理的方法能实现信息的自动整合和分析，使得医学信号综合应用的过程更加容易。

随着科技的进步，医学信号的分析与处理在临床疾病诊疗以及对人体奥秘探索的科学研究中，都将发挥越来越重要的作用。

思考题与习题

1.1　医学信号的特点有哪些？

1.2　细胞跨膜电位去极化、复极化和超极化是如何定义的？

1.3　简述动作电位的形成过程。

1.4　简述动作电位的特性。

1.5　试述细胞膜存在跨膜电压的原因。

1.6　简述细胞静息电位的形成因素。

1.7　试述医学信号采集系统的组成。

1.8　试述噪声的类型及其产生原因。

1.9　试述干扰的类型及其产生原因。

1.10　如何有效地消除医学信号采集过程中遭受到的干扰？

第2章 常见的医学信号及其检测与预处理

目前，用于科学研究和临床诊疗的医学信号包括生物物理、生物化学、生物电和生物磁等多种生物信号。其中，常用的生物电信号有心电信号、脑电信号和肌电信号等。声音信号，如心音，也在临床上对心血管等疾病的诊断起到越来越重要的作用；超声和X射线计算机断层（CT）等医学成像技术在目前的临床疾病诊断中也发挥着不可估量的重要作用。本章将简要地阐明一些医学信号的产生机理及其特点与检测方法，并在最后对一些医学信号的预处理方法做简单介绍。

2.1 心电信号（ECG）

心电信号是心肌细胞兴奋、收缩过程中其电活动的综合，是心脏电生理活动的反映，具有较强的规律性，可以用于对心脏的功能状态进行评估和检测。采集记录心电信号的方法称为心电图学，是临床心电学、心脏电生理学的基础。基于心电信号的诊断技术由于其无创性和简便性，在临床上得到了广泛的应用，其提供的关于心脏电生理方面的信息对心血管等疾病的诊断具有重要的参考价值。

2.1.1 心电信号的产生

心脏主要通过持续地进行节律性的舒张和收缩，完成向全身泵血的功能。心脏完成其生理功能的基础是心肌细胞。心肌细胞有两种，分别为普通工作心肌细胞和特殊心肌细胞。普通工作心肌细胞的内部含有排列有序的肌原纤维，因而在兴奋性和传导性之外还具有较强的收缩性，是心脏实现舒张和收缩的最终执行者。特殊心肌细胞具有兴奋性和传导性，在没有外部刺激的情况下能够自动产生节律性兴奋活动，是心脏节律性活动的根源所在，控制着心脏收缩和舒张。另外，特殊心肌细胞也具有一定的收缩性，但是由于内部的肌原纤维较少，因而其收缩性也较弱。特殊心肌细胞存在于窦房结、房室交界区（atrioventricular junction，AVJ）[房室交界区内含有房室结（atrioventricular node）、房室束（AV bundle）、左右束支（left and right bundle branch）和末梢浦肯野纤维（Purkinje fiber）]当中，这些结构共同组成了心脏的特殊传导系统。特殊传导系统负责产生和传导节律性兴奋。心脏的节律性兴奋由窦房结产生，依次经过右心房、左心房、房室交界区、房室束、左右束支、末梢浦肯野纤维、左心室和右心室，通过兴奋普通工作心肌细胞，最终导致心房和心室先后次序的节律性兴奋，即心脏的节律性舒张和收缩。正常心脏的节律性由窦房结产生，因而称为窦性节律（sinus rhythm）。在特殊传导系统中较前位置部分不能产生兴奋时，后续部分产生的兴奋将用来兴奋心脏，使心脏产生节律性舒张和收缩活动。例如，在某些心脏病患者中，窦房结不能产生兴奋，这时，心脏的节律性将由心脏特殊传导系统中位于房室交界区的房室结产生。

由窦房结到末梢浦肯野纤维的每个部分发生节律性兴奋活动的频率依次递减。

特殊心肌细胞和普通工作心肌细胞在兴奋过程中产生的细胞膜外负电位是体表心电信号的产生基础，体表心电信号是所有心肌细胞电活动产生的细胞膜外负电位在体表的综合反映。然而，由于特殊传导系统中的窦房结、房室交界区、房室束和左右束支都位于心脏的深处，因此，它们的电活动在体表的反映不是非常明显，需要使用特殊的记录方法才能采集到相关信号。而特殊传导系统中的末梢浦肯野纤维分布在心脏的心室壁当中，距离体表相对较近，其电活动在体表的映射相对较明显一些。所以，在一定程度上，体表记录的心电信号可以说是由普通工作心肌细胞和末梢浦肯野纤维的电活动在体表的综合反映。

具体来说，体表记录的心电信号各个时间段的波形产生于心脏各个部分肌细胞的电活动。心脏各个部分肌细胞的电活动在体表的映射形成心电图的对应关系如图 2.1 所示。体表心电信号可以分为 P 波、QRS 波群和 T 波。P 波对应于心房肌细胞兴奋过程中的去极化。在心脏的一个兴奋周期内，右心房先兴奋，左心房后兴奋。而且，大体来说，各个部分心房肌细胞兴奋过程中产生的动作电位非常类似，造成细胞膜外负电位的差别也不是很大。因此，当右心房肌细胞去极化开始兴奋时，相对于左心房，整个右心房肌细胞外表现出负电位，左右心房去极化在体表的综合反映相当于右心房负电位在体表的映射；左右心房都处于兴奋状态时，两者之间不存在电位差，左右心房肌细胞电活动在体表的综合反映相当于零；在右心房肌细胞开始复极化完成兴奋时，其细胞膜外电位恢复正常状态，而左心房由于没有结束兴奋，其细胞膜外电位相对于右心房依然为负，左右心房肌细胞电活动在体表的综合反映相当于左心房肌细胞膜外负电位在体表的映射。可以看出，心房肌细胞的去极化和复极化都产生了综合电场，在体表都存在一定的电位波形映射，然而，两者的方向是相反的。事实上，体表记录的心电信号中存在一个 Ta 波，对应于心房的复极化过程，并且其方向与 P 波相反，然而，Ta 波出现的时间在 P-R 波之间，与 QRS 波群重合，一般情况下很难观察到。

体表心电信号的 QRS 波群产生于心室肌细胞的去极化。心室的兴奋从心室间隔开始，然后依次延伸到心室尖部和心室基底部。在心室去极化开始兴奋期间，所形成综合电场的方向和大小会发生多次改变，因而形成了方向和大小发生多次变化的 QRS 波群。相对于心房肌细胞动作电位的相对相似性，不同部位心室肌细胞动作电位的形态存在较大差异，这就导致不同部位心室肌细胞膜外负电位的大小和持续时间也都存在较大的差异，其中，动作电位持续时间的不同导致了心室肌细胞复极化的顺序相对于去极化的顺序发生了改变。当心室尖部和心室基底部肌细胞顺序发生去极化产生兴奋后，由于心室基底部肌细胞动作电位的时程相对较短，造成心室基底部肌细胞先发生复极化，而心室尖部肌细胞后发生复极化，这种复极化差异（dispersion of repolarization）使得心室复极化产生的综合电场与心室去极化产生的综合电场大体上具有相同的方向。体表心电信号中的 T 波产生于心室肌细胞的复极化，其方向与心室肌细胞去极化所产生的 QRS 波群的方向一致。

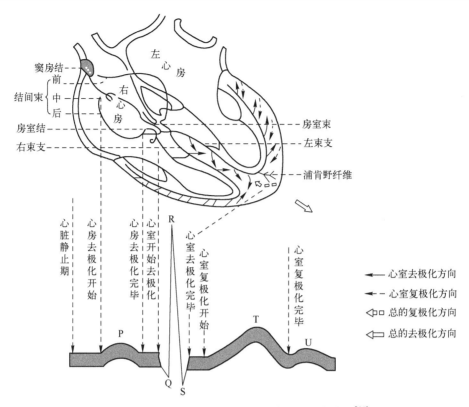

图 2.1　心脏肌细胞的兴奋与心电信号的对应关系[85]

2.1.2　心电信号的特点

体表心电图记录的是心脏肌细胞的节律性电活动在体表的综合电位随时间的变化情况。体表心电图的典型波形由 P 波、QRS 波群和 T 波组成，其具体波形如图 2.2 所示。P 波是由心房的去极化产生的，其波形较小，形状近似半圆，幅度约为 0.25mV，持续时间约为 0.08~0.11s。窦房结去极化发生在心房肌细胞去极化之前，因而在时间上要先于 P 波，只是窦房结处于心脏内部，其电活动在体表难以采集。

P-R 间期（P-R interval）是指 P 波起点至 QRS 波群起点所跨越的时间，是窦房结产生的兴奋，经过右心房、左心房、房室交界区、房室束、左右束支和浦肯野纤维之后，传导到心室所需要的时间。在正常的体表心电图中，P-R 间期的值约为 0.12 ~ 0.2s，其中大部分时间是兴奋在房室交界区内传导所需要的时间。P-R 间期也称为房室传导时间。

P-R 段（P-R segment）是指 P 波终点至 QRS 波群起点所跨越的时间。在正常的体表心电图中，P-R 段的心电信号电位值都是接近基线水平的很小电位。在 P-R 段，左右心房同时兴奋，因而两者产生的综合电场对体表心电图的影响较小；另外，此时的兴奋还处于房室交界区和房室束特殊传导系统中，没有到达心室，因而没有产生较大波动的体表心电图信号。

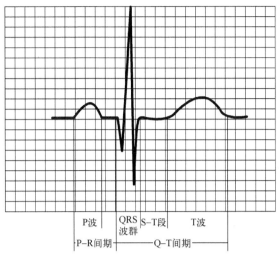

P波　QRS　S-T段　T波
波群

P-R间期　　Q-T间期

图 2.2　正常心电信号在一个周期内的波形[86]

QRS 波群是左右心室肌细胞依次发生去极化所产生的膜外负电位在体表的反映。QRS 波群的持续时间约为 0.06~0.1s。特殊传导系统在心室内的部分包括房室束、左右束支和浦肯野纤维三部分，这些心室内的特殊传导系统又合称为希氏-浦肯野系统（His-Purkinje system，HPS）。窦房结产生的兴奋信号在经过房室交界区后，通过心室内特殊传导系统传导到心室，引起左右心室各个部分产生先后有序的兴奋活动。由于心室内特殊传导系统传导兴奋的速度非常快，因此，心室各个部分先后兴奋所需要的时间也非常短暂。心室内特殊传导系统的路径分布决定了心室内的兴奋顺序依次为心室间隔、心室尖部和心室基底部。由于心室肌细胞在兴奋过程中的综合电场向量多次发生改变，因而形成了体表心电图中大小和方向多次发生变化的心电信号，其中，QRS 波群中第一个向下的波为 Q 波，第一个向上的波为 R 波，R 波后面的波为 S 波。

S-T 段（S-T segment）是指 QRS 波群终点至 T 波起点所跨越的时间。在 S-T 段，左右心室的肌细胞都处于兴奋期间，因而两者形成的综合电场向量在体表心电图中的贡献非常小，导致 S-T 段心电信号处于近似基线的水平。

T 波由心室肌细胞的复极化产生，其幅度约为 0.1~0.8mV，持续时间约为 0.05~0.25s。由于复极化差异的存在，T 波的方向和 QRS 波群主波的方向一致。在 R 波向上的情况下，T 波的幅度一般都超过 R 波幅度的 1/10。

Q-T 间期（Q-T interval）是指 QRS 波群起点至 T 波终点所跨越的时间段，代表心室肌细胞开始去极化到结束复极化所需要的时间，与心率呈负相关。

2.1.3　心电信号的采集

如前所述，心肌细胞的兴奋收缩会在细胞外侧产生微弱负电流，该电流有向人体各个部位传导的趋势。由于人体各部位组织不同，其与心脏的距离也不同，因此，心脏活动过程中所产生的细胞外综合负电位在人体体表各部位表现出不同的电位变化，这些电位变化被记录下来之后形成随时间改变的动态曲线，即所谓的心电图（electrocardiogram，ECG），也称为体表心电图。

　　体表心电信号的采集通过心电图机（electrocardiograph）来实现。在心电信号采集过程中，首先在体表放置多个测量电极，每两个或多个电极形成具有一对电压信号输入的导联，连接到心电图机，用来采集一定类型的心电信号。心电图机包括输入电路、心电信号放大电路、心电测量、心电记录和电源等部分。心电图机的输入电路完成导联选择、滤波、过压保护等功能。心电放大电路包括前置放大电路、中间级放大电路和功率放大电路，其中，前置和中间级放大电路完成对微弱心电信号的放大，功率放大电路用来驱动心电图机中的记录器从而完成对心电信号的记录。

　　电极的作用是将体内由离子介导的电流转换为金属导体中由电子介导的电流。电极一般由在表面镀贵金属（金、银或铬）的铜或不锈钢片制成。放置在体表任何位置的两个电极都可以组成一个输入导联来记录体表心电信号，然而，为了统一标准以便进行对比分析，通过不断的研究和实验总结所逐渐形成的标准 12 导联体系，是目前体表心电信号采集中经常使用的电极导联方法。标准 12 导联体系使得心电信号的记录标准化，从而易于比较。而且，基于标准 12 导联体系的心电信号采集的操作也变得更加规范化和容易化。标准 12 导联体系包括Ⅰ、Ⅱ、Ⅲ标准导联，加压单极肢体导联 aVR、aVL、aVF，以及单极胸壁导联 $V_1 \sim V_6$，其中，3 个标准导联和 3 个加压单极肢体导联又称为肢体导联。具体的标准 12 导联体系电极连接方法如图 2.3 所示。

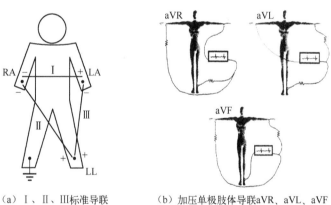

（a）Ⅰ、Ⅱ、Ⅲ标准导联　　　　（b）加压单极肢体导联 aVR、aVL、aVF

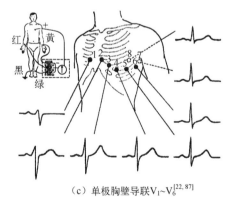

（c）单极胸壁导联 $V_1 \sim V_6$[22, 87]

图 2.3　心电标准 12 导联体系

标准导联又称为标准肢体导联或双极肢体导联，反映的是肢体之间电位差随时间的变化情况。将三个记录心电信号的电极分别放置在左臂（LA）、右臂（RA）和左腿（LL）上，并在右腿上放置一个电极作为心电信号的参考电极。Ⅰ标准导联记录的是左臂（LA）和右臂（RA）之间的电位差，即 LA(+)−RA(−)，Ⅱ标准导联记录的是左腿（LL）和右臂（RA）之间的电位差，即 LL(+)−RA(−)，Ⅲ标准导联记录的是左腿（LL）和左臂（LA）之间的电位差，即 LL(+)−LA(−)。

加压单极肢体导联的实现基于单极肢体导联。1932 年，美国的 Frank Wilson 教授将左臂、右臂和左腿通过三个 5kΩ 的电阻连接在一起，其连接端点称为中心电端，也称为威尔逊中心，此中心的电位在理论上为零（见图 2.4）。单极肢体导联 VL、VR 和 VF 为左臂、右臂和左腿相对于威尔逊中心的电位变化。这种导联由于电极距离心脏较远，因而所测得的电位较小。为了克服这一缺点，1942 年，Emanuel Goldberger 对单极肢体导联进行了改进。在使用单极肢体导联方法记录某一肢体的心电信号时，把这一肢体和威尔逊中心的连接断开，这种导联方法即为加压单极肢体导联。加压单极肢体导联相对于单极肢体导联能够采集幅度更高的心电信号（其波幅增长约为 50%），因而被广泛采用。加压单极肢体导联使用 aVR、aVL 和 aVF 来表示，分别代表在右上肢（RA）、左上肢（LA）和左下肢（LL）上测得的电位变化。

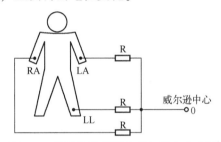

图 2.4　单极肢体导联和威尔逊中心点[22]

常规的胸壁导联为单极胸壁导联，即，把心电信号的记录电极放置到胸壁的一定位置上作为心电信号记录的正极，而把威尔逊中心作为负极连接到心电图机。按照正极放置在胸壁上的位置，单极胸壁导联可以分为 $V_1 \sim V_6$ 六种导联方法。V_1 导联的正电极放置在胸骨右缘第 4 肋间，V_2 导联的正电极放置在胸骨左缘第 4 肋间，V_4 导联的正电极放置在第 5 肋间和左侧锁骨中线相交处，V_3 导联的正电极放置在 V_2 和 V_4 连线的中点，V_5 导联的正电极放置在左腋前线和 V_4 水平线的相交处，V_6 导联的正电极放置在左腋中线与 V_4 水平线的相交处。单极胸壁导联中，V_1 和 V_2 的正电极面对右心室，V_3 和 V_4 的正电极面对室间隔及其附近的左右心室，V_5 和 V_6 的正电极面对左心室。胸壁导联的电极距离心脏很近，因此记录的心电信号幅度很大，在诊断心肌梗死方面具有十分重要的作用。

2.2　脑电信号（EEG）

脑电信号记录的是大脑中大量神经细胞进行自发和节律性活动时所表现出的电位信号，可以在头皮、脑皮层和脑皮层内部记录得到，能在一定程度上反映大脑的功能状态和信息处理的过程，在科学研究和临床疾病诊断方面都具有非常重要的应用价值。脑电信号最早由德国耶拿大学精神科教授 Hans Berger（1873—1941）于 1924 年在他儿子的头皮上获得，并被其命名为 electroencephalogram（EEG，脑电图）。由于脑电信号可以在头皮上获得，具有无创性，所以目前已经在临床上得到了广泛的应用，并随着计算机技术和信号处理方法的不断进步，在很多疾病（如脑部肿瘤、癫痫、脑血管疾病以及一些精神性和神经性疾病）的诊断和治疗中，发挥着越来越重要的作用。

2.2.1 脑电信号的产生

在第 1 章中，从生物电的产生机制中，我们已经了解到，细胞膜两侧存在电位差，当可兴奋细胞，如神经细胞或肌肉细胞等，产生动作电位时，细胞膜外侧表现为负电位，而当动作电位沿着细胞膜传导时，细胞膜外的负电位也会沿着细胞膜传导，这是体表电位产生的基础。脑电信号的产生，即是基于大脑中大量神经细胞产生并传导动作电位进行信息交互和处理过程中，导致的细胞膜外负电位在头皮和脑皮层的表现。除此之外，脑电信号还具有自发性、节律性和低频的特点。脑电信号的自发性是指在没有特定外界刺激的情况下，脑电信号依然存在。自发产生的脑电信号伴随整个生命过程，一旦生命停止，脑电信号也就消失了。脑电信号具有的低频节律特点对应于很多生理状态，例如，在安静、闭眼的条件下，脑电信号会表现出明显的 10Hz 左右的节律，而睁眼会阻断这一节律，使得脑电信号表现出更高频率的节律。脑电信号的自发性和低频节律性说明脑电信号的产生还具有一些独特的机制。

低频特性是脑电信号具有的主要特征。大脑中存在大量的神经细胞，其生理活动在大脑功能的实现当中都起到非常重要的作用，然而，神经细胞所产生动作电位的时间宽度多为毫秒（1~2ms）级别，这与头皮记录到的脑电信号的低频（10Hz 左右）特性存在一定的差别，因此，哪些神经元的哪些活动是头皮脑电信号的产生原因，是脑电信号产生的一个重要问题。目前，多数研究都认为，大脑皮层中椎体细胞的胞体和顶树突产生的突触后电位是头皮脑电信号的一个重要组成成分。椎体细胞的胞体和顶树突存在于大脑皮层中，距离头皮较近，而且，突触后电位持续时间较长，其变化在频率上与头皮脑电信号相似。微电极记录表明皮层神经元细胞内电位变化与头皮脑电信号具有相同的频率范围，只是变化幅度更高。因此，研究者得出结论，头皮或皮层脑电信号是由大量神经元细胞的同步放电产生的突触后电位形成的。另外，大脑中神经元细胞产生动作电位造成细胞膜外负电位的传导而形成的持续时间较短的峰形波，也可能在脑电信号的形成中起到一定的作用。

关于脑电信号的自发性，目前认为是由于神经的自律性放电和大脑中神经元回路兴奋冲动的循环所造成的。大脑中存在大量的各种神经元，其中，有些神经元能够进行自发性的放电行为，不断地产生动作电位，以神经冲动的形式传递给周围的神经元；另外，有些神经元和中间神经元形成了闭合性的神经回路，即，中间神经元分别与神经元的轴突和树突或胞体之间都形成了突触，这样，由于某些刺激使得神经元产生的兴奋冲动在通过中间神经元后就能够再一次作用于神经元本身而使其产生兴奋冲动，从而使大脑中大量神经细胞不断产生放电的现象。这两种原因在脑电信号的产生中都起到了一定的作用。

脑电信号的节律性有两方面的原因，一个是大脑神经细胞放电的同步化，另一个是大脑中大量神经元细胞的一致性排列。在头皮上采集的脑电信号是大脑中大量神经细胞放电行为的总和，因此，脑电信号中的节律性是大量神经细胞节律性放电行为在时间和空间上叠加的表现。在时间上，脑电信号表现出的节律性要求大量的神经细胞同时发生和停止放电行为，即大量神经细胞的放电具有同步化的特点，称为神经细胞放电的同步化。另一方面，从生物电的产生基础得知，脑电信号的产生基于神经细胞膜外负电位和周围正电位之间形成的电场，这个电场较弱，而且具有一定的方向性，这就要求同步放电的神经细胞在空间的排列上具有相同的方向，从而使得同步放电的神经细胞产生的细胞膜外电场在叠加之后不至于互相抵消，而是产生一个节律信息能够保留、强度能够穿透颅骨的可以在头皮记录的脑电信号。大脑皮层中的椎体神经细胞的排列非常整齐，其树突垂直伸向大脑皮层的表面，并在水平方向有一定的延伸，能够满足脑电信号节律性产生的条件。

2.2.2　脑电信号的分类及其特点

脑电信号的幅度和频率随着在头皮上的记录位置和人体生理状态的不同而有所不同。按照频率，脑电信号的波形基本上可以分为 δ 波、θ 波、α 波和 β 波等，如图 2.5 所示。

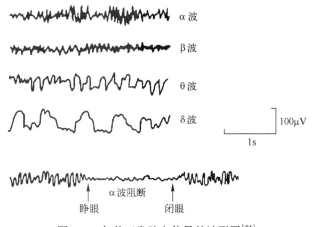

图 2.5　各种正常脑电信号的波形图[84]

δ 波的频率范围为 0.5～3Hz，其波形的幅度变化范围为 20～100μV，可以在颞叶和枕叶记录到。一般情况下，δ 波脑电信号只有当人处于非清醒的状态时才会出现，例如，成年人在睡眠或处于极度疲劳、缺氧、麻醉状态等情况时，因此，清醒状态情况下出现的 δ 波属于异常情况，可以用于对身体生理情况的评估。

θ 波的频率范围为 4～7Hz，幅度范围约为 100～150μV，一般出现在疲劳、困倦的少年或成年人的额叶和顶叶。θ 波脑电信号表明大脑中枢神经系统处于抑制状态。

α 波的频率范围为 8～13Hz，一般在成年人处于闭眼并安静的状态时出现。α 波通常出现在枕叶，另外，在颞叶和顶叶的后部也可以采集到 α 波，在成年人头颅两侧对称部位采集的 α 波一般具有相同的频率。α 波脑电信号的幅度在 20μV 到 100μV 之间，通常为 50μV 左右，其随时间的变化具有明确的特点，呈现出由小到大再由大到小的梭形。α 波脑电信号中的梭形波的周期长度约为 1～2s。当成年人睁眼时，α 波消失，称

为 α 波阻断。当人接收到声音、视觉等刺激或进行思维等大脑活动时，脑电信号也会出现 α 波阻断的现象。

β 波的频率范围在 14Hz～30Hz 之间，其幅度约为 5～20μV，在人的大脑皮层处于紧张活动状态时出现。在额叶和顶叶可以记录到显著的 β 波脑电信号，而枕叶和颞叶的 β 波由于混在幅度较大的 α 波中而难以被检测到，因此，α 波阻断有利于对 β 波脑电信号的观察。β 波是快波脑电信号，是大脑神经细胞去同步化活动的体现，表征着大脑皮层处于兴奋的活动状态。

2.2.3 脑电信号采集

与其他生物电信号的采集一样，脑电信号的采集系统也包括传感器前端、信号的放大处理和存储等几个部分。脑电信号采集的传感器前端包括电极及其放置和导联选择，脑电信号的放大处理部分包括放大器、滤波器、模-数转换等，脑电信号的存储部分包括计算机设备或磁盘设备等。脑电信号采集系统中的信号放大和信号存储等与其他生物信号的采集系统类似。目前，很多商业产品，如 NEURONSCAN，在完成脑电信号的采集、处理和存储等基本功能外，还提供大量的脑电信号的在线和离线分析工具供研究者使用。脑电信号由于其幅度非常微弱，通常在微伏级别，因此对放大器、信号采集环境和受试者状态的要求较高。通常，脑电信号的采集要求使用性能较好的放大器，例如，能放大微伏级别的信号、噪声较小、共模抑制比较高、漂移较低、输入阻抗较高、带宽能满足脑电信号的要求等；另外，脑电信号的采集环境要求有效接地，以便保护受试者、仪器、实验人员，以及避免引入更多的噪声。不同的实验可能对受试者有不同的要求，但通常受试者应该尽量避免肢体的运动，以便保证脑电信号不被肌电信号干扰淹没。

为了方便实验的进行和确保电极位置的准确，脑电信号的采集通常使用电极帽来将电极放置在头皮上。实验中，受试者在头上戴上电极帽，保证位置正确后，实验人员在电极帽上的电极内打上导电膏，并尽量做到导电膏和头皮接触得较紧密，保证电极和头皮之间的电阻在要求的范围之内。脑电信号的采集所使用的电极起到电压传感器的作用，通常使用表面为 Ag-AgCl 的盘状或表面电极为好。

目前，脑电电极位置的确定通常参照国际标准导联 10-20 系统。10-20 系统确定电极的位置及方法如图 2.6 所示。10-20 系统在矢状位上把鼻根和枕外隆凸连接形成中央线，其在头皮顶端的中点标记为 C_2，C_2 前后 20% 距离的位置分别标记为 F_2 和 P_2，距离鼻根和枕外隆凸 10% 的位置上也都标记一个电极位置；在冠状位上，在由鼻根、外耳孔和枕外隆凸连接所形成的冠状线上，以同样的 10% 和 20% 的距离定位电极的放置位置。连接左右两侧对称电极位置形成的横线，通过中央线上相应的电极，并在此电极左右两侧 20% 的距离分别定位电极位置，左侧的电极以单数标记，右侧的电极以偶数标记，以头皮中央区为例，中央电极为 C_2，而左侧的电极为 C_3，右侧电极为 C_4。10-20 系统根据颅骨的比例来确定电极位置，使得电极的放置位置尽可能与头颅的大小和形状成比例关系，因而能够用于不同的受试者。脑电信号的采集可以使用单极导联或双极导联方式。单极导联方式是参照一个无关电极，如耳垂，记录各个电极处的脑电信号。双极导联方式是记录两个电极之间的相对电压变化。

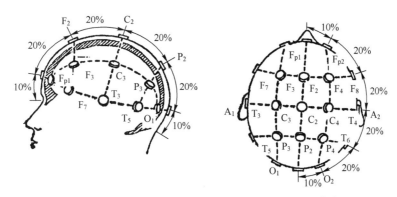

图 2.6　用于放置脑电电极的 10-20 标准导联系统[22]

2.2.4　脑电信号的应用

脑电信号在一定程度上反映了大脑神经系统的功能状态和人的意识活动，所以，在一定方法的辅助下，脑电信号可以用于一些神经或精神疾病的诊断和康复治疗。首先，不同生理状况下的脑电信号具有不同的特点，因此，在临床上，脑电信号可以用于对某些疾病的诊断。例如，当血糖、体温较低时，脑电信号中的 α 波频率降低，而当动脉血氧分压降低时，α 波频率升高。癫痫患者的脑电信号中会出现异常高频和高幅的成分，或者在高频和高幅脑电波的后面跟随一个慢波，具有非常明显的特征，应用这些特异性的特征，通过信号处理等方法进行分析和提取，可将脑电信号用于对癫痫的预测。另外，脑电信号还可以用于对麻醉深度的监测，对脑部肿瘤的定位，以及对脑外伤、脑血管、颅内炎症和一些精神疾病等病症的诊断。

基于脑电信号的生物反馈治疗技术在最近几年中得到了极大的发展，在抑郁症等精神疾病的治疗中发挥了一定的作用。脑电生物反馈治疗技术应用操作性条件反射和闭环反馈治疗仪器，以纠正某些脑电信号中失调的成分为目标和指标，来进行精神状态的长时间调整和保持，从而达到治疗精神疾病的目的。这一技术凭借恢复性训练进行治疗，在一定程度上克服了传统服用药物来治疗精神疾病这一方法所带来的较大负面作用，是对传统方法的极大补充和突破。

基于脑电信号的脑机接口（BCI）技术是脑电信号应用方面一个较新的技术，在全球范围内得到了越来越多研究者和科学家的关注，该技术是运动功能损伤的康复治疗和运动功能的辅助补充的有效手段，在临床康复治疗、游戏和军事的运动辅助等方面都具有非常重要的应用价值。脑机接口技术通过对脑电信号进行预处理、特征采集和模式识别等手段，在人的大脑和外部计算机等电子设备之间建立一个直接的信息交流和控制通道，不依赖于人体的外周神经系统和肌肉组织等正常运动控制输出通路，达到使用大脑的意识活动直接控制外部设备的目的。目前，脑机接口技术也逐渐应用大脑皮层记录的脑电信号来实现对大脑信息的采集。

2.3 诱发电位信号 (EP)

2.3.1 诱发电位的产生

当某一特定的刺激（如声音或光线等）作用于人体的感觉系统时，大脑中枢神经系统会产生与刺激具有一定相位差的电位，称为诱发电位（evoked potential，EP）。各种诱发电位都具有特定的波形和相位，反映了相关神经系统的功能。通常用到的诱发电位有皮层诱发电位、皮层下诱发电位和神经纤维诱发电位。皮层诱发电位是指在外加特定刺激作用于感觉系统时，在大脑皮层上某一区域诱发出的具有一定特点和规律的电位变化。皮层诱发电位是大脑皮层中椎体细胞的兴奋性和抑制性突触后电位在时间和空间上的综合。皮层诱发电位可以在头皮通过叠加平均的方法记录到。皮层下诱发电位是由大脑皮层下面的中继核团神经元群产生的突触后电位和神经元中的动作电位综合形成的。神经纤维诱发电位是由特定刺激诱发的在感觉或运动神经元中传导的动作电位，使用放置于神经细胞内部或外部的电极来记录。

2.3.2 皮层诱发电位的特点

如 2.3.1 节所述，诱发电位根据其记录的部位，大体可以分为三类，即皮层诱发电位、皮层下诱发电位和神经纤维诱发电位。皮层诱发电位经常用于研究神经系统的高级认知功能等方面，这里主要对其特点加以阐述。皮层诱发电位一般可以分为主反应、次反应和后发放三个部分，其具体波形如图 2.7 所示。皮层诱发电位的主反应是指诱发电位中最开始的先正后负的电位变化波形，与刺激的实施时间之间具有一个固定的时间差，称为潜伏期。潜伏期的长短取决于刺激部位距离皮层的远近、神经的传导速度，以及所经过突触的数目等因素。在外部刺激诱发的兴奋经过神经系统的特异性通路投射到皮层的过程中，大脑皮层椎体细胞产生兴奋性突触后电位，这些兴奋性突触后电位导致细胞发生去极化，进而扩散到大脑皮层表面。大脑深部的去极化使得皮层表面呈现出正电位变化，皮层表面的去极化使得其电位为负。由此，外部刺激投射到皮层后会出现先正后负的主反应。

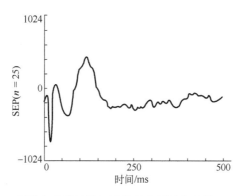

图 2.7　刺激兔子腓总神经诱发的皮层诱发电位（SEP）[84]

在主反应之后的一个电位变化为次反应。次反应是负相波，其特点是潜伏期比主反应的长，频率慢，幅度较大。次反应可能是刺激诱发的兴奋投射到皮层后，通过抑制性中间神经元，使得椎体细胞产生抑制性突触后电位，发生超极化，加强了皮层表面的负电位，从而产生的。皮层诱发电位的后发放为次反应之后的一系列正相周期性电位。

2.3.3　诱发电位的采集

诱发电位的采集通常使用盘状电极，其电阻值要在 5kΩ 以内。导联方式可以选择双极导联或单极导联。双极导联使用放在头皮上的两个电极作为信号输入，连接放大器。单极导联使用头皮上的一个电极作为信号输入，连接放大器，而使用一个公用电极作为参考电极。在采集诱发电位时，通常在前额放置接地电极，在耳垂或肢体等非头参考点部位放置参考电极。诱发电位的采集也可以根据 10-20 标准导联系统来放置电极。

在头皮上记录到的皮层诱发电位非常微弱，因此受到噪声的干扰非常强烈。为了采集到较好的信号波形，通常使用叠加平均的方法。经过几十次的叠加平均，不相关的噪声通常可以被滤除掉，采集到的皮层诱发电位的主次反应可以被清晰地显现出来。另外，由于皮层诱发电位的波形正负相变化较多，波形复杂，因此常采用 N_1、N_2 等分别标记依次出现的负相波，而使用 P_1、P_2 等来标记依次出现的正相波。另一种标记波峰的方法是使用潜伏期的长短，如 P300 是指刺激后 300ms 时出现的正相波。

2.4　肌电信号（EMG）

2.4.1　肌电信号的产生

人体的肌肉组织分为骨骼肌、心肌和平滑肌三类，它们都是受到神经支配的。其中，骨骼肌受中枢神经系统控制，能产生随意运动，如肢体运动、语言和呼吸等；心肌由窦房结产生的节律性兴奋控制，其活动不是随意的；平滑肌构成体内空腔器官的管壁，其运动受到自主神经的调节。

肌肉组织由肌细胞构成，当神经轴突延伸到肌肉表面时，神经末梢和与其相对的肌细胞膜形成神经肌肉接头（neuro-muscular junction）。神经肌肉接头的前后分别称为接头前膜（prejunction membrane）和终板膜（endplate membrane），两者之间的间隙为接头间隙（junctional cleft），约为 50μm。神经末梢内含有大量的突触囊泡，其内部充满乙酰胆碱（acetylcholine，ACh）分子。突触囊泡集中在接头前膜内部的激活区（active zone）。终板膜上分布着丰富的 N_2 乙酰胆碱受体阳离子通道。神经肌肉接头的结构示意图如图 2.8 所示。

当神经细胞产生的动作电位传导到神经末梢时，神经肌肉接头前膜发生去极化，电压控钙离子通道打开，对钙离子的通透性增加，大量钙离子在细胞膜内外电化学作用力下涌入神经末梢内，进而启动突触囊泡的出胞机制，使得突触囊泡与接头前膜融合，释放其中的乙酰胆碱到接头间隙当中。接头间隙中的乙酰胆碱扩散到终板膜，与 N_2 乙酰胆碱受体结合，使得阳离子通道打开，继而使得终板膜发生去极化，产生终板电位。在终板膜电位的作用下，周围的肌细胞膜发生去极化，产生动作电位，并迅速传播到整个肌细胞，使得肌细胞产生兴奋。肌细胞的兴奋会打开肌细胞膜上的 L 形钙离子通道，进而激活肌细胞内连接肌质网（junctional sarcoplasmic reticulum，JSR，见图 2.9）膜上的钙离子释放通道，使得连接肌质网内的大量钙离子流入肌细胞质内，与肌钙蛋白 C（troponin C，TnC）结合，导致肌细胞的收缩。

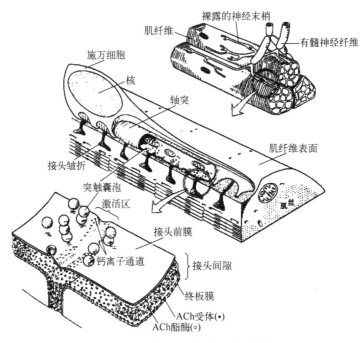

图 2.8　神经肌肉接头示意图[84]

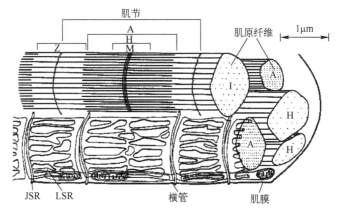

JSR：连接肌质网；LSR：纵行肌质网

图 2.9　骨骼肌细胞结构示意图[84]

　　由上述论述可知，神经产生兴奋最终引起并控制肌肉组织发生收缩和舒张运动的过程是通过诱发肌肉细胞发生去极化产生动作电位来实现的。因此，肌肉的运动总是伴随着肌细胞的兴奋过程，因而在肌肉组织外部呈现出一定的负电位，这是在肌肉组织中或外部能够测到肌细胞电信号的原因，所测到的随时间变化的电信号称为肌电信号（electromyogram，EMG，肌电图）。

2.4.2　肌电信号的特点

当肌肉处于放松状态时，肌肉细胞没有发生兴奋，没有动作电位产生，肌细胞膜周围呈现出正常的状态，因而，肌肉组织周围的肌电信号应该是处于基线水平的零值电位，但是由于人体或仪器引入噪声的干扰，通常记录到的肌电信号都会呈现噪声模式。

从脊髓前角延伸出来的一个运动神经元的神经末梢所支配的所有肌纤维组成一个运动单元（motor unit）。当一个运动单元的肌肉细胞因受到兴奋而运动时，产生的细胞膜外负电位会形成一个综合电位，即运动单元电位。运动单元电位的时程、幅度和波形具有一定的特点。运动单元电位按照电位信号离开基线的次数，可以分为单相（离开基线 1 次）、双相（离开基线 2 次）、三相（离开基线 3 次）和多相（离开基线 5 次及以上），其总的持续时间一般为 $3 \sim 15 \text{ms}$，峰-峰值一般为 $100 \sim 2000 \mu \text{V}$，最高的不超过 5mV。

使用针电极记录肌电信号时，针电极周围存在约 30 个运动单元，包含上百条肌纤维。每个肌细胞的动作电位与神经细胞的动作电位相似，都是尖峰状，只是具有相对较长（约为 4ms）的持续时间。当被兴奋而收缩时，每个运动单元发放动作电位的频率约为 $30 \sim 50 \text{Hz}$，但是，不同的运动单元的兴奋时间不同步，因此，当针状电极附近的所有肌纤维被兴奋时，总的动作电位发放频率约为 1000Hz。在轻度用力收缩的情况下，一般只有一个或几个运动单元产生兴奋，发生收缩运动，产生的肌电信号是单纯相。中等程度用力时，兴奋的运动单元数量升高，其兴奋频率也升高，动作电位会出现相互重叠的情况，因而在总的肌电信号中，基线不完全清晰，为混合相。使用最大力量收缩时，兴奋的运动单元数量最多，其兴奋频率也最高，动作电位的重叠情况严重，在记录的肌电信号中无法分辨出单个电位，因而称为干扰相。通常来说，肌电信号的频率范围为 $20 \sim 5000 \text{Hz}$，其主要成分的频率与肌肉类型有关，一般在 30Hz 至 300Hz 之间。肌电信号的幅度与肌肉收缩产生的力呈现一定正相关关系。另外，肌电图的波形还会受到很多因素的影响，如肌肉的类型、电极的大小和放置位置等。

2.4.3　肌电信号的采集与应用

肌电信号的采集和记录需要使用肌电图机。肌电图机一般由电极、放大器、监听器、扫描器、刺激器等部分组成，其组成与其他生物信号的检测与采集设备类似。肌电信号可以使用针状电极和表面电极来采集。将针状电极插进肌肉中能够记录少量运动单元所产生的肌电信号。将表面电极放在肌肉所在皮肤表面采集到的肌电信号反映了电极下面局部区域内的肌肉运动情况，这种情况下，表面电极测量了多个运动单元产生的肌电信号。某些应用还需要研究特定刺激下的肌电信号，因此，肌电图机通常还包括电刺激和同步采集信号的功能。心电图机中的放大器要求具有较高的电压增益、较宽的通频带和高输入阻抗，并具有较小的噪声和漂移。

由于肌肉组织的运动单元发生各种病理变化时，其动作电位也会发生异常，因此，肌电信号可以用于监测和检测肌肉组织的机能。例如，肌电信号可以用来鉴别神经性肌萎缩和肌源性肌萎缩，判别神经损伤的程度和部位，研究各种情况下人体各个部位肌肉组织的功能是否发生变化等。肌电信号还能够应用于反馈治疗，例如，利用肌电信号作为反馈，可以使患者能够主动松弛身体内部的肌肉等。人体的肌电信号还可以作为控制外部设备的输入信号，例如，目前很多研究已经实现了使用肌电信号来控制假肢进行运动。

2.5　胃电信号（EGG）

2.5.1　胃电信号的产生

胃的活动是依靠平滑肌的运动完成的。胃平滑肌的运动受到自主神经系统的控制。与肌电信号的产生机制类似，胃电信号是胃平滑肌细胞兴奋过程中导致细胞膜外负电位在腹部体表的反映。胃平滑肌细胞的去极化依赖于大量钙离子向细胞内部的流入，其产生的动作电位波形与神经细胞和心肌细胞都存在一定的差别，又由于自主神经系统控制胃活动的节律具有一些特点，因此，使用电极在人体腹部皮肤表面记录的胃平滑肌细胞的电活动，即胃电信号（electro gastro gram，EGG），与其他生物电信号，如脑电信号和心电信号等，在频率、幅度和波形上也都存在着较大的不同。

2.5.2　胃电信号的特点及其应用

通过细胞内微电极的记录方法，得到单个胃平滑肌细胞的动作电位如图 2.10（a）所示。胃平滑肌细胞动作电位包含慢波和尖峰两种信号。慢波信号具有重复出现的特点，其频率约为每分钟 3 次，与胃的运动频率有关，胃的收缩运动通常发生在慢波之后的 6~9s。胃平滑肌细胞动作电位中的慢波最早出现在胃大弯上部，并逐渐向胃的幽门传播，同时，其速度和幅值在传播过程中不断增加。一般认为，慢波完成起搏功能。胃平滑肌细胞动作电位中的尖峰信号产生于胃平滑肌细胞的收缩。尖峰信号的频率约为每分钟 60 次，随机地叠加在慢波信号当中，改变了胃电信号的幅度。

由于不同的平滑肌动作电位导致的胃活动不尽相同，因此其在体表的综合反映，即胃电信号 [见图 2.10（b）]，在一定程度上能够反映胃的生理状态及活动状态。例如，胃电信号能够非常好地反映胃节律性紊乱等功能性改变，而且，对于慢性胃炎和胃癌也有较高的特异性反应。相对于胃镜等传统方法仅能反映胃的生理形态来说，胃电信号同时也能够反映胃的活动状态，而且该方法具有无创性，容易被患者所接受，因而具有较好的潜在应用前景。然而，总的来说，由于胃电信号的信噪比较低，因此其应用还没有广泛地普及，没有得到较多的临床应用。

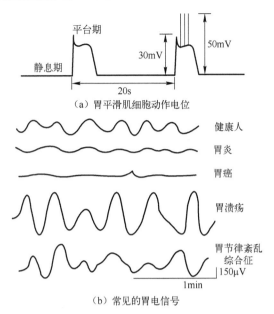

（a）胃平滑肌细胞动作电位

（b）常见的胃电信号

图 2.10　胃平滑肌肌细胞电位活动及常见的胃电信号[85,22]

2.5.3　胃电信号的检测

与其他生物电信号相比，胃电信号的信噪比较低，在腹部皮肤表面记录的胃电信号中包含大量的噪声成分。因此，在记录胃电信号的各个环节要注意降低噪声的影响，尽可能消除受试者、系统和环境带来的干扰。在胃电信号的采集系统中，尤其应注意电极和放大电路。为了能测量到稳定的、准确的胃电信号，尽可能使用 Ag-AgCl 电极，以便减小电极和皮肤电解质之间形成的极化电压。放大电路要求具有高输入阻抗和共模抑制比，并且具有较低的基线漂移和噪声干扰。

在胃电信号的采集过程中，受试者应该尽可能仰卧，保持安静状态，减小运动的干扰。记录电极可以放置在胃体、胃窦、胃大弯和胃小弯 4 个位置。胃体电极的具体位置为剑突和脐连线中点左侧 3~5cm 并向上移动 1cm，胃窦电极的位置为剑突和脐连线中点右侧 3cm 处，胃大弯电极的位置为剑突和脐连线中点下 1cm 处，胃小弯电极的位置为剑突和脐连线中点上 1cm 处。记录电极的位置应该尽可能准确，以便保证采集的信号能够正确反映胃的生理状态和活动。参考电极一般放置于右手腕或左手腕的内侧。接地电极连接右或左脚踝的内侧。

2.6　心音信号

2.6.1　心音信号的产生

人体中的很多器官在完成其功能的过程中，都会由于小范围内的振动而产生声音。由于器官的运动具有一定规律性，因此其产生的声音也具有一定的特点，能够在一定程度上反映器官的功能状态。对于心脏而言，它收缩舒张完成其泵血功能的过程，会产生心肌收缩、瓣膜关闭和血液在挤压下向动脉中的流动。这种情况下，血液和心脏的腔室壁之间的冲击就会产生声音，这个声音称为心音，可以在胸壁检测到。因为心音是由于心脏完成其泵血功能而产生的，所以能在一定程度上反映心脏的功能状态，可用于临床诊断一些心脏相关的疾病。另外，血液从心脏到邻近大血管中的流动还会形成一定的湍流和涡流，这些物理现象也会产生一些振动的声音，称为心脏杂音。当循环系统发生病变时，心音和心脏杂音将发生变化。

2.6.2　心音信号的特点

心音和心杂音的频率范围为 0.1~2000Hz，由于其幅度非常低，通常都在人的听觉阈值附近，因此很难被人耳直接听到。心音信号可以通过听诊器在胸壁上的某些位置获得。由于心音和心电信号都是心脏实现泵血功能过程中表现出来的特征信号，因此两者之间也存在一定的联系，如图 2.11 所示。对应于心电信号 QRS 波群的心音信号为第一心音，发生于心室肌细胞去极化时。对应于心电信号 T 波结束的心音信号为第二心音，发生于心室肌细胞复极化时。第三心音发生于 T 波结束之后。第四心音发生于 QRS 波群之前。当心室收缩时，血液流向主动脉，并因为血液的相继摆动而导致房室瓣的关闭，这就是第一心音产生的原因。同时，第一心音还源于主动脉根和心室间的血液摆动及血液在主动脉和肺动脉的湍流所引起的振动。第一心音的分裂产生于二尖瓣和三尖瓣的非同步关闭。主动脉和肺动脉内血流的减速和反向流动，以及半月瓣的关闭所伴随的低频振动是第二心音产生的原因。在心房向心室迅速灌注突然结束时，松弛的心室壁肌肉会进行一定的振动，这产生了第三心音。第四心音是心房收缩时推动血液流入心室所产生的，也被称为心房音。

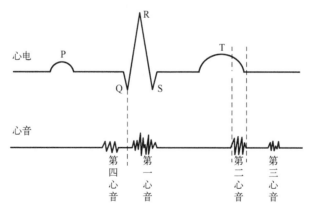

图 2.11　心音与心电信号波形[22]

2.6.3　心音信号的检测

心音的测量可分为心内心音测量和心外心音测量两种。心内心音测量是将微型的心音传感器安装在心导管端部，插入心脏或某些大血管内侧来测量心音。心外心音测量是在胸壁外表面测量心音。心音的图形记录称为心音图，记录心音图的仪器称为心音图机，它由将胸壁的机械振动转换成电信号的心音传感器、放大滤波器及记录器三部分组成。空气传导式心音传感器是利用心脏搏动时通过胸壁传递出的心音波再经空气传递到传感器的敏感振动膜上，该振动膜与换能器相连，当空气振动时膜片就发生振动，从而带动换能元件并使其产生与心音强度成比例的输出信号。空气传导式心音传感器通常可采用电磁感应式、压电式和电容式等原理制成。接触传导式心音传感器是将胸壁传出来的心音波动信号直接通过敏感元件传递到换能元件上，由于这种传感器不采用空气作为传递心音信号的媒介，因此抵抗外界声波干扰的能力比空气传导式传感器好得多。另外，由于敏感元件直接接收心音的波动信号，因此传递和转换心音能量的效率也比空气传导式传感器高得多，这就为传感器的小型化提供了可能。

2.7　医学信号预处理

如前所述，从人体采集的医学信号可能包含多种噪声和干扰，其主要来源包括：

（1）人体内存在的多种生理信号源每时每刻都在同时发生并互相混杂；

（2）放置于人体的电极等信号传感器发生位置移动等行为导致采集的医学信号发生缓慢漂移；

（3）实施医学信号采集的电子设备本身会产生随机性的噪声；

（4）为电子设备提供动力的电源，以及医学信号发生源周边环境内其他电子设备和线路内的电流，会产生对信号源存在明显干扰的工频干扰电磁信号。

这些噪声和干扰会阻碍具体应用对信号的分析、特征提取和分类等过程的效果，从而影响最终自动化诊断方法等的效果。因此，在各种具体应用中，一般都需要使用多种方法对医学信号进行一定的预处理，以期去除感兴趣信号之外的噪声和干扰，提高信号的信噪比，为后续的各类处理方法提供相对干净的信号，提高后续信号处理算法的稳定性、可行性、准确性。

本节将介绍一些常用的医学信号预处理方法，包括：滤波、消除基线漂移、工频干扰滤波、去除具有参考源的加性噪声干扰（如去除 EEG 中 EOG 干扰）、信号分段等。这些方法的一些基本相关说明如下。

滤波：滤波是调理信号形态和成分常用的方法，一般的滤波方法有中值滤波、均值滤波、高斯滤波等。2.7.1 节从介绍具有线性相位或恒定群延迟的贝塞尔滤波器以及具有最大平坦性通带幅频特性的巴特沃斯滤波器开始，在此基础上给出它们在去除高频干扰成分、基线漂移、工频干扰等方面的说明、应用和示例。

消除基线漂移：由于基线漂移变化频率低，而信号频率较高，因此一般可以采用滤波方法消除基线漂移。但通常会遇到的问题是，消除基线漂移的滤波一般为窄带滤波，会导致滤波器复杂度增加，计算量增加，甚至会出现难以设计出有效滤波器的情况。一般的处理方法是采用能进行线性相位滤波的无限冲激响应滤波器（IIR），或者采用降采样–低通滤波–升采样的流程进行处理。

工频干扰滤波：工频干扰滤波的目的是消除 50Hz（或 60 Hz）的电磁干扰噪声。为避免对信号的影响，需要设计阻带尽可能窄的滤波器，因此会导致波纹效应出现。2.7.3 节将介绍一种非线性滤波在消除工频干扰方面的应用。

去除 EEG 中眼电信号（electrooculogram，EOG）干扰：在进行 EEG 或 EP 等信号的处理和应用时，EOG 或 ECG 等就会成为干扰信号。2.7.4 节将介绍基于参考信号线性组合和最小均方差（MSE）规则去除 EEG 中的 EOG 干扰的方法。

信号分段：医学信号存在非平稳特性（如 EEG），或存在明显不同特征的波形（如 ECG 和 EP 等），为方便后续的信号处理和特征提取与分析等，需要对这些医学信号进行有效的分段与切割处理，实现对感兴趣波形的提取。2.7.5 节将介绍简单的信号分段思路，并以 EEG 信号分段为例进行说明。

2.7.1 滤波

滤波是一种应用非常广泛的信号处理技术，其目的是在尽可能保留信号中有用信息的前提下，消除具有不同特性（如频率）的噪声和干扰等成分，如电子电路引入的高频干扰噪声、低频率的基线漂移和 50Hz（或 60Hz）工频干扰等。其中，消除高频成分的滤波，除了用于消除噪声，还通常用于信号采集采样量化之前的信号处理以便消除混叠效应，或者在采样量化后信号预处理步骤中进行从而为后续实现合适的降采样进行抗混叠滤波预处理。

在使用滤波器处理信号时，可能面临多种不同要求，包括：尽可能保持信号原有波形；尽可能保持信号频谱特征；尽可能消除与信号频率非常接近的噪声与干扰等。针对这些要求，有 3 类相应的不同滤波器可以使用，分别为群延迟最平坦滤波器、幅频响应最平坦滤波器、波纹滤波器。在进行第二和三项任务时，也需要尽可能保证信号波形不发生变化。

在保持信号波形滤波方面，一般有 3 种方法可以采用，包括：使用群延迟最平坦滤波器，使用双向的无限冲激响应（forward-backward IIR）滤波方法，使用线性相位的有限冲激响应（FIR）滤波器。线性相位 FIR 滤波器具有简单、稳定的优点，但是，在同等要求（如满足过渡带具有一定的衰减速度）下，滤波器阶数较高，这在具体实现中会需要较大的计算量，同时也会导致群延迟较大，不利于一些在线实时系统的实现和应用。FIR 滤波器的相关应用在这里不做进一步介绍。下面介绍贝塞尔滤波器、巴特沃斯滤波器和前向-后向滤波的概念。

1. 贝塞尔滤波器

贝塞尔滤波器（Bessel filter）是一种具有最平坦群延迟或具有最大线性相位的线性、模拟滤波器。贝塞尔滤波器的这种结构特性使其具有以下两个主要特点：

（1）贝塞尔滤波器能最大程度上保留通带内信号在通过滤波器之前所具有的形状，这在分析一些生物医学信号的形状特征同时还要滤除一些额外频率噪声方面具有重要的应用，例如在动作电位、突触电位滤波或电压钳膜片钳滤波中的应用；

（2）贝塞尔滤波器的阶跃响应只有轻微（几乎没有）超射现象，因而在数据采集系统中可以最大限度追踪输入信号的变化，可以用于对信号时域波形的实时观察与分析；而其他注重频率响应分析的滤波器，其阶跃响应一般都有较大的超射，这使得贝塞尔滤波器具有其独特的应用场景。

贝塞尔滤波器与高斯滤波器相似，当阶数增加时，两者将具有类似的单位冲激响应。虽然高斯滤波器的阶跃响应具有零超射和较小的时间延迟，但在有限阶数情况下，贝塞尔滤波器拥有更为平坦的群延迟，因而更能保持信号的形状。

低通贝塞尔滤波器的传递函数定义如下：

$$H(s) = \frac{\vartheta_n(0)}{\vartheta_n(s/\omega_0)}$$

$$\vartheta_n(s) = \sum_{k=0}^{n} \frac{(n+k)!}{(n-k)!\,k!} \frac{x^{n-k}}{2^k} = \sum_{k=0}^{n} \frac{(2n-k)!}{2^{n-k}k!\,(n-k)!} x^k$$

(2.1)

式中，$\vartheta_n(s)$ 为反向贝塞尔多项式，ω_0 为截止频率，有理式分子 $\vartheta_n(0)$ 用于调整滤波器在频率 $s=0$ 时的增益值，使其值为 1。n 阶贝塞尔滤波器群延迟的 $n-1$ 阶导数在频率 $\omega=0$ 处的值为 0，即

$$\frac{\mathrm{d}^{n-1} D(\omega)}{\mathrm{d}\omega^{n-1}}\bigg|_{\omega=0} = 0$$

这是贝塞尔滤波器最重要的特性之一，使得贝塞尔滤波器在频率 $\omega=0$ 处具有最大平坦化的群延迟。贝塞尔滤波器在频率 $\omega=0$ 处的群延迟值为

$$D(\omega)\big|_{\omega=0} = -\frac{\mathrm{darg}[H(\mathrm{j}\omega)]}{\mathrm{d}\omega}\bigg|_{\omega=0} = \frac{1}{\omega_0}$$

(2.2)

低通贝塞尔滤波器的设计过程如下：

（1）确定截止频率 ω_0 和滤波器阶数 n；贝塞尔滤波器从频率 $\omega=0$ 到 ω_0 将具有尽可能最大的群延迟平坦性；高的阶数 n 将使得贝塞尔滤波器在频率 $\omega=\omega_0$ 处具有更大的平坦性群延迟。

（2）根据给定的 ω_0 和 n 以及传递函数和反向贝塞尔多项式（2.1）计算贝塞尔滤波器系数；例如，在 $\omega_0=1$ 的情况下（对于其他值的 ω_0，可以在 $H(s)$ 中将 s 替换为 s/ω_0），可以确定 $n=1,2,3$ 阶的贝塞尔滤波器的传递函数分别为

$$H_1(s) = \frac{1}{s+1}$$

$$H_2(s) = \frac{3}{s^2+3s+3}$$

$$H_3(s) = \frac{15}{s^3+6s^2+15s+15}$$

（3）根据滤波器系数确定滤波器系统实现载体的各组件（如电阻电容等）的值，或将其转换成数字滤波器用于数字信号处理。

一个 4 阶贝塞尔低通滤波器的特性曲线如图 2.12 所示，其采样频率和截止频率分别为 100kHz 和 4kHz，其群延迟表现为一个恒定值。

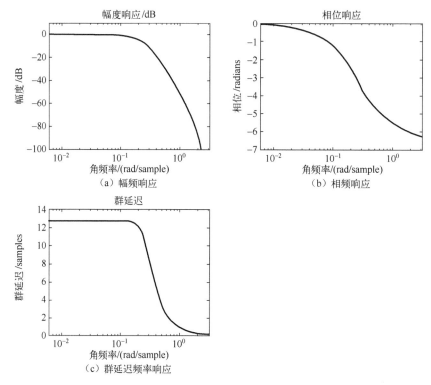

图 2.12　贝塞尔滤波器的幅频响应、相频响应和群延迟频率响应特性曲线

　　贝塞尔滤波器能保持信号波形的优点，常用于信号采集系统采样之前的在线模拟滤波或在线系统处理，这一点主要是利用贝塞尔滤波器的群延迟平坦特性。但是，在离线情况下使用贝塞尔滤波器也存在一些不足之处，例如，使用模拟到数字滤波器的转换方法，如双线性变换，由于其目的是保证幅频响应不变，因此难以保持贝塞尔滤波器原有的最大线性相位或恒定群延迟特性，会导致其发生一定程度的变化。在进行数字信号处理时，除了贝塞尔滤波器数字化，还可以使用 Thiran 滤波器，与贝塞尔滤波器类似，其具有平坦群延迟的特性，可以最大限度保持波形不变。另外，与巴特沃斯或波纹滤波器相比，同等阶数的贝塞尔滤波器在截止频率处的幅频特性下降速度较慢，因此具有较宽的截止频率过渡带，对信号频率选择的性能存在不足；贝塞尔滤波器通带内幅度频率曲线的平坦性也未达到最优，因此，可能会对信号的频谱特性有一定程度的改变。贝塞尔滤波器对信号形状保持的程度，及其对信号频谱特性的改变，需在其在线和后续的离线数据处理中都要有所考虑和注意。对于离线信号滤波处理的情况，可以采用能保持信号波形（需要滤波器具有恒定群延迟或线性相位）、通带内幅频响应更平坦、通带阻带之间的过渡带更为陡峭的滤波器；使用巴特沃斯滤波器对信号进行前向-后向处理即可以满足这样的要求。

2. 使用前向-后向 IIR 滤波器实现零相位滤波

　　在医学信号处理中，保持信号波形的线性相位滤波可以采用对称或反对称的 FIR 滤波器，但是，由于 FIR 滤波器的阶数较高，尤其是在要求过渡带较为陡峭的情况下（阶数可以达到几千），会增加滤波器的复杂度和滤波运算计算量。而 IIR 滤波器能在很低阶数（几阶到十几阶）情况下实现同等频率过渡带宽度的要求，从而降低最终的运算量，但是其相位的非线性是需要解决的主要问题。使用 IIR 滤波器进行前向–后向的双向滤波，具有零相位传递函数的效果，不会改变信号的波形，因而可以用来实现信号的低复杂度、低运算量的线性相位滤波。

使用前向–后向 IIR 滤波器的步骤如下：

（1）使用冲激响应为 $h(n)$ 的 N 阶 IIR 滤波器对输入信号 $x(n)$ 进行滤波处理，得到 $z_1(n)$；

（2）将 IIR 滤波器的输出信号 $z_1(n)$ 翻转，得到 $z_1(-n)$；

（3）使用 IIR 滤波器 $h(n)$ 对信号 $z_1(-n)$ 进行滤波处理，得到 $z_2(n)$；

（4）将 IIR 滤波器的输出信号 $z_2(n)$ 翻转，得到 $z_2(-n)$，并以此作为最终的输出信号 $y(n)=z_2(-n)$。

由于经过了两次滤波，因此输入信号相当于通过了一个 $2N$ 阶的滤波器。上述前向–后向 IIR 滤波的过程用公式可以表示为

第一次前向滤波：$z_1(n)=h(n)*x(n)$；

第二次后向滤波：$z_2(n)=h(n)*z_1(-n)$。

最终得到的滤波器输出信号 $y(n)=z_2(-n)=h(-n)*h(n)*x(n)$。

考虑到傅里叶变换 $F(h(-n))=F^*(h(n))$，因此有

$$Y(\omega)=H^*(\omega)H(\omega)X(\omega)=|H(\omega)|^2X(\omega)$$

可以看到，经过前向–后向双向滤波后，IIR 滤波器对输入信号 $x(n)$ 的影响只在于对其幅频特性的改变上，而其非线性相位对输入信号 $x(n)$ 则没有任何影响效果；输入信号 $x(n)$ 的相位没有发生变化，其群延迟值在每个频率处都为 0，信号波形不会发生变形，也不会发生时间上的移位；双向滤波的幅频特性是 IIR 滤波器幅频特性的平方。

在使用前向–后向 IIR 滤波时，为了保证最佳效果，即在通带内使 $|H(\omega)|^2$ 尽可能具有相同的值，从而最低程度地影响信号频谱特征，可以采用在通带内具有最平坦幅频特性的巴特沃斯滤波器。

3. 巴特沃斯滤波器

巴特沃斯滤波器的目的是在去除额外频率（阻带频率）信号的同时，尽可能保持通带信号的幅频特性，使滤波器对通带内信号不同频率成分具有相同的敏感性和衰减作用。低通巴特沃斯滤波器幅频特性曲线的描述函数为

$$G^2(\omega)=|H(\mathrm{j}\omega)|^2=\frac{G_0^2}{1+\left(\dfrac{\mathrm{j}\omega}{\mathrm{j}\omega_c}\right)^{2n}} \tag{2.3}$$

式中，n 为滤波器阶数，ω_c 为滤波器截止频率（对应于信号能量衰减 $-3\mathrm{dB}$ 的频率），G_0 为直流信号的增益。当 n 值较大时，$G(\omega)$ 的形状接近于矩形，其函数取值在 ω 小于

ω_c 时接近于 G_0，而在 ω 大于 ω_c 时接近于 0，因此可以实现低通滤波的效果。阶数 n 决定通带阻带之间过渡带的宽度（较高的阶数会产生较窄的过渡带）。幅频响应函数［见式（2.3）］的 $2n-1$ 阶导数在频率 $\omega=0$ 处的值为 0，因此巴特沃斯低通滤波器在其通带内具有最平坦的幅频响应，并且其在通带和阻带内都具有单调变化的特性。在对数波特图中，低通巴特沃斯滤波器的通带增益近似水平直线，阻带增益向负无穷线性下降，斜率为每 10 倍频发生 20dB 的衰减。

当 $s=j\omega$ 时，由于 $H(-s)=H(-j\omega)=H^*(j\omega)=H^*(s)$，因此可以得到

$$|H(s)|^2 = H(s)H^*(s) = H(s)H(-s) = \frac{G_0^2}{1+\left(\dfrac{-s}{\omega_c^2}\right)^n}$$

通过求解该方程，可以确定低通巴特沃斯滤波器的传递函数为

$$H(s) = \frac{G_0}{B_n\left(\dfrac{s}{\omega_c}\right)}$$

$$B_n(s) = \prod_{k=1}^{n}(s - s_k)$$

$$s_k = \mathrm{e}^{j\frac{2k+n-1}{2n}\pi}, \quad k = 1,2,3,\cdots,n$$

巴特沃斯低通滤波器传递函数的分母 $B_n(s)$ 称为巴特沃斯多项式；此多项式也可以通过把每对共轭极点值进一步组合，从而形成实系数二次型相乘的多项式形式（标准化巴特沃斯多项式形式），即

当 n 为偶数时：$B_n(s) = \prod\limits_{k=1}^{\frac{n}{2}}\left[s^2 - 2s\cos\left(\dfrac{2k+n-1}{2n}\pi\right) + 1\right]$

当 n 为偶数时：$B_n(s) = (s+1)\prod\limits_{k=1}^{\frac{n-1}{2}}\left[s^2 - 2s\cos\left(\dfrac{2k+n-1}{2n}\pi\right) + 1\right]$

标准化巴特沃斯多项式在 $n=1,2,3$ 阶情况下其值分别为

$$B_1(s) = (s+1)$$
$$B_2(s) = (s^2+1.4142s+1)$$
$$B_3(s) = (s+1)(s^2+s+1)$$

在获得巴特沃斯多项式系数后，可以用 s/ω_c 替代 s，实现最终低通巴特沃斯滤波器的设计。

当 $n=4$ 时，巴特沃斯滤波器和贝塞尔滤波器的幅度、相位和群延迟频率特性曲线如图 2.13 所示。可见，巴特沃斯滤波器在通带内具有更为平坦的幅度频率响应特性，在截止频率附近的幅度衰减较为理想，但不具备恒定的群延迟；贝塞尔滤波器牺牲了截止频率附近的幅度衰减性能，但获得了最佳的、恒定的群延迟特性。

使用前向-后向巴特沃斯滤波器滤波消除 ECG 信号基线漂移的结果如图 2.14 所示。

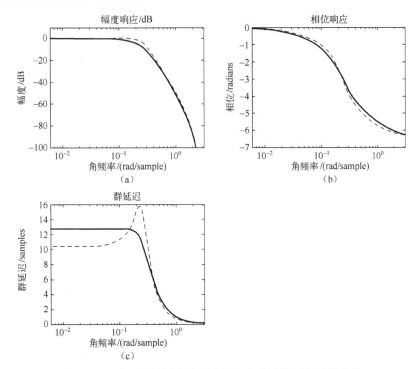

图 2.13　4 阶巴特沃斯滤波器和贝塞尔滤波器频率特性曲线。
图中,虚线为巴特沃斯滤波器,实线为贝塞尔滤波器

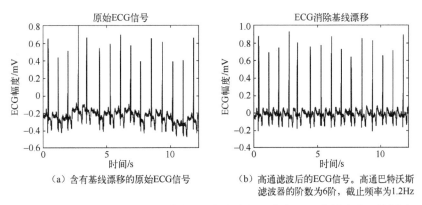

（a）含有基线漂移的原始ECG信号　　　（b）高通滤波后的ECG信号。高通巴特沃斯
滤波器的阶数为6阶,截止频率为1.2Hz

图 2.14　使用巴特沃斯滤波器前向−后向滤波方法消除 ECG 信号中的基线漂移

2.7.2　抽取插值与基线漂移窄带滤波

从人体采集的一些医学信号（如 ECG 和 EEG 等）由于各种原因（如电极位置发生移动、有意识或无意识情况下四肢发生运动、皮肤出汗等）会产生信号的基线漂移。基线漂移与信号的主要成分相比具有缓慢变化的低频特征,虽然具有明显不同的频率,但会阻碍后续使用各种算法对信号的处理与应用。因此,消除基线漂移是信号处理中的一项基本需求和任务。一个较为直接的方法就是对信号进行高通滤波,这有两个前提要求,一个是要确定信号主要成分和基线漂移低频成分之间的频率界限,以便确定高通滤

波器的截止频率；另一个是需要尽可能设计线性相位的滤波器，以便最大限度保持信号原有波形特征。

根据 ECG 信号（正常和心动过缓情况下）的频率可以估计出其大概的最低频率为 0.67Hz（对应于心动过缓情况下的 40 次/分钟）。为了保险起见，可以选择 0.5Hz 作为截止频率。如果 ECG 信号的采样频率为 $F_S = 250 \sim 500Hz$，则高通滤波器的截止频率需要设定在 $\omega_c = \dfrac{0.5}{F_S} 2\pi = (0.001 \sim 0.002) \times 2\pi$，基线漂移频率和信号频率非常接近，其之间的过渡带宽度占频率最大值的比率非常小，在如此窄的频率范围之内实现阻带到通带的过渡，要求滤波器阶数非常高才可能实现有效的滤波器设计。

为了有效降低滤波器的阶数，减弱对滤波器设计的要求（如过渡带的宽度、阻带内的衰减等），以及减小相应滤波处理的计算量，可以对信号进行抽取处理，降低信号的采样率，这样的处理相当于增加了过渡带的宽度，从而使得设计滤波器的条件更为宽松，于是，相对低阶的滤波器就能满足信号的处理要求。抽取与信号采样量化一样，需要在处理之前去除信号中的高频成分，否则会引入混叠现象，使得高频信号的幅值信息叠加在低频信号上，最终抽取后信号会与原始信号具有不同的频谱特性。针对抽取获得的信号，由于具有较低的采样频率，可以更容易地设计得到获取基线漂移的低通滤波器。最后将获得的基线漂移干扰从原始信号中减掉，就可以获得消除基线漂移的信号了。

总结起来，使用抽取和插值改变信号采样率、易化滤波器设计、实现基线漂移滤波的过程包含以下步骤（示意框图见图 2.15）。

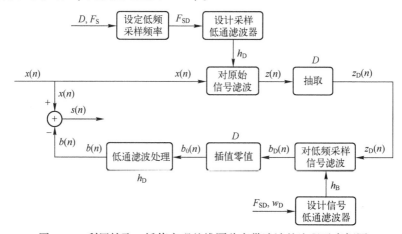

图 2.15　利用抽取、插值实现基线漂移窄带滤波的流程示意框图

（1）设定新的、合适的、较低的采样频率 F_{SD}，要求能被原始采样率 F_S 整除，整除倍数为 D，即 $F_S = F_{SD} * D$。

（2）根据设定的采样频率，设计低通滤波器 h_D，其截止频率为 $f_{CD} = F_S / 2D$ 或稍低一些的频率，并对原始信号进行低通滤波处理，得到信号 $z(n) = h_D * x(n)$。滤波器 h_D 可以是线性相位 FIR 滤波器或前向–后向滤波的 IIR 滤波器。

（3）对信号 $z(n)$ 进行抽取，获得新的信号序列 $z_D(n) = z(nD)$。

（4）针对新获得的信号 $z_D(n)$，设计基线漂移的低通滤波器 h_B，这时，其截止频率由 $\omega_c = \dfrac{0.5}{F_S}2\pi = (0.001 \sim 0.002)2\pi$ 变为 $\omega_D = \dfrac{0.5}{F_{SD}}2\pi = (0.001 \sim 0.002)2\pi D$。由于截止频率增加了 D 倍，过渡带宽度也相应增加，使得基线漂移滤波器更容易设计，滤波效果也更好。使用 h_B 滤波后获得的信号标记为 $b_D(n) = h_B * z_D(n)$，为低采样率情况下对基线漂移干扰的估计。

（5）对低采样基线漂移估计 $b_D(n)$ 进行插值处理，在连续的两个序列值之间插入 D 个 0，得到 $b_0(n)$。插值后采样频率升高 D 倍，信号 $b_0(n)$ 的最高频率为 $F_S = F_{SD} * D$，其频谱是 $b_D(n)$ 频谱重复 D 次得到的结果。为了保证 $b_0(n)$ 具有准确的频谱，需要使用低通滤波器对其滤波实现保留 $b_0(n)$ 频谱的 $1/D$ 低频成分。在前面抽取时已经设计、使用的低通滤波器 h_D 具有满足此要求的截止频率，因此可以用来实现这个目的。对 $b_0(n)$ 进行低通滤波处理后，得到最终对基线漂移的估计序列 $b(n)$。消除基线漂移后的信号则为 $s(n) = x(n) - b(n)$，其效果等同于对原始信号 $x(n)$ 进行了高通滤波。

利用抽取、插值实现 ECG 信号基线漂移窄带滤波结果的示例如图 2.16 所示。ECG 信号取自 PhysioNet，采样率为 360Hz。抽取因子设定为 $D=4$；h_D 和 h_B 都为三阶巴特沃斯低通滤波器；抗混叠低通滤波和基线漂移低通滤波都采用前向-后向 IIR 滤波器。

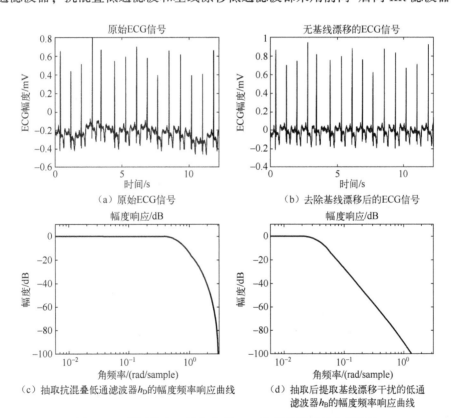

图 2.16　利用抽取、插值实现 ECG 信号基线漂移窄带滤波
结果。ECG 信号取自 PhysioBank，采样率为 360Hz

2.7.3　工频干扰滤波

电力系统和工业供电系统等一般都采用交流方式传递能源，其频率在国内为50Hz（有些国家或地区为60Hz）。线路中通过的电流以50Hz的频率不断发生变化，因而会向周围产生较强的电磁辐射。如果医学信号源和信号采集设备等没有很好地实现屏蔽和接地，那么这类电磁辐射就会对最终采集的医学信号造成极大的干扰，这类干扰通常被称为工频干扰。工频干扰具有50Hz（或60Hz）的标志性频率，有时也会出现一定数量的谐波，对很多医学信号（如EEG、ECG等）的处理与分析都会造成很大的影响。在医学信号的在线采集和离线分析中，可以采用滤波方法消除工频干扰对信号的影响。

带阻滤波器是消除50Hz工频干扰常用的方法。可以设计具有线性相位的贝塞尔带阻滤波器，或使用前向–后向IIR带阻滤波器（如巴特沃斯滤波器），实现50Hz工频干扰的滤波。相关结果可参见图2.17（a）。

使用线性带阻滤波器（如前面所使用的贝塞尔带阻滤波器或前向–后向巴特沃斯滤波器）的潜在缺点是，信号中存在的50Hz（或60Hz）信号也会被带阻滤波器滤除，而最为明显的问题是，信号中的尖峰信号类似脉冲信号，其中包含从低频到高频的很多频率成分，而由于其中的50Hz（或60Hz）会被带阻滤波器滤除，结果原本表现为脉冲形式的信号会因为减去50Hz成分反而表现出（新引入）工频振荡模式信号。由于使用的滤波器大多为因果类型滤波器，这种振荡信号一般会出现在脉冲（尖峰）信号之后的一小段时间内。

由于ECG信号中存在较大的尖峰（QRS波群），因此会导致线性带阻滤波在尖峰信号之后出现新的振荡波形式干扰，这种由于信号处理（滤波）产生的加性噪声引入了额外的干扰，对原始信号是一种较大的污染，会改变其信息模式，对疾病的诊断会造成较大的干扰。因此，在进行工频干扰滤波时，尤其需要注意信号中尖峰波形是否存在；如果有尖峰类型的信号波形，则需要设计、使用能避免引入振荡波形的工频干扰滤波方案。

解决线性带阻滤波器会引入振荡现象这一问题的一个想法是，设计、使用非线性滤波器，降低其对尖峰信号的敏感性，从而降低尖峰信号的影响。其中一个方案是建立工频干扰噪声模型，然后根据采集的信号（包含工频干扰）自适应调整工频噪声模型的幅度，最后在各个时刻将自适应更新获得的噪声模型值减掉就可以得到滤除工频干扰的信号了。在这个过程中，通过调整噪声模型自适应更新的控制参数，就可以实现对瞬时尖峰信号影响程度的调制，进而实现对带阻滤波器导致振荡现象的控制。具体实现如下。

建立递归迭代形式的工频干扰噪声模型，其频率记为 ω_0。该模型的建立基于这样的一个事实：在 z 平面内，如果传递函数的极点位于单位圆上，则该系统是振荡的，系统的输出信号具有与极点相位一致的频率；并且，如果有两个共轭的极点，则系统的输出为实数。据此，设定工频干扰噪声模型的极点为 $p = e^{\pm j\omega_0}$，则工频干扰噪声模型的传递函数为

$$H(z) = \frac{1}{(1 - e^{j\omega_0}z^{-1})(1 - e^{-j\omega_0}z^{-1})} = \frac{1}{1 - 2\cos\omega_0 z^{-1} + z^{-2}}$$

其相应的差分方程为

$$v(n) = 2\cos\omega_0 v(n-1) - v(n-2) + u(n) \tag{2.4}$$

式中，$u(n)$ 为工频干扰噪声模型的输入激励信号，$v(n)$ 为工频干扰噪声模型的输出噪声信号。这里设定 $v(n)$ 的初始值为 $v(-1) = v(-2) = 0$，系统输入的值为 $u(n) = 0$（由于有下文所述基于误差的修正，这里的输入 $u(n)$ 不必一定是非零值）。

由于生成的工频干扰噪声模型 $v(n)$ 与采集的医学信号 $x(n)$ 中的工频干扰噪声 $v_x(n)$ 可能不一致，因此，需要对工频干扰噪声的幅度进行更新纠正，这需要先估计两者之间的误差 $e(n)$，记为 $e(n) = x(n) - v(n)$。为了消除 $x(n)$ 进而 $e(n)$ 中可能存在的直流信号［该直流信号不反映 $v(n)$ 的误差］，可以把 $e'(n) = e(n) - e(n-1)$［初始值 $e(-1) = 0$］作为最终衡量工频干扰噪声模型 $v(n)$ 误差性质的变量；需要注意的是，$e'(n)$ 已经不反映 $v(n)$ 误差值的大小了，只反映工频干扰噪声 $v(n)$ 变大或变小的趋势，这可以用来确定对工频干扰噪声模型 $v(n)$ 进行更新纠正的方向，即，如果 $e'(n)$ 表明 $v(n)$ 变大，则纠正更新 $v(n)$ 为一个较小的值，如果 $e'(n)$ 反映 $v(n)$ 变小，则纠正更新 $v(n)$ 为一个较大的值，对 $v(n)$ 进行更新纠正的公式为

$$\hat{v}(n) = v(n) + a\,\mathrm{sgn}(e'(n))$$
$$\mathrm{sgn}(x) = \frac{x}{|x|} = \begin{cases} 1, & x > 0 \\ 0, & x = 0 \\ -1, & x < 0 \end{cases} \tag{2.5}$$

式中，$\hat{v}(n)$ 为更正后的工频干扰噪声模型值，a 为更新率，$\mathrm{sgn}(x)$ 为符号函数。在实际应用中，a 应该选择一个合适的值，太小或太大都会导致一定的问题，例如，a 太小会导致 $\hat{v}(n)$ 更新缓慢难以准确跟踪、估计工频干扰噪声的变化，而 a 太大又会产生对 $\hat{v}(n)$ 的过度估计及过度纠正，导致额外的噪声产生。

一旦获得 $\hat{v}(n)$，就可以通过相减来消除工频干扰噪声，记为 $y(n) = x(n) - \hat{v}(n)$。在计算下一个时刻滤波信号 $y(n+1)$ 和 $\hat{v}(n+1)$ 时，需要注意的是，工频干扰噪声模型的迭代计算需要使用更为准确的、更新后的过去值 $\hat{v}(n)$，即需要进行赋值操作 $v(n) = \hat{v}(n)$ 后，再进行式（2.4）及其后的运算。

图 2.17 为使用线性和文中非线性噪声模型方法滤除 50Hz 工频干扰的结果。其中，带阻巴特沃斯滤波器在前向、后向两次对 ECG 进行滤波后，QRS 波群在其后诱发了一段时间的振荡模式信号；基于 50Hz 噪声模型的非线性递归滤波避免了信号中尖峰波形（QRS 波群）后振荡波形的出现。

为了避免将信号中的同频率信息滤除，还可以考虑其他滤波方法。例如，使用从电源采集的或算法生成的工频干扰噪声作为参考信号源，在此基础上应用估计–相减的方法确定采集的信号中所包含工频干扰噪声的估计值，进而得到消除工频干扰的信号估计值。下面将介绍这一方法。

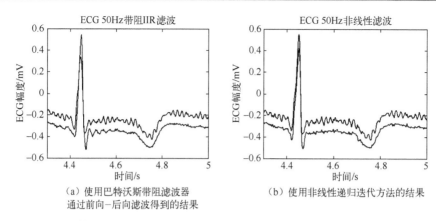

（a）使用巴特沃斯带阻滤波器
通过前向–后向滤波得到的结果

（b）使用非线性递归迭代方法的结果

图 2.17 工频干扰滤波（图中上侧曲线为原始 ECG 信号，下侧分别为使用两种方法滤波后的曲线）

2.7.4 基于参考信号线性组合消除干扰

前面提到，可以使用已知的工频干扰作为参考信号，应用最小均方差（MSE）准则确定医学信号中所出现的工频干扰的估计值，从而实现工频干扰的消除，这种方法称为估计–相减方法；其中一类对干扰的估计是基于参考信号的线性组合实现的，也被称为基于参考信号线性组合的干扰消除方法；所使用到的工频干扰参考信号可以是从电源记录到的，也可以是算法生成实现的。实际上，针对医学信号中的其他类型干扰，如果能得到相应的参考信号，也都可以使用这种方法实现干扰的消除，例如，EEG 和 EP 信号中的 EOG 干扰和 ECG 干扰等。下面以去除 EEG 信号中 EOG 干扰为例介绍这种方法的实现思路和原理。

在记录 EEG 信号的同时，通过额外的电极和导联采集一导或多导联 EOG 信号，作为去除 EEG 信号中眼睛移动或眨动造成干扰的参考源。EOG 电极放置于眼睛周围，采集眼睛水平、垂直方向移动或眨动过程中产生的 EOG 干扰噪声。采集的 EEG 信号 $x(n)$ 一般可以认为包含有两类成分，一类是真实反映大脑神经元网络活动的信号 $s(n)$，另一类是眼睛活动导致的加性干扰噪声 $v(n)$，这个 $v(n)$ 被认为是采集的多导联 EOG 信号的线性组合。上述关系可以表示为

$$x(n) = s(n) + v(n)$$

$$v(n) = \omega_1 v_1(n) + \omega_2 v_2(n) + \cdots + \omega_M v_M(n) = \sum_{i=1}^{M} \omega_i v_i(n) = \boldsymbol{W}^{\mathrm{T}} \boldsymbol{V}(n) \tag{2.6}$$

式中，ω_i 为第 i 导 EOG 信号在综合形成 EEG 中的 EOG 干扰 $v(n)$ 时贡献的系数，可以称为 EOG 对 EEG 的干扰系数；$\boldsymbol{W}$ 和 $\boldsymbol{V}(n)$ 分别是所有导联 EOG 干扰系数和 EOG 信号的向量表示形式，即

$$\boldsymbol{V}(n) = \begin{pmatrix} v_1(n) \\ v_2(n) \\ \vdots \\ v_M(n) \end{pmatrix}, \quad \boldsymbol{W} = \begin{pmatrix} \omega_1 \\ \omega_2 \\ \vdots \\ \omega_M \end{pmatrix}$$

当所有系数 ω_i 的估计值 $\hat{\omega}_i$ 根据某种准则被确定后，就可以通过相减得到去除 EOG 干扰的脑电信号估计值 $\hat{s}(n)$，即，$\hat{s}(n) = x(n) - \sum_{i=1}^{M} \hat{\omega}_i v_i(n) = x(n) - \hat{\boldsymbol{W}}^{\mathrm{T}} \boldsymbol{V}(n)$。

系数 ω_i 的估计值 $\hat{\omega}_i$ 的确定可以采用最小均方误差方法。首先假设 EEG 中反映大脑神经元网络活动的信号 $s(n)$ 与反映眼睛活动的 EOG 干扰信号在任何采样时刻 n 都是不相关的，即，$E[s(n)v_i(n)] = 0$，$i = 1, \cdots, M$，由此也会有 $E[s(n)v(n)] = 0$；然后，可以确定获得估计值 $\hat{\omega}_i$，$i = 1, \cdots, M$（也即 $\hat{\boldsymbol{W}}$）后的均方误差为

$$\varepsilon_{\hat{\boldsymbol{W}}} = E[(x(n) - \hat{\boldsymbol{W}}^{\mathrm{T}} \boldsymbol{V}(n))^2] = E[s^2(n)] + E[(v(n) - \hat{\boldsymbol{W}}^{\mathrm{T}} \boldsymbol{V}(n))^2] + 2E[s(n)(v(n) - \hat{\boldsymbol{W}}^{\mathrm{T}} \boldsymbol{V}(n))]$$

由于前面假设 $s(n)$ 和 $v_i(n)$ 不相关，所以 $E[s(n)(v(n) - \hat{\boldsymbol{W}}^{\mathrm{T}} \boldsymbol{V}(n))] = 0$，从而得到最小化均方误差 $\varepsilon_{\hat{\boldsymbol{W}}} = E[(x(n) - \hat{\boldsymbol{W}}^{\mathrm{T}} \boldsymbol{V}(n))^2]$ 和最小化 $E[(v(n) - \hat{\boldsymbol{W}}^{\mathrm{T}} \boldsymbol{V}(n))^2]$ 是等价的，因此可以把最小化均方误差 $\varepsilon_{\hat{\boldsymbol{W}}}$ 用于计算 EEG 中 EOG 线性组合系数的估计值 $\hat{\boldsymbol{W}}$。

为了得到使 $\varepsilon_{\hat{\boldsymbol{W}}}$ 最小化的 $\hat{\boldsymbol{W}}$，可以对 $\varepsilon_{\hat{\boldsymbol{W}}}$ 进行关于 $\hat{\boldsymbol{W}}$ 的导数运算并令其为 0，因此有

$$\nabla_{\hat{\boldsymbol{W}}} \varepsilon_{\hat{\boldsymbol{W}}} = \nabla_{\hat{\boldsymbol{W}}} E[(x^2(n) - 2\hat{\boldsymbol{W}}^{\mathrm{T}} \boldsymbol{V}(n)x(n) + \hat{\boldsymbol{W}}^{\mathrm{T}} \boldsymbol{V}\boldsymbol{V}^{\mathrm{T}} \hat{\boldsymbol{W}})] = 2\boldsymbol{R}_V(n,0)\hat{\boldsymbol{W}} - 2\boldsymbol{r}_{xV}(n,0) = 0$$

得到相应的线性方程组为

$$\boldsymbol{R}_V(n,0)\hat{\boldsymbol{W}} = \boldsymbol{r}_{xV}(n,0)$$

式中，$\boldsymbol{R}_V(n,0)$ 为多导联 EOG 参考信号的相关矩阵，描述了在采样时刻 n 不同 EOG 导联信号 $v_i(n)$ 之间在零间隔情况下的相关性，$\boldsymbol{r}_{xV}(n,0)$ 为第 n 采样时刻 EEG 信号 $x(n)$ 和 EOG 多导联干扰信号 $\boldsymbol{V}(n)$ 之间在零间隔情况下的互相关向量，两者的具体定义分别为

$$\text{EOG 相关矩阵：} \boldsymbol{R}_V(n,0) = E[\boldsymbol{V}(n)\boldsymbol{V}^{\mathrm{T}}(n)] = \begin{pmatrix} r_{v_1 v_1}(n,0) & r_{v_1 v_2}(n,0) & \cdots & r_{v_1 v_M}(n,0) \\ r_{v_2 v_1}(n,0) & r_{v_2 v_2}(n,0) & \cdots & r_{v_2 v_M}(n,0) \\ \vdots & \vdots & \ddots & \vdots \\ r_{v_M v_1}(n,0) & r_{v_M v_2}(n,0) & \cdots & r_{v_M v_M}(n,0) \end{pmatrix}$$

其矩阵元素为第 n 时刻不同 EOG 导联信号 $v_i(n)$ 和 $v_j(n)$ 之间的零延迟互相关函数值 $r_{v_i v_j}(n,0) = E[v_i(n)v_j(n)]$；

$$\text{EEG 和 EOG 之间的互相关向量：} \boldsymbol{r}_{xV}(n,0) = E[x(n)\boldsymbol{V}(n)] = \begin{pmatrix} r_{xv_1}(n,0) \\ r_{xv_2}(n,0) \\ \vdots \\ r_{xv_M}(n,0) \end{pmatrix}$$

其向量元素为第 n 时刻 EEG 信号 $x(n)$ 和 EOG 信号 $v_i(n)$ 之间的零延迟互相关函数值 $r_{xv_i}(n,0) = E[x(n)v_i(n)]$。

为了简化问题的求解，假设在一段时间内（如在观察的有限时间内）EEG 和 EOG 两个信号都是（广义）平稳信号，并假定其均值为零，相关函数具有各态历经性质，则有

$$\boldsymbol{R}_V(n,0) \equiv \boldsymbol{R}_V, \ \ 即 \ \hat{r}_{v_i v_j}(n,0) \equiv \hat{r}_{v_i v_j} = \frac{1}{N} \sum_{n=0}^{N-1} v_i(n) v_j(n)$$

$$\boldsymbol{r}_{xV}(n,0) \equiv \boldsymbol{r}_{xV}, \ \ 即 \ \hat{r}_{xv_i}(n,0) \equiv \hat{r}_{xv_i} = \frac{1}{N} \sum_{n=0}^{N-1} x(n) v_i(n) \qquad (2.7)$$

$$\boldsymbol{R}_V \, \hat{\boldsymbol{W}} = \boldsymbol{r}_{xV}$$

根据式 (2.7)，在同步采集 EEG 和 EOG 信号 $x(n)$ 和 $\boldsymbol{V}(n)$ 之后，就可以在各个数据段内计算出 $\boldsymbol{R}_V$ 和 $\boldsymbol{r}_{xV}$，从而计算出 EEG 信号包含各导联 EOG 干扰信号的系数 $\hat{\boldsymbol{W}}$，然后再根据式 (2.6) 即可得到消除 EOG 干扰的脑电信号 $s(n)$。示例结果如图 2.18 所示。

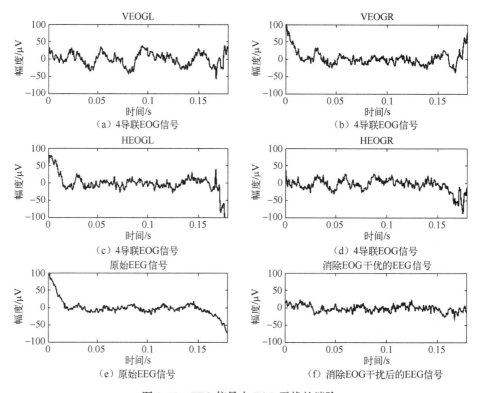

图 2.18　EEG 信号中 EOG 干扰的消除

头皮上不同位置（导联）记录的 EEG 信号需要分别进行上述过程的运算，以便得到针对不同 EEG 导联数据 $x(n)$ 的 EOG 干扰系数向量。上述运算过程可以在实验前或具体应用前根据实验或学习数据进行一次学习处理，得到各个 EEG 导联数据对应的 EOG 干扰系数向量以便后续之用，也可以在整个实验或应用中不断进行重复运算，以便得到更新的 EOG 干扰系数，实现对模型参数的实时更新效果。当然，应用一些自适应算法，如最小均方（LMS）等，还可以得到更为简单、实用的能在每个采样点级别进行自适应更新 EOG 干扰系数的算法。如果考虑到 EOG 在 EEG 中形成的加性噪声不是简单静态、等比例的，而是动态、受到滤波效应（因 EOG 信号源和 EEG 记录电极之间的组织所产生）影响后形成的，那么就还需要针对每个 EEG 导联信号，设计单独的

EOG 干扰滤波模型并对其滤波参数（如单位冲激响应）进行估计，然后利用此结果以及 EEG 和 EOG 的加性噪声模型得到对 EEG 信号的估计值。

2.7.5　信号分段

医学信号分段或分割的目的是将具有类似特征的信号看成一个整体，应用某些算法自动确定其在时间或空间上的边界。医学信号分段具有非常重要的作用，包括：分段处理能确定医学信号中平稳子信号段的边界，这对于很多算法都是针对平稳信号来说是非常重要的，是非平稳信号采用平稳信号处理方法之前需要进行的处理步骤；分段处理由于其目的是将具有类似特征的信号看成一个整体，其在确定的整个段内都在一定程度上具有类似的特征，因此对于分析长时间（如几天时间）记录的信号，能实现用较少的特征来表达、总结长时间范围内信号特征的作用，会大大降低医学信号的分析难度，减少临床和科研人员可视化分析医学信号的工作量；分段处理可以用来识别特定波形并标记其边界，如对 ECG 信号中各波形成分的识别与其边界的确定，这是后续特征提取、分析、识别等的基础；信号分段可以在其应用的准则内调整相关参数，实现对信号近似特征差别程度的控制，最终可以形成具有不同层次特征的信号段，可以实现对信号的按特征层次检索，方便后续处理与分析。

信号分段大体上有两个步骤：首先，需要分析、明确信号中包含信号种类的大致类别及其特征，这个过程可以通过算法分析实现，也可以人工确定，但都需要经过该生理信号领域内专家的解读与确认，或者与现有的医学信号的权威理论相一致；然后，根据各个种类信号的特征，设计能反映其边界、自动对其进行分段的算法和相关变量。例如，针对 EEG 信号，现有相关理论的普遍观点认为不同的 EEG 节律对应着大脑的不同状态和活动，因此按照节律的不同对 EEG 信号进行分段就是一种常用的方法，可以通过设计能反映 EEG 信号节律差异的算法和变量实现 EEG 信号的分段处理；另外，EEG 信号是否为平稳信号的这一特性也可以用来实现对 EEG 信号进行分段，从而获得段内为平稳 EEG 信号的目的，方便后续的信号处理；针对特定波形特征的信号，如 ECG 信号中的 P、QRS 或 T 波等各种波形成分，也都可以通过设置能表征其起始位置的特征实现对波形成分的分段；同时，也就可以实现对非波形成分的基线波形的分段。

以 EEG 信号按照不同节律进行分段为例，由于已经知道在一段时间内 EEG 信号是以某一种频率为主要成分的，因此分段算法需要能计算、反映出 EEG 信号功率谱的信息，并基于此设计、实现 EEG 信号功率谱显著发生变化的边界。在具体实现过程中，首先需要设定一个参考时间窗，并在其内计算 EEG 信号的功率谱信息作为当前 EEG 信号段内信号特征的参考，然后在另一个测试时间窗内计算被检测 EEG 信号的功率谱信息，并对比两个时间窗内信号功率谱信息的异同，以此构建、获得能反映 EEG 信号节律成分是否发生变化的差异性变量 $[\Delta(n)]$。差异性变量 $[\Delta(n)]$ 是两个时间窗内信号功率谱信息的函数，其值的大小能反映两段信号节律的异同。在检测过程中，测试时间窗具有固定的长度，并不断地沿着信号时间轴进行滑动；参考时间窗可以是固定的长度，也可以在判断测试时间窗内信号具有相同节律成分后，增长参考时间窗长度到测试时间窗所在时间节点。在 EEG 信号节律不变的情况下，$\Delta(n)$ 的值很小，并几乎保持不变，而在 EEG 信号节律发生改变的时刻，$\Delta(n)$ 的值会显著增加。分段算法就是通过 $\Delta(n)$ 的值是否达到预设的阈值来判断测试时间窗和参考时间窗内 EEG 信号是否具有相同节律。在判断是否出现新节律信号时，一般的处理方法或判断依据如下：

（1）在 $n = n_1$ 时刻，如果有 $\Delta(n_1) > \eta$，则认为当前测试时间窗与参考时间窗内的 EEG 信号具有不同的节律；

（2）为了降低噪声的干扰，提高算法的稳定性，还可以要求 $\Delta(n) > \eta$ 需要持续到一定的预设时间段；

（3）为了获得更准确的 EEG 信号分段边界时刻，在判断 $\Delta(n) > \eta$ 成立（即出现新的不同节律 EEG）时，一般还可以通过向后逐步扫描的方法寻找差异性变量 $\Delta(n)$ 相同变化斜率值发生的初始时刻对分段边界 n 进行进一步的修正。

上述方法不断地重复进行，就能实现对 EEG 信号按照节律成分异同的分段处理，后续具体流程包括：一旦通过上述方法检测到出现了新的 EEG 节律，并确定了 EEG 信号中当前节律和新节律之间的分段时间边界，就将最后的测试时间窗设定为新的参考时间窗来表征新出现的 EEG 节律信号，并使测试时间窗继续沿着时间轴进行滑动，继续进行后续 EEG 信号节律与参考时间窗内 EEG 信号节律异同的检测。

参考或测试时间窗内 EEG 信号的功率谱可以通过基于非参数或模型等各种功率谱方法求得。参考时间窗内 EEG 信号的功率谱记为 $S_x(e^{j\omega}, 0)$，测试时间窗（时刻为 n）内 EEG 信号的功率谱记为 $S_x(e^{j\omega}, n)$，则差异性变量 $\Delta(n)$ 可以定义为

$$\Delta(n) = \frac{\dfrac{1}{2\pi} \displaystyle\int_{-\pi}^{\pi} \left[S_x(e^{j\omega}, n) - S_x(e^{j\omega}, 0) \right]^2 d\omega}{\dfrac{1}{4\pi^2} \displaystyle\int_{-\pi}^{\pi} S_x(e^{j\omega}, n) d\omega \int_{-\pi}^{\pi} S_x(e^{j\omega}, 0) d\omega} \qquad (2.8)$$

即，差异性变量 $\Delta(n)$ 定义为参考时间窗和测试时间窗内 EEG 信号功率谱之差平方后的积分，并同时对各自功率进行了标准化处理。在具体实施差异性变量 $\Delta(n)$ 的计算时，一般都会将式（2.8）转换成时域内的计算形式，即

$$\Delta(n) = \frac{\displaystyle\sum_{k=-\infty}^{\infty} \left[r_x(k, n) - r_x(k, 0) \right]^2}{r_x(0, n) r_x(0, 0)} \qquad (2.9)$$

并利用 $r_x(k, n)$ 和 $r_x(k, n-1)$ 之间的迭代关系实现快速计算的目的。式（2.9）中相关函数求和项项数的选择可以控制分段算法差异性变量 $\Delta(n)$ 对信号变化的敏感性。应用上述方法进行 EEG 分段求得差异性变量 $\Delta(n)$ 的一个示例结果如图 2.19 所示，可见，差异性变量 $\Delta(n)$ 值的变化反映了 EEG 的节律信息，应用合适的方法（如上文所述的三个方法）即可确定 EEG 信号特定节律的时间边界。

以上是应用 EEG 信号节律特性对 EEG 信号进行分段的算法的简要介绍。如果对信号中的其他特性感兴趣，并希望根据其对信号进行分段，例如，只识别某种特定节律而将其他节律视为同一类信号，或希望根据节律和能量大小同时对信号进行分段等，则应该设计相应的分段算法及其差异性变量；而在对 ECG 信号的预处理中，分段算法更多的是涉及对波形边界的确定。总的来说，对于任何一种医学信号分段方法，一般都需要

经过谨慎的理论分析和实验验证来确定其对信号分段的性能。理论分析需要确定所设计的差异性变量 $\Delta(n)$ 的物理含义及其对信号可能变化的响应趋势；实验验证需要对各种类型仿真数据和实验以及临床数据进行处理，获得相应的分段结果并对其边界检测率和边界误报率等进行记录，分析其分段性能，并根据存在的问题对其进行改进。

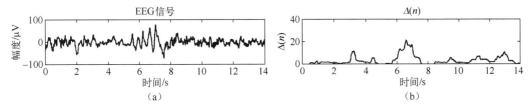

图 2.19　EEG 信号以及应用文中介绍方法计算的差异性变量 $\Delta(n)$

思考题与习题

2.1　心电信号是如何产生的？心电信号有何特点，其对应的生理含义有哪些？

2.2　简述脑电信号的产生机制及其特点。

2.3　试述皮层诱发电位信号的产生机制及其特点。

2.4　试述肌电信号的产生机制及其特点。

2.5　决定胃蠕动频率的电信号是如何传导的？

2.6　试述心音的产生原理及其特点。

第 3 章　随机信号分析基础

本章在简要介绍生物医学信号主要特点的基础上，详细介绍随机变量与信号的基本概念和基本理论，以及常见的各类随机信号与随机噪声，重点介绍随机信号的经典分析方法和现代分析方法。

3.1　医学信号的随机性

信号一般可分为确定性信号（deterministic signal）和随机信号（random signal）。确定性信号可以准确地用一个数学上以时间为自变量的函数来描述，并可以准确地重现。随机信号则不同，它既不能用确定性的时间函数来描述，也不能准确地重现。我们在日常工作和生活中所遇到的大部分信号，如语音信号、音乐信号、地震信号、雷达与声呐信号、测量仪器记录的温度信号、生物医学信号和手机接收的通信信号等，都属于随机信号，这些信号是不能用严格的数学表达式描述的，而必须用统计的方法描述和研究。

随机信号处理（random signal processing）或称为统计信号处理（statistical signal processing）是信号处理的重要组成部分。这里所说的随机信号处理，是指所处理的信号是随机信号，即不能用确定的数学函数式表示的信号；而这里所说的统计信号处理，是指信号处理的方法是以概率统计为基础的。因此，随机信号处理和统计信号处理所包含的理论和方法是一致的，或者说二者具有相同的概念。

生物医学信号是人体自发产生的或在外界刺激下诱发产生的信号，主要包括生物电信号、生物磁信号、生物声信号，以及生物阻抗、流量、压力等信号参量。从其产生的方式来看，可以划分为内源信号（internal source signal）、外源信号（external source signal）和感生信号（induced signal）三类。

内源信号是指被检测的信号是由人体自发产生的，即检测对象是有源的，检测系统是无源的。例如，常见的心电、脑电、胃电、血压、心音信号等都属于内源信号。这些信号是人体生理、病理信息的载体。

外源信号是指人体本身并不自发产生信号，即被检测系统是无源的，而检测系统是有源的，人体在外界检测系统的作用下，对来自检测系统的信号产生透射、反射、折射或散射等作用，然后再由检测系统检测到这些经过人体变换后的信号。例如，常见的 B 型超声诊断系统、X 射线系统等所得到的信号均为外源信号。这些信号所携带的人体生理和病理信息，是临床诊断治疗的重要依据。

感生信号是指所检测到的信号是由外源信号所感生或诱发的内源信号。在感生信号条件下，人体和检测系统均为有源的，但通常施感信号与感生信号的性质是不同的。例如，施感信号可以是各种物理、化学或电刺激，而感生信号可能是诱发产生的电信号、磁信号或其他信号。常见的感生信号包括诱发电位信号、磁共振信号等。人体生理和病理的信息是通过信号中某些参数来携带的。

由于人体的生理系统非常复杂，其主要部分如循环系统、神经系统、呼吸系统和消化系统等又互相交织、互相渗透和互相影响，因此，由人体获得的生物医学信号是非常复杂的，随机性特别强，并且与其他信号相比还存在信号特别弱、干扰噪声特别强、频率较低、干扰与信号的频带重叠以及非线性特性明显等一些显著的特点。

随机信号的统计量在生物医学信号分析中起着极其重要的作用。最常用的统计量为均值（一阶统计量）、相关函数与功率谱密度（二阶统计量）等。此外，三阶、四阶等高阶矩、高阶累积量与高阶谱等高阶统计量也是信号处理常用的工具。近年来发展起来的分数低阶统计量理论及其信号处理方法，也得到了广泛的关注和应用。

3.2　随机变量的概念与特性

3.2.1　随机变量的概念

在一定条件下进行实验或观察会出现不同的结果（即出现多于一种可能的实验结果），而且在每次实验之前都无法预言会出现哪一种结果，这种现象称为随机现象。在随机实验中，可能出现也可能不出现，而在大量重复实验中具有某种规律性的事件称为随机事件（random event）。

随机变量（random variable）是表示随机现象各种结果的变量（一切可能的样本点）。例如，随机投掷一枚硬币，可能的结果有正面朝上或反面朝上两种。若定义 X 为投掷一枚硬币时正面朝上的次数，则 X 为随机变量。当正面朝上时，X 取值 1，当反面朝上时，X 取值 0。又如掷一颗骰子，其所有可能的结果是出现 1 点、2 点、3 点、4 点、5 点和 6 点。若定义 X 为掷一颗骰子时出现的点数，则 X 为随机变量。此外，某一时间内公共汽车站等车乘客人数，电话交换台在一定时间内收到的呼叫次数等，都是随机变量的实例。

若变量 X 的取值依随机实验的结果而定，则称变量 X 为随机变量，或称随机变量是依赖于随机实验的变量。严格地说，若设 E 为随机实验，其样本空间为 $S = \{e_i\}$。如果对于每一个 $e_i \in S$，有一个实数 $X(e_i)$ 与之对应，则得到一个定义在 S 上的实的单值函数 $X = X(e)$，称 $X(e)$ 为随机变量，简写为 X。通常，用大写字母 X、Y、Z 等表示随机变量，而用小写字母 x、y、z 来表示对应随机变量的可能取值。本书亦采用这种表示方法。若随机变量 X 的取值是连续的，则称 X 为连续型随机变量；若 X 的全部可能取值是有限个或可列无限多个，则称 X 为离散型随机变量。

在一些实际问题中，对于某些随机实验的结果需要同时用两个或两个以上随机变量来描述。例如，随机变量 X 可以用于描述随机信号的电压幅度，这时，X 称为一维随机变量。但是，若同时描述随机信号的幅度和相位，则必须使用两个随机变量 X 和 Y，由 X 和 Y 构成了一个随机向量 (X, Y)，称 (X, Y) 为二维随机变量。对于更复杂的随机实验，可能需要使用更多的随机变量（即多维随机变量）来描述。

3.2.2　随机变量的分布

对于随机变量 X，通常使用概率分布函数、概率密度函数及其数字特征来描述。

1. 概率分布函数

随机变量 X 的概率分布函数（probability distribution function）或称为累积分布函数（cumulative distribution function）定义为随机变量 X 不超过取值 x 的概率，即

$$F(x) = P(X \leqslant x) \tag{3.1}$$

式中，$F(x)$ 为概率分布函数，$P(\cdot)$ 表示概率。概率分布函数的概念既适合于连续随机变量，也适合于离散随机变量。由此定义，可以得到其主要性质如下：

① $F(x)$ 是 x 的单调非减函数。即对于 $x_2 > x_1$，有 $F(x_2) \geqslant F(x_1)$。

② $F(x)$ 非负，其取值满足 $0 \leqslant F(x) \leqslant 1$。且在区间 $(-\infty, +\infty)$ 两端，有 $F(-\infty) = 0$ 和 $F(+\infty) = 1$。

③ 随机变量 X 在区间 (x_1, x_2) 内的概率为 $P(x_1 < X \leqslant x_2) = F(x_2) - F(x_1)$。

④ $F(x)$ 是右连续的，即 $F(x+0) = F(x)$。对于离散随机变量，其概率分布函数除了具有上述性质，还具有阶梯形式，阶跃高度等于随机变量在该点的概率。即 $F(x) = \sum_{i=1}^{+\infty} P(X = x_i) u(x - x_i) = \sum_{i=1}^{+\infty} P_i u(x - x_i)$。其中，$u(x)$ 为单位阶跃函数，P_i 为 $X = x_i$ 的概率。

2. 概率密度函数

随机变量 X 的概率密度函数（probability density function，PDF）定义为概率分布函数 $F(x)$ 对 x 的导数，即

$$f(x) = \frac{\mathrm{d}F(x)}{\mathrm{d}x} \tag{3.2}$$

根据概率分布函数的性质，可以得到概率密度函数的性质如下：

① 概率密度函数 $f(x)$ 满足非负性，即对于所有 x，有 $f(x) \geqslant 0$。

② 概率密度函数 $f(x)$ 在区间 $(-\infty, +\infty)$ 的积分为 1，即 $\int_{-\infty}^{+\infty} f(x) \mathrm{d}x = 1$。

③ 概率密度函数 $f(x)$ 在区间 $(x_1, x_2]$ 内的积分为该区间的概率，即

$$P(x_1 < X \leqslant x_2) = \int_{x_1}^{x_2} f(x) \mathrm{d}x \tag{3.3}$$

④ 离散随机变量的概率密度函数为

$$f(x) = \sum_{i=1}^{+\infty} P(X = x_i) \delta(x - x_i) = \sum_{i=1}^{+\infty} P_i \delta(x - x_i) \tag{3.4}$$

式中，$\delta(x)$ 为单位冲激函数。

图 3.1 给出了概率分布函数和概率密度函数的举例。

3. 二维和多维随机变量及其分布

（1）二维随机变量及其分布

二维随机变量 (X, Y) 可以认为是二维平面上的一个随机点，其联合分布函数定义为

$$F(x,y) = P((X \leqslant x) \cap (Y \leqslant y)) = P(X \leqslant x, Y \leqslant y) \tag{3.5}$$

式中，x、y 为任意实数，$\cap$ 表示相与。二维随机变量 (X, Y) 的联合概率密度函数定义为

$$f_{XY}(x,y) = \frac{\partial^2 F(x,y)}{\partial x \partial y} \tag{3.6}$$

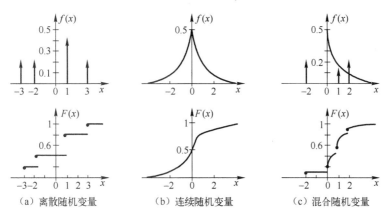

（a）离散随机变量　　　　　（b）连续随机变量　　　　　（c）混合随机变量

图 3.1　概率分布函数和概率密度函数举例

二维联合概率密度函数具有以下主要性质：

① 二维联合概率密度函数非负，即 $f_{XY}(x,y) \geqslant 0$。

② 二维联合概率密度函数在整个取值区域的积分为 1，即 $\int_{-\infty}^{\infty} \int_{-\infty}^{\infty} f_{XY}(x,y) \mathrm{d}x\mathrm{d}y = 1$。

③ 二维联合概率密度函数在某个区域的积分，给出该区域的概率值，即

$$P(x_1 < X \leqslant x_2, y_1 < X \leqslant y_2) = \int_{x_1}^{x_2} \int_{y_1}^{y_2} f_{XY}(x,y) \mathrm{d}x\mathrm{d}y \tag{3.7}$$

④ 对二维联合概率密度函数在一个随机变量的所有取值区间上积分，给出另一个随机变量的概率密度函数，即 $f_X(x) = \int_{-\infty}^{+\infty} f_{XY}(x,y) \mathrm{d}y$，或 $f_Y(y) = \int_{-\infty}^{+\infty} f_{XY}(x,y) \mathrm{d}x$。在二维分布中，$f_X(x)$ 和 $f_Y(y)$ 称为边缘概率密度函数，相应地 $F_X(x)$ 和 $F_Y(y)$ 称为边缘概率分布函数。

在满足 $X \leqslant x$ 的条件下，随机变量 Y 的条件概率分布函数和条件概率密度函数分别表示为 $F_Y(y \mid x) = \dfrac{F(x,y)}{F_X(x)}$ 和 $f_Y(y \mid x) = \dfrac{f(x,y)}{f_X(x)}$。两个随机变量 X 和 Y 相互统计独立的条件为 $f_X(x \mid y) = f_X(x)$ 和 $f_Y(y \mid x) = f_Y(y)$。而两个随机变量 X 和 Y 相互统计独立的充分必要条件为二者的二维联合概率密度等于二者的边缘概率密度的乘积，即

$$f(x,y) = f_X(x) f_Y(y) \tag{3.8}$$

（2）n 维随机变量及其分布

n 维随机变量 $(X_1, X_2, \cdots, X_n)$ 为 n 维空间上的一个随机点。n 维随机变量的性质不仅与 $X_1, X_2, \cdots, X_n$ 有关，而且还依赖于这 n 个随机变量相互之间的关系。n 维随机变量的概率分布函数和概率密度函数定义为

$$F_X(x_1, x_2, \cdots, x_n) = P(X_1 \leqslant x_1, X_2 \leqslant x_2, \cdots, X_n \leqslant x_n) \tag{3.9}$$

$$f_X(x_1, x_2, \cdots, x_n) = \frac{\partial^n F(x_1, x_2, \cdots, x_n)}{\partial x_1 \partial x_2 \cdots \partial x_n} \tag{3.10}$$

n 维随机变量相互统计独立的充分必要条件为，对于所有的 $x_1, x_2, \cdots, x_n$，满足

$$f_X(x_1, x_2, \cdots, x_n) = f_{X_1}(x_1) f_{X_2}(x_2) \cdots f_{X_n}(x_n) = \prod_{i=1}^{n} f_{X_i}(x_i) \tag{3.11}$$

3.2.3 随机变量的数字特征

随机变量的概率分布函数和概率密度函数能够完整地描述随机变量的统计特性。然而在许多实际应用问题中，往往不需要经过大量的实验来求出随机变量的分布函数，仅需要知道表示随机变量统计规律的某些主要特征。这些特征称为随机变量的数字特征，包括数学期望、方差、协方差与相关系数和矩与协方差矩阵，主要用于描述随机变量的统计特性、离散特性和随机变量之间的相关性等。

1. 数学期望

数学期望（mathematical expectation）又称为统计平均或均值（mean），用于描述随机变量的集总特性。对于连续随机变量 X，其数学期望为

$$E[X] = \int_{-\infty}^{+\infty} x f(x) \, \mathrm{d}x \tag{3.12}$$

对于离散随机变量 X，其数学期望为

$$E[X] = \sum_{i=1}^{+\infty} x_i P(X = x_i) = \sum_{i=1}^{+\infty} x_i P_i \tag{3.13}$$

在许多情况下，随机变量 X 的数学期望常记为 μ_X 或 m_X。数学期望具有以下性质：

① 常数 c 的数学期望等于该常数本身，即 $E[c] = \int_{-\infty}^{+\infty} c f(x) \, \mathrm{d}x = c \int_{-\infty}^{+\infty} f(x) \, \mathrm{d}x = c$。

② 随机变量线性组合的数学期望等于其数学期望值的线性组合，即 $E\left[\sum_{i=1}^{n} a_i X_i\right] = \sum_{i=1}^{n} a_i E[X_i]$。

③ 若 X 为一非负随机变量，则 $E[X] \geqslant 0$。

④ 当且仅当 $P(X=0) = 1$ 时，有 $E[X^2] = 0$。

⑤ 对于随机变量 X，有 $|E[X]| \leqslant E[|X|]$。

⑥ 若 $X_1, X_2, \cdots, X_n$ 为相互独立的随机变量，则 $E[X_1, X_2, \cdots, X_n] = \prod_{i=1}^{n} E[X_i]$。

2. 方差

设 X 为一随机变量，若 $E[(X - E[X])^2]$ 存在，则称 $E[(X - E[X])^2]$ 为 X 的方差（variance），记为 $\mathrm{Var}[X]$，即

$$\mathrm{Var}[X] = E[(X - E[X])^2] \tag{3.14}$$

随机变量 X 的方差用于衡量随机变量与其数学期望的偏离程度，其计算公式为

$$\mathrm{Var}[X] = E[X^2] - (E[X])^2 \tag{3.15}$$

在应用上，还经常使用与随机变量 X 具有相同量纲的量 $\sqrt{\mathrm{Var}[X]}$，记为 σ_X，称为标准差（standard deviation）。随机变量方差的主要性质如下（设随机变量的方差存在）：

① 常数 c 的方差为零，即 $\mathrm{Var}[c]=0$。

② 设 X 为随机变量，c 为常数，则 $\mathrm{Var}[cX]=c^2\mathrm{Var}[X]$。

③ 设 X、Y 为两个相互独立的随机变量，则 $\mathrm{Var}[X+Y]=\mathrm{Var}[X]+\mathrm{Var}[Y]$。这一性质可以推广到任意多个相互独立的随机变量之和的情况。

④ $\mathrm{Var}[X]=0$ 的充分必要条件是 X 以概率 1 取常数 c。

数学期望和方差是随机变量的两个重要特征。由于概率密度曲线下的面积恒为 1，因此随机变量数学期望的不同表现为其概率密度曲线在横轴上的平移，而方差的不同则表现为概率密度曲线在数学期望附近的集中程度。图 3.2 给出了具有不同数学期望和方差的随机变量的概率密度函数示意图。

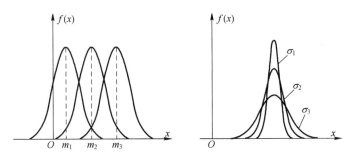

图 3.2　具有不同数学期望和方差的随机变量的概率密度函数示意图

3. 协方差与相关系数

两随机变量 X、Y 的协方差定义为

$$\mathrm{Cov}[X,Y]=E\big[(X-E[X])(Y-E[Y])\big] \tag{3.16}$$

定义 X、Y 的相关系数为

$$\rho_{XY}=\frac{\mathrm{Cov}[X,Y]}{\sqrt{\mathrm{Var}[X]}\,\sqrt{\mathrm{Var}[Y]}} \tag{3.17}$$

若满足 $X=Y$，则相关系数 $\rho_{XY}=1$；若 X 与 Y 相互统计独立，则 $\rho_{XY}=0$，此时称 X 与 Y 不相关。

协方差 $\mathrm{Cov}[X,Y]$ 具有下列性质：

① 协方差 $\mathrm{Cov}[X,Y]$ 具有对称性，即 $\mathrm{Cov}[X,Y]=\mathrm{Cov}[Y,X]$。

② 若 a、b 为常数，则有 $\mathrm{Cov}[aX,bY]=ab\mathrm{Cov}[X,Y]$。

③ 协方差满足 $\mathrm{Cov}[X_1+X_2,Y]=\mathrm{Cov}[X_1,Y]+\mathrm{Cov}[X_2,Y]$。

相关系数 ρ_{XY} 满足 $|\rho_{XY}|\leqslant 1$。$|\rho_{XY}|=1$ 的充分必要条件是，存在常数 a、b，使 $P(Y=a+bX)=1$。

4. 矩与协方差矩阵

设 X 和 Y 为随机变量，若 $E[X^k]$，$k=1,2,\cdots$ 存在，则称它为 X 的 k 阶原点矩，简称 k 阶矩。若 $E\big[(X-E[X])^k\big]$，$k=1,2,\cdots$ 存在，则称它为 X 的 k 阶中心矩。若

$E[X^k Y^l]$，$k,l=1,2,\cdots$ 存在，则称它为 X 和 Y 的 $k+l$ 阶混合矩。若 $E[(X-E[X])^k (Y-E[Y])^l]$，$k,l=1,2,\cdots$ 存在，则称它为 X 和 Y 的 $k+l$ 阶混合中心矩。显然，X 的数学期望 $E[X]$ 为 X 的一阶原点矩，方差 $\text{Var}[X]$ 是 X 的二阶中心矩。

n 维随机变量 $(X_1,X_2,\cdots,X_n)$ 的协方差矩阵定义为

$$C = \begin{bmatrix} c_{11} & c_{12} & \cdots & c_{1n} \\ c_{21} & c_{22} & \cdots & c_{2n} \\ \vdots & \vdots & \ddots & \vdots \\ c_{n1} & c_{n2} & \cdots & c_{nn} \end{bmatrix} \tag{3.18}$$

式中，$c_{ij}=\text{Cov}[X_i,X_j]=E[(X_i-E[X_i])(X_j-E[X_j])]$，$i,j=1,2,\cdots,n$（假定上述二维随机变量的混合中心矩都存在）。由于 $c_{ij}=c_{ji}$，因此协方差矩阵 C 是对称阵。

3.2.4 随机变量的特征函数

1. 特征函数的定义

设 X 为连续型随机变量，其概率密度函数为 $f(x)$，定义 X 的特征函数为

$$\Phi_X(u) = E[e^{jux}] = \int_{-\infty}^{+\infty} f(x)\exp[jux]\mathrm{d}x \tag{3.19}$$

若 X 为离散型随机变量，则其特征函数定义为

$$\Phi_X(u) = \sum_{i=0}^{+\infty} P_i \exp[jux_i] \tag{3.20}$$

随机变量 X 的第二特征函数定义为特征函数的对数，即

$$\Psi_X(u) = \ln[\Phi_X(u)] \tag{3.21}$$

2. 特征函数与概率密度函数和矩函数的关系

由式（3.19）和式（3.20）可知，随机变量 X 的特征函数 $\Phi_X(u)$ 是其概率密度函数 $f(x)$ 的一种类似于傅里叶变换的数学变换。另一方面，特征函数与矩函数是一一对应的，故特征函数也称为矩生成函数，满足

$$E[X] = \int_{-\infty}^{+\infty} x f(x)\mathrm{d}x = -\mathrm{j}\frac{\mathrm{d}\Phi_X(u)}{\mathrm{d}u}\Big|_{u=0} \tag{3.22}$$

$$E[X^n] = \int_{-\infty}^{+\infty} x^n f(x)\mathrm{d}x = (-\mathrm{j})^n \frac{\mathrm{d}^n \Phi_X(u)}{\mathrm{d}u^n}\Big|_{u=0} \tag{3.23}$$

例 3.1 设随机变量 $Y=aX+b$，其中，X 为随机变量，a 和 b 为常数，且满足 $a>0$。求 X 与 Y 的协方差和相关系数。

解：随机变量 $Y=aX+b$ 的数学期望为 $E[Y]=\mu_Y=E[aX+b]=aE[X]+b=a\mu_X+b$，其中，$\mu_X$ 为 X 的数学期望。由式（3.16），有 $\text{Cov}[X,Y]=E[(X-E[X])(Y-E[Y])]=a\sigma_X^2$，且 $\text{Cov}[X,Y]=E[(X-E[X])(Y-E[Y])]=\sigma_Y^2/a$。因此，有 $\sigma_Y^2=a^2\sigma_X^2$。其中，σ_X^2 和 σ_Y^2 分别表示随机变量 X 与 Y 的方差。进一步地，由式（3.17）可得 X 与 Y 的相关系数为

$$\rho_{XY}=\frac{\mathrm{Cov}[X,Y]}{\sqrt{\mathrm{Var}[X]}\sqrt{\mathrm{Var}[Y]}}=\frac{\mathrm{Cov}[X,Y]}{\sigma_X\sigma_Y}=1$$

这表明，呈线性关系的随机变量 X 与 Y 在 $a>0$ 的条件下是完全相关的。

3.3　随机过程与随机信号

3.3.1　随机过程与随机信号及其统计分布

1. 随机过程与随机信号

随机变量的取值可以用来表示随机实验可能的结果。在许多情况下，这些随机变量会随着某些参数变化，是某些参数的函数，通常称这类随机变量为随机函数。在生物医学信号分析与处理领域，经常遇到的是以时间作为参变量的随机函数，在数学上称其为随机过程（stochastic process，或 random process）。

在工程技术中，通常使用随机信号（stochastic signal，或 random signal）的概念。所谓随机信号，是指信号中至少有一个参数（如幅度）属于随机函数的一类信号。例如，测量仪器中电子元器件的热噪声是一种典型的随机信号。

定义 3.1　设随机实验的样本空间 $S=\{e_i\}$，如果对于空间的每一个样本 $e_i\in S$，总有一个时间函数 $X(t,e_i)$，$t\in T$ 与之对应。这样，对于样本空间 S 的所有样本 $e\in S$，有一族时间函数 $X(t,e)$ 与其对应，这族时间函数定义为随机过程。

实际上，随机过程是一族时间函数的集合，用 $X(t)$ 来表示。随机过程的每个样本函数（sample function）是一个确定的时间函数 $x(t)$。另一方面，随机过程在一个确定的时刻 t_1，是一个随机变量 $X(t_1)$。由此可见，随机过程与随机变量既有区别，又有密切的联系。在本书中，用大写字母 $X(t)$、$Y(t)$（或者用 $\{x(t)\}$、$\{y(t)\}$）等表示随机过程，用小写字母 $x(t)$、$y(t)$ 等表示随机过程的样本函数。

在工程技术领域，更多地使用随机信号这个概念来表示一个随机过程。在不引起混乱的前提下，也常用 $x(t)$、$y(t)$ 等表示随机信号。图 3.3 给出了随机信号的例子。

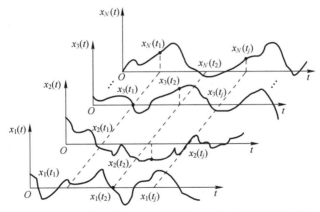

图 3.3　随机信号举例——晶体管直流放大器的温漂电压

如图 3.3 所示，如果把对晶体管直流放大器温度漂移电压的观察作为随机实验，则每一次实验得到一个样本函数 $x_i(t)$，所有样本函数的集合 $\{x_i(t)\}$，$i=1,2,\cdots,N$，当 $N\to\infty$ 时就构成了温漂电压可能经历的整个过程，即随机信号（或随机过程）$X(t)$。另一方面，在某一特定时刻 $t=t_1$，各个样本函数值 $x_1(t_1),x_2(t_1),\cdots,x_N(t_1)$ 是一个随机变量，相当于在同一时刻同时测量 N 个相同放大器的输出值。

2. 随机过程的概率分布与概率密度函数

随机过程 $X(t)$ 的一维分布函数和概率密度函数定义为

$$F_X(x_1,t_1)=P[X(t_1)\leqslant x_1] \tag{3.24}$$

$$f_X(x_1,t_1)=\frac{\partial F_X(x_1,t_1)}{\partial x_1} \tag{3.25}$$

同样，可以定义随机过程的 n 维概率分布和概率密度函数为

$$F_X(x_1,x_2,\cdots,x_n;\,t_1,t_2,\cdots,t_n)=P[X(t_1)\leqslant x_1,X(t_2)\leqslant x_2,\cdots,X(t_n)\leqslant x_n] \tag{3.26}$$

$$f_X(x_1,x_2,\cdots,x_n;\,t_1,t_2,\cdots,t_n)=\frac{\partial^n F_X(x_1,x_2,\cdots,x_n;\,t_1,t_2,\cdots,t_n)}{\partial x_1\,\partial x_2\cdots\partial x_n} \tag{3.27}$$

3. 随机过程的数字特征

尽管随机过程的分布函数能够完全刻画随机过程的统计特性，但是在实际应用中，仅根据观察所得到的信息往往难以确定分布函数。因此，引入了随机过程的数字特征的概念，包括随机过程的数学期望、方差和相关函数等。

随机过程的数学期望是随机过程的一个确定性的时间函数，定义为

$$\mu_X(t)=E[X(t)]=\int_{-\infty}^{+\infty}xf_X(x,t)\mathrm{d}x \tag{3.28}$$

随机过程的方差描述随机过程所有样本函数相对于数学期望 $\mu_X(t)$ 的分散程度，定义为

$$\sigma_X^2(t)=D[X(t)]=\int_{-\infty}^{+\infty}[x-\mu_X(t)]^2f_X(x,t)\mathrm{d}x \tag{3.29}$$

$\sigma_X(t)$ 称为随机过程的标准差。对于任意两个时刻 t_1 和 t_2，定义实随机过程 $X(t)$ 的自相关函数为

$$R_{XX}(t_1,t_2)=E[X(t_1)X(t_2)]=\int_{-\infty}^{+\infty}\int_{-\infty}^{+\infty}x_1x_2f_X(x_1,x_2;\,t_1,t_2)\mathrm{d}x_1\mathrm{d}x_2 \tag{3.30}$$

定义随机过程 $X(t)$ 和 $Y(t)$ 的互相关函数为

$$R_{XY}(t_1,t_2)=E[X(t_1)Y(t_2)]=\int_{-\infty}^{+\infty}\int_{-\infty}^{+\infty}xyf_{XY}(x,y;\,t_1,t_2)\mathrm{d}x\mathrm{d}y \tag{3.31}$$

相关的概念表征了随机过程在两个时刻之间的关联程度。与此相关联，随机过程的自协方差函数和互协方差函数分别定义为

$$\begin{aligned}C_{XX}(t_1,t_2)&=E\{[X(t_1)-\mu_X(t_1)][X(t_2)-\mu_X(t_2)]\}\\&=\int_{-\infty}^{+\infty}\int_{-\infty}^{+\infty}[x_1-\mu_X(t_1)][x_2-\mu_X(t_2)]f_X(x_1,x_2;\,t_1,t_2)\mathrm{d}x_1\mathrm{d}x_2\end{aligned} \tag{3.32}$$

$$\begin{aligned}C_{XY}(t_1,t_2)&=E\{[X(t_1)-\mu_X(t_1)][Y(t_2)-\mu_Y(t_2)]\}\\&=\int_{-\infty}^{+\infty}\int_{-\infty}^{+\infty}[x-\mu_X(t_1)][y-\mu_Y(t_2)]f_{XY}(x,y;\,t_1,t_2)\mathrm{d}x\mathrm{d}y\end{aligned} \tag{3.33}$$

由以上各式不难看出，相关函数与协方差函数满足如下关系：

$$C_{XX}(t_1, t_2) = R_{XX}(t_1, t_2) - \mu_X(t_1)\mu_X(t_2) \tag{3.34}$$

$$C_{XY}(t_1, t_2) = R_{XY}(t_1, t_2) - \mu_X(t_1)\mu_Y(t_2) \tag{3.35}$$

对于互相关函数和互协方差函数，若对任意两个时刻 t_1 和 t_2 都有 $R_{XY}(t_1, t_2) = 0$，则称 $X(t)$ 和 $Y(t)$ 为正交过程；若对任意两个时刻 t_1 和 t_2 都有 $C_{XY}(t_1, t_2) = 0$，则称 $X(t)$ 和 $Y(t)$ 是互不相关的。当 $X(t)$ 和 $Y(t)$ 相互独立时，$X(t)$ 和 $Y(t)$ 也一定是互不相关的。

3.3.2 平稳随机信号

根据随机信号统计特性的时变特性，可以将随机信号划分为平稳随机信号（stationary random signal）和非平稳随机信号（non-stationary random signal）两类。其中，平稳随机信号又可以分为严平稳（strictly-sense stationary）随机信号和宽平稳（wide-sense stationary）随机信号（即广义平稳随机信号）两类。

平稳随机信号是一类非常重要的随机信号。在实际应用中，许多随机信号是平稳的或近似平稳的。由于平稳随机信号的分析与处理要比一般随机信号简单得多，因此，无论是理论研究还是实际应用，都尽可能把随机信号近似看作平稳的。

定义 3.2（严平稳） 如果对于时间 t 的任意 n 个值 $t_1, t_2, \cdots, t_n$ 和任意实数 τ，随机过程（随机信号）$X(t)$ 的 n 维分布函数不随时间平移而变化，即满足

$$F_X(x_1, x_2, \cdots, x_n; t_1, t_2, \cdots, t_n) = F_X(x_1, x_2, \cdots, x_n; t_1+\tau, t_2+\tau, \cdots, t_n+\tau) \tag{3.36}$$

则称 $X(t)$ 为严平稳随机过程（随机信号），又称为狭义平稳随机过程（随机信号）。

也就是说，严平稳随机信号的 n 维分布函数不随时间起点的不同而变化。这样，在任何时刻计算它的统计结果都是相同的。

若两个随机信号 $X(t)$ 和 $Y(t)$ 的任意 $n+m$ 维的联合概率分布不随时间平移而变化，即满足

$$F_{XY}(x_1, x_2, \cdots, x_n, y_1, y_2, \cdots, y_m; t_1, t_2, \cdots, t_n, t_1', t_2', \cdots, t_m')$$
$$= F_{XY}(x_1, x_2, \cdots, x_n, y_1, y_2, \cdots, y_m; t_1+\tau, t_2+\tau, \cdots, t_n+\tau, t_1'+\tau, t_2'+\tau, \cdots, t_m'+\tau)$$
$$\tag{3.37}$$

则称随机信号 $X(t)$ 和 $Y(t)$ 是联合严平稳随机信号。

严平稳随机信号具有以下性质：

① 严平稳随机信号 $X(t)$ 的一维概率密度与时间无关。

② 严平稳随机信号 $X(t)$ 的二维概率密度只与两个时刻 t_1 与 t_2 的间隔有关，而与时间的起始点无关。

定义 3.3（宽平稳） 如果随机过程（随机信号）满足下述条件：

$$E[X(t)] = \mu_X(t) = \mu_X$$
$$E[X^2(t)] < \infty \tag{3.38}$$
$$R_{XX}(\tau) = E[X(t)X(t+\tau)] = E[X(t+t_1)X(t+t_1+\tau)]$$

则称 $X(t)$ 为宽平稳随机过程（随机信号）或广义平稳随机过程（随机信号）。

由严平稳和宽平稳随机过程的定义可知，严平稳是从 n 维概率分布函数出发来定义

的，而宽平稳只考虑了一维和二维概率分布函数。由于严平稳的定义太严格了，因此在工程实际中，较常用的是宽平稳（或广义平稳）的概念。在本书的后续章节中，若不特别指明，均指宽平稳或广义平稳。只要均方值有限，则二阶平稳信号必为广义平稳信号，反之则不一定成立。

当两个随机信号 $X(t)$ 和 $Y(t)$ 分别为广义平稳时，若它们的互相关函数满足

$$R_{XY}(\tau) = E[X(t)Y(t+\tau)] \tag{3.39}$$

则 $X(t)$ 和 $Y(t)$ 为联合广义平稳的。

广义平稳的离散时间随机信号 $X(n)$ 具有以下特性：

$$E[X(n)] = \mu_X(n) = \mu_X \tag{3.40}$$

$$E[X(n)X(n+m)] = R_{XX}(n_1, n_2) = R_{XX}(m), \quad m = n_2 - n_1 \tag{3.41}$$

$$E[(X(n) - \mu_X)^2] = \sigma_X^2(n) = \sigma_X^2 \tag{3.42}$$

$$E[(X(n) - \mu_X)(X(n+m) - \mu_X)] = C_{XX}(n_1, n_2) = C_{XX}(m) \tag{3.43}$$

若 $X(n)$ 和 $Y(n)$ 为两个广义平稳随机信号，则

$$E[X(n)Y(n+m)] = R_{XY}(m) \tag{3.44}$$

$$E[(X(n) - \mu_X)(Y(n+m) - \mu_Y)] = C_{XY}(m) \tag{3.45}$$

3.3.3 各态历经性

对于平稳随机信号 $X(t)$ 或 $X(n)$，若其所有样本函数在某一固定时刻的一阶和二阶统计特性与单一样本函数在长时间内的统计特性一致，则称 $X(t)$ 或 $X(n)$ 为各态历经信号，又称为各态遍历信号。各态历经的含义是，单一样本函数随时间变化的过程可以包括该信号所有样本函数的取值经历。这样，可以定义各态历经信号的数字特征。设 $x(t)$ 为各态历经信号 $X(t)$ 的一个样本函数，则有

$$E[X(t)] = \overline{x(t)} = \mu_X = \lim_{T \to +\infty} \frac{1}{2T} \int_{-T}^{T} x(t)\,\mathrm{d}t = \mu_x \tag{3.46}$$

$$E[X(t)X(t+\tau)] = R_{XX}(\tau) = \lim_{T \to +\infty} \frac{1}{2T} \int_{-T}^{T} x(t)x(t+\tau)\,\mathrm{d}t = R_{xx}(\tau) \tag{3.47}$$

式中，$E[\cdot]$ 表示集总平均，$\overline{x(t)}$ 表示对 $X(t)$ 中某一样本函数 $x(t)$ 取时间平均。对于各态历经的离散随机信号 $X(n)$，相应地有

$$E[X(n)] = \overline{x(n)} = \mu_X = \lim_{M \to +\infty} \frac{1}{2M+1} \sum_{n=-M}^{M} x(n) = \mu_x \tag{3.48}$$

$$E[X(n)X(n+m)] = R_{XX}(m) = \lim_{M \to +\infty} \frac{1}{2M+1} \sum_{n=-M}^{M} x(n)x(n+m) = R_{xx}(m) \tag{3.49}$$

定义 3.4（各态历经过程） 已知 $X(t)$（或 $X(n)$）为一平稳随机过程，若式（3.46）（或式（3.48））以概率 1 成立，则称 $X(t)$（或 $X(n)$）具有均值各态历经性。若式（3.47）（或式（3.49））以概率 1 成立，则称 $X(t)$（或 $X(n)$）具有相关函数各态历经性。若 $X(t)$（或 $X(n)$）的均值和自相关函数均具有各态历经性，则称 $X(t)$（或 $X(n)$）为各态历经过程。

所谓以概率 1 成立，其含义是对随机过程的所有样本函数都成立。一个各态历经的随

机信号必定是平稳的, 而平稳随机信号却不一定是各态历经的。如果两个随机信号都是各态历经的, 且它们的时间相关函数等于统计相关函数, 则称它们是联合各态历经的。

3.3.4 非平稳随机信号

从应用的角度来说, 生物医学信号一般为非平稳随机信号。任何既不属于严平稳的又不属于广义平稳的随机信号, 均称为非平稳随机信号。用统计量来叙述, 若随机信号的某阶统计量随时间变化, 则该随机信号为非平稳随机信号。最常见的非平稳随机信号是均值、方差、自相关函数与功率谱密度随时间变化的信号。

非平稳随机信号的概率密度是时间的函数, 当 $t = t_i$ 时的概率密度函数为

$$f(x, t_i) = \lim_{\Delta x \to 0} \frac{P\left[x < x(t_i) < x + \Delta x\right]}{\Delta x} \tag{3.50}$$

且

$$\int_{-\infty}^{+\infty} f(x, t_i)\, \mathrm{d}x = 1 \tag{3.51}$$

式中, P 表示概率。以该概率密度函数为基础, 可以定义非平稳随机信号的数字特征如下:

(1) 均值

$$\mu_x(t) \stackrel{\text{def}}{=} E\left[x(t)\right] = \int_{-\infty}^{+\infty} x\, f(x, t)\, \mathrm{d}x \tag{3.52}$$

(2) 均方值

$$D_x(t) \stackrel{\text{def}}{=} E\left[x^2(t)\right] = \int_{-\infty}^{+\infty} x^2 f(x, t)\, \mathrm{d}x \tag{3.53}$$

(3) 方差

$$\sigma_x^2(t) \stackrel{\text{def}}{=} D_x(t) - \mu_x^2(t) \tag{3.54}$$

它们都是时间的函数。应注意, 非平稳随机信号只有集总意义上的统计特性, 并无时间意义上的统计特性。图 3.4 给出了非平稳随机信号的举例。有关非平稳随机信号的分析与处理问题, 将在后续章节中详细介绍。

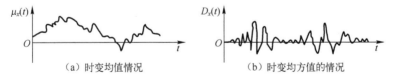

（a）时变均值情况 　　　　　　　　　　（b）时变均方值的情况

图 3.4　非平稳随机信号的举例

3.3.5 循环平稳随机信号

在工程技术和临床医学中常遇到一类非平稳随机信号, 这类信号本身是非平稳的、随机的, 但是它们的某些统计特性呈现某种周期性特性, 称这类信号为循环平稳随机信号。例如, 通信技术中的一些调制信号、某些医学检测信号等, 均呈现某种循环平稳特性, 可以归为循环平稳信号。

循环平稳随机信号是非平稳随机信号中的一个重要子类。从工程应用的角度，给出循环平稳随机信号的定义如下。

定义 3.5（循环平稳随机信号） 若随机信号 $X(t)$ 的均值和相关函数具有下述周期性特性：

$$\begin{cases} E[X(t)] = E[X(t+kT)] \\ R_{XX}(t_1, t_2) = R_{XX}(t_1+kT, \ t_2+kT) \end{cases} \tag{3.55}$$

则称随机信号 $X(t)$ 为循环平稳随机信号。上式中，k 为任意整数，T 为常数，表示 $X(t)$ 的循环周期。

需要说明的是，循环平稳随机信号并不是周期性信号。循环平稳信号的周期性是"潜在"的，是统计意义上的，是体现在其统计特性上的。在工程应用中，这种潜在的周期特征对于某些信号分析是很有意义的。例如，在通信技术中，对于同频带干扰下的信号参数估计问题，可以利用信号的循环平稳特性，在信号的"循环频率域"进行参数估计，以抑制或排除同频带干扰的影响。

3.4 常见的随机信号与随机噪声

3.4.1 高斯（正态）分布随机信号

设随机过程 $X(t)$，若对于任何有限时刻 $t_i(i=1,2,\cdots,n)$，由随机变量 $X_i = X(t_i)$ 组成的任意 n 维随机变量的概率分布是高斯分布的，那么该随机过程称为高斯分布随机过程。高斯过程的 n 维概率密度函数和 n 维特征函数分别为

$$f_X(x_1,x_2,\cdots,x_n; t_1,t_2,\cdots,t_n) = \frac{1}{(2\pi)^{n/2}|C|^{1/2}} \exp\left[-\frac{1}{2|C|}\sum_{i=1}^{n}\sum_{j=1}^{n}|C|_{ij}(x_i-\mu_{X_i})(x_j-\mu_{X_j})\right]$$

$$\Phi_X(u_1,u_2,\cdots,u_n; t_1,t_2,\cdots,t_n) = \exp\left(j\sum_{i=1}^{n}u_i\mu_{X_i} - \frac{1}{2}\sum_{i=1}^{n}\sum_{j=1}^{n}C_{ij}u_iu_j\right)$$

$$\tag{3.56}$$

式中，$X_i = X(t_i)$，$\mu_{X_i} = E[X(t_i)]$，$|C|_{ij}$ 是以下行列式 $|C|$ 中元素 C_{ij} 的代数余子式，而 $C_{ij} = E[(X_i-\mu_{X_i})(X_j-\mu_{X_j})]$ 组成以下行列式：

$$|C| = \begin{vmatrix} C_{11} & C_{12} & \cdots & C_{1n} \\ C_{21} & C_{22} & \cdots & C_{2n} \\ \vdots & \vdots & \ddots & \vdots \\ C_{n1} & C_{n2} & \cdots & C_{nn} \end{vmatrix} \tag{3.57}$$

并且，有 $C_{ij} = C_{ji}$，$C_{ii} = \sigma^2_{X_i}$。

同样，可以很方便地用矩阵形式给出高斯过程的 n 维概率密度函数和 n 维特征函数。令 $\boldsymbol{X} = [X_1 \quad X_2 \quad \cdots \quad X_n]^T$，其均值向量为

$$E[\boldsymbol{X}] = \boldsymbol{\mu} = [E[X_1] \quad E[X_2] \quad \cdots \quad E[X_n]]^T = [\mu_{X_1} \quad \mu_{X_2} \quad \cdots \quad \mu_{X_n}]^T \tag{3.58}$$

协方差矩阵为

$$C = \begin{bmatrix} E\left[(X_1-\mu_{X_1})^2\right] & \cdots & E\left[(X_1-\mu_{X_1})(X_n-\mu_{X_n})\right] \\ \vdots & \ddots & \vdots \\ E\left[(X_n-\mu_{X_n})(X_1-\mu_{X_1})\right] & \cdots & E\left[(X_n-\mu_{X_n})^2\right] \end{bmatrix} \quad (3.59)$$

高斯随机过程的 n 维概率密度函数和 n 维特征函数为

$$f_X(X) = \frac{1}{(2\pi)^{n/2}\sqrt{|C|}} \exp\left[-\frac{1}{2}(X-\mu)^{\mathrm{T}} C^{-1}(X-\mu)\right] \quad (3.60)$$

$$\Phi_X(u) = \exp\left[j\mu^{\mathrm{T}}u - u^{\mathrm{T}}Cu/2\right]$$

式中，$u = \begin{bmatrix} u_1 & u_2 & \cdots & u_n \end{bmatrix}^{\mathrm{T}}$。

　　高斯随机过程是最常用的随机信号模型之一。由上面的描述可以得到：只要知道信号的均值向量 $E[X] = \mu$ 和协方差矩阵 C，任意阶数的高斯概率密度函数均可以解析地表示出来。

　　若 $X(t)$ 为一维高斯随机信号，则有

$$f_X(x,t) = \frac{1}{\sqrt{2\pi\sigma_X^2(t)}} \, \mathrm{e}^{-\frac{(x(t)-\mu_X(t))^2}{2\sigma_X^2(t)}} \quad (3.61)$$

$$\varphi(u,t) = \mathrm{e}^{\left[j\mu_X(t)-\frac{1}{2}\sigma_X^2(t)u^2\right]}$$

式中，$\sigma_X^2(t)$ 表示随机信号 $X(t)$ 的方差函数，$\mu_X(t)$ 表示其均值函数。

　　若高斯过程是宽平稳的，则其一定是严平稳的。若高斯过程的各随机变量是不相关的，则其一定是统计独立的。此外，高斯过程经过线性运算之后仍为高斯过程。

3.4.2　白噪声与带限白噪声过程

1. 白噪声

　　白噪声（white noise）定义为在所有频率上具有相等功率的不相关随机过程。白噪声的功率谱密度表示为 $S_w(\omega) = N_0/2$。由于功率谱与自相关函数为傅里叶变换对，故其自相关函数表示为

$$R_w(\tau) = (N_0/2)\delta(\tau) \quad (3.62)$$

只有当 $\tau = 0$ 时，$R_w(\tau)$ 才有非零值。当 $\tau \neq 0$ 时，$R_w(\tau) \equiv 0$。其含义表示不同时刻的白噪声是互不相关的。另一方面，白噪声的平均功率是趋于无穷大的，因而白噪声是物理不可实现的。然而在实际应用中，白噪声作为一个随机信号的模型，对于简化分析是很有意义的。

　　图 3.5 给出了白噪声的功率谱密度和自相关函数的曲线形式。

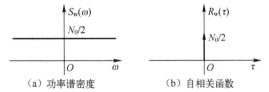

（a）功率谱密度　　　　　（b）自相关函数

图 3.5　白噪声的功率谱密度和自相关函数

在许多实际问题中，通常使用高斯分布的白噪声。因此，高斯白噪声（Gaussian white noise）通常被用于表示具有高斯概率密度分布的白噪声随机过程。

类似地，若平稳随机序列 $X(n)$ 对所有 m 恒有自相关函数 $R_{XX}(m) = (N_0/2)\delta(m)$ 和功率谱 $S(e^{j\omega}) = N_0/2$，则称 $X(n)$ 为白噪声序列。

2. 带限白噪声

由白噪声的定义可知，纯粹的白噪声只是理论上的概念，因为它需要有无穷大的功率来覆盖无穷宽的频率范围。另一方面，所有离散时间信号必须是有限带宽的，其最高频率分量必须小于采样频率的一半。定义带宽为 WHz 的带限白噪声的功率谱为

$$S(\Omega) = \begin{cases} N_0/2, & |\Omega| \leqslant W \\ 0, & |\Omega| > W \end{cases} \tag{3.63}$$

对上式两边求取傅里叶逆变换，得到带限白噪声的自相关函数为

$$R(\tau) = \frac{WN_0}{2\pi} \cdot \frac{\sin W\tau}{W\tau} \tag{3.64}$$

需要注意的是，带限白噪声的自相关函数在 $\tau = K\dfrac{\pi}{W}$（K 为整数）处有 $R(\tau) = 0$。因此，若采样速率为 π/W，则采样得到的数据样本将互不相关。π/W 也就是奈奎斯特采样率。

3.4.3 高斯–马尔可夫过程

自相关函数为指数型的平稳高斯过程称为高斯–马尔可夫过程。其自相关函数和功率谱密度函数为

$$R(\tau) = \sigma^2 e^{-\beta|\tau|}$$
$$S(\Omega) = \frac{2\sigma^2\beta}{\Omega^2 + \beta^2} \tag{3.65}$$

由上式可以看出，随着采样间隔的加大，信号的各采样值趋于不相关。这种随机过程可以看作由高斯白噪声通过一个一阶自回归系统产生的。

3.4.4 其他常见随机噪声

1. 有色噪声

有色噪声（colored noise）是指功率谱密度在整个频域内不呈均匀分布的噪声。由于其在各频率段内的功率不同，与有色光相似，因此称为有色噪声。在实际应用中，大多数音频噪声，如移动汽车的噪声、计算机风扇的噪声、电钻噪声等都属于有色噪声。

2. 热噪声

热噪声（thermal noise）又称为 Johnson 噪声，是由导体中带电粒子的随机运动产生的。热噪声是所有电导体固有的，我们知道，电导体中含有大量的自由电子以及在平衡位置随机振动的离子。电子的自发运动构成了自发电流，这就是热噪声。随着温度的升高，自由电子会跃迁到更高的能级，热噪声也会增加。热噪声具有平坦的功率谱，因此属于白噪声。热噪声是不能通过对系统的屏蔽和接地而避免的。

3. 散粒噪声

散粒噪声（shot noise）是由于离散电荷的运动而形成电流所引起的随机噪声，其噪声强度随着通过导体的平均电流的增加而增加。散粒噪声这一名词，源于真空管内阴极发射电子的随机变化。电流中的离散电荷粒子是随机到达的，故平均粒子电流会有起伏变化。这种粒子流速率的波动形成了散粒噪声。半导体中的电子流以及电子和空穴的重新结合、光敏二极管发射的光电子流等，也会形成散粒噪声。散粒噪声与热噪声是不同的。热噪声是由于电子的随机热运动而产生的，与电压没有关系；而散粒噪声在有电压和电流时才产生。粒子到达或发射速率的随机性表明散粒噪声的随机变化可以用泊松概率分布来刻画。

4. 电磁噪声

电磁噪声（electromagnetic noise）是指环境中存在的由电磁场交替变化而产生的噪声。实际上，每个产生、消耗或者传输能量的电子设备都是无线电频谱的污染源，也是其他系统潜在的电磁噪声干扰源。一般来说，电压或电流越大，电子线路或设备的距离越近，所引起的电磁噪声越大。在实际应用中，电磁噪声的来源主要包括：变压器、无线电和电视发射机、移动电话、微波发射器、交流电力线、电动机和电动机启动器、发电机、继电器、振荡器、荧光灯和电磁风暴等。电磁噪声的主要特性与交变电磁场特性、受迫振动部件和空间形状等因素有关。电磁噪声通常是脉动的和随机的，也可以是周期性的。

3.4.5　随机信号与噪声的产生方法

在信号处理与分析中，特别是在计算机仿真中，一个基本的前提就是准备好所需要的各种信号与噪声。本节介绍均匀分布随机数的产生方法，并介绍经过概率变换得到其他分布随机数的方法，最后介绍高斯随机数（随机序列）的产生方法。

1. 均匀分布随机数的产生

均匀分布（uniform distribution）随机序列 $\{u_i\}, i=1,2,\cdots$ 的概率密度函数为

$$f(u_i) = \begin{cases} 1, & u_i \in [0,1) \\ 0, & \text{其他} \end{cases} \tag{3.66}$$

产生均匀分布随机数基本上有三种方法：一是将已有的随机数存入数表，需要时直接使用；二是利用电子器件等物理方法制作成随机数发生器；三是利用数学方法产生随机数，常称为伪随机数。由于第三种方法易与计算机结合，因而得到广泛的应用。

伪随机数（pseudo-random number, PRN）是指按照一定计算公式产生的一列数，常用的方法为线性同余法（linear congruential method），如下

$$\begin{aligned} & y_0 = 1, \\ & y_n = k y_{n-1} \pmod{N}, \\ & u_n = y_n / N, \end{aligned} \tag{3.67}$$

式中，y_0 为初值，k 为系数，mod N 表示对 N 取模值，N 一般为非常大的数值。下面给出常用的三组参数：

① $N = 10^{10}$，$k = 7$，其循环周期约为 5×10^7。

② $N = 2^{31}$，$k = 2^{16} + 3$，其循环周期约为 5×10^8。

③ $N = 2^{31} - 1$，$k = 7^5$，其循环周期约为 2×10^9。

按照以上方式产生的随机数在 $[0,1)$ 范围内服从均匀分布。

实际上，伪随机数并不是真正随机的，而是有周期性的。若参数与计算公式选择得当，则其周期相当长，可以近似看作随机的，并且也可以通过数理统计规定的随机数性质检验，可以作为随机数使用。

2. 经变换得到其他分布的随机数

得到均匀分布随机数之后，可以通过变换法得到其他分布的随机数。设给定分布函数 $F(X)$ 为严格单调的，利用其反函数 $F^{-1}(\cdot)$ 对均匀分布随机变量 U 进行变换，有

$$X = F^{-1}(U) \tag{3.68}$$

则 X 的分布函数正好是 $F(X)$。

例 3.2 试根据给定的均匀分布随机数产生指数分布的随机数。

解： 假定 U 为 $[0,1)$ 区间上均匀分布的随机变量，且参数为 λ 的指数分布的分布函数为 $F(x) = 1 - e^{-\lambda x}$，$x \geqslant 0$。则 $X = F^{-1}(U) = -\dfrac{1}{\lambda}\ln(1-U)$。其中，$1-U$ 也是在 $[0,1)$ 区间上均匀分布的随机变量。这样，得到均匀分布随机数 $\{u_i\}$ 后，可以根据

$$x_i = -\frac{1}{\lambda}\ln u_i$$

得到指数分布的随机数 $\{x_i\}$。

3. 正态分布随机数的产生

（1）累加近似法

依据独立同分布随机变量的中心极限定理，先产生 12 个相互独立的均匀分布随机数 $u_1, u_2, \cdots, u_{12}$，然后按照下式计算得到正态分布随机数，近似为 $N(0,1)$ 分布：

$$x_i = \sum_{k=1}^{12} u_k - 6 \tag{3.69}$$

（2）变换法

先产生两个相互独立的均匀分布随机数 u_1, u_2，然后按照下式计算得到两个相互独立且服从标准正态分布 $N(0,1)$ 的随机数 x_1, x_2：

$$x_1 = \sqrt{-\ln u_1}\cos 2\pi u_2, \quad x_2 = \sqrt{-\ln u_2}\sin 2\pi u_2 \tag{3.70}$$

当需要服从正态分布 $N(\mu, \sigma^2)$ 的随机数 y_i 时，可以对 $N(0,1)$ 随机数经由下式进行变换而得到：

$$y_i = \sigma x_i + \mu \tag{3.71}$$

MATLAB 是一种常用的工程计算与数据分析软件，具有强大的函数功能，其中包含了产生随机数（或随机序列）的函数。rand 函数可以方便地产生均匀分布的随机噪声，而 randn 函数可以用来产生高斯分布的白噪声。

3.5　随机信号通过线性系统

3.5.1　线性系统输出及其概率分布

考虑将随机过程 $X(t)$ 的一个实现样本 $x(t)$ 送入一线性时不变系统，则系统的输出可以表示为

$$y(t) = \int_{-\infty}^{+\infty} h(\tau) x(t-\tau) \mathrm{d}\tau \tag{3.72}$$

由于 $x(t)$ 为确定性信号，故线性时不变系统的输出 $y(t)$ 也是确定性连续时间信号。若对于 $X(t)$ 的每一个 $x(t)$ 都在均方意义下收敛，则 $X(t)$ 对应的系统输出可以表示为

$$Y(t) = \int_{-\infty}^{+\infty} h(\tau) X(t-\tau) \mathrm{d}\tau \tag{3.73}$$

若输入信号与系统都是离散的，则对应地有

$$Y(m) = \sum_{m=-\infty}^{+\infty} h(m) X(n-m) \tag{3.74}$$

一般来说，确定一个线性系统输出的分布是较困难的，但是对于高斯分布随机过程作为输入信号的情况，可以确定其输出也是高斯分布的。

当线性系统的输入随机过程不服从高斯分布时，如果满足随机过程的功率谱宽度远大于系统带宽，则输出随机过程接近高斯分布。如果随机过程的功率谱宽度远小于系统带宽，则可以认为输出随机过程的概率分布接近输入过程的概率分布。如果输入随机过程的功率谱密度与系统带宽接近，则通常用高阶累积量的方法来确定输出的分布。有关高阶累积量的知识，本书将在后续章节介绍。

由于系统的时不变性，若 $X(t)$ 与 $X(t+\tau)$ 的分布特性相同，则 $Y(t)$ 与 $Y(t+\tau)$ 的分布特性也相同。因此，若 $X(t)$ 是严平稳的，则 $Y(t)$ 也是严平稳的。若 $X(t)$ 是广义平稳的，则 $Y(t)$ 也是广义平稳的，且 $X(t)$ 与 $Y(t)$ 是联合平稳的。

3.5.2　线性系统输出的数字特征

1. 系统输出的数学期望与自相关函数

设输入信号为平稳随机过程，其数学期望用 m_X 表示。对式（3.73）求取数学期望，有

$$E[Y(t)] = m_Y = E\left[\int_{-\infty}^{+\infty} h(\tau) X(t-\tau) \mathrm{d}\tau\right] = m_X \int_{-\infty}^{+\infty} h(\tau) \mathrm{d}\tau \tag{3.75}$$

当系统为因果系统时，系统输出 $Y(t)$ 的自相关函数表示为

$$R_{YY}(\tau) = \int_{0}^{+\infty} \int_{0}^{+\infty} R_X(\tau + \lambda_1 - \lambda_2) h(\lambda_1) h(\lambda_2) \mathrm{d}\lambda_1 \mathrm{d}\lambda_2 \tag{3.76}$$

若输入 $X(t)$ 为平稳时，则输出 $Y(t)$ 也是平稳的。对于连续时间系统，式（3.76）可以写为

$$R_{YY}(\tau) = R_{XX}(\tau) * h(-\tau) * h(\tau) \tag{3.77}$$

且输出过程的平均功率为

$$R_{YY}(0) = \int_0^{+\infty} \int_0^{+\infty} R_{XX}(\lambda_1 - \lambda_2) h(\lambda_1) h(\lambda_2) d\lambda_1 d\lambda_2 \tag{3.78}$$

对于离散时间随机序列，有完全类似的结果。这里不再赘述。

2. 系统输入与输出的互相关函数

线性系统输入与输出之间的互相关函数表示为

$$R_{XY}(t, t+\tau) = E[X(t)Y(t+\tau)] = \int_{-\infty}^{+\infty} E[X(t)X(t+\tau-\lambda)] h(\lambda) d\lambda$$

$$= \int_{-\infty}^{+\infty} R_{XX}(t, t+\tau-\lambda) h(\lambda) d\lambda \tag{3.79}$$

若 $X(t)$ 为平稳随机过程，则

$$R_{XY}(\tau) = \int_{-\infty}^{+\infty} R_{XX}(\tau-\lambda) h(\lambda) d\lambda = R_{XX}(\tau) * h(\tau) \tag{3.80}$$

上式表明，由输入信号的自相关函数与系统的单位冲激响应的卷积可以得到输入信号与输出信号的互相关函数。由于 $X(t)$ 和 $Y(t)$ 均为平稳的，且为联合平稳的，故系统输出与输入的互相关函数可写为

$$R_{YX}(\tau) = \int_{-\infty}^{+\infty} R_{XX}(\tau-\lambda) h(-\lambda) d\lambda = R_{XX}(\tau) * h(-\tau) \tag{3.81}$$

进一步地，还可以得到

$$R_{YY} = \int_{-\infty}^{+\infty} R_{XY}(\tau+\lambda) h(\lambda) d\lambda = R_{XY}(\tau) * h(-\tau)$$

$$R_{YY} = \int_{-\infty}^{+\infty} R_{YX}(\tau-\lambda) h(\lambda) d\lambda = R_{YX}(\tau) * h(\tau) \tag{3.82}$$

3. 线性系统的输出功率谱密度

求解系统输出功率谱密度的方法有两种，一是由系统输出的自相关函数求取，二是由系统输入的功率谱密度求取。对于平稳随机过程 $X(t)$，其输出自相关函数如式（3.76）所示。对式（3.76）两边求取变傅里叶变换，有

$$S_{YY}(\Omega) = \int_{-\infty}^{+\infty} R_{YY}(\tau) e^{-j\Omega\tau} d\tau = \int_{-\infty}^{+\infty} h(\lambda_1) \int_{-\infty}^{+\infty} h(\lambda_2) \int_{-\infty}^{+\infty} R_{XX}(\tau+\lambda_1-\lambda_2) e^{-j\Omega\tau} d\tau d\lambda_1 d\lambda_2$$

$$= H^*(j\Omega) H(j\Omega) S_{XX}(\Omega) = S_{XX}(\Omega) |H(j\Omega)|^2 \tag{3.83}$$

或者直接对输入信号的功率谱 $S_{XX}(\Omega)$ 进行运算，可以得到

$$S_{YY}(\Omega) = H(-j\Omega) H(j\Omega) S_{XX}(\Omega) = S_{XX}(\Omega) |H(j\Omega)|^2 \tag{3.84}$$

通常，称式中的 $|H(j\Omega)|^2$ 为系统的功率传输函数。

4. 白噪声通过线性时不变系统的数字特征

设线性时不变系统的单位冲激响应为 $h(t)$，白噪声通过该系统的输出过程为 $Y(t)$。则输出过程的数字特征为

（1）均值

$$m_Y(t) = 0 \tag{3.85}$$

（2）自相关函数

$$R_{YY}(\tau) = \frac{N_0}{2} h(\tau) * h^*(-\tau) = \frac{N_0}{2} r_h(\tau) \tag{3.86}$$

（3）功率谱密度

$$S_{YY}(\Omega) = \frac{N_0}{2} |H(j\Omega)|^2 \tag{3.87}$$

（4）平均功率

$$R_{YY}(0) = \frac{N_0}{4\pi} \int_{-\infty}^{+\infty} |H(j\Omega)|^2 d\Omega = \frac{N_0}{2} r_h(\tau) \tag{3.88}$$

上面各式中，$r_h(\tau)$ 表示系统相关函数。

例 3.3　设白噪声过程 $X(t)$，已知白噪声的自相关函数为 $R_{XX}(\tau) = \dfrac{N_0}{2}\delta(\tau)$。试计算 $X(t)$ 通过图 3.6 所示 RC 积分电路后输出过程 $Y(t)$ 的自相关函数。

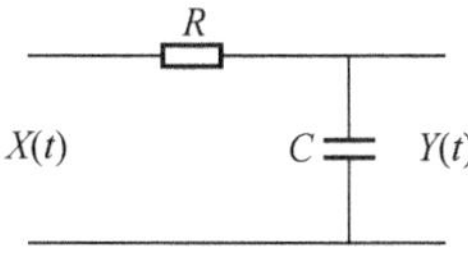

解：根据 $X(t)$ 的自相关函数 $R_{XX}(\tau)$ 计算其功率谱密度函数 $S_{XX}(\Omega)$，有

$$S_{XX}(\Omega) = \int_{-\infty}^{+\infty} \frac{N_0}{2}\delta(\tau) e^{-j\Omega\tau} d\Omega = \frac{N_0}{2}$$

图 3.6　随机信号通过 RC 积分电路

RC 电路的传递函数为 $H(j\Omega) = \dfrac{1}{1+j\Omega RC}$，则输出过程的功率谱密度为

$$S_{YY}(\Omega) = \frac{N_0}{2} |H(j\Omega)|^2 = \frac{N_0}{2} \cdot \frac{1}{1+(\Omega RC)^2}$$

由傅里叶逆变换可以得到输出过程的自相关函数为

$$R_{YY}(\tau) = \frac{1}{2\pi} \int_{-\infty}^{+\infty} S_{YY}(\Omega) e^{j\Omega\tau} d\Omega = \frac{N_0}{4RC} e^{-\frac{|\tau|}{RC}}$$

3.5.3　系统的等效噪声带宽与随机信号的带宽

1. 系统的等效噪声带宽

通常，系统的带宽指系统传递函数的 3dB 宽度。对于随机信号而言，系统的传递函数是由系统的功率传输函数取代的。随机信号通过线性系统后，不仅需要考虑输出的频率成分，还要考虑其平均功率，因此需要定义与平均功率对应的带宽。所谓系统的等效噪声带宽（equivalent noise bandwidth）是利用白噪声通过系统后的功率谱来定义的，其实质是把一个系统的功率传输函数等效为理想系统的功率传输函数。

一般来说，白噪声通过一个实际系统后，其功率谱往往与系统的功率传输函数有相同的形状。图 3.7 给出了低通和带通系统功率传输函数与等效噪声带宽的示意图。

由图 3.7 可知，等效噪声带宽用 $\Delta\Omega_e$ 来表示，定义为系统功率传输函数 $|H(j\Omega)|^2$ 的矩形等效宽度，即图中的矩形面积（表示功率的累积）等于 $|H(j\Omega)|^2$ 对应范围的面积。用等效噪声带宽表示的等效功率传输函数，对于低通系统表示为

$$|H_e(j\Omega)|^2 = \begin{cases} |H(0)|^2, & |\Omega| \leqslant \Delta\Omega_e \\ 0, & |\Omega| > \Delta\Omega_e \end{cases} \tag{3.89}$$

对于带通系统表示为

$$|H_e(j\Omega)|^2 = \begin{cases} |H(j\Omega_0)|^2, & \Omega_0 - \Delta\Omega_e/2 < |\Omega| < \Omega_0 + \Delta\Omega_e/2 \\ 0, & \text{其他} \end{cases} \tag{3.90}$$

式中，Ω_0 表示系统功率传输函数的中心频率。低通系统和带通系统的等效噪声带宽可以分别按照式（3.91）和式（3.92）计算如下：

$$\Delta\Omega_e = \int_0^{+\infty} \left| \frac{H(j\Omega)}{H(0)} \right|^2 \mathrm{d}\Omega \tag{3.91}$$

$$\Delta\Omega_e = \int_0^{+\infty} \left| \frac{H(j\Omega)}{H(j\Omega_0)} \right|^2 \mathrm{d}\Omega \tag{3.92}$$

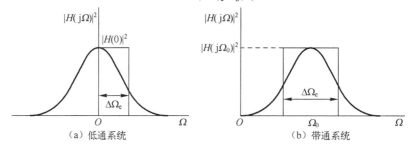

图 3.7　系统功率传输函数与等效噪声带宽示意图

2. 随机信号的带宽

平稳随机信号 $X(t)$ 的矩形等效带宽是按照系统的等效噪声带宽定义的，如下：

$$B_{eq} = \frac{1}{2\pi} \int_0^{+\infty} \frac{S_{XX}(\Omega)}{S_{XX}(\Omega_0)} \mathrm{d}\Omega = \frac{R_{XX}(0)}{2S_{XX}(\Omega_0)} \tag{3.93}$$

式中，$R_{XX}(0)$ 表示随机信号的平均功率。对于低通信号，$\Omega_0 = 0$；对于带通信号，Ω_0 通常取 $S_{XX}(\Omega)$ 的最大值处。

作为一种常用表示形式，平稳随机信号 $X(t)$ 的均方根带宽（rms bandwidth）定义为

$$B_{rms} = \frac{1}{2\pi} \left[\frac{\int_0^{+\infty} (\Omega - \Omega_0)^2 S_{XX}(\Omega) \mathrm{d}\Omega}{\int_0^{+\infty} S_{XX}(\Omega) \mathrm{d}\Omega} \right]^{1/2} \tag{3.94}$$

对于低通信号，$\Omega_0 = 0$；对于带通信号，Ω_0 等于 $S_{XX}(\Omega)$ 的重心，即

$$\Omega_0 = \frac{\int_0^{+\infty} \Omega S_{XX}(\Omega) \mathrm{d}\Omega}{\int_0^{+\infty} \Omega \mathrm{d}\Omega} \tag{3.95}$$

3.6 随机信号的经典分析方法

随机信号的经典分析（又称为古典分析）方法主要包括随机信号的概率分布与概率密度函数，随机信号的数字特征，即均值、方差、相关函数和协方差函数等。3.3 节已经介绍了随机信号（随机过程）的概率密度函数、概率分布函数和随机信号的主要统计特征。本节举例介绍一些常用的概率分布及随机信号数字特征的计算方法。

3.6.1 常见随机信号的概率密度函数

表 3.1 给出了常用随机信号的概率密度函数。

表 3.1　常用随机信号的概率密度函数

分布类型	概率密度函数曲线	概率密度函数表达式	数字特征		说　明
			均　值	方　差	
离散		$f(x)$			
均匀		$f(x)=\begin{cases}\dfrac{1}{b-a}, & a<x\leqslant b\\ 0, & \text{其他}\end{cases}$	$\dfrac{a+b}{2}$	$\dfrac{(b-a)^2}{12}$	变量在 $(a,b]$ 区间取值的概率相等。对随机相位常做此假设。对差值误差也常做此假设
高斯		$f(x)=\dfrac{1}{\sqrt{2\pi}\sigma_x}\mathrm{e}^{-\frac{(x-\mu_x)^2}{2\sigma_x^2}}$	μ_x	σ_x^2	高斯分布是最常用的概率密度函数。当随机变量的取值有多种因素，且各因素的影响程度又相差不多时，变量最终表现为高斯分布
瑞利		$f(x)=\begin{cases}\dfrac{1}{\sigma^2}\mathrm{e}^{-\frac{x^2}{2\sigma^2}}, & x\geqslant 0\\ 0, & x<0\end{cases}$	$\sqrt{\dfrac{\pi}{2}}\sigma$	$\left(2-\dfrac{\pi}{2}\right)\sigma^2$	若在直角坐标中 x,y 两分量相互独立，且服从高斯分布，则在极坐标 $r\mathrm{e}^{\mathrm{j}\varphi}$ 中，r 服从瑞利分布，φ 服从均匀分布
指数		$f(x)=\begin{cases}a\mathrm{e}^{-ax}, & x\geqslant 0, a>0\\ 0, & \text{其他}\end{cases}$	$\dfrac{1}{a}$	$\dfrac{1}{a^2}$	瑞利分布的随机变量，其平方为指数分布

3.6.2 随机信号数字特征的计算

3.3.1 节已经给出了随机信号的各常用统计量（即数字特征）。但是，由于所给出的统计量公式均为理论表达式，需要求取数学期望，在实际应用中不便于使用。本节从应用的角度出发，给出平稳随机信号各统计量的计算（即估计）方法。

设平稳随机信号 $X(t)$ 经采样离散化得到相应的平稳随机序列 $X(n)$，记为 $\{x(n)\}$，

其一个实现记为 $x(n)$。本节的目的是依据随机序列的一个实现 $x(n)$ 来计算或估计随机信号的数字特征量。

（1）样本均值 $\hat{m}_x$

$$\hat{m}_x = \frac{1}{N} \sum_{n=1}^{N} x(n) \tag{3.96}$$

式中，N 表示参加计算的数据样本点数。符号"^"表示计算得到的估计值。在本书中，凡是变量（或常量）上方标有符号"^"的，均表示对该变量（或常量）的估计。

（2）样本均方值 $E[\hat{m}_x^2]$

$$E[\hat{m}_x^2] = \frac{1}{N} \sum_{n=1}^{N} x^2(n) \tag{3.97}$$

（3）样本方差 $\hat{\sigma}_x^2$

$$\hat{\sigma}_x^2 = \frac{1}{N} \sum_{n=1}^{N} (x(n) - \hat{m}_x)^2 \tag{3.98}$$

（4）样本协方差 $\hat{C}_{xy}(m)$

$$\hat{C}_{xy}(m) = \frac{1}{N} \sum_{n=1}^{N} (x(n) - \hat{m}_x)(y(n+m) - \hat{m}_y) \tag{3.99}$$

式中，$\{y(n)\}$ 表示另一个随机序列，$\hat{m}_y$ 是其样本均值。若 $\{x(n)\}$ 与 $\{y(n)\}$ 相同，则称为样本自协方差函数。

（5）样本相关 $\hat{R}_{xy}(m)$

$$\hat{R}_{xy}(m) = \frac{1}{N} \sum_{n=1}^{N} x(n)y(n+m) \tag{3.100}$$

例 3.4 用 MATLAB 程序随机产生服从高斯分布的 100 点均值为 0、方差为 1 的样本序列，如图 3.8 所示。试根据本节给出的公式计算其样本数字特征量。

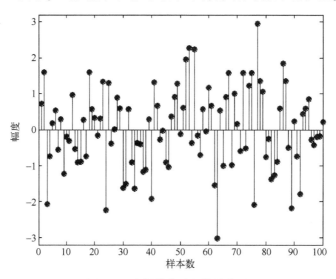

图 3.8 高斯分布随机信号序列

70

解：图 3.8 给出了由 MATLAB 产生的 100 点高斯分布随机序列的曲线。根据样本数字特征的计算公式，可以得到：样本均值 $\hat{m}_x = \dfrac{1}{N}\sum_{n=1}^{N} x(n) = -0.0804$，样本方差 $\hat{\sigma}_x^2 = \dfrac{1}{N}\sum_{n=1}^{N}(x(n)-\hat{m}_x)^2 = 0.925$。同理可以得到其他样本统计特征。如果增加数据长度 N，则可以使计算结果进一步逼近其理论均值和理论方差。

本例的 MATLAB 程序段如下：

```
clear all;x=zeros(100,1);x=randn(100,1);
mm=mean(x);vv=var(x);  % 计算产生白噪声的均值与方差
figure(1);stem(x,'filled');xlabel('样本数');ylabel('幅度');axis([0 100 -3.5
3.5]);  % 绘制曲线
```

3.7　随机信号的现代参数模型方法

3.7.1　随机信号的沃尔德分解定理

随机信号的沃尔德分解定理表述如下：一般的广义平稳随机信号 $\{x(n)\}$（常称为随机序列）总可以分解为可预测随机序列 $x_p(n)$ 与不可预测随机序列 $x_u(n)$ 之和。即

$$x(n) = x_p(n) + x_u(n) \tag{3.101}$$

且对于任意时刻 n_1 和 n_2，$x_p(n)$ 与 $x_u(n)$ 之间满足 $E[x_p(n_1)x_u(n_2)] \equiv 0$。

所谓可预测随机序列，是指由随机序列的过去取值可以准确地确定其未来取值。所谓不可预测随机序列，是指由随机序列的过去取值不能确定其未来取值。

例 3.5　设随机序列 $\{x(n)\}$ 满足以下模型：

$$x(n) = ax(n-1) + w(n),\ a < 1$$

式中，$w(n)$ 表示均值为 0、方差为 1 的高斯白噪声。试确定 $x(n)$ 的可预测性。

解：（1）若白噪声 $w(n) = 0$，则 $x(n) = ax(n-1)$，则 $x(n)$ 的未来取值可以由其过去取值来确定。因此，当 $w(n) = 0$ 时，$x(n)$ 为可预测随机序列。

（2）若白噪声 $w(n) \neq 0$，则由于 $w(n)$ 是不确定的，因此 $x(n)$ 为不可预测随机序列。

3.7.2　平稳随机信号的线性参数模型

许多平稳随机信号 $x(n)$ 可以看作由白噪声 $w(n)$ 激励某一确定的线性系统 $h(n)$ 而得到的响应。这样，只要白噪声的参数确定了，对随机信号的研究就可以转化为对产生随机信号的线性系统的研究了。这就是随机信号研究分析的参数模型法。其中包含两个基本问题：第一，由给定的平稳随机信号序列，可以为其建立相应的参数模型，即模型建立或模型参数估计问题；第二，利用给定白噪声和参数模型，可以产生出所需的随机信号序列，即随机信号产生问题。在后面的章节中，还要介绍利用随机信号的参数模型来进行功率谱估计及其他应用问题。图 3.9 给出了随机信号的参数模型示意图。

1. MA 模型

广义平稳随机信号 $x(n)$ 的 MA（moving average，滑动平均）模型满足以下表达式：

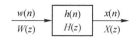

图 3.9　随机信号的参数模型示意图

$$x(n) = \sum_{k=0}^{q} b_k w(n-k) \tag{3.102}$$

式中，$w(n)$ 表示白噪声，b_k 为 MA 模型系数，q 为模型的阶数。该式表示，随机信号 $x(n)$ 是由 $w(n)$ 的当前值及其 q 个过去值的线性组合而构成的。经过 z 变换，可以得到 MA 系统的系统函数为

$$H(z) = \frac{X(z)}{W(z)} = \sum_{k=0}^{q} b_k z^{-k} \tag{3.103}$$

由于 $H(z)$ 没有极点，故该系统一定是稳定系统。通常，MA 模型称为全零点模型，用 MA(q) 来表示。

2. AR 模型

广义平稳随机信号 $x(n)$ 的 AR（autoregressive，自回归）模型满足以下表达式：

$$x(n) = -\sum_{k=1}^{p} a_k x(n-k) + w(n) \tag{3.104}$$

式中，a_k 为 AR 模型系数，p 为模型的阶数。该式表示，随机信号 $x(n)$ 是由本身的 p 个过去值 $x(n-k)$ 与白噪声 $w(n)$ 当前激励值的线性组合而构成的。AR 系统的系统函数为

$$H(z) = \frac{1}{1 + \sum_{k=1}^{p} a_k z^{-k}} \tag{3.105}$$

可见，系统函数中只有极点，没有零点，因此该模型又称为全极点模型，常用 AR(p) 来表示。由于系统存在极点，因此需要考虑系统的稳定性问题，即需要注意系统极点的分布位置。

3. ARMA 模型

广义平稳随机信号 $x(n)$ 的 ARMA（autoregressive moving average，自回归滑动平均）模型满足以下表达式：

$$x(n) = \sum_{k=0}^{q} b_k w(n-k) - \sum_{k=1}^{p} a_k x(n-k) \tag{3.106}$$

显然，ARMA 模型是 AR 模型与 MA 模型的结合。ARMA 模型的系统函数为

$$H(z) = \frac{\sum_{k=0}^{q} b_k z^{-k}}{1 + \sum_{k=1}^{p} a_k z^{-k}} \tag{3.107}$$

由上式可见，ARMA 模型既有零点，又有极点，是零极点模型。常用 ARMA(p,q) 来表示。

　　例 3.6　利用 MATLAB 编程，分别产生 AR(2)、MA(1) 和 ARMA(1,2) 随机序列，

并绘制三个随机序列的波形图。

　　解： MATLAB 程序如下：

```
clear all;clear;clc;whitenoise=randn(1000,1);
a1=[1.0 -0.2 -0.1];b1=1;y1=filter(b1,a1,whitenoise); %2阶AR模型与信号
a2=1;b2=[1.0 0.1];y2=filter(b2,a2,whitenoise); %1阶MA模型与信号
a3=[1.0 -0.2];b3=[1.0 0.1 -0.2];y3=filter(b3,a3,whitenoise); %(1,2)
阶ARMA模型与信号
figure(1);
subplot(3,1,1);plot(y1);xlabel('样本数/n');ylabel('幅度');
subplot(3,1,2);plot(y2);xlabel('样本数/n');ylabel('幅度');
subplot(3,1,3);plot(y3);xlabel('样本数/n');ylabel('幅度');
```

图 3.10 给出了 AR(2)、MA(1) 和 ARMA(1,2) 三个随机序列的波形图。

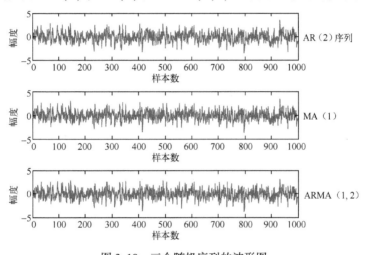

图 3.10　三个随机序列的波形图

3.7.3　AR 模型参数的估计

随机信号的参数估计，即随机信号建模问题，在信号处理领域的应用非常广泛。对于诸如水声、通信、机械故障诊断和生物医学信号处理等领域，常常采用参数估计与建模的方法来进行信号分析与处理。

根据沃尔德分解定理，AR、MA 和 ARMA 三个模型是可以互相转换的，任何平稳 ARMA 模型或 MA 模型均可以用阶数足够高的 AR 模型去近似。实际上，由 MA 模型的系统函数式 (3.103) 可以得到 $X(z)=H(z)W(z)$，若系统的零点都在单位圆内，则可以写为 $X(z)=W(z)/A(z)$，其中，$A(z)=1/H(z)$。这样，MA 模型可以转化为 AR 模型。同理，ARMA 模型也可以用 AR 模型来表示。因此，这里只讨论 AR 模型的建模问题。

1. AR(p) 随机序列的自相关函数

假定白噪声 $w(n)$ 的均值为 0、方差为 σ_w^2，且信号满足 $n>p$ 的条件。对式 (3.104)

表示的 $\mathrm{AR}(p)$ 随机序列 $x(n) = -\sum_{k=1}^{p} a_k x(n-k) + w(n)$ 求取自相关函数，并利用自相关函数的对称性，有

$$R_{xx}(m) = E[x(n)x(n-m)] = E\left[w(n)x(n-m) - \sum_{k=1}^{p} a_k x(n-k)x(n-m)\right]$$

$$= R_{xw}(m) - \sum_{k=1}^{p} a_k R_{xx}(m-k) \tag{3.108}$$

式中，

$$R_{xw}(m) = E[x(n)w(n+m)] = \sum_{k=0}^{+\infty} h(k)E[w(n-k)w(n+m)] \tag{3.109}$$

$$= \sum_{k=0}^{\infty} h(k)R_{ww}(m+k) = \sum_{k=0}^{+\infty} h(k)\sigma_w^2 \delta(m+k) = \sigma_w^2 h(-m)$$

$h(n)$ 为系统的单位冲激响应。整理可得

$$R_{xw}(m) = \begin{cases} 0, & m > 0 \\ \sigma_w^2 h(-m), & m \leqslant 0 \end{cases} \tag{3.110}$$

将式（3.110）代入式（3.108），得到

$$R_{xx}(m) = \begin{cases} -\sum_{k=1}^{p} a_k R_{xx}(m-k), & m > 0 \\ -\sum_{k=1}^{p} a_k R_{xx}(m-k) + h(0)\sigma_w^2, & m = 0 \\ R_{xx}(-m), & m < 0 \end{cases} \tag{3.111}$$

对于因果系统 $h(n)$，有 $h(0) = 1$。由上式可见，$\mathrm{AR}(p)$ 随机序列的自相关函数具有递推性质。

2. Yule-Walker 方程

由式（3.111）可得

$$R_{xx}(0) + a_1 R_{xx}(-1) + \cdots + a_p R_{xx}(-p) = \sigma_w^2$$
$$R_{xx}(1) + a_1 R_{xx}(0) + \cdots + a_p R_{xx}(1-p) = 0$$
$$\vdots \tag{3.112}$$
$$R_{xx}(p) + a_1 R_{xx}(p-1) + \cdots + a_p R_{xx}(0) = 0$$

将上式写成矩阵形式，得到

$$\begin{bmatrix} R_{xx}(0) & R_{xx}(-1) & \cdots & R_{xx}(-p) \\ R_{xx}(1) & R_{xx}(0) & \cdots & R_{xx}(1-p) \\ \vdots & \vdots & \ddots & \vdots \\ R_{xx}(p) & R_{xx}(p-1) & \cdots & R_{xx}(0) \end{bmatrix} \begin{bmatrix} 1 \\ a_1 \\ \vdots \\ a_p \end{bmatrix} = \begin{bmatrix} \sigma_w^2 \\ 0 \\ \vdots \\ 0 \end{bmatrix} \tag{3.113}$$

上式即为著名的 Yule-Walker 方程。在阶数 p 及自相关函数 $R_{xx}(m)$ 已知的前提下，AR 参数建模的问题实际上转化为 Yule-Walker 方程的求解问题。

例 3.7　设 $w(n)$ 是方差 $\sigma_w^2 = 1$ 的白噪声序列，$x(n)$ 表示 AR(3) 随机信号序列：$x(n) = \dfrac{14}{24}x(n-1) + \dfrac{9}{24}x(n-2) - \dfrac{1}{24}x(n-3) + w(n)$。试求：

（1）当 $m = 0, 1, 2, 3, 4, 5$ 时自相关函数 $R_{xx}(m)$ 的值。

（2）用（1）求出的自相关序列值来估计 AR(3) 的参数 $\hat{a}_k$，$k = 1, 2, 3$，并估计 $w(n)$ 的方差 $\hat{\sigma}_w^2$。

（3）根据给定的 AR(3) 模型，用计算机产生 $x(n)$ 的 $N = 32$ 点观测值，用观测值的自相关序列直接估计 AR(3) 的参数 $\hat{a}_k$，$k = 1, 2, 3$，并估计 $w(n)$ 的方差 $\hat{\sigma}_w^2$。

解：（1）由题已知 $a_1 = -14/24$，$a_2 = -9/24$，$a_3 = 1/24$。将 a_k，$k = 1, 2, 3$ 和 $\sigma_w^2 = 1$ 代入式（3.113），可以求得：$R_{xx}(0) = 4.9377, R_{xx}(1) = 4.3287, R_{xx}(2) = 4.1964, R_{xx}(3) = 3.8654$。利用式（3.111）可以进一步求得 $R_{xx}(4)$ 和 $R_{xx}(5)$ 的值。若需要，还可以求出更多的自相关序列值。

（2）利用（1）求出的自相关序列值来估计 AR(3) 模型参数 $\hat{a}_k$，$k = 1, 2, 3$ 及 $\hat{\sigma}_w^2$。仍然利用 Yule-Walker 方程，将估计得到的自相关序列值代入式（3.113），通过求解线性方程组可以得到 $\hat{a}_1 = -14/24$，$\hat{a}_2 = -9/24$，$\hat{a}_3 = 1/24$，$\hat{\sigma}_w^2 = 1$，与真实值相等。

（3）利用计算机产生的观测值，先估计自相关序列，再代入 Yule-Walker 方程，可以得到 $\hat{a}_k, k = 1, 2, 3$ 及 $\hat{\sigma}_w^2$ 的估计（$\hat{a}_1 = -0.6984, \hat{a}_2 = -0.2748, \hat{a}_3 = 0.0915$ 和 $\hat{\sigma}_w^2 = 0.4678$ 为一组参考值）。

比较（2）和（3）得到的估计结果，为什么两者有如此之大的差距？

实际上，在（2）对模型参数的估计中，所使用的自相关序列值是其真实值，而在（3）的估计中，所使用的自相关序列值是经由计算机模拟产生的有限个数据点（32 点）估计得到的，所得到的自相关序列估计值与真实自相关序列有较大误差，从而导致模型参数估计的误差较大。如果增加数据点的数量或提高 AR 模型的阶数，则会改善模型参数估计的精度。

3. Yule-Walker 方程的求解：Levinson-Durbin 递推算法

（1）线性预测误差滤波器与 AR 模型

假定用过去观测数据的线性组合来表示对当前数据 $x(n)$ 的预测，这种方法称为前向预测器，表示为

$$\hat{x}(n) = -\sum_{k=1}^{m} a_m(k)x(n-k) \tag{3.114}$$

式中，$a_m(k)$，$k = 1, 2, \cdots, m$ 表示 m 阶预测器的预测系数。显然，预测的结果与真实 $x(n)$ 存在误差，设该误差为 $e(n)$，称为预测误差，表示为

$$e(n) = x(n) - \hat{x}(n) = x(n) + \sum_{k=1}^{m} a_m(k)x(n-k) \tag{3.115}$$

若把 $e(n)$ 看成系统的输出，$x(n)$ 看成系统的输入，则系统函数为

$$\frac{E(z)}{X(z)} = 1 + \sum_{k=1}^{m} a_m(k)z^{-k} \tag{3.116}$$

若 $m = p$，且预测系数与 AR 模型参数相同，则预测误差系统与 AR 模型的系统函数互为

倒数，因此求解 AR 参数模型的问题可以转化为求解预测误差滤波器的预测系数问题。求取预测误差的均方值，有

$$
\begin{aligned}
E[e^2(n)] &= E\left[(x(n) + \sum_{k=1}^{m} a_m(k)x(n-k))^2\right] \\
&= R_{xx}(0) + 2\left[\sum_{k=1}^{m} a_m(k)R_{xx}(k)\right] + \sum_{k=1}^{m}\sum_{l=1}^{m} a_m(l)a_m(k)R_{xx}(l-k)
\end{aligned} \tag{3.117}
$$

为使均方误差最小，将上式右边对预测系数求偏导并令其为 0，有

$$
R_{xx}(l) = -\sum_{k=1}^{m} a_m(k)R_{xx}(l-k), \quad l = 1, 2, \cdots, m \tag{3.118}
$$

将其代入式（3.117）求得最小均方误差为

$$
E_m[e^2(n)] = E_p[e^2(n)] = R_{xx}(0) + \sum_{k=1}^{p} a_k R_{xx}(k) \tag{3.119}
$$

其中考虑了 $a_k = a_m(k)$ 和 $m = p$。上式表明，p 阶预测器的预测系数等于 p 阶 AR 模型的参数，并且最小均方预测误差等于白噪声的方差，即 $E_p[e^2(n)] = \sigma_w^2$。

（2）Levinson-Durbin 递推算法求解 AR 模型参数

Levinson-Durbin 递推算法是一种较快捷的求解 Yule-Walker 方程的递推算法，其基本思路是依据 Yule-Walker 方程和自相关序列的递推性，逐次增加模型阶数进行递推计算。例如，先计算 $m=1$ 时的预测系数 $a_m(k) = a_1(1)$ 和 σ_{w1}^2，然后计算 $m=2$ 时的预测系数 $a_2(1), a_2(2)$ 和 σ_{w2}^2，一直计算到 $m=p$ 阶的预测系数 $a_p(1), a_p(2), \cdots, a_p(p)$ 和 σ_{wp}^2。当满足计算精度时就可以停止递推。式（3.120）给出了预测系数和均方误差递推的通式

$$
\begin{cases}
a_m(k) = a_{m-1}(k) + a_m(m)a_{m-1}(m-k) \\
a_m(m) = -\dfrac{R_{xx}(m) + \sum\limits_{k=1}^{m-1} a_{m-1}(k)R_{xx}(m-k)}{E_{m-1}} \\
E_m = \sigma_{wm}^2 = [1 - a_m^2(m)]E_{m-1} = R_{xx}(0)\prod_{k=1}^{m}[1 - a_k^2(k)]
\end{cases} \tag{3.120}
$$

式中，$a_m(m)$ 称为反射系数。在运用 Levinson-Durbin 递推算法时，需要已知自相关函数，同时需要给定初始值 $E_0 = R_{xx}(0)$，$a_0(0) = 1$，还要确定 AR 模型的阶数 p。

例 3.8 一个 5 阶线性系统的 AR 参数为 $a_0 = 1$，$a_1 = 0.0298$，$a_2 = 0.1985$，$a_3 = 0.2681$，$a_4 = 0.3866$，$a_5 = 0.3502$。试利用 MATLAB 编程，分别依据 Yule-Walker 方程和 Levinson-Durbin 递推算法来估计 AR 模型参数。

解： MATLAB 程序如下：

```
clear all; randn('seed',0);
a = [1 0.1 0.2 0.3 0.4 0.5];x = impz(1,a,20)+randn(20,1)/20;r = xcorr(x,
'biased');r(1:length(x)-1) = [];
A = levinson(r,5);  % 依据 Levinson-Durbin 递推算法估计 AR 参数
    B = aryule(x,5);% 依据 Yule-Walker 方程估计 AR 参数
```

运行以上程序，可以得到 Levinson-Durbin 递推算法和 Yule-Walker 方程估计的 AR 参数均为：$\hat{a}_0 = 1.0000$，$\hat{a}_1 = 0.0298$，$\hat{a}_2 = 0.1985$，$\hat{a}_3 = 0.2681$，$\hat{a}_4 = 0.3866$，$\hat{a}_5 = 0.3502$。

3.7.4　AR 模型阶数的确定

AR 模型的阶数估计是一个十分重要的问题。在实际应用中，AR 模型的阶数总是未知的，要根据观测数据做适当的估计。若模型阶数估计过低，则参数估计的均方误差会较大；而若模型阶数过高，则又会带来计算上的不必要的负担。

1. FPE 准则

设真实模型为 AR(p)，正在进行拟合的阶数为 m。将拟合的 AR 参数构成一步预测器，其预测均方误差达到最小的模型阶数，作为最佳模型阶数。FPE（最终预测误差）准则定义为

$$\text{FPE}(m) = \sigma_{wm}^2 \left(\frac{N+m+1}{N-m-1} \right) \tag{3.121}$$

式中，N 为观测数据长度，σ_{wm}^2 为拟合残差的方差。随着拟合阶数 m 的增加，σ_{wm}^2 逐渐减小，而 $\dfrac{N+m+1}{N-m-1}$ 逐渐增大。若在某个 $m=p$ 处 FPE 达到最小，则将 p 确定为 AR 模型的阶数。

2. AIC 准则

该准则通过使平均对数似然函数最大来确定 AR 模型的阶数。AIC 准则定义为

$$\text{AIC}(m) = \ln\sigma_{wm}^2 + \frac{2m}{N} \tag{3.122}$$

当模型阶数增加时，σ_{wm}^2 随之减小，而 $2m/N$ 随之增大。当 $\text{AIC}(m)$ 达到最小时，可以确定此时的阶数为最佳模型阶数。

3.8　医学信号统计分析举例

3.8.1　医学数据的统计直方图与统计量估计

1. 统计直方图的概念

统计直方图是数据的出现频数相对于其数据值的分布图。具体说来，在相同条件下，对某一物理量做 n 次重复测量，得到一系列测量值。确定测量值的最大值和最小值，由此构成一个统计区间。将该区间划分成若干小区间，对测量结果出现在各小区间的频数 M 进行统计。以测量数据（小区间）为横坐标，以各小区间的频数 M 为纵坐标，可得到一个带状图，即统计直方图（histogram）。实际上，统计直方图类似于概率密度函数的概念，是一种较为粗糙的概率密度函数。

2. 直方图应用举例

例 3.9 现有 160 名正常成年女性的血清甘油三酯（mmol/L）测量结果如表 3.2 所示，试利用 MATLAB 编程绘制数据的统计直方图，并估计相应的统计量。

表 3.2　160 名正常成年女性血清甘油三酯测量值（mmol/L）

0.91	1.23	1.37	1.25	1.17	1.20	0.90	1.24	1.04	1.49	0.88	1.04	1.20	1.60	1.32	1.34
1.09	1.58	1.24	1.02	1.41	1.08	0.61	1.54	1.44	1.19	0.96	0.71	1.30	1.17	0.96	0.62
1.17	1.34	1.12	1.08	1.10	1.46	1.11	0.99	1.48	1.10	0.71	1.56	0.70	0.66	0.85	1.52
1.65	0.61	1.46	1.33	1.16	1.54	0.68	1.42	1.06	0.91	0.87	1.33	0.91	0.73	0.80	0.85
1.52	1.46	1.67	1.47	1.82	0.79	1.01	0.52	0.73	1.54	0.76	0.59	0.78	1.01	0.76	0.95
1.26	1.01	1.66	0.96	1.60	1.22	0.91	1.20	1.30	1.05	1.69	1.71	0.96	0.82	1.27	1.32
1.18	1.30	0.63	1.65	1.41	1.37	1.37	1.50	1.43	1.64	1.20	1.05	1.14	1.20	1.24	0.51
0.95	1.14	1.27	1.20	1.11	1.44	0.83	1.24	0.98	1.01	1.30	1.70	1.09	1.33	0.89	1.15
1.24	0.84	0.68	1.11	0.76	1.30	0.75	1.31	1.08	1.12	1.48	1.40	0.83	1.09	1.39	1.59
0.64	1.02	1.27	1.15	1.15	0.72	1.77	0.96	0.94	1.07	0.97	0.83	0.85	0.65	0.99	1.06

解： MATLAB 程序如下：

```
clear all; clear; clc;
SamData=[0.91 1.23 1.37 1.25 1.17 1.20 0.90 1.24 1.04 1.49 0.88 1.04 1.20
1.60 1.32 1.34 1.09 …… 0.94 1.07 0.97 0.83 0.85 0.65 0.99 1.06];
figure(1)
histfit(SamData);xlabel('组段');ylabel('频数');      % 绘制数据的统计直方图
xmean=mean(SamData);xmed=median(SamData);         % 估计数据的均值和中值
xvar=var(SamData);xstd=std(SamData);              % 估计数据的方法和标准差
```

上述程序段运行之后，可以得到 160 名正常成年女性血清甘油三酯测量值的均值（1.1384）、中值（1.1400）、方差（0.0896）和标准差（0.2993）等统计量信息，并且该数据的统计直方图由图 3.11 给出。图中的条状图为直方图，对应的光滑曲线为拟合的结果，类似于高斯分布的概率密度函数曲线。

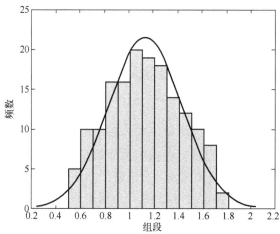

图 3.11　160 名正常成年女性血清甘油三酯测量值的统计直方图及拟合曲线

3.8.2　医学数据的拟合

1. 数据拟合的概念

所谓数据拟合，实际上是寻找一条曲线，以这条曲线代表一组测量数据。要求所有数据都与该曲线相当贴近，但并不要求该曲线严格通过所有的测量数据点。这样的曲线称为拟合曲线，而求拟合曲线的过程称为数据的曲线拟合。

2. 数据的最小二乘拟合

最小二乘拟合（least square fitting）是数据分析中最常用的一种数据拟合方法。其基本思路是通过最优化方法求取拟合系数，从而保证拟合曲线与数据点的误差平方和最小。

例 3.10　测得某克山病区 10 名健康儿童头发与全血中的硒含量数据如表 3.3 所示。试利用 MATLAB 编程对表中数据进行最小二乘线性拟合、二阶拟合和三阶拟合。

表 3.3　某克山病区 10 名健康儿童头发与全血中的硒含量数据

发硒含量 x	74	66	88	69	91	73	66	96	58	73
血硒含量 y	13	10	13	11	16	9	7	14	5	10

解：MATLAB 程序如下：

```
clear all;clc;clear;
x0 = [746688 69 91 73 66 96 58 73];y0 = [13 10 13 11 16 9 7 14 5 10];   % 原始数据
x = sortrows(x0');y = sortrows(y0');   % 将原始数据按增序排序
p1 = polyfit(x,y,1);   % LS 线性拟合
p2 = polyfit(x,y,2);   % LS 二阶拟合
p3 = polyfit(x,y,3);   % LS 三阶拟合
ye1 = polyval(p1,x);ye2 = polyval(p2,x);ye3 = polyval(p3,x);% 计算拟合曲线的 y 值.
figure(1)
subplot(1,3,1); plot(x,y,'o',x,ye1); axis([58 max(x) 4 16.5]);xlabel('x');
ylabel('y');text(84,5,'(a)');
subplot(1,3,2); plot(x,y,'o',x,ye2); axis([58 max(x) 4 16.5]);xlabel('x');
ylabel('y');text(84,5,'(b)');
subplot(1,3,3); plot(x,y,'o',x,ye3); axis([58 max(x) 4 16.5]);xlabel('x');
ylabel('y');text(84,5,'(c)')
err1 = sum((ye1-y).^2);err2 = sum((ye2-y).^2);err3 = sum((ye3-y).^2);
```

图 3.12 给出了对给定数据进行线性拟合、二阶拟合和三阶拟合的结果。进一步地还可以计算出三种拟合曲线的拟合误差平方分别为：13.7229（线性拟合）、9.5755（二阶拟合）和 8.2433（三阶拟合）。显然，对于这组数据来说，三阶拟合的误差最小。

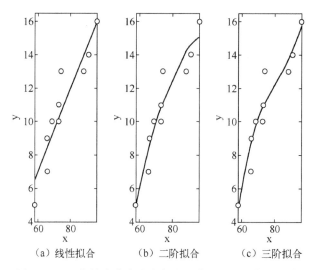

（a）线性拟合　　　（b）二阶拟合　　　（c）三阶拟合

图 3.12　10 名健康儿童头发与全血中的硒含量数据拟合

思考题与习题

3.1　什么是内源信号、外源信号和感生信号？

3.2　试说明医学信号的主要特点。

3.3　试说明随机变量、随机过程和随机信号的概念。

3.4　说明随机变量的均值、方差、相关与协方差的概念。

3.5　说明随机信号的概率密度与概率分布的概念。

3.6　说明随机过程各统计特征的概念与含义。

3.7　说明平稳随机信号与非平稳随机信号的概念。

3.8　解释各态历经性的概念。

3.9　说明循环平稳随机信号的概念。

3.10　简述几种主要随机过程的特性。

3.11　试说明白噪声与有色噪声的特点与区别。

3.12　试说明随机信号主要的经典分析方法。

3.13　试说明随机信号主要的现代分析方法。

3.14　AR 模型、MA 模型和 ARMA 模型各有什么特点？

3.15　随机相位正弦波 $x(t) = A\sin(\omega_0 t + \varphi)$，相位 φ 服从均匀分布，即

$$p(\varphi) = \begin{cases} \dfrac{1}{2\pi}, & 0 \leqslant \varphi < 2\pi \\ 0, & \text{其他} \end{cases}$$

试求 x 的一阶概率密度函数 $p(x; t)$，并说明它是否与时间 t 有关？

3.16　设 $z(t) = \cos(\omega_0 t + \varphi)$ 是随机相位正弦载波，即

$$p(\varphi) = \begin{cases} \dfrac{1}{2\pi}, & 0 \leqslant \varphi < 2\pi \\ 0, & \text{其他} \end{cases}$$

今用一调制信号 $r(t)$ 对 $z(t)$ 进行调幅, 得到调幅波 $s(t) = r(t)z(t)$。已知 $r(t)$ 服从瑞利分布:

$$p(r) = \begin{cases} re^{-r^2/2}, & r \geqslant 0 \\ 0, & r < 0 \end{cases}$$

试证明: 调幅波 $s(t)$ 服从高斯分布:

$$p(s) = \frac{1}{\sqrt{2\pi}\sigma_s} \exp\left[-\frac{(s - m_s)^2}{2\sigma_s^2}\right]$$

并求 m_s 和 σ_s^2 的值。假设 φ 与 $r(t)$ 互相独立。

3.17 (1) 设 $x(t) = a$, a 是二值型随机变量(对每一样本而言不随时间而变), 以概率 p 及 $q = 1 - p$ 取值 $+1$ 和 -1。求此过程的时间均值、总体均值、时间自相关和总体自相关。由所得结果说明该信号是否满足各态历经性。

(2) 平稳随机信号 $x(t)$ 和确定性信号 $y(t)$ 相加, 得 $z(t) = x(t) + y(t)$, 问 $z(t)$ 是否为平稳过程?

3.18 已知平稳随机过程 $x(t)$ 的自相关函数如下所示, 求其功率谱密度及均方值, 并根据所得结果说明该随机过程是否含有直流分量或周期性分量。

(1) $R_{xx}(\tau) = 4e^{-|\tau|}\cos\pi\tau + \cos3\pi\tau$;

(2) $R_{xx}(\tau) = 25e^{-4|\tau|}\cos\omega_0\tau + 16$

3.19 根据功率谱密度函数的性质, 判断下面哪些函数是实信号的功率谱密度函数的正确表达式, 并说明理由。对判断是正确的函数, 说明它的均值、均方值与方差各是多少。

(1) $S_1(\Omega) = \dfrac{\Omega^2 + 9}{(\Omega^2 + 4)(\Omega + 1)^2}$; \qquad (2) $S_2(\Omega) = \dfrac{\Omega^2 + 1}{\Omega^4 + 5\Omega^2 + 6}$;

(3) $S_3(\Omega) = \dfrac{\Omega^2 + 4}{\Omega^4 - 4\Omega^2 + 3}$; \qquad (4) $S_2(\Omega) = \dfrac{\Omega^2 + 1}{\Omega^4 + 5\Omega^2 + 6}$

3.20 调幅信号 $y(t) = a(t)\cos(\Omega_0 t + \varphi)$, 式中, Ω_0 是常数, φ 在 $[0, 2\pi]$ 区间均匀分布。$a(t)$ 是随机过程, 其自相关函数是 $R_{aa}(\tau)$, 功率谱是 $S_{aa}(\omega)$。$a(t)$ 与 φ 相互独立。求 $y(t)$ 的自相关函数和功率谱, 用 $R_{aa}(\tau)$ 和 $S_{aa}(\omega)$ 表示。

3.21 在图 P3.1 的系统中, $x(t)$ 是平稳随机过程。试证明 $y(t)$ 的功率谱为 $S_{yy}(\omega) = 2S_{xx}(\omega)(1 + \cos\omega T)$。

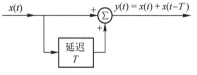

图 P3.1

3.22 一个随机信号 $x_1(t)$ 的自相关函数是 $R_1(\tau) = A_1 e^{-|\tau|}$, 另一个随机信号 $x_2(t)$ 的自相关函数是 $R_2(\tau) = A_2 e^{-|\tau|}$。求两信号相加后 $x(t) = x_1(t) + x_2(t)$ 的自相关函数 $R_{xx}(\tau)$。假设:

(1) $x_1(t)$ 与 $x_2(t)$ 互相独立。

(2) $x_1(t)$ 与 $x_2(t)$ 来自不同的信号源,只是幅度相差一个常数因子 K:$x_2(t) = Kx_1(t)$,$K \neq 1$。

3.23 (1) 复随机信号 $z(t)$ 由联合平稳的实过程 $x(t)$ 和 $y(t)$ 构成,且满足 $z(t) = x(t) + jy(t)$,试证明:$E[|z(t)|^2] = R_{xx}(0) + R_{yy}(0)$。

(2) 试证明对平稳的复随机过程 $z(t)$ 有 $E[|z(t+\tau) + z(t)|^2] = 2R_{zz}(0) + 2\text{Re}[R_{zz}(\tau)]$。

3.24 随机信号 $s(t) = x(t)\cos\Omega_0 t - y(t)\sin\Omega_0 t$,其中,$x(t)$ 和 $y(t)$ 是复随机过程,其自相关函数和互相关函数均已知,Ω_0 是固定值。

(1) 试求 $s(t)$ 的自相关函数。

(2) 若 $R_{xx}(\tau) = R_{yy}(\tau)$,$R_{xy}(\tau) = 0$,试证明:$R_{ss}(\tau) = R_{xx}(\tau)\cos\Omega_0\tau$。

3.25 随机过程 $x(t) = A\sin(\Omega_0 t + \varphi)$,其中,$A$ 和 Ω_0 为常数,φ 为在 $[0, 2\pi]$ 区间均匀分布的随机变量。令 $y(t) = x^2(t)$。

(1) 试求 $y(t)$ 的自相关函数 $R_{yy}(\tau)$。

(2) 试求 $x(t)$ 和 $y(t)$ 间互相关函数 $R_{xy}(\tau)$。由所得结果说明 $x(t)$ 和 $y(t)$ 是否是联合广义平稳的。

3.26 统计独立零均值随机过程 $x(t)$ 和 $y(t)$ 具有以下自相关函数:

$$R_{xx}(\tau) = e^{-|\tau|}; \quad R_{yy}(\tau) = \cos 2\pi\tau$$

现在分别构成新过程:$w_1(t) = x(t) + y(t)$ 和 $w_2(t) = x(t) - y(t)$,试求 $R_{w_1 w_2}(\tau)$。

3.27 随机输入序列 $x(n)$ 各次采样值互相独立。各采样值同分布,都是均值为 3、方差为 4 的高斯分布。

(1) 如果 $y(n) = \dfrac{1}{2}(x(n) + x(n-1))$,求 $y(n)$ 的均值、方差及概率密度函数。

(2) 如果 $z(n) = \dfrac{1}{2}(x(n) - x(n-1))$,求 $z(n)$ 的均值、方差及概率密度函数。

3.28 输入序列 $x(n)$ 的一阶概率密度函数为

$$p[x(n)] = \begin{cases} 2e^{-2x(n)}, & x(n) \geqslant 0 \\ 0, & \text{其他} \end{cases}$$

(1) 试证明:$E[x(n)] = 1/2$。

(2) 如果 $y = 2x(1) + 4x(2)$,且 $x(1)$ 和 $x(2)$ 都是服从上述分布的随机序列,试求 $E(y)$。

3.29 随机序列 $x(n)$ 各次采样互相独立,且均匀分布于 $-1 \sim +1$ 之间,并按下述关系进行信号处理:

(1) $y(n) = x(n) - x(n-1)$;

(2) $z(n) = x(n) + 2x(n-1) + x(n-2)$;

(3) $w(n) = -\dfrac{1}{2}w(n-1) + x(n)$

试求:(1) $x(n)$ 的均值 m_x 和方差 σ_x^2。

（2）$y(n)$、$z(n)$ 和 $w(n)$ 的自相关函数与功率谱。

[提示：$|m|>2$ 后，$R_{yy}(m)=?$；$|m|>3$ 后，$R_{zz}(m)=?$]

3.30　设自相关函数 $r_{xx}(k)=\rho^k$，$k=0,1,2,3$，试用 Yule-Walker 方程直接求解以及用 Levinson-Durbin 递推求解 AR(3) 模型参量。

3.31　设 $N=5$ 的数据记录为 $x(0)=1$，$x(1)=2$，$x(2)=3$，$x(3)=4$，$x(4)=5$，AR 模型的阶数 $p=3$，试用 Levinson-Durbin 递推法求 AR 模型参量。

3.32　利用习题 3.31 所给 $N=5$ 的数据记录 $x(0)=1$，$x(1)=2$，$x(2)=3$，$x(3)=4$，$x(4)=5$，试用伯格（Burg）算法求 AR（2）。

第 4 章　信号检测与参数估计

本章主要介绍信号分析处理中的两个主要问题：信号检测与参数估计问题。在简要介绍信号检测与参数估计概念的基础上，重点介绍信号检测的极大后验概率准则、最小错误率准则、贝叶斯准则和纽曼-皮尔逊准则。此外，还介绍多次观测条件下的信号检测问题；介绍以贝叶斯估计为代表的非线性参数估计方法和以最小二乘技术为核心的线性参数估计方法。最后给出一些应用的实例。

4.1　信号检测与参数估计基本问题

信号的检测与参数估计是生物医学信号分析与处理中的重要问题。

信号检测（signal detection）主要有两方面的含义：其一是表示信号的波形提取，即利用传感器和信号检测技术，在噪声和干扰条件下获取信号的波形。其二是依据已接收到的信号（称为观测数据）判断某种感兴趣的信号是否存在。本节主要研究介绍后者所涉及的基本原理与基本方法，基本不涉及前者的问题。

信号的参数估计（parameter estimation）是指利用信号估计的基本理论，从含噪接收信号中估计出信号的某个或某些参数的技术与方法。

4.1.1　信号检测的基本任务

在随机信号处理应用中，经常遇到要在几种可能发生的情况中做出抉择的问题。例如，雷达接收机系统要根据观测到的雷达回波做出回波中是否有目标信号存在的判决；在数字通信系统中，接收机需要根据接收到的信号、噪声和干扰来判断究竟接收到了哪一种信号波形。在医学问题中，临床医生需要根据病人的系列症状及各种化验检查结果做出病人是否患病，或者患有某种疾病的判断。再如在心电信号分析中，需要对测量得到的心电信号提取相关特征，再按照一定的准则做出所得心电信号属于何种类型、患者有何疾病的判断。

上述问题均可以归为统计判决（statistical decision）问题。从直观上很容易看出，在上述判决问题中，每次判决不一定都是正确的。由于噪声和干扰的影响，有时候可能会出现错误的判决。这样，此类判决问题必须从概率统计的概念出发，从而构成一种统计判决问题。

信号检测的数学基础是概率论与数理统计问题中的假设检验（hypothesis testing）方法。下面举例说明从观测数据中判断有无感兴趣的信号的方法。

设观测数据（或接收信号）为 x，其中，感兴趣的信号为 s，噪声为 n。做两个假设：假设 H_0（称为 0 假设），即观测数据 x 中没有信号 s，只有噪声 n。假设 H_1（称为 1

假设），即观测数据 x 中既有信号，又有噪声，即 $x = s + n$。通过关于信号和噪声的一些统计先验知识，以某种判据为准则，判断观测数据的具体观测值是属于 H_0 假设，还是 H_1 假设。这就是信号的检测问题。

信号检测问题可以根据问题的性质划分为不同的类型。例如，根据假设的数目，可以分为二元检测和多元检测；根据观测的次数，可以分为单次观测和多次观测；根据被检测信号的性质，可以分为确定性信号检测、有未知参数的确定性信号检测和随机信号检测等。

4.1.2 信号检测问题中的各种概率描述

本节结合二元检测问题，介绍信号检测问题中常用的一些概率描述。

① 先验概率（prior probability）：先验概率是指根据以往经验得出的 H_1 和 H_0 各假设发生的概率，分别记为 $P(H_1)$ 和 $P(H_0)$。其中，$P(\cdot)$ 表示概率。

② 条件先验概率（conditional prior probability）：条件先验概率是指在某一假设下取得观测值 x 的概率。当 x 为离散型随机变量时，表示为 $P(x|H_1)$ 和 $P(x|H_0)$。当 x 为连续型随机变量时，表示为 $p(x|H_1)$ 和 $p(x|H_0)$。其中，$p(\cdot)$ 表示概率密度函数。

③ 后验概率（posterior probability）：后验概率指在取得某一观测值 x 后，该值属于某一假设的概率，表示为 $P(H_1|x)$ 和 $P(H_0|x)$。

④ 虚警概率（false alarm probability）P_F：在假设检验中将"无"判成"有"的概率。即情况属于 H_0，而误判成 H_1 的概率。

⑤ 漏报概率（missing probability）P_M：在假设检验中将"有"判成"无"的概率。即情况属于 H_1，而误判成 H_0 的概率。

⑥ 总错误率（total error rate）P_E：虚警与漏报两项错误的总概率。表示为 $P_E = P_F P(H_0) + P_M P(H_1)$。

⑦ 检测概率（detection probability）P_D：情况属于 H_1，且被正确判断的概率。P_D 与 P_M 是互补的，即 $P_D = 1 - P_M$。注意，仅根据 P_D 的大小来说明判决的优劣是不可靠的。因为如果无论有无信号，一律判断成"有"，则必有 $P_M = 0$，且 $P_D = 1$。但是此时的总错误率 P_E 一般会较高。

4.1.3 信号参数估计的基本任务

参数估计是依据从总体中抽取的样本来估计总体分布中包含的未知参数的方法，信号参数估计的任务是从含噪信号中估计出信号的某个或某些参数。例如，用超声多普勒技术测量血流速时，除了从噪声中提取多普勒信息，还要根据该信息来估计流速的大小，即根据观测数据来估计信号的时间延迟参数。

最常见的一类估计问题是根据给定的一组随机变量的样本来估计其主要统计量。随机变量 x 的均值和方差的估计式为

$$\hat{m}_x = \frac{1}{N} \sum_{i=1}^{N} x_i$$
$$\hat{\sigma}_x^2 = \frac{1}{N} \sum_{i=1}^{N} \left[x_i - E(x) \right]^2$$

$$(4.1)$$

图 4.1 给出了从含噪声的观测数据中估计信号参数的流程图。

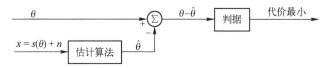

图 4.1　从含噪声的观测数据中估计信号参数的流程图

如图 4.1 所示，观测数据 x 由信号 s 和噪声 n 相加组成，即 $x=s(\theta)+n$。其中，θ 表示信号参数。参数估计问题要求通过一定的算法取得 θ 的估计值 $\hat{\theta}$，并使 θ 与 $\hat{\theta}$ 之间的关系按照某一判据达到最优。例如，常用的最小均方误差准则，使 $E[(\theta-\hat{\theta})^2]$ 达到最小。

4.1.4　参数估计的评价准则

1. 估计无偏性

（1）估计的偏差

估计的偏差（deviation）又称为估计的偏，是指估计值 $\hat{\theta}$ 与其真值 θ 或均值 $E[\hat{\theta}]$ 之差，可以用来衡量估计结果的精度。

对于非随机参数的估计，若 $E[\hat{\theta}]=\theta$，则称 $\hat{\theta}$ 是 θ 的无偏估计（unbiased estimation）。若 $E[\hat{\theta}]\neq\theta$，则称 $\hat{\theta}$ 是 θ 的有偏估计（biased estimation），其偏差为 $b(\hat{\theta})=E[\hat{\theta}]-\theta$。当参与参数估计的数据样本容量 N 增加时，若有 $\lim\limits_{N\to\infty}b(\hat{\theta})=0$，则称 $\hat{\theta}$ 为渐进无偏估计（asymptotically unbiased estimation）。

对于随机参数的估计，由于随机参数不具有确定的真值，故用其均值 $E[\theta]$ 代替确定的真值。若 $E[\hat{\theta}]=E[\theta]$，则称 $\hat{\theta}$ 为无偏估计。若 $E[\hat{\theta}]\neq E[\theta]$，则称 $\hat{\theta}$ 为有偏估计，其偏差为 $b(\hat{\theta})=E[\hat{\theta}]-E[\theta]$。若满足 $\lim\limits_{N\to\infty}b(\hat{\theta})=0$，则称为渐进无偏估计。

若 θ 为非随机量，则有 $E[\theta]=\theta$，故随机参数估计问题与前面的非随机参数估计问题完全相同。因此无论是非随机参数估计还是随机参数估计，均可采用非随机参数估计的形式将二者统一起来。

（2）估计的方差

估计的方差（variance）用来度量估计值 $\hat{\theta}$ 与其数学期望 $E[\hat{\theta}]$ 之间的分散程度。即

$$\mathrm{Var}[\hat{\theta}]=\sigma_{\hat{\theta}}^2=E[(\hat{\theta}-E[\hat{\theta}])^2] \tag{4.2}$$

估计的方差越小，表示参数的估计值越集中在其真值或均值附近，即估计的分散性越弱。

（3）估计的均方误差

需要特别注意的是，只有将估计的偏差和方差结合起来，即采用估计的均方误差，

才能较为全面地反映估计的质量。可以证明，估计的均方误差是估计偏差的平方与估计方差之和。即

$$E\big[\,(\theta-E[\hat{\theta}])^2\,\big]=b^2(\hat{\theta})+\sigma_{\hat{\theta}}^2 \tag{4.3}$$

2. 估计的有效性

如果要比较同一参数的两个无偏估计的优劣，在样本容量 N 相同的情况下，需要看哪一个无偏估计的方差更小。若满足

$$\mathrm{Var}\big[\hat{\theta}_1\big]<\mathrm{Var}\big[\hat{\theta}_2\big] \tag{4.4}$$

则称 $\hat{\theta}_1$ 为参数 θ 的有效估计（efficient estimation），或称估计 $\hat{\theta}_1$ 比估计 $\hat{\theta}_2$ 更有效。

3. 估计的一致性

如果当样本容量 $N\to\infty$ 时，参数估计值无限接近其真值，即偏差和方差均趋于 0，则该估计是一致估计（consistent estimation）。即满足条件

$$\lim_{N\to\infty}E\big[\,(\hat{\theta}-\theta)^2\,\big]=0 \tag{4.5}$$

的估计为一致估计。

4.2　信号检测的极大后验概率准则

考虑信号是恒定已知值的情况。假设观测值 x 是已知信号 $s=A$ 和噪声 n 的线性组合，即 $x=s+n$。考虑二元检测问题，假设 H_0，表示观测中无信号，即 $x=n$；假设 H_1，表示观测中有信号，即 $x=s+n=A+n$。我们的问题是需要根据观测数据来判定究竟是有信号，还是无信号，即情况是属于 H_1，还是 H_0。

4.2.1　极大后验概率准则的基本思路

极大后验（maximum a posteriori，MAP）概率准则基于这样一种思路，即其要求按照观测值最可能属于哪一类来进行分类决策。我们需要计算观测值 x 来自每个假设类别的后验概率，然后依据后验概率的大小，选择具有最大后验概率的那一个假设类别。

具体来说，设观测值 x 属于 H_0 的后验概率为 $P(H_0|x)$，x 属于 H_1 的后验概率为 $P(H_1|x)$。比较这两个概率哪一个大，就判定 x 属于哪一个类别。即在 $x=x_1$ 处，若满足 $P(H_1|x)>P(H_0|x)$，则判定为 H_1；反之，若满足 $P(H_0|x)>P(H_1|x)$，则判定为 H_0。一般记为

$$\frac{P(H_1|x)}{P(H_0|x)}\mathop{\gtrless}_{H_0}^{H_1}1 \tag{4.6}$$

4.2.2　二元问题的 MAP 准则推导

为了得到后验概率 $P(H_0|x)$ 和 $P(H_1|x)$，需要应用贝叶斯公式对已知信息进行变换。由贝叶斯公式，有

$$P(H_0 \mid x) = \frac{p(x \mid H_0) P(H_0)}{p(x)}$$

$$P(H_1 \mid x) = \frac{p(x \mid H_1) P(H_1)}{p(x)} \tag{4.7}$$

式中，$P(H_0)$ 和 $P(H_1)$ 分别为 H_0 和 H_1 的先验概率，观测数据 x 的概率密度函数 $p(x)$ 可以由全概率公式得到，即

$$p(x) = p(x \mid H_0) P(H_0) + p(x \mid H_1) P(H_1) \tag{4.8}$$

为了简化起见，式（4.8）中的条件概率密度函数 $p(x \mid H_0)$ 和 $p(x \mid H_1)$ 可以分别记为 $p_0(x)$ 和 $p_1(x)$。这样，式（4.7）变为

$$P(H_0 \mid x) = \frac{p_0(x) P(H_0)}{p(x)}$$

$$P(H_1 \mid x) = \frac{p_1(x) P(H_1)}{p(x)} \tag{4.9}$$

令式（4.9）中两式相除，得到

$$\frac{P(H_1 \mid x)}{P(H_0 \mid x)} = \frac{p_1(x)}{p_0(x)} \cdot \frac{P(H_1)}{P(H_0)} \tag{4.10}$$

这样，式（4.6）所示的最大后验概率判决式可以改写为

$$\frac{p_1(x)}{p_0(x)} \underset{H_0}{\overset{H_1}{\gtrless}} \frac{P(H_0)}{P(H_1)} \tag{4.11}$$

上式即为极大后验概率准则的判别公式。式中，$p_0(x)$ 和 $p_1(x)$ 分别为在 H_0 和 H_1 条件下观测数据 x 的概率密度函数，称为条件概率密度函数。通常，条件概率密度函数 $p_0(x)$ 和 $p_1(x)$ 又称为似然函数（likelyhood function），其比值

$$l(x) = \frac{p_1(x)}{p_0(x)} \tag{4.12}$$

称为似然比（likelihood ratio）。所谓似然函数，是一种关于统计模型中参数的函数，表示模型参数中的似然性。似然性与概率的概念相似，都是指某种事件发生的可能性。但是两者又有区别，概率用于在已知一些参数的情况下，预测接下来的观测所得到的结果，而似然性用于在已知某些观测所得到的结果时，对有关事物性质的参数进行估计。似然比是反映真实性的一种指标。$l(x)$ 是随机变量的函数，因此也是随机变量。

例 4.1 设信号 $s = A$ 为恒定值，噪声 n 为高斯随机变量，服从 $N(0, \sigma_n^2)$ 分布。信号以等概率发送或不发送，即 $P(H_0) = P(H_1) = 1/2$。试求：

（1）该具体问题极大后验概率准则的表达式。

（2）当测得 $x_1 = 0.7A$ 时，判断该条件下是有信号还是无信号。

解：（1）在 H_0 假设下，有 $s = 0$，故 $x = n$。这时 x 的概率密度函数就是噪声 n 的概率密度函数。即

$$p_0(x) = p(n) = \frac{1}{\sqrt{2\pi} \sigma_n^2} e^{-\frac{x^2}{2\sigma_n^2}}$$

在 H_1 假设下，有 $s=A$，故 $x=A+n$。这时 x 服从均值为 A 方差为 σ_n^2 的高斯分布，即

$$p_1(x) = \frac{1}{\sqrt{2\pi}\,\sigma_n^2}\,\mathrm{e}^{-\frac{(x-A)^2}{2\sigma_n^2}}$$

令 $p_1(x)$ 和 $p_0(x)$ 相除，有

$$\frac{p_1(x)}{p_0(x)} = \mathrm{e}^{-\frac{1}{2}\cdot\frac{(x-A)^2-x^2}{\sigma_n^2}} = \mathrm{e}^{\frac{(x-A/2)A}{\sigma_n^2}}$$

这样，极大后验概率准则的表达式为

$$\mathrm{e}^{\frac{(x-A/2)A}{\sigma_n^2}} \mathop{\gtrless}\limits_{H_0}^{H_1} \frac{P(H_0)}{P(H_1)} = 1$$

可以取对数化简为

$$x \mathop{\gtrless}\limits_{H_0}^{H_1} \frac{A}{2}$$

（2）根据上式，当观测值为 $x_1 = 0.7A$ 时，由于 $x_1 = 0.7A > 0.5A$，故应判断为 H_1，即有信号。

图 4.2 给出了本例题的概率密度函数曲线的解释。

由图 4.2 可见，当 $x > A/2$ 时，有 $p_0(x) < p_1(x)$，故判为 H_1。当 $x < A/2$ 时，有 $p_1(x) < p_0(x)$，故判为 H_0。

一般情况下，若 $P(H_0) \neq P(H_1)$，令 $\eta = \dfrac{P(H_0)}{P(H_1)}$，则极大后验概率准则的形式变为

$$\frac{p_1(x)}{p_0(x)} \mathop{\gtrless}\limits_{H_0}^{H_1} \eta \tag{4.13}$$

此时判断区域的划分如图 4.3 所示。

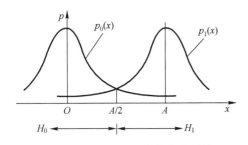

图 4.2　极大后验概率密度准则的
概率密度函数曲线表示

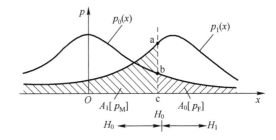

图 4.3　极大后验概率密度准则求取阈值

图 4.3 中，线段 $\overline{ab}$ 与线段 $\overline{bc}$ 之比 $\overline{ab}/\overline{bc} = 2$，$X_0$ 为判别区域的阈值。按照如下方式求解：对 $\mathrm{e}^{\frac{(x-A/2)A}{\sigma_n^2}} \mathop{\gtrless}\limits_{H_0}^{H_1} \eta$ 两边取对数，有 $\dfrac{(x-A/2)A}{\sigma_n^2} \mathop{\gtrless}\limits_{H_0}^{H_1} \ln\eta$，即

$$x \mathop{\gtrless}\limits_{H_0}^{H_1} \frac{A}{2} + \frac{\sigma_n^2}{A}\ln\eta = X_0 \tag{4.14}$$

式中，$X_0 = \dfrac{A}{2} + \dfrac{\sigma_n^2}{A}\ln\eta$ 表示判决分界的阈值。

4.2.3 极大后验概率准则的检测性能

参见图 4.3,由于虚警概率 P_F 是情况属于 H_0 而错判为 H_1 的概率,显然与图 4.3 中的阴影面积 A_0 相当,即

$$P_F = \int_{X_0}^{+\infty} p_0(x)\,\mathrm{d}x \tag{4.15}$$

漏报概率 P_M 是情况属于 H_1 而错判成 H_0 的概率。它相当于图 4.3 中的阴影面积 A_1,即

$$P_M = \int_{-\infty}^{X_0} p_1(x)\,\mathrm{d}x \tag{4.16}$$

因此,总错误率和检测概率均可以计算出来。

例 4.2 信号与噪声条件均与例 4.1 相同。设 $A=1$,且 $\sigma_n^2=1$。试求:

(1) 计算判决分界阈值 X_0。

(2) 计算虚警概率 P_F、漏报概率 P_M、检测概率 P_D 和总错误率 P_E。

解:(1) 由于信号等概传输,即 $P(H_0)=P(H_1)=1/2$,因此 $\eta=P(H_0)/P(H_1)=1$。于是,$X_0 = \dfrac{A}{2} + \dfrac{\sigma_n^2}{A}\ln\eta = 1/2$。

(2) 虚警概率:$P_F = \int_{X_0}^{+\infty} p_0(x)\,\mathrm{d}x = \int_{1/2}^{+\infty} \dfrac{1}{\sqrt{2\pi}} e^{-\frac{x^2}{2}}\,\mathrm{d}x = 0.3085$

漏报概率:$P_M = \int_{-\infty}^{X_0} p_1(x)\,\mathrm{d}x = \int_{-\infty}^{1/2} \dfrac{1}{\sqrt{2\pi}} e^{-\frac{(x-1)^2}{2}}\,\mathrm{d}x = 0.3085$

检测概率:$P_D = 1 - P_M = 1 - 0.3085 = 0.6915$

总错误率:$P_E = P_F P(H_0) + P_M P(H_1) = 0.3085$

例 4.3 在极大后验概率准则下用每个人的身高来对人的性别进行分类。假定身高 x 的条件概率密度分别服从 $N_F(1.6, 0.01)$(女性,假设 H_0)和 $N_M(1.7, 0.01)$(男性,假设 H_1)的高斯分布。假定男性和女性的先验概率均为 $1/2$,即 $P(H_0)=P(H_1)=1/2$。试求根据身高来进行性别判断的极大后验概率准则表达式。

解: 根据给定条件,$\sigma_n^2=0.01$,$\eta=P(H_0)/P(H_1)=1$,似然比 $l(x)$ 为

$$l(x) = \frac{p_1(x)}{p_0(x)} = e^{-\frac{1}{2}\cdot\frac{(x-\mu_1)^2-(x-\mu_0)^2}{\sigma_n^2}} = e^{\frac{(x-1.6)^2-(x-1.7)^2}{0.02}} = e^{\frac{0.1x-0.165}{0.01}}$$

极大后验概率准则的表达式为

$$e^{\frac{0.1x-0.165}{0.01}} \underset{H_0}{\overset{H_1}{\gtrless}} 1$$

或简化为

$$x \underset{H_0}{\overset{H_1}{\gtrless}} 1.65$$

根据极大后验概率准则,身高高于 1.65m 的判断为男性,低于 1.65m 的判断为女性。

4.2.4 进一步的讨论

由于极大后验概率准则的推导过程只利用了贝叶斯公式，并没有利用信号和噪声的概率密度分布信息。因此，该方法可以进一步推广应用，包括但不限于高斯分布噪声的条件，也可以应用于任意 $p_0(x)$ 和 $p_1(x)$ 已知的情况。

4.3 信号检测的最小错误率准则

4.3.1 最小错误率准则的基本思路

最小错误率（minimum probability of error，MPE）准则将总错误率作为性能评价标准，由此导出分类决策的规则。其基本假设是已知每一个假设的条件概率密度函数和先验概率。

由 4.1 节的定义，信号检测的总错误率为

$$
\begin{aligned}
P_{\mathrm{E}} &= P_{\mathrm{F}} P(H_0) + P_{\mathrm{M}} P(H_1) \\
&= P(H_0) \int_{X_0}^{+\infty} p_0(x)\,\mathrm{d}x + P(H_1) \int_{-\infty}^{X_0} p_1(x)\,\mathrm{d}x
\end{aligned}
\tag{4.17}
$$

式中，X_0 为判决区域的阈值。适当地选择判决区域，即选择 X_0 使 P_{E} 达到最小，便构成最小错误率准则。

4.3.2 二元问题的 MPE 准则推导

参见图 4.3，由于

$$
P_{\mathrm{M}} = \int_{-\infty}^{X_0} p_1(x)\,\mathrm{d}x = 1 - \int_{X_0}^{+\infty} p_1(x)\,\mathrm{d}x
$$

总错误率又可以写为

$$
\begin{aligned}
P_{\mathrm{E}} &= P(H_0) \int_{X_0}^{+\infty} p_0(x)\,\mathrm{d}x + P(H_1) \left[1 - \int_{X_0}^{+\infty} p_1(x)\,\mathrm{d}x \right] \\
&= P(H_1) + \int_{X_0}^{+\infty} \left[P(H_0) p_0(x) - P(H_1) p_1(x) \right] \mathrm{d}x
\end{aligned}
\tag{4.18}
$$

对式（4.18）进行分析：首先，式中的第一项 $P(H_1)$ 为正数，且与判决阈的选择无关；其次，式中第二项的积分区间 $[X_0, +\infty)$ 表示的是判决为 H_1 的区域。因此，只要把第二项中被积函数 $P(H_0) p_0(x) - P(H_1) p_1(x)$ 为负值的区域都划为 H_1 的判决区域，就能使总错误率 P_{E} 达到最小。即判决准则为：若满足

$$
P(H_0) p_0(x) - P(H_1) p_1(x) < 0
$$

则判决为 H_1。或写为

$$
P(H_0) p_0(x) \underset{H_0}{\overset{H_1}{\lessgtr}} P(H_1) p_1(x)
\tag{4.19}
$$

或写为似然比的形式：

$$l(x) = \frac{p_1(x)}{p_0(x)} \underset{H_0}{\overset{H_1}{\gtrless}} \frac{P(H_0)}{P(H_1)} \qquad (4.20)$$

式（4.20）即为最小错误率准则的判据。比较式（4.20）与式（4.11），可见在所讨论的情况下，按照极大后验概率准则与最小错误率准则所做出的判断是一样的。

例 4.4 所有条件与例 4.3 相同。在最小错误率准则下，根据人体的身高来对其性别进行分类。试计算分类的总错误率。

解： 设将女性错判为男性的错误概率为虚警概率 P_F，将男性错判为女性的错误概率为漏报概率 P_M。根据式（4.20），计算得到似然比 $l(x) = 1$，并进一步得到判决分界阈值 $X_0 = 1.65$，且由例 4.3 有 $\sigma_n^2 = 0.01$。

将女性错判为男性的错误概率为

$$P_F = \int_{X_0}^{+\infty} p_0(x) \, \mathrm{d}x = \int_{1.65}^{+\infty} \frac{1}{\sqrt{2\pi}\sigma_n} e^{-\frac{1}{2}\frac{(x-1.6)^2}{\sigma_n^2}} \mathrm{d}x$$

做变量代换，设 $y = \dfrac{x - 1.60}{\sigma_n}$，则

$$P_F = \int_{0.5}^{+\infty} \frac{1}{\sqrt{2\pi}\sigma_n} e^{-\frac{y^2}{2}} \sigma_n \mathrm{d}y = \int_{0.5}^{+\infty} \frac{1}{\sqrt{2\pi}} e^{-\frac{y^2}{2}} \mathrm{d}y = 0.3085$$

将男性错判为女性的错误概率为

$$P_M = \int_{-\infty}^{X_0} p_1(x) \, \mathrm{d}x = \int_{-\infty}^{1.65} \frac{1}{\sqrt{2\pi}} e^{-\frac{1}{2}\frac{(x-1.7)^2}{0.01}} \mathrm{d}x \overset{y=\frac{x-1.7}{0.1}}{=\!=\!=} \int_{-\infty}^{-0.5} \frac{1}{\sqrt{2\pi}} e^{-\frac{y^2}{2}} \mathrm{d}x = 0.3085$$

总错误率为

$$P_E = P_F P(H_0) + P_M P(H_1) = \frac{1}{2}(P_F + P_M) = 0.3085$$

由上面的分析，可以看出判决的错误概率较大。因此，只用身高这一个观测值来进行性别判断不会得到较好的分类判断结果。但上述结果却是各种分类决策规则中只用身高这一个观测值所能够得到的最小的错误概率。为了改善分类判决结果，必须增加不同的观测值，如体重、脚踝粗细或腰围等。虽然这些观测值或许不能给出完全独立于身高的信息，但它们确实能够提供了一些有助于提高分类准确性的信息。

4.4 信号检测的贝叶斯准则

4.4.1 贝叶斯准则的基本思路

在许多信号检测问题中，不仅错误概率的大小很重要，而且错误的类型也很关键。例如，在日常生活中，把一个坏掉的鸡蛋当作一个好的鸡蛋要比把一个好的鸡蛋当成坏鸡蛋的代价要更大。在雷达信号检测问题中，漏报的危害显然要比虚警的危害更大。在生物医学问题中，也有同样的问题。医生把有恶性肿瘤的病人诊断成没有恶性肿瘤的风险要比把没有恶性肿瘤而诊断成有的风险大得多。后者的代价是患者的心理紧张和进一

步的检查治疗，而前者则可能使患者付出生命的代价。贝叶斯（Bayes）准则的基本思路是把不同判决结果的不同代价考虑在决策中，在进行判决分类时使每次的平均决策代价最小。

贝叶斯准则定义了以下 4 种代价。

- c_{00}：无判成无的代价。即情况属于 H_0，判断也是 H_0 时要付出的代价。
- c_{01}：无判成有的代价。即情况属于 H_0，判断成 H_1 时要付出的代价。
- c_{10}：有判成无的代价。即情况属于 H_1，判断成 H_0 时要付出的代价。
- c_{11}：有判成有的代价。即情况属于 H_1，判断也是 H_1 时要付出的代价。

定义平均代价（average cost）为

$$
\begin{aligned}
\bar{c} &= c_{00}(1-P_\mathrm{F})P(H_0) + c_{11}(1-P_\mathrm{M})P(H_1) + c_{01}P_\mathrm{F}P(H_0) + c_{10}P_\mathrm{M}P(H_1) \\
&= c_{00}P(H_0) + c_{11}P(H_1) + (c_{01}-c_{00})P_\mathrm{F}P(H_0) + (c_{10}-c_{11})P_\mathrm{M}P(H_1)
\end{aligned}
\tag{4.21}
$$

贝叶斯准则就是使上式的平均代价（有时也称为风险）$\bar{c}$ 最小的准则。

4.4.2　二元问题的贝叶斯准则推导

为了便于说明，将总错误率的表达式再次给出如下：

$$
P_\mathrm{E} = P_\mathrm{F}P(H_0) + P_\mathrm{M}P(H_1)
\tag{4.22}
$$

比较式（4.21）和式（4.22），可以看出平均代价与总错误率有相同之处，但有两点不同：第一，与总错误率表达式相比，平均代价表达式中多了常数项 $c_{00}P(H_0) + c_{11}P(H_1)$。不过这两项的存在并不影响检测阈值的选择。第二，平均代价中 P_F 和 P_M 的系数由总错误率中的 $P(H_0)$ 和 $P(H_1)$ 变为 $(c_{01}-c_{00})P(H_0)$ 和 $(c_{10}-c_{11})P(H_1)$。参照最小错误率的判据式（4.20），贝叶斯准则的判据可以写为

$$
l(x) = \frac{p_1(x)}{p_0(x)} \underset{H_0}{\overset{H_1}{\gtrless}} \frac{P(H_0)}{P(H_1)} \cdot \frac{(c_{01}-c_{00})}{(c_{10}-c_{11})}
\tag{4.23}
$$

如果正确判决的代价相等，即 $c_{00}=c_{11}$，错误判决的代价也相等，即 $c_{01}=c_{10}$，则式（4.23）变为

$$
l(x) = \frac{p_1(x)}{p_0(x)} \underset{H_0}{\overset{H_1}{\gtrless}} \frac{P(H_0)}{P(H_1)}
\tag{4.24}
$$

显然，式（4.24）即为最小错误率准则。由此可见，最小错误率准则是贝叶斯准则的一个特例。

例 4.5　假设 H_0 和 H_1 下的条件概率密度函数分别为 $p_0(x)=\mathrm{e}^{-x}u(x)$ 和 $p_1(x)=2\mathrm{e}^{-2x}u(x)$，式中，$u(x)=\begin{cases}1, & x \geqslant 0 \\ 0, & x < 0\end{cases}$ 为单位阶跃信号。设已知 H_0 和 H_1 的先验概率分别为 $P(H_0)=1/3$ 和 $P(H_1)=2/3$。已知各代价为：$c_{00}=c_{11}=0$，$c_{01}=2$，$c_{10}=3$。试求：

（1）使贝叶斯风险最小的决策规则。

（2）计算贝叶斯决策规则的贝叶斯风险（即平均代价）$\bar{c}$。

解：（1）先计算似然比和阈值：

$$
l(x) = \frac{p_1(x)}{p_0(x)} = \frac{2\mathrm{e}^{-2x}}{\mathrm{e}^{-x}}u(x) = 2\mathrm{e}^{-x}u(x)
$$

$$\eta = \frac{P(H_0)}{P(H_1)} \cdot \frac{(c_{01} - c_{00})}{(c_{10} - c_{11})} = \frac{1/3}{2/3} \cdot \frac{(2-0)}{(3-0)} = \frac{1}{3}$$

当满足 $x \geqslant 0$ 时，有 $2\mathrm{e}^{-x} \underset{H_0}{\overset{H_1}{\gtrless}} \frac{1}{3}$。对两边同除以 2 并取对数，有

$$x \underset{H_0}{\overset{H_1}{\gtrless}} \ln 6$$

即为贝叶斯决策规则。

（2）先计算 P_F 和 P_M，有

$$P_M = \int_{\ln 6}^{\infty} 2\mathrm{e}^{-2x} u(x) \mathrm{d}x = \frac{1}{36}$$

$$P_F = \int_{-\infty}^{\ln 6} \mathrm{e}^{-x} u(x) \mathrm{d}x = \int_0^{\ln 6} \mathrm{e}^{-x} \mathrm{d}x = \frac{5}{6}$$

$$\bar{c} = c_{00}P(H_0) + c_{11}P(H_1) + (c_{01} - c_{00})P_F P(H_0) + (c_{10} - c_{11})P_M P(H_1)$$

$$= 2 \times \frac{5}{6} \times \frac{1}{3} + 3 \times \frac{1}{36} \times \frac{2}{3} = \frac{11}{18}$$

即每次判决的平均代价为 11/18。

4.5　信号检测的纽曼–皮尔逊准则

在许多问题特别是雷达问题中，诸如贝叶斯决策中所使用的代价值实际上是很难进行分配与确定的。此外，各个类别的先验概率 $P(H_0)$ 和 $P(H_1)$ 通常是非常不对称的，不容易先验确定的。对于这些问题，纽曼–皮尔逊（Neyman-Pearson）准则可以在不知道先验概率和代价值的情况下给出较好的结果。

4.5.1　纽曼–皮尔逊准则的基本思路

纽曼–皮尔逊准则的基本思路是，在给定虚警概率 $P_F = e_0$ 的前提下，使检测概率 P_D 尽可能大，这同时也意味着使漏报概率 $P_M = 1 - P_D$ 尽可能小。但是实际上，P_F、P_D 和 P_M 三者之间存在着一定的矛盾。例如，在雷达问题中，如果无论在何种情况下我们总是给出没有目标出现的判决，这样可以使虚警概率 $P_F = 0$，但是却会使漏报概率 $P_M = 1$。相反，如果我们总是给出目标出现的判决，这样尽管可以使漏报概率下降到 $P_M = 0$，但是却会使虚警概率上升到 $P_F = 1$。类似地，在临床医学关于肿瘤良性或恶性的判决中，若医生总是将肿瘤判决为良性的，则虚警概率总是为 $P_F = 0$，而漏报概率却达到 $P_M = 1$。反之，若医生总是给出恶性肿瘤的判决，则尽管漏报概率 $P_M = 0$，但是虚警概率也会上升为 $P_F = 1$。

这两种极端的情况都是不可取的，都是要尽力避免的。实际上，纽曼–皮尔逊准则是使用折中的方法进行判决，并试图使漏报概率 P_M 最小，这等价于使检测概率 P_D 最大，同时满足约束条件使虚警概率 P_F 满足使用者设定的一个可以接受的范围。

4.5.2　二元问题的纽曼-皮尔逊准则推导

纽曼-皮尔逊准则假定条件概率密度 $p_0(x)$ 和 $p_1(x)$ 是已知的，并给定可以接受的虚警概率 $P_F = e_0$，但先验概率 $P(H_0)$ 和 $P(H_1)$ 以及代价等均是未知的。

纽曼-皮尔逊判决准则的求解，可以通过拉格朗日乘子法并使目标函数 J 达到最小来得到，目标函数 J 定义为

$$J = P_M + \lambda(P_F - e_0) \tag{4.25}$$

式中，

$$P_M = \int_{-\infty}^{X_0} p_1(x)\, \mathrm{d}x = 1 - \int_{X_0}^{+\infty} p_1(x)\, \mathrm{d}x$$

$$P_F = \int_{X_0}^{+\infty} p_0(x)\, \mathrm{d}x$$

λ 为拉格朗日乘子，为一待定系数，由约束条件 $P_F = e_0$ 确定。将 P_M 与 P_F 代入式 (4.25)，有

$$
\begin{aligned}
J &= P_M + \lambda(P_F - e_0) = 1 - \int_{X_0}^{+\infty} p_1(x)\, \mathrm{d}x + \lambda\left(\int_{X_0}^{+\infty} p_0(x)\, \mathrm{d}x - e_0\right)\\
&= 1 - \lambda e_0 + \int_{X_0}^{+\infty} [\lambda p_0(x) - p_1(x)]\, \mathrm{d}x
\end{aligned}
\tag{4.26}
$$

为了使 J 达到最小，需要把上式积分式中使被积函数为负值的 x 归为 H_1 一类，而由于 $1 - \lambda e_0$ 为常量，可以不予考虑。这样，若满足

$$\lambda p_0(x) - p_1(x) < 0 \tag{4.27}$$

则将 x 判决为属于 H_1。这样，纽曼-皮尔逊准则可以写为

$$l(x) = \frac{p_1(x)}{p_0(x)} \underset{H_0}{\overset{H_1}{\gtrless}} \lambda \overset{\Delta}{=} \eta \tag{4.28}$$

由上式可见，纽曼-皮尔逊准则在本质上是一种似然比检验。

考虑信号为已知常数 A，噪声服从 $N(0, \sigma_n^2)$ 高斯分布的情况，条件概率密度函数的曲线如图 4.4 所示。

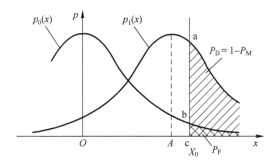

图 4.4　纽曼-皮尔逊准则示意图

设阈值为 X_0，则虚警概率 P_F 等于图中双斜线阴影部分的面积，即 $p_0(x)$ 在 $x > X_0$ 区间的曲线下面积。同理，检测概率 $P_D = 1 - P_M$ 等于 $p_1(x)$ 在同一区域的曲线下面积。

当 $P_F = e_0$ 给定之后，X_0 值可由下式计算确定：

$$\int_{X_0}^{+\infty} p_0(x)\,\mathrm{d}x = e_0$$

对于高斯分布噪声，则写为

$$\int_{X_0}^{+\infty} \frac{1}{\sqrt{2\pi}\,\sigma_n} \mathrm{e}^{-\frac{x^2}{2\sigma_n^2}} \mathrm{d}x = e_0$$

做变量代换 $u = \dfrac{x}{\sqrt{2}\,\sigma_n}$，有

$$\int_{\frac{X_0}{\sqrt{2}\sigma_n}}^{+\infty} \frac{1}{\sqrt{\pi}} \mathrm{e}^{-u^2} \mathrm{d}u = \frac{1}{2}\left[1 - \mathrm{erf}\left(\frac{X_0}{\sqrt{2}\,\sigma_n}\right)\right] = e_0$$

式中，$\mathrm{erf}(\cdot)$ 为误差函数，可以通过查表得到 X_0 值。一旦 X_0 值确定了，P_D 也就确定了，即

$$\int_{X_0}^{+\infty} p_1(x)\,\mathrm{d}x = P_D$$

例 4.6 设观测数据为 $x = s + n$。其中，信号 s 等于 1 或 0，噪声服从 $N(0, \sigma_n^2)$ 的高斯分布。设 $P_F = 0.1$，试根据纽曼-皮尔逊准则确定阈值 X_0 和检测概率 P_D。

解：根据给定的虚警概率 P_F，可以计算阈值 X_0 如下：

$$P_F = \int_{X_0}^{+\infty} p_0(x)\,\mathrm{d}x = \int_{X_0}^{+\infty} \frac{1}{\sqrt{4\pi}} \mathrm{e}^{-\frac{x^2}{4}} \mathrm{d}x = 0.1$$

可以得到：$X_0 = 1.8$。由此求得检测概率 P_D 为

$$P_D = \int_{1.8}^{+\infty} p_1(x)\,\mathrm{d}x = \frac{1}{\sqrt{4\pi}} \int_{1.8}^{+\infty} \mathrm{e}^{-\frac{(x-1)^2}{4}} \mathrm{d}x$$

做变量代换 $u = \dfrac{x-1}{2}$，得到

$$P_D = \frac{1}{\sqrt{\pi}} \int_{0.4}^{+\infty} \mathrm{e}^{-u^2} \mathrm{d}u = 0.2858$$

根据图 4.4，有 $\overline{ac} = p_1(X_0)$，$\overline{bc} = p_0(X_0)$。似然比阈值为

$$\eta = \overline{ac}/\overline{bc} = p_1(X_0)/p_0(X_0) = \mathrm{e}^{-\frac{0.8^2}{4}}/\mathrm{e}^{-\frac{1.8^2}{4}} = 1.9$$

检测判据为

$$l(x) = \frac{p_1(x)}{p_0(x)} \mathop{\gtrless}\limits_{H_0}^{H_1} 1.9$$

4.5.3 纽曼-皮尔逊准则的进一步讨论

纽曼-皮尔逊准则只是在概率密度函数较复杂的情况下或多次观测条件下才显示出其意义。图 4.5 给出了概率密度函数较为复杂的一个例子。

图 4.5 中，H_1 区间可以取 X_1 或 X_1' 的位置，只要使二者在 $p_0(x)$ 曲线下的对应面积相等，两种取法的 P_F 也就相等。但是，相应的 P_D 却不相等，这是由于在 X_1' 区间总有 $p_1(x) < p_0(x)$，而在 X_1 区间却总有 $p_0(x) < p_1(x)$。

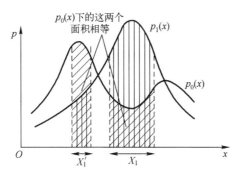

图 4.5　概率密度函数较为复杂情况下的纽曼-皮尔逊准则

例 4.7　设假设检验问题 H_0: $p_0(x) = \dfrac{1}{2} e^{-|x|}$，$H_1$: $p_1(x) = \dfrac{1}{\sqrt{2\pi}} e^{-\frac{x^2}{2}}$。虚警概率设定

为 $P_F = 0.2$，试建立纽曼-皮尔逊判据。本题
的条件概率密度函数曲线如图 4.6 所示。

解：如图 4.6 所示，两条曲线 $p_0(x)$ 和
$p_1(x)$ 共有 4 个交点。H_1 区域应大致选在图
中斜线部分。现需要判断区域的上、下边界
α 和 β。根据曲线的对称性，可以只讨论半
边的情况。

根据约束条件 $P_F = 2 \displaystyle\int_\alpha^\beta p_0(x)\,\mathrm{d}x = 0.2$，

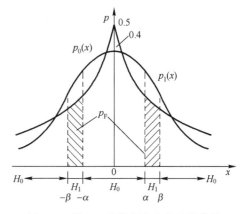

图 4.6　例 4.7 条件概率密度函数曲线

将 $p_0(x)$ 的表达式代入，可以得到
$$\mathrm{e}^{-\alpha} - \mathrm{e}^{-\beta} = 0.2 \tag{4.29}$$
为了求取 P_D 最大，需要求取下式最大，即
$$P_D = 2 \int_\alpha^\beta p_1(x)\,\mathrm{d}x = \sqrt{\frac{2}{\pi}} \int_\alpha^\beta \mathrm{e}^{-\frac{x^2}{2}}\,\mathrm{d}x$$
利用式（4.29）中 α 与 β 的函数关系，对上式相对于 α 求一阶导数，令导数等于 0，有
$$\frac{\mathrm{d}P_D}{\mathrm{d}\alpha} = \sqrt{\frac{2}{\pi}} \left(\mathrm{e}^{-\frac{\beta^2}{2}} \frac{\mathrm{d}\beta}{\mathrm{d}\alpha} - \mathrm{e}^{-\frac{\alpha^2}{2}} \right) \tag{4.30}$$
再对式（4.29）相对于 α 求一阶导数，有
$$-\mathrm{e}^{-\alpha} + \mathrm{e}^{-\beta} \frac{\mathrm{d}\beta}{\mathrm{d}\alpha} = 0 \tag{4.31}$$
将式（4.31）代入式（4.30），并进行化简，可以得到
$$\alpha + \beta = 2,\ \alpha \neq \beta \tag{4.32}$$
将式（4.29）和式（4.32）联立求解，可以得到：$\alpha = 0.7293$，$\beta = 1.2707$。

这样，当 $|x| < 0.7293$ 时，判决为 H_0；当 $0.7293 < |x| < 1.2707$ 时，判决为 H_1；当
$|x| > 1.2707$ 时，判决为 H_0。

4.6 多次观测与多元检测简介

4.6.1 多次观测

在多次观测问题中，观测数据由观测向量 $\boldsymbol{X} = \begin{bmatrix} x_1 & x_2 & \cdots & x_n \end{bmatrix}$ 代替标量 x，即依据多次测量数据或多个特征值组成的观测向量来进行决策。与单次观测的情况相比，多次观测的判决准则与单次观测的基本相同，只是需要用多维概率密度函数替代一维概率密度函数。

1. 多次观测准则

（1）极大后验概率准则和最小错误率准则

$$l(\boldsymbol{X}) = \frac{p_1(\boldsymbol{X})}{p_0(\boldsymbol{X})} \underset{H_0}{\overset{H_1}{\gtrless}} \frac{P(H_0)}{P(H_1)} \tag{4.33}$$

（2）多次观测的贝叶斯准则

$$l(\boldsymbol{X}) = \frac{p_1(\boldsymbol{X})}{p_0(\boldsymbol{X})} \underset{H_0}{\overset{H_1}{\gtrless}} \frac{P(H_0)}{P(H_1)} \times \frac{(c_{01} - c_{00})}{(c_{10} - c_{11})} \tag{4.34}$$

（3）似然比检验的一般形式

$$l(\boldsymbol{X}) = \frac{p_1(\boldsymbol{X})}{p_0(\boldsymbol{X})} \underset{H_0}{\overset{H_1}{\gtrless}} \eta \tag{4.35}$$

2. 观测的独立性问题

以上各式从形式上解决了多次观测的判决准则问题。但是实际上，由于概率密度函数 $p_0(\boldsymbol{X})$ 和 $p_1(\boldsymbol{X})$ 都是多维联合概率密度函数，不便于应用。当各观测值相互独立且具有相同分布时，可以显著简化问题的求解。即

$$p_0(\boldsymbol{X}) = p_0(x_1)p_0(x_2)\cdots p_0(x_n) = \prod_{j=1}^{n} p_0(x_j)$$
$$p_1(\boldsymbol{X}) = p_1(x_1)p_1(x_2)\cdots p_1(x_n) = \prod_{j=1}^{n} p_1(x_j) \tag{4.36}$$

这样，通过取对数将乘积变为求和，似然比变为

$$\sum_{j=1}^{n} \ln \frac{p_1(x_j)}{p_0(x_j)} \underset{H_0}{\overset{H_1}{\gtrless}} \ln \eta \tag{4.37}$$

4.6.2 多元检测

在许多信号分析与处理中，如医学信号或图像的统计诊断中，往往存在多个类别，即需要根据观测数据从多个假设中做出判决，这就是信号检测的多元问题。

设假设数目为 M，各假设的先验概率为 $P(H_1), P(H_2), \cdots, P(H_M)$，条件先验概率密度函数表示为 $p_1(\boldsymbol{X}), p_2(\boldsymbol{X}), \cdots, p_M(\boldsymbol{X})$，其中，$\boldsymbol{X} = \begin{bmatrix} x_1 & x_2 & \cdots & x_N \end{bmatrix}$ 为观测向量。

这里只考虑极大后验概率准则的多元检测问题。其基本思路仍然是通过贝叶斯公式，将先验概率转换为后验概率的形式。即

$$P(H_i|X) = \frac{p_i(X)P(H_i)}{p(X)}, \quad i = 1, 2, \cdots, M \tag{4.38}$$

观测向量 X 的概率密度函数 $p(X)$ 由全概率公式得到为

$$p(X) = \sum_{i=1}^{M} p_i(X)P(H_i)$$

对于不同的假设 H_i, $i = 1, 2, \cdots, M$，式（4.38）的分母相同，因此，只需要比较其分子的大小，就可以根据其取值最大而得到极大后验概率准则的判决式。若

$$p_i(X)P(H_i) > p_j(X)P(H_j), \quad i \neq j; \ i, j = 1, 2, \cdots, M \tag{4.39}$$

则判定情况属于 H_i。若在 M 个假设中任意选择一种假设 m，则可以得到 M 个似然比函数为

$$l_i(X) = \frac{p_i(X)}{p_m(X)}, \quad i = 1, 2, \cdots, M \tag{4.40}$$

由此可以得到一种等价的最大后验概率判决式。若

$$l_i(X)P(H_i) > l_j(X)P(H_j), \quad i \neq j; \ i, j = 1, 2, \cdots, M \tag{4.41}$$

则判定情况属于 H_i。

若观测向量 $X = [x_1 \quad x_2 \quad \cdots \quad x_N]$ 中各元素相互独立，则有 $p_j(X) = \prod_{i=1}^{N} p(x_i|H_j)$。

例 6.8　一乳腺疾病患者，其临床检查情况如下：患者年龄 45 岁，肿块表面不整齐，肿块硬度偏硬。试采用多元检测方法，依据表 4.1 所给数据，对患者的肿瘤类型（含乳癌、纤维瘤、乳腺瘤）做出诊断判决。

表 4.1　186 例患者三种疾病检查数据统计表

征　象			H_1 乳癌（29 例）		H_2 纤维瘤（92 例）		H_3 乳腺瘤（65 例）	
			例数	%	例数	%	例数	%
$X_1 = [x_{11} \quad x_{12}]$	肿块表面情况	x_{11}: 整齐	2	6.90	45	48.92	30	46.14
		x_{12}: 不整齐	27	93.10	47	51.08	35	53.86
$X_2 = [x_{21} \quad x_{22}]$	年龄	x_{21}: <40 岁	4	13.79	74	80.43	54	83.08
		x_{22}: >40 岁	25	86.21	18	19.57	11	16.92
$X_3 = [x_{31} \quad x_{32} \quad x_{33}]$	肿块硬度	x_{31}: 中等	4	13.79	6	6.52	12	18.46
		x_{32}: 偏硬	16	55.17	77	83.70	49	75.38
		x_{33}: 硬	9	31.03	9	9.78	4	6.15

说明：表 4.1 是根据 186 例患者关于乳癌、纤维瘤和乳腺瘤三种疾病进行临床检查的数据统计表，表中对患者的肿块表面情况、年龄和肿块硬度进行了分类统计。

解：定义假设数目为 $M = 3$，H_1、H_2 和 H_3 分别表示乳癌、纤维瘤和乳腺瘤三种疾病的假设，三者的先验概率分别记为 $P(H_1)$、$P(H_2)$ 和 $P(H_3)$。设离散取值的数据向量 $X_1 = [x_{11} \quad x_{12}]$ 表示肿块表面状况，其中，x_{11} 表示表面整齐，x_{12} 表示表面不整齐；$X_2 = [x_{21} \quad x_{22}]$

表示患者年龄，其中，x_{21} 表示年龄小于 40 岁，x_{22} 表示大于 40 岁；$\mathbf{X}_3 = \begin{bmatrix} x_{31} & x_{32} & x_{33} \end{bmatrix}$ 表示肿块硬度，其中，x_{31} 表示硬度 "中等"，x_{32} 表示 "偏硬"，x_{33} 表示 "硬"。

根据患者的临床检查结果，有患者年龄 45 岁，对应于 x_{22}；肿块表面不整齐，对应于 x_{12}；肿块硬度偏硬，对应于 x_{32}。

依据多元检测方法，第一步，由表 4.1 计算乳癌、纤维瘤和乳腺瘤三种疾病的先验概率 $P(H_1)$、$P(H_2)$ 和 $P(H_3)$，有

$$P(H_1) = \frac{29}{29+92+65} = 0.1559 ; \quad P(H_2) = \frac{92}{186} = 0.4946 ; \quad P(H_3) = \frac{65}{186} = 0.3495$$

第二步，计算乳癌、纤维瘤和乳腺瘤三种疾病在 H_1、H_2 和 H_3 假设下的概率密度，有

$$P(x_{12} | H_1) = \frac{27}{29} = 0.9310 ; \quad P(x_{22} | H_1) = \frac{25}{29} = 0.8621 ; \quad P(x_{32} | H_1) = \frac{16}{29} = 0.5571$$

$$P(x_{12} | H_2) = \frac{47}{92} = 0.5109 ; \quad P(x_{22} | H_2) = \frac{18}{92} = 0.1957 ; \quad P(x_{32} | H_2) = \frac{77}{92} = 0.8370$$

$$P(x_{12} | H_3) = \frac{35}{65} = 0.5385 ; \quad P(x_{22} | H_3) = \frac{11}{65} = 0.1692 ; \quad P(x_{32} | H_3) = \frac{49}{65} = 0.7538$$

第三步，定义数据向量 $\mathbf{X} = \begin{bmatrix} x_{12} & x_{22} & x_{32} \end{bmatrix}$，在独立性假设下，计算向量条件先验概率，有

$$P(\mathbf{X} | H_1) = P(x_{12} | H_1) P(x_{22} | H_1) P(x_{32} | H_1) = 0.4428$$

$$P(\mathbf{X} | H_2) = P(x_{12} | H_2) P(x_{22} | H_2) P(x_{32} | H_2) = 0.0836$$

$$P(\mathbf{X} | H_3) = P(x_{12} | H_3) P(x_{22} | H_3) P(x_{32} | H_3) = 0.0687$$

第四步，比较后验概率，有

$$P(H_1) P(\mathbf{X} | H_1) = 0.0690$$

$$P(H_2) P(\mathbf{X} | H_2) = 0.0413$$

$$P(H_3) P(\mathbf{X} | H_3) = 0.0240$$

由于乳癌的后验概率 $P(H_1) P(\mathbf{X} | H_1) = 0.0690$ 在三者中是最大的，因此，该患者患乳癌的可能性最大。当然，临床诊断还要进一步关注其他检查指标，如肿块增大速度、肿块边缘情况等，还要根据情况做进一步的影像学或其他检查以便最终确诊。

4.7 参数的非线性估计

4.7.1 贝叶斯估计

1. 估计的代价函数

贝叶斯估计的基本思路是对不同估计结果赋予不同的代价，并使平均代价达到最小。在估计问题中，代价 c 是与待估计参数 s 及其估计值 $\hat{s}$ 有关的，即代价函数是 s 与 $\hat{s}$

的二元函数，一般记为 $c(s, \hat{s})$。

由于估计的代价主要是由估计误差所引起的，因此在许多情况下，我们更关心估计的误差情况以及误差与代价的关系。估计误差可以定义为参数真值与其估计值之差，即 $e = s - \hat{s}$。这样，代价函数作为估计误差 $e = s - \hat{s}$ 的一元函数定义为 $c(e) = c(s - \hat{s})$。

常用的代价函数包括误差平方函数、误差绝对值函数，以及二次权重函数等。其中，误差平方函数定义为

$$c(e) = c(s - \hat{s}) = (s - \hat{s})^2 \tag{4.42}$$

误差绝对值函数定义为

$$c(e) = c(s - \hat{s}) = |s - \hat{s}| \tag{4.43}$$

二次权重函数定义为

$$c(e) = c(s - \hat{s}) = \begin{cases} 0, & \text{若 } |s - \hat{s}| < \Delta/2 \\ 1, & \text{若 } |s - \hat{s}| > \Delta/2 \end{cases} \tag{4.44}$$

图 4.7 给出了上述三种代价函数的曲线形式。

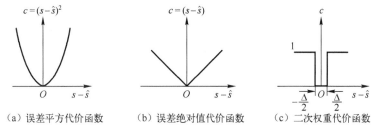

（a）误差平方代价函数　　　（b）误差绝对值代价函数　　　（c）二次权重代价函数

图 4.7　三种典型代价函数的曲线形式

贝叶斯估计是平均代价最小的估计，即

$$\bar{c} = E[c] \rightarrow \min \tag{4.45}$$

另一方面，由于估计值 $\hat{s}$ 是观测值 x 的函数，因此代价函数 c 最终是观测数据 x 和信号 s 的联合函数，即

$$\bar{c} = \int_{-\infty}^{+\infty} \int_{-\infty}^{+\infty} c p(x, s) \, \mathrm{d}s \mathrm{d}x \tag{4.46}$$

式中，$p(x, s)$ 为观测数据 x 和信号 s 的联合概率密度函数。

将联合概率密度函数表示为后验概率密度函数的形式，即 $p(x, s) = p(s|x) p(x)$，则平均代价函数可写为

$$\bar{c} = \int_{-\infty}^{+\infty} \left[\int_{-\infty}^{+\infty} c p(s|x) \, \mathrm{d}s \right] p(x) \, \mathrm{d}x \tag{4.47}$$

由于上式中的内积分和 $p(x)$ 都是非负的，因此，为使平均代价最小等价于内积分每一个观测值 x 都达到最小，即要求

$$R \triangleq \int_{-\infty}^{+\infty} c p(s|x) \, \mathrm{d}s \tag{4.48}$$

最小。式中，R 称为条件风险。

2. 三种贝叶斯估计

（1）均方误差估计

均方误差（mean square error）估计，简称为 MS 估计，记为 $\hat{s}_{MS}$。在采用 MS 估计时，代价函数为 $c=(s-\hat{s})^2$，将其代入条件风险的表达式（4.48），有

$$R = \int_{-\infty}^{+\infty} (s-\hat{s})^2 p(s|x)\,\mathrm{d}s$$

为了使 $R\to\min$，令上式对 $\hat{s}$ 求一阶导数，并令其为 0，即

$$\frac{\mathrm{d}R}{\mathrm{d}\hat{s}} = -2\int_{-\infty}^{+\infty}(s-\hat{s})p(s|x)\,\mathrm{d}s = 0$$

得到

$$\int_{-\infty}^{+\infty}\hat{s}p(s|x)\,\mathrm{d}s = \int_{-\infty}^{+\infty}sp(s|x)\,\mathrm{d}s$$

上式左边可以写为 $\int_{-\infty}^{+\infty}\hat{s}p(s|x)\,\mathrm{d}s = \hat{s}\int_{-\infty}^{+\infty}p(s|x)\,\mathrm{d}s = \hat{s}$，故得到 MS 估计的表达式为

$$\hat{s}_{MS} = \int_{-\infty}^{+\infty}sp(s|x)\,\mathrm{d}s \tag{4.49}$$

由此可见，最小均方误差估计是信号 s 在后验概率密度函数意义下的均值，又称为条件均值（conditional mean），记为 $\hat{s}_{MS}=E[s|x]$。

（2）绝对值估计

绝对值（absolute）估计，简称为 ABS 估计，记为 $\hat{s}_{ABS}$。在采用 ABS 估计时，代价函数为 $c=|s-\hat{s}|$，将其代入条件风险表达式，有

$$R = \int_{-\infty}^{+\infty}|s-\hat{s}|p(s|x)\,\mathrm{d}s = \int_{-\infty}^{\hat{s}}(\hat{s}-s)p(s|x)\,\mathrm{d}s + \int_{\hat{s}}^{+\infty}(s-\hat{s})p(s|x)\,\mathrm{d}s$$

令上式对 $\hat{s}$ 求导数，并令导数为 0，得到

$$\int_{-\infty}^{\hat{s}_{ABS}}p(s|x)\,\mathrm{d}s = \int_{\hat{s}_{ABS}}^{+\infty}p(s|x)\,\mathrm{d}s \tag{4.50}$$

由此可见，ABS 估计应该恰好取在后验概率密度函数曲线下面积的平分线上，即 $\hat{s}_{ABS}$ 等于后验概率密度函数的中值。

（3）均匀估计

均匀估计又称为最大后验概率（maximum aposteriori probability）估计，简称为 MAP 估计，记为 $\hat{s}_{MAP}$。在采用 MAP 估计时，代价函数的曲线形式如图 4.7（c）所示。将代价函数代入条件风险表达式，有

$$R = \int_{-\infty}^{\hat{s}-\Delta/2}p(s|x)\,\mathrm{d}s + \int_{\hat{s}+\Delta/2}^{+\infty}p(s|x)\,\mathrm{d}s = 1 - \int_{\hat{s}-\Delta/2}^{\hat{s}+\Delta/2}p(s|x)\,\mathrm{d}s \tag{4.51}$$

当 Δ 很小时，在积分区间 $(\hat{s}-\Delta/2,\ \hat{s}+\Delta/2)$ 内的 $p(s|x)$ 可以看作常数。为了使式（4.51）达到最小，显然估计值应取在后验概率密度最大之处。由此，该估计又称为最大后验概率估计。对 $p(s|x)$ 求导数并令导数为 0，得到最大后验概率估计

$$\left.\frac{\partial p(s|x)}{\partial s}\right|_{s=\hat{s}_{MAP}} = 0 \tag{4.52}$$

根据对数函数的单调性，对 $p(s|x)$ 求对数后再求导数，并令导数为 0，得到对数形式的 MAP 估计

$$\frac{\partial \ln p(s|x)}{\partial s}\bigg|_{s=\hat{s}_{\text{MAP}}} = 0 \tag{4.53}$$

这种形式在实际应用中用得更为广泛。

（4）形式转换

式（4.49）、式（4.50）和式（4.53）给出的估计式还不是能够实际使用的结果，还需要根据贝叶斯公式，将上述各式变换为先验概率的形式。贝叶斯公式表示为

$$p(s|x) = \frac{p(s)p(x|s)}{p(x)} \tag{4.54}$$

对于 MS 估计，将式（4.54）代入式（4.49），有

$$\hat{s}_{\text{MS}} = \frac{1}{p(x)}\int_{-\infty}^{+\infty} sp(s)p(x|s)\,\mathrm{d}s = \frac{\int_{-\infty}^{+\infty} sp(s)p(x|s)\,\mathrm{d}s}{\int_{-\infty}^{+\infty} p(s)p(x|s)\,\mathrm{d}s} \tag{4.55}$$

对于 ABS 估计，将式（4.54）代入式（4.50），并消去与积分无关的 $p(x)$，有

$$\int_{-\infty}^{\hat{s}_{\text{ABS}}} p(s)p(x|s)\,\mathrm{d}s = \int_{\hat{s}_{\text{ABS}}}^{+\infty} p(s)p(x|s)\,\mathrm{d}s \tag{4.56}$$

对于 MAP 估计，令式（4.54）取对数，得到

$$\ln p(s|x) = \ln p(s) + \ln p(x|s) - \ln p(x)$$

再对上式相对于 s 求导数，并令导数为 0，有

$$\left[\frac{\partial \ln p(s)}{\partial s} + \frac{\partial \ln p(x|s)}{\partial s}\right]_{s=\hat{s}_{\text{MAP}}} = 0 \tag{4.57}$$

式（4.55）、式（4.56）和式（4.57）是实际应用的三种贝叶斯估计的公式。

例 4.9　已知观测数据 $x = s + n$，信号 s 为服从 $p(s) = \begin{cases} \dfrac{s}{\sigma_s^2}\,\mathrm{e}^{-\frac{s^2}{2\sigma_s^2}}, & s \geq 0 \\ 0, & s < 0 \end{cases}$ 分布的瑞利随机变量，n 为服从 $N(0, \sigma_n^2)$ 分布的高斯噪声。试分别采用（1）MAP 估计和（2）MS 估计来估计信号 s。

解：（1）采用 MAP 估计：

将 $p(x|s) = \dfrac{1}{\sqrt{2\pi}\sigma_n^2}\,\mathrm{e}^{-\frac{(x-s)^2}{2\sigma_n^2}}$ 代入 MAP 估计式（4.57），有

$$\frac{\partial \ln p(s)}{\partial s} + \frac{\partial \ln p(x|s)}{\partial s} = \frac{1}{s} - \frac{s}{\sigma_s^2} + \frac{x-s}{\sigma_n^2} = 0$$

化简后可得 $s^2 - \dfrac{x}{a}s - \dfrac{\sigma_n^2}{a} = 0$，其中，$a = 1 + \dfrac{\sigma_n^2}{\sigma_s^2}$。由此得到

$$\hat{s}_{\text{MAP}} = \frac{x}{2a}\left(1 + \sqrt{1 + \frac{4a\sigma_n^2}{x^2}}\right)$$

（2）采用 MS 估计：

将各已知条件代入式（5.55），可以得到信号的 MS 估计。由于计算较复杂，从略。

4.7.2 极大似然估计

极大似然（maximum likelihood）估计是取似然函数 $p(x|s)$ 最大的 s 值作为估计值的估计方法，简称为 ML 估计，记为 $\hat{s}_{ML}$，即令

$$\frac{\partial p(x|s)}{\partial s}\bigg|_{s=\hat{s}_{ML}} = 0 \tag{4.58}$$

或

$$\frac{\partial \ln p(x|s)}{\partial s}\bigg|_{s=\hat{s}_{ML}} = 0 \tag{4.59}$$

由此得到的 $\hat{s}$，使

$$\hat{s}_{ML} = \max_s [p(x|s)]$$

成立。

采用极大似然估计有以下两个理由：

首先，在前面介绍的贝叶斯估计问题中，所要估计的参数 s 均为随机变量，因此可以采用前面介绍的贝叶斯估计方法。但是在有些情况下，待估计的参数不是随机变量，其概率密度函数 $p(s)$ 是不存在的，因此不能采用贝叶斯估计方法，只能采用似然函数来估计。

其次，将 ML 估计式（4.59）与 MAP 估计式（4.57）相对照，可以看出 MAP 估计的两项中，第一项表示先验知识的贡献，第二项表示似然函数的贡献。若对于信号 s 没有任何先验知识，则第一项可以设为 0，这相当于 s 服从均匀分布的情况。这样，MAP 估计就退化为 ML 估计了。一般来说，MAP 估计中的先验知识的使用，会对 ML 估计的结果有所改善。不过，在实际应用中还是经常采用 ML 估计，这一方面是由于 ML 计算比较简单，另一方面也是由于在实际问题中不容易得到待估计量的先验概率。

例 4.10 采用 ML 估计方法估计例 4.9 中的信号 s。

解：由例 4.9 的计算，可以得到 $\dfrac{\partial \ln p(x|s)}{\partial s} = \dfrac{x-s}{\sigma_n^2} = 0$。解该方程，得到 $\hat{s}_{ML} = x$。

若能够确定后验概率密度函数具有高斯分布形式，则有

$$\hat{s}_{MS} = \hat{s}_{MAP} = \hat{s}_{ABS} = m_s \tag{4.60}$$

式中，m_s 为信号的均值。这是因为高斯分布的均值、中值和峰值均在同一横坐标位置。

4.7.3 观测为向量的情况

前面介绍的贝叶斯估计和极大似然估计均可以推广到观测数据为向量 $\boldsymbol{X} = [\,x_1 \quad x_2 \quad \cdots \quad x_M\,]$ 的情况。相应的估计式形式不变，只需要将式中的 x 替换为 $\boldsymbol{X}$ 即可。

例 4.11 设 N 次观测为 $x_i = s + n_i$，$i = 1, 2, \cdots, M$。已知信号 s 为服从 $N(0, \sigma_s^2)$ 高斯分布的随机变量，n_i 为相互独立的服从 $N(0, \sigma_n^2)$ 高斯分布的随机噪声。试分别采用（1）MS，（2）ABS，（3）MAP，（4）ML 方法估计信号 s。

解：信号 s 的概率密度函数为：$p(s) = \dfrac{1}{\sqrt{2\pi}\,\sigma_s}\mathrm{e}^{-\frac{s^2}{2\sigma_s^2}}$，且

$$p(\boldsymbol{X}|s) = \prod_{i=1}^{M}\left[\frac{1}{\sqrt{2\pi}\,\sigma_n}\mathrm{e}^{-\frac{(x_i-s)^2}{2\sigma_n^2}}\right] = \left(\frac{1}{\sqrt{2\pi}\,\sigma_n}\right)^{M}\mathrm{e}^{-\frac{\sum\limits_{i=1}^{M}(x_i-s)^2}{2\sigma_n^2}}$$

$$p(s|\boldsymbol{X}) = \frac{p(\boldsymbol{X}|s)p(s)}{p(\boldsymbol{X})} = \left(\frac{1}{\sqrt{2\pi}\,\sigma_n}\right)^{M}\frac{1}{p(\boldsymbol{X})}\exp\left[-\frac{1}{2}\left(\frac{\sum\limits_{i=1}^{M}(x_i-s)^2}{\sigma_n^2} + \frac{s^2}{\sigma_s^2}\right)\right]$$

对上式进行整理，对 s 配完全平方，并将与 s 无关的项并入系数 $k(\boldsymbol{X})$，得到

$$p(s|\boldsymbol{X}) = k(\boldsymbol{X})\left\{\exp\left[-\frac{1}{2\sigma_p^2}\left(s - \frac{\sigma_p^2}{\sigma_n^2}\sum_{i=1}^{M}x_i\right)^2\right]\right\}$$

式中，$\sigma_p^2 = \dfrac{\sigma_s^2\sigma_n^2}{M\sigma_s^2+\sigma_n^2}$。由于 $k(\boldsymbol{X})$ 在给定观测数据后为一常数，故后验概率密度函数 $p(s|\boldsymbol{X})$ 服从高斯分布，这样，可以直接得到结论：

$$\hat{s}_{\mathrm{MS}} = \hat{s}_{\mathrm{MAP}} = \hat{s}_{\mathrm{ABS}} = \frac{\sigma_p^2}{\sigma_n^2}\sum_{i=1}^{M}x_i$$

再对 $p(\boldsymbol{X}|s)$ 求导数，并令导数为 0，得到

$$\hat{s}_{\mathrm{ML}} = \frac{1}{M}\sum_{i=1}^{M}x_i$$

4.8　估计量的性质

评价一个估计结果的优劣，一般的指标包括估计的无偏性、一致性和有效性，还包括估计的均值、方差等。4.1.4 节已经对上述估计性质进行了一定的说明，这里着重介绍估计方差的评价问题。通常，直接推导估计量的方差有一定的困难，因此常采用一种间接的方式，即对任意无偏估计的方差寻找一个下界，然后把实际估计量的方差与该下界进行比较，从而判定其优劣。克拉美-罗下界（Cramer-Rao lower bound，CRLB）是最常用的一个下界。

4.8.1　非随机参数估计的克拉美-罗下界

定理 4.1（克拉美-罗不等式）　若 $\hat{a}(x)$ 是实变量 A 的任一无偏估计，即 $E[\hat{a}]=A$，则此估计的方差有一下界

$$\mathrm{Var}[\hat{a}] \geqslant \frac{1}{E\left[\left(\dfrac{\partial \ln p(x|A)}{\partial A}\right)^2\right]} \tag{4.61}$$

或等效表示为

$$\mathrm{Var}[\hat{a}] \geqslant -\frac{1}{E\left[\dfrac{\partial^2 \ln p(x|A)}{\partial A^2}\right]} \tag{4.62}$$

其中，式（4.62）需满足 $\dfrac{\partial p(x|A)}{\partial A}$ 及 $\dfrac{\partial^2 p(x|A)}{\partial A^2}$ 存在且绝对可积的条件。当式（4.61）和式（4.62）所示的克拉美-罗不等式取等式时，估计的方差达到最小。此时有

$$\frac{\partial \ln p(x|A)}{\partial A} = k(A)\left[\hat{a}(x) - A\right] \tag{4.63}$$

式中，k 为只与 A 有关而与 x 无关的系数。

利用著名的施瓦茨（Schwartz）不等式，可以证明克拉美-罗下界定理。

根据克拉美-罗下界，可以得到以下有意义的结论。

① 任何无偏估计的方差必有一下界。实际得到的估计方差只能大于或等于该下界，不可能小于该下界。具有最小方差的估计是有效估计。

② 当式（4.63）满足时，克拉美-罗下界成为等式。而满足式（4.63）的估计实际上是最大似然估计。说明如下：

根据最大似然估计式 $\left.\dfrac{\partial \ln p(x|s)}{\partial s}\right|_{s=\hat{s}_{\text{ML}}} = 0$，若式（4.63）满足时，必有 $\left[\hat{a}(x) - A\right]_{A=\hat{a}_{\text{ML}}} = 0$，由此有 $\hat{a} = \hat{a}_{\text{ML}}$。

例 4.12 对非随机未知参量 $s = A$ 做 M 次独立观测，得到观测数据 $x_i = s + n_i$，$i = 1, 2, \cdots, M$，其中，n_i 均服从高斯分布 $N(0, \sigma_n^2)$。试求：

（1）s 的极大似然估计 $\hat{s}_{\text{ML}}$。

（2）分析此估计是否为有效估计，其方差如何。

解：（1）由 $p(\boldsymbol{X}|A) = \displaystyle\prod_{i=1}^{M}\left[\dfrac{1}{\sqrt{2\pi}\,\sigma_n}\mathrm{e}^{-\frac{(x_i-s)^2}{2\sigma_n^2}}\right]$，令 $\dfrac{\partial \ln p(\boldsymbol{X}|A)}{\partial A} = 0$，可得

$$\hat{s}_{\text{ML}} = \frac{1}{M}\sum_{i=1}^{M} x_i$$

（2）由于

$$E[\hat{s}_{\text{ML}}] = E\left[\frac{1}{M}\sum_{i=1}^{M} x_i\right] = \frac{1}{M}\sum_{i=1}^{M} E[x_i] = s = A$$

显然，$\hat{s}_{\text{ML}}$ 是无偏估计。又因为

$$\frac{\partial \ln p(\boldsymbol{X}|A)}{\partial A} = \frac{M}{\sigma_n^2}\left(\frac{1}{M}\sum_{i=1}^{M} x_i - A\right) = \frac{M}{\sigma_n^2}(\hat{s}_{\text{ML}} - A)$$

符合式（4.63）的形式，故其方差达到克拉美-罗下界，是有效估计。即

$$\mathrm{Var}[\hat{s}] = E\left[(\hat{s}_{\text{ML}} - A)^2\right] = -\frac{1}{E\left[\dfrac{\partial^2 \ln p(\boldsymbol{X}|A)}{\partial A^2}\right]} = \frac{\sigma_n^2}{M}$$

极大似然估计是估计非随机参数（如 A）经常采用的方式。一方面是由于非随机参数不具备先验概率，而且还由于当参与估计的数据样本数趋于无穷时，似然方程的解依概率收敛于 A 的真值，即极大似然估计是一致估计。另一方面，极大似然估计的分布渐近为以 A 为均值的高斯分布。

4.8.2　随机参数估计的克拉美–罗下界

定理 4.2　若 $\hat{a}$ 是随机参数 a 的无偏估计，即 $E[\hat{a}] = E[a]$，则此估计的均方误差有一下界

$$E\left[(a-\hat{a})^2\right] \geqslant \frac{1}{E\left[\left(\dfrac{\partial \ln p(x,a)}{\partial a}\right)^2\right]} \tag{4.64}$$

或等效地

$$E\left[(a-\hat{a})^2\right] \geqslant -\frac{1}{E\left[\dfrac{\partial^2 \ln p(x,a)}{\partial a^2}\right]} \tag{4.65}$$

其中，式（4.65）需满足 $\dfrac{\partial p(x,a)}{\partial a}$ 及 $\dfrac{\partial^2 p(x,a)}{\partial a^2}$ 存在且 x 和 a 绝对可积的条件。并且，

$$\lim_{a \to \pm\infty} p(a) \int_{-\infty}^{+\infty} (\hat{a} - a) p(x|a) \mathrm{d}x = 0$$

当 $\dfrac{\partial \ln p(x,a)}{\partial a} = k(\hat{a}-a)$ 时，式（4.64）和式（4.65）所示的克拉美–罗不等式成为等式。需要注意的是，$p(x,a)$ 为联合概率密度函数，不等式中的数学期望是对 x 和 a 两个变量而言的，且 k 是与 x 和 a 均无关的系数。

由于 $\dfrac{\partial \ln p(x,a)}{\partial a} = \dfrac{\partial \ln p(a|x)}{\partial a} + \dfrac{\partial \ln p(x)}{\partial a} = \dfrac{\partial \ln p(a|x)}{\partial a}$，因此，此种情况下满足克拉美–罗下界的估计必为最大后验概率估计。又由于 MS 估计的均方误差不会大于 MAP 的估计误差，因此当有效估计存在时，有 $\hat{a}_{\text{MS}} = \hat{a}_{\text{MAP}}$。

4.8.3　MS 估计的无偏性

由 MS 估计式 $\hat{a}_{\text{MS}} = \int a p(a|x) \mathrm{d}s$ 可知，$\hat{a}_{\text{MS}}$ 实际上是 a 在后验概率密度意义下的均值。另一方面，由 $\hat{a}_{\text{MS}}$ 的观测数据 x 决定，其均值为

$$\begin{aligned} E[\hat{a}_{\text{MS}}] &= \int \hat{a}_{\text{MS}} p(x)\mathrm{d}x = \iint a p(a|x) p(x) \mathrm{d}x\mathrm{d}a \\ &= \iint a p(a,x)\mathrm{d}x\mathrm{d}a = \int a p(a)\mathrm{d}a = E[a] \end{aligned} \tag{4.66}$$

显然，MS 估计是无偏的。

4.9　参数的线性估计

4.9.1　参数非线性估计的局限性

4.7 节介绍了关于信号参数的非线性估计方法，注意到，在参数的非线性估计中所

采用的估计方法，无论是贝叶斯估计方法还是极大似然估计方法，均需要了解待估计信号和噪声的概率密度函数的统计先验知识。然而在实际应用中，诸如信号与噪声的概率密度函数这样的统计先验知识是非常难以得到的，或者说常常是不可能得到的。这样，若仍要采用这些方法，就要用估计的概率密度函数来代替其理论值，由此而引入一定的参数估计误差。当这种误差不能被容忍时，人们开始考虑寻找另一类信号参数估计的方法。本节介绍的信号参数的线性估计方法，就是这样一类估计方法。

信号参数的线性估计方法不需要关于信号与噪声的概率密度函数的先验信息，并且可以降低对信号和噪声其他统计先验知识的要求，仅要求知道信号和噪声的一阶和二阶统计量（如均值、方差、相关函数等）。另一方面，线性估计方法对估计算法的形式有所限制，要求采用观测值的线性函数，因此将这类方法称为线性估计方法。估计的判据一般采用二次代价函数，使估计的均方误差函数达到最小。因此，这类线性估计方法实际上是4.7节介绍的均方误差（MS）估计在限制估计算法为线性函数时的特例。

4.9.2 线性均方估计

所谓线性均方估计，就是采用观测数据的线性组合的方式来估计观测数据中的信号参数，所采用的优化准则是使估计值与信号参数之间的均方误差最小。为了便于计算机处理，以下采用离散形式表示。

设观测数据为

$$x_i = s + n_i, \quad i = 1, 2, \cdots, N \tag{4.67}$$

式中，s 为随机变量，n_i 为加性噪声。用观测值 $x_1, x_2, \cdots, x_N$ 的线性组合来表示对信号 s 的估计，即

$$\hat{s} = \sum_{j=1}^{N} h_j x_j \tag{4.68}$$

为使估计值 $\hat{s}$ 与信号 s 之间的均方误差最小，需求解并确定式（4.68）中的各系数 h_j，使得 $E[(s-\hat{s})^2] \to \min$。由此得出的估计称为线性最小均方（LMS）估计，记为 $\hat{s}_{\text{LMS}}$。

设估计误差为 $e = s - \hat{s}$，误差的均方值为

$$E[e^2] = E\left[\left(s - \sum_{j=1}^{N} h_j x_j\right)^2\right] \tag{4.69}$$

将 $E[e^2]$ 对各 h_j 求导数，并令导数为0，可以得到一组线性方程组，即

$$\frac{\partial E[e^2]}{\partial h_i} = E\left[\frac{\partial e^2}{\partial h_i}\right] = 2E\left[e\frac{\partial e}{\partial h_i}\right] = 2E[ex_i] = 0$$

或

$$E\left[\left(s - \sum_{j=1}^{N} h_j x_j\right)x_i\right] = 0, \quad i = 1, 2, \cdots, N \tag{4.70}$$

上式称为正交性原理，即估计误差 e 与每一观测值 x_i 乘积的数学期望等于0。由于 x_i 与 x_j 间的相关函数可以写为 $r_{ij} = E[x_i x_j]$，并令 $g_i = E[sx_i]$，因此式（4.70）可以改写为一组线性方程组：

$$\sum_{j=1}^{N} h_j r_{ij} = g_i, \quad i = 1, 2, \cdots, N \tag{4.71}$$

式（4.71）可以写为矩阵形式：

$$RH = G \tag{4.72}$$

式中，$H = \begin{bmatrix} h_1 & h_2 & \cdots & h_N \end{bmatrix}^{\mathrm{T}}$ 为待求系数向量，$G = \begin{bmatrix} g_1 & g_2 & \cdots & g_N \end{bmatrix}^{\mathrm{T}}$ 为 s 与 x 间的

互相关向量，$R = \begin{bmatrix} r_{11} & r_{12} & \cdots & r_{1N} \\ r_{21} & r_{22} & \cdots & r_{2N} \\ \vdots & \vdots & \ddots & \vdots \\ r_{N1} & r_{N2} & \cdots & r_{NN} \end{bmatrix}$ 为 x 的自相关矩阵。

由于自相关矩阵 R 是正定的，故可以解得系数向量为

$$H = R^{-1}G \tag{4.73}$$

由式（4.73）可以看出，线性最小均方估计方法不需要信号与噪声的概率密度等先验统计信息，其所需要的统计先验知识仅限于观测数据 x 的自相关函数和信号与观测数据之间的互相关函数。

由以上关于线性均方估计方法的推导，还有以下一些值得注意的结论。

① 在推导过程中，我们给出了正交性原理，即估计误差与每一个观测值正交。由于估计值 $\hat{s}$ 是观测数据 x_i 的线性组合，因此估计误差 e 与各 $\hat{s}$ 也满足正交性。即

$$E[e\hat{s}] = E[(s-\hat{s})\hat{s}] = 0 \tag{4.74}$$

② 利用式（4.74），可以得到最小线性均方估计的最小均方误差为

$$\varepsilon_{\min} = E[(s-\hat{s})^2]_{\min} = E[(s-\hat{s})s] - E[(s-\hat{s})\hat{s}] = E[es] \tag{4.75}$$

例 4.13 设 N 次观测数据表示为 $x_i = s + n_i$，$i = 1, 2, \cdots, N$。其中 s 为信号，n_i 为各次观测噪声（为白噪声）。已知信号和噪声的统计先验知识如下：

（1）观测噪声为零均值与方差为 σ_n^2 的白噪声，满足 $E[n_i n_j] = \sigma_n^2 \delta_{ij}$，$E[n_i] = 0$。

（2）信号满足零均值、方差为 σ_s^2，即 $E[s] = 0$，$E[s^2] = \sigma_s^2$。

（3）信号与噪声统计独立，即 $E[sn_i] = 0$。

试采用最小均方误差（LMS）估计方法，根据观测数据求解各系数 h_j，并求信号的最小均方误差估计 $\hat{s}_{\mathrm{LMS}}$。

解： 观测数据的自相关函数为：$r_{ij} = E[x_i x_j] = E[(s+n_i)(s+n_j)] = \sigma_s^2 + \sigma_n^2 \delta_{ij}$，信号与观测数据的互相关函数为：$g_i = E[sx_i] = E[s(s+n_i)] = \sigma_s^2$。这样，由式（4.72），有

$$\begin{bmatrix} \sigma_s^2 + \sigma_n^2 & \sigma_s^2 & \cdots & \sigma_s^2 \\ \sigma_s^2 & \sigma_s^2 + \sigma_n^2 & \cdots & \sigma_s^2 \\ \vdots & \vdots & \ddots & \vdots \\ \sigma_s^2 & \sigma_s^2 & \cdots & \sigma_s^2 + \sigma_n^2 \end{bmatrix} \begin{bmatrix} h_1 \\ h_2 \\ \vdots \\ h_N \end{bmatrix} = \begin{pmatrix} \sigma_s^2 \\ \sigma_s^2 \\ \vdots \\ \sigma_s^2 \end{pmatrix}$$

解得

$$h_1 = h_2 = \cdots = h_N = \frac{\sigma_s^2}{N\sigma_s^2 + \sigma_n^2} = \frac{1}{N+b}$$

式中，$b = \sigma_n^2 / \sigma_s^2$ 为观测数据的噪信比。于是，

$$\hat{s}_{\mathrm{LMS}} = \sum_{i=1}^{N} h_i x_i = \frac{1}{N+b} \sum_{i=1}^{N} x_i$$

当 $b \ll N$ 时，$\hat{s}_{\text{LMS}}$ 趋于样本均值。在信号处理中，更多的是使用信噪比（SNR）的概念。

LMS 估计的最小均方误差为

$$\varepsilon_{\min} = E\big[(s - \hat{s}_{\text{LMS}})s\big] = \sigma_s^2 - \frac{1}{N+b}E\Big[s\sum_{i=1}^{N}x_i\Big] = \sigma_s^2 - \frac{N\sigma_s^2}{N+b} = \frac{\sigma_n^2}{N+b}$$

4.9.3 递推估计

到目前为止，所介绍的信号参数估计方法均为基于观测数据的批处理方法，即依据所得到的全部（如 N 个）观测数据整批进行估计。批处理方法是一种常用的方法，但是，这种方法的缺点是当又有新的观测数据（如第 $N+1$ 个数据）出现时，算法需要重新进行整体计算，重新进行批处理，有较大的计算量的冗余。

实际上，存在另一类估计方法，称为递推估计（recursive estimation）方法，又称为序贯估计或递归估计方法。在这种方法中，当前时刻的估计值仅由前一时刻的估计值和当前时刻的观测值决定，而不直接使用过去时刻的观测值。在本节中，我们先介绍样本均值和样本方差的递推估计，然后再将其推广到线性均方估计方法中。

1. 样本均值的递推估计

假定 $\hat{m}^{(k)}$ 表示由观测值 x_i，$i = 1, 2, \cdots, k$ 计算得到的样本均值，即

$$\hat{m}_k = \frac{1}{k}\sum_{i=1}^{k}x_i \tag{4.76}$$

现在，增加了一个新的观测值 x_{k+1}，于是新的样本均值为

$$\hat{m}_{k+1} = \frac{1}{k+1}\sum_{i=1}^{k+1}x_i \tag{4.77}$$

式中，$\hat{m}_k$ 和 $\hat{m}_{k+1}$ 分别表示观测值为 x_i，$i = 1, 2, \cdots, k$ 和 x_i，$i = 1, 2, \cdots, k, k+1$ 的样本均值估计。显然，式（4.77）关于 $\hat{m}_{k+1}$ 的计算包含了计算 $\hat{m}_k$ 时的大量重复计算。为了避免这种重复计算，考虑如何仅用 $\hat{m}_k$ 和 x_{k+1} 来重新得到 $\hat{m}_{k+1}$。将式（4.77）重新写为

$$\hat{m}_{k+1} = \frac{k}{k+1}\left(\frac{1}{k}\sum_{i=1}^{k}x_i\right) + \frac{1}{k+1}x_{k+1}$$

$$= \frac{k}{k+1}\hat{m}_k + \frac{1}{k+1}x_{k+1}$$

经整理，得到

$$\hat{m}_{k+1} = \hat{m}_k + \frac{1}{k+1}(x_{k+1} - \hat{m}_k) \tag{4.78}$$

上式就是递推估计信号均值的递推公式。

2. 样本方差的递推估计

类似地，也可以得到计算样本方差 $\hat{\sigma}^2$ 的递推方法。设 $\hat{\sigma}_k^2$ 是从 k 个观测数据中计算得到的样本方差，即

$$\hat{\sigma}_k^2 = \frac{1}{k} \sum_{i=1}^{k} (x_i - \hat{m}_k)^2 \tag{4.79}$$

当新的观测值 x_{k+1} 出现时，计算

$$\hat{\sigma}_{k+1}^2 = \frac{1}{k+1} \sum_{i=1}^{k+1} (x_i - \hat{m}_{k+1})^2 \tag{4.80}$$

$$= \frac{1}{k+1} \sum_{i=1}^{k+1} \left[(x_i - \hat{m}_k) + (\hat{m}_k - \hat{m}_{k+1}) \right]^2$$

使用推导 $\hat{m}_{k+1}$ 所采用的方法，上式可以重写为

$$\hat{\sigma}_{k+1}^2 = \frac{k}{k+1} \hat{\sigma}_k^2 + \frac{1}{k+1} (x_{k+1} - \hat{m}_k)^2 - (\hat{m}_k - \hat{m}_{k+1})^2 \tag{4.81}$$

将式 (4.78) 代入式 (4.81)，可以得到

$$\hat{\sigma}_{k+1}^2 = \frac{k}{k+1} \hat{\sigma}_k^2 + \frac{k}{(k+1)^2} (x_{k+1} - \hat{m}_k)^2$$

再经过整理，可以得到样本方差估计的递推公式：

$$\hat{\sigma}_{k+1}^2 = \hat{\sigma}_k^2 + \frac{1}{k+1} \left[\frac{k}{k+1} (x_{k+1} - \hat{m}_k)^2 - \hat{\sigma}_k^2 \right] \tag{4.82}$$

3. 递推线性最小均方估计

对于例 4.12 所给出的线性最小均方估计，前面已经采用批处理方法，依据观测数据 $x_i = s + n_i$，$i = 1, 2, \cdots, k$ 得出了相应的结果，即

$$\hat{s}_k = \sum_{i=1}^{k} h_{i,k} x_i = \sum_{i=1}^{k} h_k x_i$$

上式中第二个等号是由于

$$h_{i,k} = \frac{1}{k+d} \triangleq h_k, \quad i = 1, 2, \cdots, k \tag{4.83}$$

式中，$d = \sigma_n^2 / \sigma_s^2$ 为噪信比。

如果出现新的观测数据 x_{k+1}，参照前面关于均值与方差的递推估计方法，并考虑到式 (4.83) 所示的关系，有

$$h_{i,k+1} = \frac{1}{k+1+d} \triangleq h_{k+1}, \quad i = 1, 2, \cdots, k+1$$

容易证明，h_k 与 h_{k+1} 的内在联系为

$$h_{k+1} = \frac{h_k}{1+h_k} \tag{4.84}$$

于是，

$$\hat{s}_{k+1} = \sum_{i=1}^{k+1} h_{i,k+1} x_i = \sum_{i=1}^{k+1} \frac{h_k}{1+h_k} x_i = \sum_{i=1}^{k} \frac{h_k}{1+h_k} x_i + \frac{h_k}{1+h_k} x_{k+1} \tag{4.85}$$

$$= a_{k+1} \hat{s}_k + b_{k+1} x_{k+1}$$

式中，

$$a_{k+1} = \frac{1}{1+h_k}$$

$$b_{k+1} = \frac{h_k}{1+h_k}$$
(4.86)

由式（4.85）可以看出，$\hat{s}_{k+1}$ 可以经由上次估计 $\hat{s}_k$ 和新观测数据 x_{k+1} 的线性组合得到，即可以实现估计的递推。

又由于 $a_{k+1}+b_{k+1}=1$，故式（4.85）又可以写为

$$\hat{s}_{k+1} = \hat{s}_k + b_{k+1}(x_{k+1} - \hat{s}_k)$$
(4.87)

实际上，式（4.87）所示的递推公式是在特定情况下，并且问题的答案已知的情况下得到的。实际情况应是答案事先不知道，并且应该从一般的条件推导出具有普遍性的结论。通过以下步骤，可以从理论上推导出递推线性最小均方估计算法的递推公式。

条件设定：观测数据：$x_i = s + n_i$，$i = 1, 2, \cdots, k, \cdots$。统计先验知识：$E[n_i] = E[sn_i] = 0$，$E[n_i n_j] = \sigma_n^2 \delta_{ij}$，$E[s^2] = D_s$。估计的判据为：$\varepsilon_{k+1} = E[(s - \hat{s}_{k+s})^2] \rightarrow \min$。

步骤 1：利用线性估计函数 $\hat{s} = ax + b$ 证明 LMS 估计是无偏估计，即 $E[\hat{s}] = E[s]$。

步骤 2：利用估计的无偏性推导出系数 a_{k+1} 与 b_{k+1} 的关系，即 $a_{k+1} + b_{k+1} = 1$。

步骤 3：由正交性原理证明均方误差 $\varepsilon_{k+1} = E[(s - \hat{s}_{k+s})^2]$ 与 σ_n^2 的关系为 $\varepsilon_{k+1} = b_{k+1} \sigma_n^2$。

步骤 4：经由定义和上述步骤，证明 $b_{k+1} = \dfrac{b_k}{1+b_k}$。

步骤 5：初始化条件设置：$b_1 = \dfrac{E[sx_1]}{E[x_1^2]} = \dfrac{1}{(1+\sigma_n^2)/D_s}$，$\hat{s}_0 = E[s] = 0$。

关于以上各步骤的详细说明，可参考有关文献。

4.9.4 最小二乘估计

最小二乘（least square，LS）法是德国数学家高斯为测定行星运动轨迹，于 1801 年提出的一种数学优化方法，其基本思路是通过使误差平方和最小而寻找数据的最佳函数匹配。这种方法除了需要观测噪声的统计知识，不需要待估计量的任何统计先验知识，因而在许多领域得到了广泛的应用。

1. 标量情况下的最小二乘估计

设为了估计未知参量 s，对其进行 N 次线性观测，得到观测数据为

$$x_i = c_i s + n_i, \quad i = 1, 2, \cdots, N$$

式中，c_i 为由测量方法决定的已知系数，n_i 为第 i 次观测的误差。记该误差的平方和为

$$\varepsilon = \sum_{i=1}^{N} n_i^2 = \sum_{i=1}^{N} (x_i - c_i \hat{s})^2$$

为了使误差的平方和达到最小，令上式对 $\hat{s}$ 求导，并令导数为 0，得到

$$\sum_{i=1}^{N} (x_i - c_i \hat{s}) c_i = 0$$

于是，

$$\hat{s}_{\mathrm{LS}} = \frac{\sum\limits_{i=1}^{N} c_i x_i}{\sum\limits_{i=1}^{N} c_i^2} \tag{4.88}$$

可以证明，最小二乘估计 $\hat{s}_{\mathrm{LS}}$ 是无偏估计。

2. 向量情况下的最小二乘估计

设 $\boldsymbol{S} = [\,s_1 \quad s_2 \quad \cdots \quad s_M\,]^{\mathrm{T}}$ 为 M 维待估计向量，假定其维数 M 小于观测次数 N。设各次观测值 $\boldsymbol{X} = [\,x_1 \quad x_2 \quad \cdots \quad x_N\,]^{\mathrm{T}}$ 所对应的观测方程为

$$\boldsymbol{X} = \boldsymbol{CS} + \boldsymbol{N} \tag{4.89}$$

式中，$\boldsymbol{C} = \begin{bmatrix} c_{11} & c_{12} & \cdots & c_{1M} \\ c_{21} & c_{22} & \cdots & c_{2M} \\ \vdots & \vdots & \ddots & \vdots \\ c_{N1} & c_{N2} & \cdots & c_{NM} \end{bmatrix}$ 为系数矩阵，$\boldsymbol{N} = [\,n_1 \quad n_2 \quad \cdots \quad n_N\,]^{\mathrm{T}}$ 为观测误差向量。

式 (4.89) 可以写为线性方程组的形式：

$$\begin{cases} x_1 = c_{11}s_1 + c_{12}s_2 + \cdots + c_{1M}s_M + n_1 \\ x_2 = c_{21}s_1 + c_{22}s_2 + \cdots + c_{2M}s_M + n_2 \\ \vdots \qquad\qquad \vdots \\ x_N = c_{N1}s_1 + c_{N2}s_2 + \cdots + c_{NM}s_M + n_N \end{cases} \tag{4.90}$$

将观测误差的平方和写为

$$\varepsilon = \sum_{i=1}^{N} n_i^2 = \boldsymbol{N}^{\mathrm{T}}\boldsymbol{N} = [\,\boldsymbol{X} - \boldsymbol{C}\hat{\boldsymbol{S}}\,]^{\mathrm{T}}[\,\boldsymbol{X} - \boldsymbol{C}\hat{\boldsymbol{S}}\,] \tag{4.91}$$

为了使误差的平方和 ε 达到最小，令上式对 $\hat{\boldsymbol{S}}$ 求导，并令导数为 0，可得

$$\hat{\boldsymbol{S}}_{\mathrm{LS}} = [\,\boldsymbol{C}^{\mathrm{T}}\boldsymbol{C}\,]^{-1}\boldsymbol{C}^{\mathrm{T}}\boldsymbol{X} \tag{4.92}$$

为了进一步减小估计误差，可以考虑在误差平方和 ε 中给各次观测以不同的权值，即

$$\varepsilon = \boldsymbol{N}^{\mathrm{T}}\boldsymbol{W}\boldsymbol{N} = [\,\boldsymbol{X} - \boldsymbol{C}\hat{\boldsymbol{S}}\,]^{\mathrm{T}}\boldsymbol{W}[\,\boldsymbol{X} - \boldsymbol{C}\hat{\boldsymbol{S}}\,] \tag{4.93}$$

式中，$\boldsymbol{W}$ 是根据具体问题选择的 $N \times N$ 阶加权矩阵，一般选择正定对称阵。适当选取 $\boldsymbol{W}$ 可以使 ε 进一步减小。经过与上面类似的推导，可以得到

$$\hat{\boldsymbol{S}}_{\mathrm{LSW}} = [\,\boldsymbol{C}^{\mathrm{T}}\boldsymbol{W}\boldsymbol{C}\,]^{-1}\boldsymbol{C}^{\mathrm{T}}\boldsymbol{W}\boldsymbol{X} \tag{4.94}$$

$\hat{\boldsymbol{S}}_{\mathrm{LSW}}$ 称为加权最小二乘估计。

例 4.14　设观测数据为：$x_1 = 220 = s + n_1$，$x_2 = 210 = s + n_2$。其中，观测误差的均值与方差阵分别为：$E[n_1] = E[n_2] = 0$，$R = \begin{bmatrix} \sigma_{n_1}^2 & 0 \\ 0 & \sigma_{n_2}^2 \end{bmatrix} = \begin{bmatrix} 8^2 & 0 \\ 0 & 4^2 \end{bmatrix}$。试求最小二乘估计 $\hat{s}_{\mathrm{LS}}$。

解：将已知条件 $\boldsymbol{X} = [\,220 \quad 210\,]^{\mathrm{T}}$，$\boldsymbol{C} = [\,1 \quad 1\,]^{\mathrm{T}}$，$R = \begin{bmatrix} 8^2 & 0 \\ 0 & 4^2 \end{bmatrix}$ 代入最小二乘估计式，有

$$\hat{\boldsymbol{S}}_{\mathrm{LS}} = [\,\boldsymbol{C}^{\mathrm{T}}\boldsymbol{C}\,]^{-1}\boldsymbol{C}^{\mathrm{T}}\boldsymbol{X} = \left([\,1\ 1\,]\begin{bmatrix}1\\1\end{bmatrix}\right)^{-1}[\,1\ 1\,]\begin{bmatrix}220\\210\end{bmatrix} = \frac{220+210}{2} = 215$$

4.10 生物医学信号检测与参数估计应用

4.10.1 纤颤的检测与判决

1. 房颤与室颤

房颤（atrial fibrillation，AF）是心房纤颤的简称，是最常见的心律失常现象之一，是心房呈无序激动和无效收缩的房性节律，是由心房-主导折返环引起许多小折返环所导致的房律紊乱，在老年人中十分常见。各类器质性心脏病患者均可能发生房颤，非器质性心脏病患者也可发生。这种疾病发病率高且持续时间长，还可引起严重的并发症，如心力衰竭和动脉栓塞。

心室扑动与心室颤动（简称室扑与室颤，ventricular flutter and fibrillation，VF）是严重的异位心律，心室丧失有效的整体收缩能力，而被各部心肌快而不协调的颤动所代替。两者的血流动力学的影响均相当于心室停搏。心室扑动常为心室颤动的前奏，也常是临终前的一种致命性心律失常。

当心室纤颤发生时，要求5分钟内必须进行除颤，否则将导致永久性脑损伤，不可逆转。若超过十几分钟不能除颤，则可能导致患者死亡。由此可见，准确快速地检测和判决心室纤颤的发生，对于挽救患者的生命具有重大意义。

2. 室颤的递推检测与判决

当VF发生时，心电波形发生极不规则的变化。但是另一方面，VF信号与心动过速（ventricular tachycardia，VT）信号极为相似，由此给VF的检测判决带来困难。采用递推检测判决法，可以有效检测VF信号的出现，从而快速实现室颤的判决。

对于心电图机监测得到的心电图（ECG）信号，先求取信号的自相关函数，再对其做0-1处理：即对于大于0的部分置1，小于0的部分置0，由此构成脉冲状的检验统计量。

设信号x表示单位时间的脉冲数量，H_0和H_1分别表示VF未发生和发生。由临床经验知，条件概率密度函数$p_0(x)=p(x|H_0)$和$p_1(x)=p(x|H_1)$均服从高斯分布，且二者均值分别为$m_{VT}=7.7$和$m_{VF}=4.0$，二者的方差分别为$\sigma_{VT}^2=1.5$和$\sigma_{VF}^2=0.8$。在时刻n，观测数据为n维随机变量$\boldsymbol{X}=[\begin{matrix} x_1 & x & \cdots & x_n \end{matrix}]$。这样，

$$H_1: \quad p_1(\boldsymbol{X})=p(\boldsymbol{X}|H_1)=\prod_{i=1}^{n}\frac{1}{(2\pi)^{n/2}\sigma_{VF}^n}\mathrm{e}^{-\frac{1}{2\sigma_{VFi}^2}\sum_{i=1}^{n}(x_i-m_{VF})^2}$$

$$H_0: \quad p_0(\boldsymbol{X})=p(\boldsymbol{X}|H_0)=\prod_{i=1}^{n}\frac{1}{(2\pi)^{n/2}\sigma_{VT}^n}\mathrm{e}^{-\frac{1}{2\sigma_{VTi}^2}\sum_{i=1}^{n}(x_i-m_{VT})^2}$$

构建递推或序贯检验统计量，有

$$z_n=\ln\frac{p(\boldsymbol{X}|H_1)}{p(\boldsymbol{X}|H_0)}=n\ln\left(\frac{\sigma_{VT}}{\sigma_{VF}}\right)+\frac{1}{2\sigma_{VT}^2}\left[\sum_{i=1}^{+\infty}(x_i-m_{VT})^2\right]-\frac{1}{2\sigma_{VF}^2}\left[\sum_{i=1}^{+\infty}(x_i-m_{VF})^2\right]$$

进一步地，可以得到以下判决规则：若

$$z'_n \begin{cases} \geq \mathrm{Th}_1, & \text{判决为 } H_1 \\ \leq \mathrm{Th}_2, & \text{判决为 } H_0 \end{cases}$$

若 $\mathrm{Th}_2 < z'_n < \mathrm{Th}_1$，则须增加观测样本，继续进行递推判决。上式中，

$$z'_n = \frac{1}{\sigma_{\mathrm{VT}}^2} \left[\sum_{i=1}^{n} (x_i - m_{\mathrm{VT}})^2 \right] - \frac{1}{\sigma_{\mathrm{VF}}^2} \left[\sum_{i=1}^{n} (x_i - m_{\mathrm{VF}})^2 \right]$$

Th_1 和 Th_2 分别表示为

$$\mathrm{Th}_1 = 2\ln\left(\frac{1-\beta}{\alpha}\right) + 2n\ln\left(\frac{\sigma_{\mathrm{VF}}}{\sigma_{\mathrm{VT}}}\right), \quad \mathrm{Th}_2 = 2\ln\left(\frac{\beta}{1-\alpha}\right) + 2n\ln\left(\frac{\sigma_{\mathrm{VF}}}{\sigma_{\mathrm{VT}}}\right)$$

式中，α 为虚警概率 P_{F}，β 为漏报概率 P_{M}。总错误率 P_{E} 为

$$P_{\mathrm{E}} = \beta P(H_1) + \alpha P(H_0)$$

研究表明，当 α 和 β 同时减小时，Th_1 和 Th_2 之差增大，会导致递推判决的时间增长。若适当选取 α 和 β 的值，如取虚警概率 $\alpha = 3.87 \times 10^{-6}$，漏报概率 $\beta = 1.463 \times 10^{-2}$，则检测概率 P_{D} 几乎达到 100%，且递推判决的收敛速度很快。

4.10.2 超声多普勒血流速度测量

1. 多普勒效应

多普勒效应（Doppler effect）是为纪念奥地利物理学家及数学家多普勒（Christian Johann Doppler）而命名的，他于 1842 年提出了多普勒效应的理论。多普勒效应的主要内容为物体辐射的波长因为波源和观测者的相对运动而产生变化。当观测者位于运动波源前面时，波被压缩，使得波长变短，从而频率变高，称为"蓝移"（blue shift）现象；若观测者位于运动波源后面，则会产生相反的效应，即波长变长，频率变低，称为"红移"（red shift）现象。波源的速度越高，所产生的多普勒频移越大。根据波红移和蓝移的程度，可以计算出波源循着观测方向运动的速度。

2. 超声多普勒血流测量的基本原理

血流状况是人体生理状态的重要指标，采用超声多普勒技术对血流状况进行测量，是临床医学常用的检测方法。

在超声多普勒血流测量中，常考虑两种超声多普勒现象：一是当超声声束射向血管时，假设声源不动而血液流动；二是当血管中的血球（即散射子）在超声声压作用下作为声源再发射时，假设声源运动，而观测者（即测量探头）不动。综合这两种情况，可以得到超声多普勒频移 f_{D} 为

$$f_{\mathrm{D}} = \left(\frac{c + v\cos\theta}{c - v\cos\theta} - 1\right) f_1 = \frac{2v\cos\theta}{c - v\cos\theta} f_1$$

式中，c 表示超声声速，v 表示血液流速，θ 为声束方向与血液流向之间的夹角，f_1 为超声波的发射频率。由于 $c \gg v$，故上式可近似为

$$f_{\mathrm{D}} = \frac{2v}{c} f_1 \cos\theta$$

式中，c 为常数，θ 可以通过几何测量得到，f_1 是超声系统的参数。可见，只要测量得

到多普勒频移 f_D，就可以通过上式计算或估计出血液流速 v。

3. 应用中的问题及解决方案

（1）空间分辨率问题

当超声波连续发射时，接收的回波是沿声束各处反射回波的总贡献，不能提供距离或空间分辨率信息。为了在超声多普勒测量中获得血管的空间分辨率信息，将超声波声源改成脉冲发射方式。这样，每次发射的超声波持续一段时间（如 τ），由此形成一定的采样体积，可以探测与这段采样体积对应深度的局部血流信息，从而改善测量的空间分辨率。

（2）血流方向信息的确定

在多普勒血流测量中，一个重要的问题是确定血流的方向，这对于区分邻近动脉血流或诊断血流在一个心动周期中是否发生逆转是有意义的。血流方向信息可以通过对比超声回波频率 f_2 和超声发射频率 f_1 来确定。当血球速度的轴向分量 $v\cos\theta$ 朝向探头时，有 $f_2>f_1$，称为正向流。当 $v\cos\theta$ 远离探头时，有 $f_2<f_1$，称为反向流。

由于采样体积中血球的流速各不相同，导致接收回波的功率谱具有一定的带宽。$f>f_0$ 的部分称为上边带，反映正向流信息，$f<f_0$ 的部分称为下边带，反映反向流信息，f_0 为频谱的中心频率。通常采用单边带直接分离、外差式检测或正交相位检测与相域处理相结合的方法来检测上、下边带信息，进而确定血流的流向。

（3）血流速度估计问题

在脉冲多普勒技术和超声彩色血流映射技术中，由于相位的周期性、声束与血流夹角，以及声学传递介质的声学特性影响，造成血流速度的估计会产生相应的误差，从而影响临床诊断。互相关法和宽带极大似然估计法可以较好地解决这些问题。

互相关法是从时域上考虑由于散射效应而引起的回波时移问题。对先后两次超声发射的回波信号做互相关处理，可以估计得到血流速度 v。若进行了 N 次超声发射，则可取任意两次发射的回波做互相关计算。

在超声多普勒血流测量中，血液中运动的血球对发射的超声脉冲有两种作用，一是造成回波的频移，二是造成回波周期的时移。传统的多普勒测量方法只考虑了前者的影响，互相关法只考虑了后者的影响，而宽带极大似然估计则把二者结合起来。

根据检测与估计理论，在血球（散射子）相互独立、均匀分布、且回波服从高斯分布的条件下，可以推导出散射子速度的似然函数。一般取似然函数取得最大值时的 v 值作为血流速度的极大似然估计。

4.10.3 基于智能手机的多生理信息检测与参数估计

近年来，随着智能手机技术的飞速发展与普遍使用，基于智能手机的人体多生理信息检测与分析方法得到广泛的重视和研究。本节基于 Android 系统智能手机技术，举例介绍利用智能手机对人体多生理信息进行检测、分析与参数估计的技术。

1. Android 平台简介与检测系统结构设计

Android 系统是移动应用程序开发历史上的一个重要里程碑，是在现代移动开发技术基础之上的应用程序开发框架。与其他操作系统类似，Android 系统也采用了分层结构，从上至下分别是应用程序层、应用程序框架层、系统运行库层和 Linux 内核层的四层结构。Android 系统提供开放的开发平台，使开发者能够根据需求编写各种各样的应用程序。在程序开发过程中可利用 Android 智能设备硬件优势，如地理位置信息访问、后台服务的运行、设置闹钟、添加通知到状态栏等功能完成程序的开发工作，以达到更好的用户体验。

　　基于 Android 智能手机的多生理信息检测系统，通过前端传感器和电极检测人体的心电信号、呼吸信号和脉搏信号等生理信息，通过蓝牙无线传输，将检测到的信号送入手机端进行分析处理，实现对人体心电状态、呼吸状态、动脉弹性、血压和微循环状态等的监测与异常报警。系统的总体框图如图 4.8 所示。

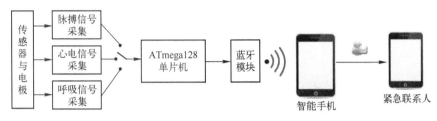

图 4.8　基于 Android 智能手机的人体多参数检测系统总体框图

　　该系统主要分为三个模块，分别为信号采集模块、信号传输模块和基于智能手机的信号分析处理模块。其中，信号采集模块实时采集人体的心电、呼吸与脉搏波信号。ATmega128 单片机对采集到的信号进行 A/D 转换和简单预处理，并控制蓝牙模块将数据无线传输至智能手机端。基于智能手机的信号处理模块对信号进行分析处理，实现对人体心脏状态、呼吸状态、动脉弹性、血压和微循环状态等的监测与辅助诊断，若出现异常状况，则以短信的形式告知紧急联系人。

2. 心电信号的分析处理

　　采用中值滤波、曲线拟合、高通滤波和形态学处理等方法去除心电信号中的工频干扰和基线漂移。采用计算量较小的差分阈值法来提取心电信号中的 R 波，用局域变换法检测 QRS 波群等信息，由此进一步得到 RR 间期，计算出心率，并得到 QRS 波群的持续时间。根据临床经验和文献报道，若 5 个以上 RR 间期平均心率大于 100 次/分钟，则判定为心动过速；若 5 个以上 RR 间期平均心率小于 60 次/分钟，则判定为心动过缓。若 RR 间期大于间期均值的 1.5 倍，则判定为漏搏；若 RR 间期小于间期均值的 0.75 倍，且 QRS 持续时间小于 120ms，则判定为房性早搏；若 RR 间期小于间期均值的 0.75 倍，且 QRS 持续时间大于 120ms，则判定为室性早搏。

3. 呼吸信号的分析处理

　　采用平均滤波器和 0.1~0.5Hz 带通滤波器相结合的方法去除呼吸信号中的噪声和干扰。检测呼吸信号的极大值和极小值，二者分别对应呼气和吸气过程。根据极小值的间期可得出呼吸率，当间期大于 10s 时，则判定为一次呼吸暂停。

4. 脉搏波信号的分析处理

　　动脉弹性功能在一定程度上反映了动脉内皮功能状况。动脉血管弹性的降低，往往

117

预示有动脉硬化情况的发生。利用基于智能手机的容积脉搏信号来分析判断动脉弹性状态，是一种方便有效的生理参数检测手段。

光电容积脉搏波信号是基于光电容积描记技术（PPG）在受试者食指指端进行采集的，常称这种信号为 PPG 信号。在时域分析 PPG 信号，通常是基于脉图进行的。

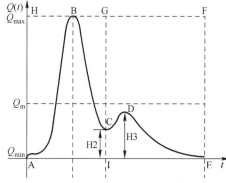

图 4.9 容积脉搏波信号单个周期特征

图 4.9 给出了 PPG 信号单个周期的脉图，即信号的波形图。

图中，曲线 $Q(t)$ 表示容积脉搏波血流曲线，即一个周期的 PPG 信号，Q_{max} 和 Q_{min} 分别表示容积脉搏血流曲线的最大值和最小值，Q_m 表示平均血流。依据容积脉搏波特征量 K' 值，可以在一定程度上反映血管壁弹性及微循环状态。

$$K' = \frac{Q_m - Q_{min}}{Q_{max} - Q_{min}} = \frac{S_{ABCDE}}{S_{AHFE}}, \quad Q_m = \frac{1}{T}\int_0^T Q(t)\,\mathrm{d}t$$

对于心血管功能较好的健康年轻人，K' 值较小。随着年龄的增长和心血管功能的下降，K' 值会增大，从而反映动脉弹性的状态与变化。由此可见，K' 值的大小可以作为判定动脉弹性的一个量化指标。在 K' 值的基础上，文献中报道了利用重搏波特征量（DWF）来进一步表征动脉硬化的方法。

对 PPG 信号进行频域分析和时频分析也可以较为有效地对动脉弹性进行测量和评估。

5. 系统样例

图 4.10 给出了两款基于 Android 智能手机的人体多生理参数检测与分析系统的样例。图中给出了受试者的相关信息，给出了实时采集的心电、呼吸和脉搏波信号的波形，还给出了经过信号分析处理得到的生理参数估计、健康状态判定和辅助诊断信息，包括心率、呼吸率，有无心动过速、过缓或房早、室早等病症，DWF 值和血压值等信息。

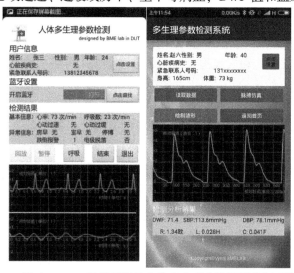

图 4.10 基于 Android 智能手机的人体多生理参数检测分析系统样例

思考题与习题

4.1　试说明信号检测与信号参数估计的概念。

4.2　试说明信号检测问题所定义的各个概率。

4.3　试说明参数估计的无偏性、有效性和一致性的概念。

4.4　试说明信号检测的极大似然概率准则。

4.5　试说明信号检测的最小错误率准则的基本思路和方法。

4.6　试说明信号检测的贝叶斯准则的基本思路和方法。

4.7　试说明信号检测的纽曼-皮尔逊准则的基本思路和方法。

4.8　比较上述各种信号检测方法。

4.9　说明信号检测的多次观测与多元检测问题。

4.10　说明信号参数的贝叶斯估计方法。

4.11　说明信号参数的极大似然估计方法。

4.12　说明信号参数估计的克拉美-罗下界。

4.13　说明信号参数的线性均方估计方法。

4.14　说明信号参数的最小二乘估计方法

4.15　试推导如下情况的似然比。在 H_1 假设下，观测值 z 是高斯随机变量，均值为 m_1，标准差为 σ_1。在 H_0 假设下，观测值 z 也是高斯随机变量，均值为 m_0，标准差为 σ_0。求判决域和错误概率。

4.16　对信号 x 做单次观察 $x = s + n$。s 等于 1 或 2，以等概率出现；n 是零均值高斯噪声，方差为 σ_n^2。

(1) 试证明最小错误率或极大后验概率判决规则是：若 $x \leqslant 1.5$，则判定 $s=1$；若 $x > 1.5$，则判定 $s=2$。

(2) 如果 $\sigma_n^2 = 1$，试求响应的错误率。

4.17　随机变量 x 为 $N(0, \sigma^2)$。将它通过两个线性变换中的一个，$H_1: y = x^2$；$H_0: y = x^3$。试建立似然比检验。

4.18　考查一个假设检验问题，已知

$$p(z|H_1) = \frac{1}{\sqrt{2\pi}} \exp\{-z^2/2\}$$

$$p(z|H_0) = \frac{1}{2} \exp\{-|z|\}$$

(1) 设 $c_{11} = c_{00} = 0$，且 $c_{01} = c_{10} = 1$，若 $p(H_1) = 3/4$，试求贝叶斯检验的 P_F 和 P_D。

(2) 设 $P_F = 0.2$，试建立纽曼-皮尔逊检验。

4.19　二元假设检验问题，设两种假设下接收到的信号为

$$H_1: z = x_1^2 + x_2^2$$

$$H_0: z = x_1$$

式中，x_1 和 x_2 是独立同分布的高斯变量，均值为 0，方差为 1。试求贝叶斯准则的最佳判决公式。

4.20 二元检测问题：$\begin{cases} H_1: z(t) = A + v(t) \\ H_0: z(t) = -A + v(t) \end{cases}$。式中，$v$ 是正态分布噪声 $N(0, \sigma_v^2)$，且设 $P(H_1) = P(H_0)$，采用一次观测进行检验，试求似然比检验判决表达式和平均错误概率。

4.21 在二元假设检验中，观测 z 服从具有不同参量的瑞利分布：

$$P(z|H_i) = \frac{z}{\sigma_i^2} \exp\left\{-\frac{z^2}{2\sigma_i^2}\right\}, z > 0, i = 0, 1$$

（1）试建立贝叶斯准则判决式。

（2）试将结果扩展到 N 个独立观测下的最小平均错误准则，求 P_e 的表达式。

4.22 设观测量 $z = \dfrac{x}{2} + v$，v 是均值为 0，方差为 1 的高斯随机变量。

（1）试求 x 的最大似然估计。

（2）若已知 x 的概率密度为 $f(x) = \begin{cases} 0, & x \geq 0 \\ \dfrac{1}{4}\exp\left(-\dfrac{x}{4}\right), & x < 0 \end{cases}$，求 x 的最大后验估计。

4.23 通过对车辆位移的测量，可以估计其加速度 a。设观测值有如下形式：$z_j = a_j^2 + v_j$，$j = 1, 2, \cdots$。已知 $E(a) = 0$，$E(a^2) = \sigma_a^2$，$E(v_j) = 0$，$E(v_j^2) = \sigma_v^2$，$E(av_j) = 0$，$E(v_i v_j) = 0$，$i \neq j$。

（1）已知噪声 v_j 服从正态分布

$$f(v_j) = \frac{1}{\sqrt{2\pi}\,\sigma_v} \exp\left\{-\frac{v_j^2}{2\sigma_v^2}\right\}$$

若两个观测值分别为 $x_1 = a + v_1$ 和 $x_2 = 4a + v_2$，试求最大似然估计。

（2）两个观测值与（1）相同。若设 a 与 v_j 均是正态的，且 $E(a) = E(v_j) = 0$，$E(a^2) = \sigma_a^2 = \sigma_v^2$，求最大后验估计。

4.24 设观测信号 $z_i = \theta + v_i$，$i = 1, 2, \cdots, N$，已知 v_i 是相互独立且具有同分布的高斯噪声，其均值为 0，方差为 σ_v^2。信号 θ 也是均值为 0、方差为 σ_θ^2 的高斯信号。通过 N 次观测对信号 θ 进行估计。求信号 θ 的均方估计 $\hat{\theta}_{MS}$ 和最大后验估计 $\hat{\theta}_{MAP}$。

4.25 已知信号 s 的概率密度函数是高斯型的，即服从 $N(0, \sigma_s^2)$ 分布，在叠加有噪声 $n \sim N(0, \sigma_n^2)$ 下被检测。

（1）取单样本估计，$x_1 = s + n_1$。试证明 $\hat{s}_{MAP} = \dfrac{x_1}{1+d}$；$d = \dfrac{\sigma_n^2}{\sigma_s^2}$；$\hat{s}_{ML} = x_1$。

（2）取 m 个样本 $x_j = s + n_j (j = 1, 2, \cdots, m)$，各噪声样本相互独立。试证明：$\hat{s}_{MAP} = \dfrac{1}{m+b}\sum_{j=1}^{m} x_j$；$\hat{s}_{ML} = \dfrac{1}{m}\sum_{j=1}^{m} x_j$。

（3）证明这种情况下 $\hat{s}_{MS}$ 是否等于 $\hat{s}_{MAP}$。

4.26　设有 N 个独立的、服从正态分布 $N(m, \sigma^2)$ 的观测量 z_i, $i=1,2,\cdots,N$, 其中 σ^2 未知。

(1) 求 σ^2 的最大似然估计 $\hat{\sigma}_{ML}^2$。

(2) $\hat{\sigma}_{ML}^2$ 是否无偏估计, 是否有效估计。

(3) 求 $\hat{\sigma}_{ML}^2$ 估计的方差。

4.27　时变测量时单参数的线性最小均方估计问题。已知观测方程为

$$z_i = h_i x + v_i, \ i=1,2,\cdots,m$$

$$E\{x\} = x_0, \ \mathrm{Var}\{x\} = \sigma_x^2, \ E\{v_i\} = 0, \ E\{v_i v_j\} = \sigma_v^2 \delta_{ij}, \ E\{xv_i\} = 0$$

求 x 的线性最小均方估计 $\hat{x}_{LMS}$。

4.28　对未知参量 θ_1 和 θ_2 进行线性观测, 得到观测值分别为: $z_1 = \theta_1 + \theta_2 + v_1$, $z_2 = \theta_1 + 3\theta_2 + v_2$。其中, $v_i(i=1,2)$ 为测量噪声, 满足 $E\{v_i\} = 0$, $E\{v_i v_j\} = \delta_{ij}$, $i,j = 1,2$。求参量 θ_1 和 θ_2 的加权最小二乘估计及估计的方差。

4.29　设被估计向量 $X = \begin{bmatrix} x_1 \\ x_2 \end{bmatrix}$, 观测模型为 $Z = \begin{bmatrix} z_1 \\ z_2 \\ z_3 \end{bmatrix} = \begin{bmatrix} x_1 + x_2 + v_2 \\ x_2 + v_2 \\ x_1 + 2x_2 + v_3 \end{bmatrix}$。式中, $v_i(i=1,2,3)$ 是零均值的白噪声, 彼此独立。若测得 $z_1 = 2$, $z_2 = 1$, $z_3 = 4$, 试求 x 的最小二乘估计。

第5章 随机信号的相关函数估计与功率谱估计

本章主要介绍相关函数与功率谱密度函数的估计方法，包括自相关序列的无偏估计和有偏估计，自相关函数的快速估计方法，以周期图为核心的功率谱经典估计方法及其改进方法；以及以参数模型法为主的现代谱估计方法，包括 AR、MA 和 ARMA 参数模型法，最大熵谱估计方法，最小方差谱估计方法，皮萨伦科谱分解方法和基于自相关阵特征分解的方法等；并给出了多种谱估计方法的比较。

5.1 相关函数与功率谱密度函数

5.1.1 相关函数

1. 相关函数的定义

第 3 章已经给出了随机过程（随机信号）相关函数的概念。本节针对广义平稳随机信号（或随机序列）问题，再重点介绍其相关函数的概念与性质。

设广义平稳随机信号 $X(t)$ 和 $Y(t)$，其自相关函数和互相关函数定义如下：

$$R_{XX}(\tau) = E[X(t)X^*(t+\tau)] = \int_{-\infty}^{+\infty} X(t)X^*(t+\tau)\,dt$$

$$R_{XY}(\tau) = E[X(t)Y^*(t+\tau)] = \int_{-\infty}^{+\infty} X(t)Y^*(t+\tau)\,dt \tag{5.1}$$

式中，符号"$*$"表示复共轭。若考虑广义平稳离散随机序列 $X(n)$ 和 $Y(n)$，则其自相关函数和互相关函数定义如下：

$$R_{XX}(m) = E[X(n)X^*(n+m)] = \sum_{n=-\infty}^{+\infty} X(n)X^*(n+m)$$

$$R_{XY}(m) = E[X(n)Y^*(n+m)] = \sum_{n=-\infty}^{+\infty} X(n)Y^*(n+m) \tag{5.2}$$

如果广义平稳离散随机序列 $X(n)$ 和 $Y(n)$ 是各态历经的，则式（5.1）和式（5.2）所示的集总平均可以由单一样本 $x(n)$ 和 $y(n)$ 的时间平均来实现，即

$$R_{xx}(m) = \lim_{N \to \infty} \frac{1}{2N+1} \sum_{n=-N}^{N} x(n)x^*(n+m)$$

$$R_{xy}(m) = \lim_{N \to \infty} \frac{1}{2N+1} \sum_{n=-N}^{N} x(n)y^*(n+m) \tag{5.3}$$

式中，N 表示时间序列的长度。在本章后面的介绍中，若不特别说明，均采用各态历经的广义平稳离散随机信号，并用符号 $x(n)$ 和 $y(n)$ 来表示。

2. 相关函数的主要性质

由相关函数的定义，可以得到其主要性质如下：

① 自相关函数是 m 的偶函数，即

$$R_{xx}(m) = R_{xx}(-m) \tag{5.4}$$

② 自相关函数在 $m=0$ 时取最大值，即

$$R_{xx}(m) \leqslant R_{xx}(0) \tag{5.5}$$

③ 周期信号的自相关函数仍为同频率的周期信号，但不具有原信号的相位信息。

④ 随机信号的自相关函数随 $|m|$ 的增大很快衰减为 0。

⑤ 互相关函数为非奇非偶函数，但满足

$$R_{xy}(-m) = R_{yx}(m) \tag{5.6}$$

⑥ 两周期信号的互相关函数仍为同频率的周期信号，且保留了原信号的相位差信息。

⑦ 两个非同频的周期信号互不相关。

上述关于相关函数的性质，对于区别信号的类型具有重要作用。例如，如果信号中含有周期性成分，则其自相关函数也具有一定的周期性，且在 m 较大时衰减较慢。对于不包含周期成分的随机信号，当 m 较大时，其自相关函数很快衰减并趋于 0。宽带随机信号的自相关函数很快衰减到 0，而窄带随机信号的自相关函数具有较慢的衰减特性。另一方面，互相关函数可以构成在噪声中提取信号的相关滤波方法，还可以用于估计两信号之间的时间延迟，用于测量运动物体的运动速度，并在定位技术中得到广泛的应用。

3. 常用随机信号的自相关函数

（1）白噪声的自相关函数

设随机信号 $x(n)$ 为白色随机信号（即白噪声），表示为 $w(n)$。其自相关函数为

$$R_{xx}^{(\mathrm{WN})}(m) = \frac{N_0}{2}\delta(m) \tag{5.7}$$

式中，N_0 表示白噪声功率谱密度。若限制白噪声的带宽为 W，则白噪声变为带限白噪声，其自相关函数表示为

$$R_{xx}^{(\mathrm{BLWN})}(m) = \frac{WN_0}{2} \cdot \frac{\sin Wm}{Wm} \tag{5.8}$$

（2）AR(p) 信号的自相关函数

设 AP(p) 信号 $x(n)$ 表示为

$$x(n) = -\sum_{k=1}^{p} a_k x(n-k) + w(n) \tag{5.9}$$

式中，$w(n)$ 表示白噪声，p 表示 AR 模型的阶数。$x(n)$ 的自相关函数表示为

$$R_{xx}(m) = -\sum_{k=1}^{p} a_k R_{xx}(m-k) + \sigma_w^2 \delta(m) \tag{5.10}$$

（3）MA(q)信号的自相关函数

设 MA(q)信号 $x(n)$ 表示为

$$x(n) = \sum_{k=0}^{q} b_k w(n-k) \tag{5.11}$$

式中，q 表示 MA 模型的阶数。$x(n)$ 的自相关函数表示为

$$R_{xx}(m) = \sigma^2 \sum_{k=1}^{q-m} b_k b_{k+m}, \quad 0 \leqslant m \leqslant q \tag{5.12}$$

（4）ARMA(p,q)信号的自相关函数

设 ARMA(p,q)信号 $x(n)$ 表示为

$$x(n) = \sum_{k=0}^{q} b_k w(n-k) - \sum_{k=1}^{p} a_k x(n-k) \tag{5.13}$$

$x(n)$ 的自相关函数表示为

$$R_{xx}(m) = -\sum_{k=1}^{p} a_k R_{xx}(m-k) + f_m(\boldsymbol{a}, \boldsymbol{b}), \quad m = 1, 2, \cdots, p \tag{5.14}$$

式中，$f_m(\boldsymbol{a}, \boldsymbol{b}) = \sum_{k=0}^{q} b_k w(n-k) x(n+m)$，$m = 1, 2, \cdots, p$ 是 ARMA(p,q)模型参数向量 $\boldsymbol{a}$ 和 $\boldsymbol{b}$ 的较复杂的非线性函数，这里不再求解。

5.1.2 功率谱密度函数

1. 功率谱密度函数的定义

功率谱密度（power spectral density，PSD）函数是定义为单位频带内的信号功率，它表示了信号功率随频率的变化关系，是研究分析随机信号的重要特性。功率谱密度函数通常简称为功率谱或谱。广义平稳离散随机信号 $x(n)$ 的功率谱密度函数有两个等价的定义，如下：

$$P_{xx}(\mathrm{e}^{\mathrm{j}\omega}) = \sum_{m=-\infty}^{\infty} R_{xx}(m) \mathrm{e}^{-\mathrm{j}\omega m} \tag{5.15}$$

$$P_{xx}(\mathrm{e}^{\mathrm{j}\omega}) = \lim_{N \to \infty} E\left[\frac{1}{2N+1} \left| \sum_{n=-\infty}^{\infty} x(n) \mathrm{e}^{-\mathrm{j}\omega n} \right|^2 \right] \tag{5.16}$$

可以证明，这两个定义是等价的。式（5.16）中的 N 表示随机信号序列的长度。

2. 相关函数与功率谱密度函数的关系

实际上，式（5.15）给出的定义，又称为维纳-辛钦（Wiener-Khinchin）定理，其中，$R_{xx}(m)$ 为信号 $x(n)$ 的自相关函数。显然，信号 $x(n)$ 的自相关函数与其功率谱密度函数是一个傅里叶变换对。

这样，对于任意一个随机信号的自相关函数，都可依据维纳-辛钦定理，通过对自相关函数求取傅里叶变换而得到其功率谱密度函数。同理，也可以根据维纳-辛钦定理定义信号 $x(n)$ 与 $y(n)$ 的互功率谱密度函数为

$$P_{xy}(\mathrm{e}^{\mathrm{j}\omega}) = \sum_{m=-\infty}^{\infty} R_{xy}(m) \mathrm{e}^{-\mathrm{j}\omega m} \tag{5.17}$$

5.2　自相关序列的估计

5.2.1　自相关序列的无偏估计

1. 自相关序列的无偏估计

设均值为零的广义平稳随机信号 $x(n)$ 是各态历经的，其自相关函数为

$$R_{xx}(m) = E[x(n)x^*(n+m)] \tag{5.18}$$

式中，"$*$"表示复共轭。如果观测数据长度 N 为有限值，记为 $x_N(n)$，则 $R_{xx}(m)$ 可以经由下式估计得到：

$$\hat{R}_{xx}(m) = \frac{1}{N}\sum_{n=0}^{N-1} x_N(n)x_N^*(n+m) \tag{5.19}$$

式中，$\hat{R}_{xx}(m)$ 的长度为 $2N-1$，是相对 $m=0$ 对称的。由于 $x_N(n)$ 只有有限个观测值，对于每一个固定的延迟 m，可以利用的数据只有 $N-1-|m|$ 个，且均在 $0 \sim N-1$ 的范围内。为了简化，仍然记 $x_N(n) = x(n)$，将 $\hat{R}_{xx}(m)$ 写为 $\hat{R}_N^{(1)}(m)$。这样，式（5.19）所表示的自相关函数估计可以写为

$$\hat{R}_N^{(1)}(m) = \frac{1}{N-|m|}\sum_{n=0}^{N-1-|m|} x(n)x^*(n+m), \quad |m| \le N-1 \tag{5.20}$$

式中，$\hat{R}_N^{(1)}(m)$ 的下标 N 表示数据 $x(n)$ 的长度为 N，上标(1)表示无偏估计。

2. 估计的性质

（1）估计的偏差分析

对式（5.20）两边求取数学期望，有

$$\begin{aligned}
E[\hat{R}_N^{(1)}(m)] &= \frac{1}{N-|m|}\sum_{n=0}^{N-1-|m|} E[x(n)x^*(n+m)] = \frac{1}{N-|m|}\sum_{n=0}^{N-1-|m|} R_{xx}(m) \\
&= R_{xx}(m), \quad |m| \le N-1
\end{aligned} \tag{5.21}$$

显然，其偏差为

$$b[\hat{R}_N^{(1)}(m)] = E[\hat{R}_N^{(1)}(m)] - R_{xx}(m) = 0 \tag{5.22}$$

即式（5.20）所示的自相关函数估计是无偏的。

（2）估计的均方值分析

$\hat{R}_N^{(1)}(m)$ 的均方值为

$$E[(\hat{R}_N^{(1)}(m))^2] = \frac{1}{(N-|m|)^2}\sum_{n=0}^{N-1-|m|}\sum_{k=0}^{N-1-|m|} E[x(n)x^*(n+m)x(k)x^*(k+m)],$$
$$|m| \le N-1 \tag{5.23}$$

当 $x(n)$ 为零均值白色高斯随机信号时，有

$$E[x(k)x(l)x(m)x(n)] = E[x(k)x(l)]E[x(m)x(n)] + E[x(m)x(k)]E[x(l)x(n)]$$
$$+ E[x(k)x(n)]E[x(l)x(m)] \tag{5.24}$$

这样,式(5.23)可以写为

$$E[(m)^2] = \frac{1}{(N-|m|)^2} \sum_{n=0}^{N-1-|m|} \sum_{k=0}^{N-1-|m|} [R_{xx}^2(m) + R_{xx}^2(n-k)$$
$$+ R_{xx}(n-k-m)R_{xx}(n-k+m)], |m| \leq N-1 \tag{5.25}$$

对式(5.25)进一步整理,可以得到

$$E[(\hat{R}_N^{(1)}(m))^2] = R_{xx}^2(m) + \frac{1}{(N-|m|)^2} \sum_{r=-(N-1-|m|)}^{N-1-|m|} (N-|m|-|r|)$$
$$[R_{xx}^2(r) + R_{xx}(r-m)R_{xx}(r+m)] \tag{5.26}$$

式中,$r = n-k$。当满足$N \gg |m|-|r|$时,可以得到$\hat{R}_N^{(1)}(m)$的估计方差为

$$\text{Var}[\hat{R}_N^{(1)}(m)] = E\{[(m)]^2\} - \{E[(m)]\}^2 = E\{[(m)]^2\} - R_{xx}^2(m)$$
$$\approx \frac{N}{(N-|m|)^2} \sum_{r=-(N-1-|m|)}^{N-1-|m|} [R_{xx}^2(r) + R_{xx}(r-m)R_{xx}(r+m)] \tag{5.27}$$

由式(5.27)可以看出,当$N \to \infty$时,有

$$\lim_{N \to \infty} \text{Var}[\hat{R}_N^{(1)}(m)] = 0 \tag{5.28}$$

综合考虑式(5.22)和式(5.28),可知$\hat{R}_N^{(1)}(m)$是$R_{xx}(m)$的一致估计。

需要注意的是,$\hat{R}_N^{(1)}(m)$的方差式(5.27)是在$N \gg |m|-|r|$的假定下得出的。当$|m|$接近于N时,用来计算$\hat{R}_N^{(1)}(m)$的数据很少,从而使得$\hat{R}_N^{(1)}(m)$的方差显著增加。

5.2.2 自相关序列的有偏估计

1. 自相关序列的有偏估计

将式(5.20)中的系数$1/(N-|m|)$改为$1/N$,得到自相关信号的有偏估计为

$$\hat{R}_N^{(2)}(m) = \frac{1}{N} \sum_{n=0}^{N-1-|m|} x(n)x^*(n+m), \quad -(N-1) \leq m \leq N-1 \tag{5.29}$$

比较式(5.20)与式(5.29),有

$$\hat{R}_N^{(2)}(m) = \frac{N-|m|}{N} \hat{R}_N^{(1)}(m), \quad |m| \leq N-1 \tag{5.30}$$

2. 估计性质

(1)估计偏差分析

计算$\hat{R}_N^{(2)}(m)$的均值,有

$$E[\hat{R}_N^{(2)}(m)] = \frac{N-|m|}{N} E[\hat{R}_N^{(1)}(m)] = \frac{N-|m|}{N} R_{xx}(m), \quad |m| \leq N-1 \tag{5.31}$$

这样,$\hat{R}_N^{(2)}(m)$估计的偏差为

$$b\big[\hat{R}_N^{(2)}(m)\big]=R_{xx}(m)-E\big[\hat{R}_N^{(2)}(m)\big]=\frac{|m|}{N}R_{xx}(m)，\quad |m|\leqslant N-1 \qquad (5.32)$$

由式（5.32）可见，$\hat{R}_N^{(2)}(m)$ 是 $R_{xx}(m)$ 的有偏估计。由于

$$\lim_{N\to+\infty}b\big[R_N^{(2)}(m)\big]=0 \qquad (5.33)$$

因此 $\hat{R}_N^{(2)}(m)$ 是渐近无偏估计的。

（2）估计方差分析

根据自相关信号有偏估计的定义式（5.29）和无偏估计的方差计算，可以得到有偏估计的方差为

$$\begin{aligned}
\mathrm{Var}\big[\hat{R}_N^{(2)}(m)\big]&=\left(\frac{N-|m|}{N}\right)^2\mathrm{Var}\big[\hat{R}_N^{(1)}(m)\big]\\
&\approx\frac{1}{N}\sum_{r=-(N-1-|m|)}^{N-1-|m|}\big[R_{xx}^2(r)+R_{xx}(r-m)R_{xx}(r+m)\big]
\end{aligned} \qquad (5.34)$$

上式成立的条件与无偏估计的方差表达式（5.27）相同。显然，

$$\lim_{N\to+\infty}\mathrm{Var}\big[\hat{R}_N^{(2)}(m)\big]=0 \qquad (5.35)$$

由式（5.35），并综合考虑 $\hat{R}_N^{(2)}(m)$ 的渐近无偏性，可知 $\hat{R}_N^{(2)}(m)$ 是自相关函数 $R_{xx}(m)$ 的一致估计。

（3）与无偏估计的比较

对比分析自相关函数的无偏估计 $\hat{R}_N^{(1)}(m)$ 和有偏估计 $\hat{R}_N^{(2)}(m)$，可以得到以下结论：

① 对于接近于 N 的较大 $|m|$ 值，无偏估计 $\hat{R}_N^{(1)}(m)$ 的均值与偏差不受影响，而有偏估计 $\hat{R}_N^{(2)}(m)$ 的均值趋于 0，并引起其偏差趋于 $R_{xx}(m)$，性能显著变坏。

② 由式（5.34）可以看出，有偏估计 $\hat{R}_N^{(2)}(m)$ 的方差永远不会大于无偏估计 $\hat{R}_N^{(1)}(m)$ 的方差。

③ 对于接近 N 的较大 $|m|$ 值，无偏估计 $\hat{R}_N^{(1)}(m)$ 和有偏估计 $\hat{R}_N^{(2)}(m)$ 都不是自相关函数 $R_{xx}(m)$ 的好的估计。但对于比 N 小得多的 $|m|$ 值，$\hat{R}_N^{(1)}(m)$ 和 $\hat{R}_N^{(2)}(m)$ 都是 $R_{xx}(m)$ 的一致估计。

④ 由于有偏估计 $\hat{R}_N^{(2)}(m)$ 的方差总是小于无偏估计 $\hat{R}_N^{(1)}(m)$ 的方差，以及后面还将讨论的其他理由，在实际进行功率谱估计的应用时，一般总是采用有偏估计 $\hat{R}_N^{(2)}(m)$，而不采用无偏估计 $\hat{R}_N^{(1)}(m)$。

5.2.3　自相关序列的快速估计方法

无论是采用无偏估计 $\hat{R}_N^{(1)}(m)$ 还是采用有偏估计 $\hat{R}_N^{(2)}(m)$ 来估计广义平稳随机信号 $x(n)$ 的自相关函数 $R_{xx}(m)$，当 N 和 m 较大时，所需的计算量非常大，这限制了上述两种估计方法的使用。

在实际应用中，通常采用快速傅里叶变换（FFT）的方法来进行自相关函数估计的

快速计算。以有偏估计 $\hat{R}_N^{(2)}(m)$ 的计算为例，并将数据长度为 N 的观测数据写为 $x_N(n)$。这样，

$$\hat{R}_N^{(2)}(m) = \frac{1}{N} \sum_{n=0}^{N-1} x_N(n) x_N^*(n+m) \tag{5.36}$$

由于对两个 N 点信号进行相关计算，其结果的长度为 $2N-1$ 点。为此，与快速计算卷积的情况一样，需要把 N 点信号补 0 而扩充到 $2N-1$ 点，这样才能利用 FFT 来快速计算。即

$$x_{2N}(n) = \begin{cases} x_N(n), & n=0,1,\cdots,N-1 \\ 0, & n=N,N+1,\cdots,2N-1 \end{cases} \tag{5.37}$$

于是，式（5.36）写为

$$\hat{R}_{2N}^{(2)}(m) = \frac{1}{N} \sum_{n=0}^{N-1} x_{2N}(n) x_{2N}^*(n+m) \tag{5.38}$$

记 $x_{2N}(n)$ 的傅里叶变换为 $X_{2N}(e^{j\omega})$。对 $\hat{R}_{2N}^{(2)}(m)$ 求取傅里叶变换，可以得到

$$\sum_{m=-(N-1)}^{N-1} \hat{R}_{2N}^{(2)}(m) e^{-j\omega m} = \frac{1}{N} \sum_{n=0}^{2N-1} x_{2N}(n) e^{j\omega n} \sum_{l=0}^{2N-1} x_{2N}(l) e^{-j\omega l} = \frac{1}{N} |X_{2N}(e^{j\omega})|^2 \tag{5.39}$$

式中，$X_{2N}(e^{j\omega})$ 可以经由 FFT 来计算。这样，自相关函数的快速计算步骤如下。

步骤 1：对 $x_N(n)$ 补 0，使其长度为 $2N-1$，构成 $x_{2N}(n)$。对 $x_{2N}(n)$ 做 FFT，得到 $X_{2N}(k)$，$k=0,1,\cdots,2N-1$。

步骤 2：求 $X_{2N}(k)$ 的幅度平方，再除以 N，得到 $\frac{1}{N} |X_{2N}(k)|^2$。

步骤 3：对 $\frac{1}{N} |X_{2N}(k)|^2$ 做傅里叶逆变换，得到 $\hat{R}_0^{(2)}(m)$。

这里，$\hat{R}_0^{(2)}(m)$ 并不简单地等于 $\hat{R}_{2N}^{(2)}(m)$，而是等于 $\hat{R}_{2N}^{(2)}(m)$ 中 $-(N-1) \leq m < 0$ 的部分向右平移 $2N$ 点形成的新序列。不过，$\hat{R}_0^{(2)}(m)$ 与 $\hat{R}_{2N}^{(2)}(m)$ 的功率谱是相同的。

例 5.1 试利用 MATLAB 产生一个高斯分布随机序列，然后利用 xcorr 函数进行快速自相关序列的估计计算。分别考虑有偏估计、无偏估计、非归一化和归一化估计的情况。

解：MATLAB 中 xcorr 函数的格式为 x = xcorr(x,'flag')。其中，若 flag 为 biased，则为自相关函数的有偏估计，若 flag 为 unbiased，则为无偏估计。另外，将 flag 选为 none 和 coeff，分别对应自相关函数序列的非归一化和归一化处理。MATLAB 程序如下：

```
clear all; clc;clear;
x=randn(128,1);
brxx=xcorr(x,'biased');      % 有偏估计
urxx=xcorr(x,'unbiased');    % 无偏估计
rxx=xcorr(x,'none');         % 非归一化估计
crxx=xcorr(x,'coeff');       % 归一化估计
figure(1);tt=-127:1:127;
```

```
subplot(2,2,1);plot(tt,brxx);axis([-127 127 -0.3 1.2]);xlabel('延迟');
ylabel('幅度');text(80,0.95,'(a)');
subplot(2,2,2);plot(tt,urxx);axis([-127 127 -0.3 1.2]);xlabel('延迟');
ylabel('幅度');text(80,0.95,'(b)');
subplot(2,2,3); plot(tt,rxx);axis([-127 127 -30 150]);xlabel('延迟');
ylabel('幅度');text(80,120,'(c)');
subplot(2,2,4);plot(tt,crxx);axis([-127 127 -0.3 1.2]);xlabel('延迟');
ylabel('幅度');text(80,0.95,'(d)');
```

图 5.1 给出了 4 种自相关函数估计的结果。

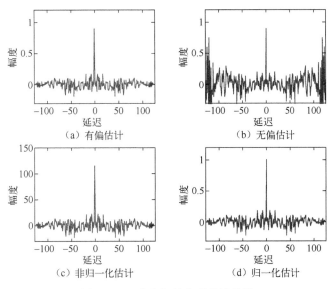

图 5.1　四种自相关序列估计结果

例 5.2　试用 MATLAB 编程产生白噪声序列 $w(n)$ 和正弦信号序列 $s(n)$，将二者组合成含噪正弦序列 $x(n)$。分别计算 $w(n)$ 和 $x(n)$ 的自相关函数序列 $R_{ww}(m)$ 和 $R_{xx}(m)$，并绘出相应的曲线。

解：MATLAB 程序如下：

```
clear all; clc;
fs=1000; t=0:1/fs:(1-1/fs); nn=1:1000; maxlag=100; f=12;
w=zeros(1,1000); s=zeros(1,1000); w=randn(1,1000); s=sin(2*pi*f/fs.
*nn); x=0.5*w+s;
[cw,maxlags]=xcorr(w,maxlag); [cx,maxlags]=xcorr(x,maxlag);
figure(1)
subplot(221); plot(t,w); xlabel('n'); ylabel('w(n)'); title('白噪声'); axis
([0 1 -4 4]);
subplot(222); plot(maxlags/fs,cw); xlabel('m'); ylabel('Rww(m)'); axis
([-0.1 0.1 -300 1200]);
```

129

```
title('白噪声的自相关');
subplot(223);plot(t,x);xlabel('n');ylabel('x(n)');title('含噪正弦信号');
axis([0 1 -4 4])
subplot(224);plot(maxlags/fs,cx);xlabel('m');ylabel('Rxx(m)');axis
([-0.1 0.1 -800 1000]);
title('含噪正弦信号的自相关');
```

图 5.2 给出了白噪声序列和含噪正弦信号序列及其各自的自相关序列曲线。

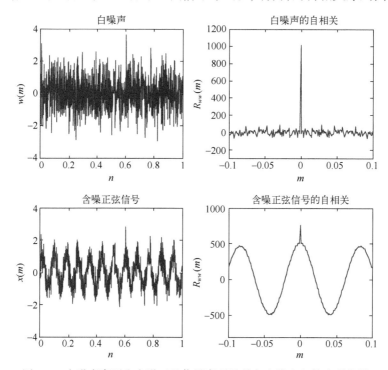

图 5.2　白噪声序列和含噪正弦信号序列及其各自的自相关序列曲线

5.3　功率谱估计的经典方法

5.3.1　功率谱估计的发展概况

功率谱估计是信号处理的主要内容之一，主要研究信号在频率域中的特性，目的是在有限的观测数据中提取出被噪声淹没的信号或信号的参量。

最早的关于谱的研究可以追溯到人类的古代时期。那时，人们根据经验，推算了年、月和日的概念，并出现了计时方法和日历。公元前 600 年，希腊数学家毕达哥拉斯（Pythagoras）用一根两端固定的弦产生纯正弦振动，研究了音乐谐波的定律。英国科学家牛顿（Newton）最早给出了谱（spectrum）的概念，他用棱镜将一束阳光分解为彩虹状的光谱。后来在 1822 年，法国工程师傅里叶（Fourier）提出了著名的傅里叶谐波分析理论，该理论至今依然是进行信号分析和信号处理的理论基础。

19 世纪末，舒斯特（Schuster）提出了用傅里叶级数的幅度平方作为函数中功率的度量，并将其命名为"周期图"（periodogram）。这是经典谱估计的最早的提法，并沿用至今。周期图的估计方差较差，这促使人们研究其他的分析方法。1927 年，Yule 提出用线性回归方程来模拟时间序列，从而构成了现代谱估计中的重要方法——参数模型法谱估计的基础。Walker 利用 Yule 的方法研究了衰减正弦时间序列，得出了 Yule-Walker 方程。

1930 年，著名控制理论专家维纳（Wiener）在他的著作中首次精确定义了一个随机过程的自相关函数和功率谱密度，并把谱分析建立在随机过程统计特征的基础上，建立了著名的维纳–辛钦（Wiener-Khintchine）定理，将功率谱密度定义为频率的连续函数，而不像以往定义为离散谐波频率的函数。

1949 年，Tukey 根据维纳–辛钦定理提出了对有限长数据进行谱估计的自相关方法。1958 年，Blackman 和 Tukey 讨论了经典谱估计的自相关法，又称为 BT 法。周期图法和 BT 法都可以用快速傅里叶变换来实现，仍是目前较常用的谱估计方法。

1948 年，巴特利特（Bartlett）首次提出了用自回归模型系数估计功率谱的方法。Levinson 则根据 Toeplitz 矩阵的结构特点，提出了解 Yule-Walker 方程的快速计算方法。这些工作为现代谱估计的发展打下了良好的理论基础。

1965 年，Cooley 和 Tukey 提出的 FFT 算法，有力地促进了谱估计的发展。

现代谱估计始于 1967 年，主要是针对经典谱估计的分辨率差和方差不好等问题而提出的。现代谱估计从方法上大致可以分为参数模型谱估计和非参数模型谱估计两种。前者包括 AR 模型法、MA 模型法、ARMA 模型法、PRONY 指数模型法等，后者包括最小方差法、多信号分类 MUSIC 法等。其中，1967 年，伯格（Burg）受到线性预测方法的启发，提出了最大熵谱分析法。1968 年，帕曾（Parzen）正式提出了自回归（AR）谱估计法。1971 年，Van Den Bos 证明了最大熵谱分析与 AR 谱估计的等效性。至此，研究人员又进一步开展了其他参数模型谱估计法的研究。1972 年，Prony 提出了与自回归法等效的一种谱估计方法。1973 年，皮萨伦科（Pisarenko）提出了估计正弦波频率的谐波分解方法。1981 年，施密特（Schmidt）提出了多信号分类 MUSIC 算法。

现代谱估计的内容极其广泛，涉及的学科与应用领域也非常广泛，至今仍在发展中。图 5.3 给出了功率谱估计方法的分类与汇总。

5.3.2　周期图谱估计方法

周期图（periodogram）是一种经典的功率谱密度估计方法。周期图法的主要优点是能应用快速傅里叶变换算法进行谱估计。这种方法适用于长信号序列的情况，在有足够的序列长度时，应用改进的周期图法，可以得到较好的功率谱估值，因而应用很广。

设有限长度实平稳随机序列 $x(n), n = 0, 1, 2, \cdots, N$（设采样间隔 $\Delta t = 1$）的傅里叶变换为

$$X(\mathrm{e}^{\mathrm{j}\omega}) = \sum_{n=0}^{N-1} x(n)\mathrm{e}^{-\mathrm{j}\omega n} \tag{5.40}$$

周期图 $P_{per}(e^{j\omega})$ 的计算公式为

$$P_{per}(e^{j\omega}) = \frac{1}{N}X(e^{j\omega})X^*(e^{j\omega}) = \frac{1}{N}\mid X(e^{j\omega})\mid^2 \qquad (5.41)$$

式（5.41）称为经典谱估计的直接法。功率谱密度还可以根据自相关函数估计的傅里叶变换来进行计算，称为经典谱估计的间接法，又称为 BT 法。自相关函数的有偏估计为

$$\hat{R}_N^{(2)}(m) = \frac{1}{N}\sum_{n=0}^{N-1-\mid m\mid} x(n)x(n+m), \quad -(N-1) \leqslant m \leqslant N-1$$

对上式进行傅里叶变换，可以得到

$$P_{per}(e^{j\omega}) = \sum_{m=-\infty}^{+\infty} \hat{R}_N^{(2)}(m)e^{-j\omega m} = \frac{1}{N}\mid X(e^{j\omega})\mid^2$$

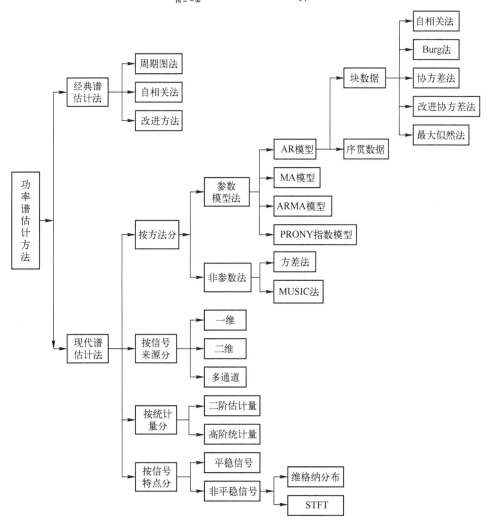

图 5.3　功率谱估计方法的分类与汇总

例 5.3　设离散时间信号 $x(n)$ 为两个正弦信号与高斯白噪声 $w(n)$ 的线性组合，即

$x(n) = \cos(2\pi f_1 n) + 3\cos(2\pi f_2 n) + w(n)$。其中，$f_1 = 40\text{Hz}$，$f_2 = 100\text{Hz}$。试利用 MATLAB 编程分别实现该信号的直接法和间接法周期图谱估计。

解：MATLAB 程序如下：

```
clear all; clc; clear;
Fs=1000;
n=0:1/Fs:1;
xn=cos(2*pi*40*n)+3*cos(2*pi*100*n)+randn(size(n));    % 产生信号
nfft=1024; xk=fft(xn,nfft); Pxx1=abs(xk).^2/length(n);  % 直接法周期
                                                          图谱估计
index=0:round(nfft/2-1); k=index*Fs/nfft; cxn=xcorr(xn,'unbiased');
cxk=fft(cxn,nfft); Pxx2=abs(cxk);       % 间接法周期图谱估计
figure(1)
subplot(1,2,1); plot_Pxx1=10*log10(Pxx1(index+1)); plot(k,plot_
Pxx1);
axis([0 500 -30 40]); xlabel('频率/Hz'); ylabel('幅度'); text(400,32,'(a)');
subplot(1,2,2); plot_Pxx2=10*log10(Pxx2(index+1)); plot(k,plot_
Pxx2);
axis([0 500 3 35]); xlabel('频率/Hz'); ylabel('幅度'); text(400,31,'(b)');
```

图 5.4 给出了用两种方法进行周期图谱估计的结果。

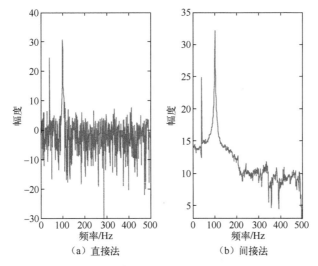

图 5.4　周期图谱估计的直接法和间接法

5.3.3　周期图谱估计的性能

1. 周期图谱估计的数学期望

周期图 $P_{\text{per}}(e^{j\omega})$ 的数学期望为

$$E[P_{\text{per}}(e^{j\omega})] = \sum_{m=-(N-1)}^{N-1} E[\hat{R}_N^{(2)}(m)] e^{-j\omega m} = \sum_{m=-(N-1)}^{N-1} \frac{N-|m|}{N} R_{xx}(m) e^{-j\omega m}$$

$$= \sum_{m=-\infty}^{+\infty} w_{\text{B}}(m) R_{xx}(m) e^{-j\omega m} \tag{5.42}$$

式中，

$$w_{\text{B}}(m) = \begin{cases} 1 - \dfrac{|m|}{N}, & |m| \leqslant N-1 \\ 0, & |m| \geqslant N \end{cases} \tag{5.43}$$

为三角形窗函数，称为 Bartlett 窗。其傅里叶变换表示为

$$W_{\text{B}}(e^{j\omega}) = \frac{1}{N} \left[\frac{\sin(N\omega/2)}{N\sin(\omega/2)} \right]^2 \tag{5.44}$$

式（5.42）表明，周期图的数学期望 $E[P_{\text{per}}(e^{j\omega})]$ 是窗函数 $w_{\text{B}}(n)$ 与自相关函数 $R_{xx}(m)$ 乘积的傅里叶变换。根据卷积定理，该乘积等于 $w_{\text{B}}(n)$ 的傅里叶变换 $W_{\text{B}}(e^{j\omega})$ 与 $R_{xx}(m)$ 的傅里叶变换 $P_{xx}(e^{j\omega})$（即功率谱的理论值）的卷积。即

$$E[P_{\text{per}}(e^{j\omega})] = \frac{1}{2\pi} P_{xx}(e^{j\omega}) * W_{\text{B}}(e^{j\omega}) \tag{5.45}$$

由于 $W_{\text{B}}(e^{j\omega})$ 不是一个单位冲激函数，因此在一般情况下，

$$E[P_{\text{per}}(e^{j\omega})] \neq P_{xx}(e^{j\omega}) \tag{5.46}$$

这表明 $P_{\text{per}}(e^{j\omega})$ 是 $P_{xx}(e^{j\omega})$ 的有偏估计。不过，当 $N \to \infty$ 时，$W_{\text{B}}(e^{j\omega})$ 收敛于一个冲激函数。于是，有

$$\lim_{N \to \infty} E[P_{\text{per}}(e^{j\omega})] = P_{xx}(e^{j\omega}) \tag{5.47}$$

这表明周期图谱估计是渐近无偏的。

2. 周期图谱估计的方差

一般来说，周期图方差的精确表达式需要计算随机信号的四阶矩，这是较为困难的。为了便于了解周期图功率谱估计的结果，通常采用较容易理解的近似表达。为此，假定随机信号 $x(n)$，$n = 0,1,\cdots,N-1$ 是零均值的实高斯白噪声序列，其周期图表示为

$$P_{\text{per}}(e^{j\omega}) \frac{1}{N} |X(e^{j\omega})|^2 = \frac{1}{N} \sum_{l=0}^{N-1} \sum_{m=0}^{N-1} x(l)x(m) e^{j\omega m} e^{-j\omega l} \tag{5.48}$$

周期图在频率 ω_1 和 ω_2 处的协方差为

$$\text{Cov}[P_{\text{per}}(e^{j\omega_1}), P_{\text{per}}(e^{j\omega_2})] = E[P_{\text{per}}(e^{j\omega_1}) P_{\text{per}}(e^{j\omega_2})] - E[P_{\text{per}}(e^{j\omega_1})] E[P_{\text{per}}(e^{j\omega_2})] \tag{5.49}$$

其中，

$$E[P_{\text{per}}(e^{j\omega_1}) P_{\text{per}}(e^{j\omega_2})] = \frac{1}{N^2} \sum_{k=0}^{N-1} \sum_{l=0}^{N-1} \sum_{m=0}^{N-1} \sum_{n=0}^{N-1} E[x(k)x(l)x(m)x(n)] e^{j[\omega_1(k-l)+\omega_2(m-n)]}$$

$$\tag{5.50}$$

在高斯白噪声的情况下，由多元高斯随机变量的多阶矩公式，有

$$E[x(k)x(l)x(m)x(n)] = E[x(k)x(l)] E[x(m)x(n)]$$
$$+ E[x(k)x(m)] E[x(l)x(n)] + E[x(k)x(n)] E[x(l)x(m)] \tag{5.51}$$

由于 $x(n)$ 是白色的，因此

$$E[x(k)x(l)x(m)x(n)] = \begin{cases} \sigma_x^4, & k=l, m=n; \text{或} k=m, l=n; \text{或} k=n, l=m \\ 0, & \text{其他} \end{cases} \tag{5.52}$$

将式（5.52）代入式（5.50），经整理得到

$$E[P_{\text{per}}(e^{j\omega_1})P_{\text{per}}(e^{j\omega_2})] = \sigma_x^4 \left\{ 1 + \left[\frac{\sin(\omega_1+\omega_2)N/2}{N\sin(\omega_1+\omega_2)/2}\right]^2 + \left[\frac{\sin(\omega_1-\omega_2)N/2}{N\sin(\omega_1-\omega_2)/2}\right]^2 \right\} \tag{5.53}$$

由于

$$E[P_{\text{per}}(e^{j\omega_1})] = E[P_{\text{per}}(e^{j\omega_2})] = \sigma_x^2 \tag{5.54}$$

将式（5.53）和式（5.54）代入式（5.49），得到

$$\text{Cov}[P_{\text{per}}(e^{j\omega_1}), P_{\text{per}}(e^{j\omega_2})] = \sigma_x^4 \left\{ \left[\frac{\sin(\omega_1+\omega_2)N/2}{N\sin(\omega_1+\omega_2)/2}\right]^2 + \left[\frac{\sin(\omega_1-\omega_2)N/2}{N\sin(\omega_1-\omega_2)/2}\right]^2 \right\} \tag{5.55}$$

当 $\omega_1 = \omega_2 = \omega$ 时，得到周期图的方差为

$$\text{Var}[P_{\text{per}}(e^{j\omega})] = \sigma_x^4 \left\{ 1 + \left[\frac{\sin\omega N}{N\sin\omega}\right]^2 \right\} \tag{5.56}$$

显然，当 N 趋于无穷大时，周期图的方差并不趋近于 0。因此，周期图不是功率谱的一致估计。

3. 周期图谱估计的泄漏现象

在周期图谱估计中，对于长度为 N 的有限长随机信号序列，可以看作由无限长随机信号序列经矩形窗截断而成，即相当于无限长信号序列与窗函数的乘积。我们知道，对于这两个信号的乘积，其傅里叶变换为 $\dfrac{\sin N\pi f}{\sin\pi f}$ 的形式。因此，由有限长随机信号序列所得到的频谱等于该信号的理想频谱与窗函数频谱 $\dfrac{\sin N\pi f}{\sin\pi f}$ 的卷积。如果信号的真正功率集中在一个较窄的频带内，则该卷积运算将会把这个窄带的功率扩展到邻近的频段，这种现象称为频谱"泄漏"。泄漏现象除了对频谱估计产生畸变，还对功率谱估计及正弦分量的可测性带来有害的影响。因为弱信号的主瓣很容易被强信号泄漏到邻近旁瓣的部分所淹没，从而造成谱估计的模糊与失真。另外，卷积运算使信号主瓣变宽，其增加的宽度由窗的主瓣所决定。对于矩形窗信号序列，其傅里叶变换的主瓣宽度近似等于观测时间的倒数。因此，对于数据长度较短的观测信号，其功率谱估计的分辨率是不高的。

例 5.4　设一随机信号 $x(n)$ 由随机相位正弦信号与白噪声线性组合而成，如下：

$$x(n) = A\sin(\omega_0 n + \varphi) + v(n)$$

式中，φ 为在 $[-\pi, \pi]$ 区间均匀分布的随机变量，$v(n)$ 为方差 $\sigma_v^2 = 1$、均值为 0 的白噪声，$A = 5$，$\omega_0 = 0.4\pi$。数据长度分别取 $N = 64$ 和 $N = 256$。试利用 MATLAB 编程实现对功率谱的周期图估计。分别运行 50 次，并画出周期图的谱估计结果。

解：按照题目的要求，得到周期图法估计功率谱的结果如图 5.5 所示。

由图 5.5 可以看出：第一，周期图谱估计存在频谱泄漏现象，原本正弦信号的线状谱，经过周期图谱估计之后展宽了；第二，当数据量增加时，等效于窗函数加宽，从而

使谱估计的主瓣变窄。这样，正弦信号的谱峰展宽减小了。

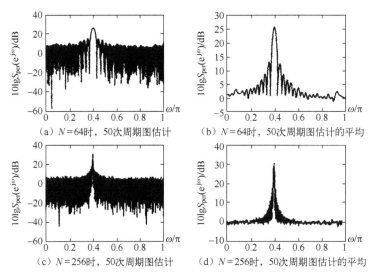

（a）$N=64$时，50次周期图估计   （b）$N=64$时，50次周期图估计的平均

（c）$N=256$时，50次周期图估计   （d）$N=256$时，50次周期图估计的平均

图5.5　周期图法估计功率谱的例子

5.3.4　改善周期图谱估计性能的方法

由于周期图谱估计所具有的特点，在许多情况下所得到的结果不能令人满意。为此，出现了许多周期图法的改进方法。

1. 平均周期图法

我们知道，将互不相关的随机变量取平均，是一种保持随机变量均值不变，同时能减小其方差的常用方法。将其引入周期图功率谱估计中，设 $x_i(n)$，$i=0,1,\cdots,K-1$ 为随机过程 $x(n)$ 的 K 个互不相关的实现，且每个 $x_i(n)$ 的长度为 M，即 $n=0,1,\cdots,M-1$，这样，$x_i(n)$ 的周期图为

$$P_{\text{per}}^{(i)}(e^{j\omega}) = \frac{1}{M}\left|\sum_{n=0}^{M-1} x_i(n)e^{-j\omega n}\right|^2, \quad i=1,2,\cdots,K \tag{5.57}$$

现将这些独立的周期图进行平均，作为功率谱的估计，即

$$P_{\text{per}}^{(\text{av})}(e^{j\omega}) = \frac{1}{K}\sum_{i=1}^{K} P_{\text{per}}^{(i)}(e^{j\omega}) \tag{5.58}$$

可以证明，$P_{\text{per}}^{(\text{av})}(e^{j\omega})$ 是功率谱 $P_{xx}(e^{j\omega})$ 的渐近无偏估计，且其方差为

$$\text{Var}\left[P_{\text{per}}^{(\text{av})}(e^{j\omega})\right] = \frac{1}{K}\text{Var}\left[P_{\text{per}}^{(i)}(e^{j\omega})\right] \approx \frac{1}{K}P_{xx}^2(e^{j\omega}) \tag{5.59}$$

在实际应用中，往往难以得到一个随机信号的多次实现。为此，巴特利特（Bartlett）提出可以将一个长度为 N 的随机信号平均分成 K 段，每段的长度为 M，这样，每个子信号记为 $x_i(n)=x(n+iM)$，$n=0,1,\cdots,M-1$；$i=0,1,\cdots,K-1$，对每个子信号求周期图，然后求取平均，得到

$$P_{\text{per}}^{(\text{BT})}(\text{e}^{\text{j}\omega}) = \frac{1}{M} \sum_{i=0}^{K-1} \left| \sum_{n=0}^{M-1} x(n + iM) \text{e}^{-\text{j}\omega n} \right|^2 \tag{5.60}$$

式 (5.60) 称为 Bartlett 周期图。这种方法又称为 Bartlett 法。

2. 窗函数法

对随机信号序列进行加窗处理是改善周期图法功率谱估计的一种常用方法。将周期图表达式写为以下形式:

$$P_{\text{per}}(\text{e}^{\text{j}\omega}) = \frac{1}{N} \sum_{n=-\infty}^{+\infty} \left| x(n) w_{\text{R}}(n) \text{e}^{-\text{j}\omega n} \right|^2 \tag{5.61}$$

式中, 窗函数 $w_{\text{R}}(n)$ 定义为

$$w_{\text{R}}(n) = \begin{cases} 1, & 0 \leqslant n \leqslant N-1 \\ 0, & \text{其他} \end{cases} \tag{5.62}$$

表示宽度为 N, 高度为 1 的矩形窗。对式 (5.61) 求数学期望, 可以得到

$$E[P_{\text{per}}(\text{e}^{\text{j}\omega})] = \sum_{m=-\infty}^{+\infty} R_{xx}(m) w_{\text{B}}(m) \text{e}^{-\text{j}\omega m} \tag{5.63}$$

式中, $w_{\text{B}}(m)$ 与式 (5.43) 定义的三角形窗函数相同。实际上, $w_{\text{B}}(n)$ 是 $w_{\text{R}}(n)$ 与 $w_{\text{R}}(-n)$ 卷积的结果, 即

$$w_{\text{B}}(n) = \frac{1}{N} w_{\text{R}}(n) * w_{\text{R}}(-n) \tag{5.64}$$

周期图的期望值被主瓣平滑的程度与主瓣功率向旁瓣泄漏的程度, 取决于在数据 $x(n)$ 上加窗 $w(n)$ 的类型。常用的窗函数有矩形窗、三角形 (Bartlett) 窗、汉宁 (Hanning) 窗、汉明 (Hamming) 窗和 Blackman 窗等。表 5.1 给出了常用窗函数频率特性的主要参数。

表 5.1 常用窗函数频率特性的主要参数

窗函数名	$\Delta\omega_{3\text{dB}}/\text{dB} (2\pi/N)$	B/dB	$A/(\text{dB/oct})$
矩形窗	0.89	−13	−6
Bartlett 窗	1.28	−27	−12
Hanning 窗	1.44	−32	−18
Hamming 窗	1.30	−43	−6
Blackman 窗	1.68	−58	−18

表 5.1 中各参量的示意图如图 5.6 所示。

3. 修正周期图的平均: Welch 法

Welch 法对平均周期图法 (即 Bartlett 法) 进行了两点修正。第一, Welch 法将 $x(n)$ 的分段方法进行了改进。它允许每一段数据与其相邻的数据段有一定的交叠。例如, 每一段数据重合一半时, 数据的段数变为

$$K = \frac{N - M/2}{M/2} \tag{5.65}$$

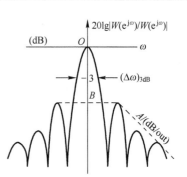

图 5.6 窗函数频谱中各参量示意图

137

式中，M 为每段数据的长度，N 为数据的总长度。第二，每一段的数据加窗可以不是矩形窗，如使用汉宁窗或汉明窗。这样可以改善矩形窗旁瓣较大所引起的谱失真。

采用 Welch 法进行谱估计，对每一段数据的功率谱估计 $P_w^{(i)}(e^{j\omega})$ 表示为

$$P_w^{(i)}(e^{j\omega}) = \frac{1}{MU} \left| \sum_{n=0}^{M-1} x_i(n) w(n) e^{-j\omega n} \right|^2 \tag{5.66}$$

式中，$w(n)$ 为窗函数，$x_i(n)$ 表示第 i 段数据序列。U 定义为

$$U = \frac{1}{M} \sum_{n=0}^{M-1} w^2(n) \tag{5.67}$$

因此，Welch 法周期图谱估计的表达式为

$$P_w(e^{j\omega}) = \frac{1}{K} \sum_{i=0}^{K-1} P_w^{(i)}(e^{j\omega}) = \frac{1}{KMU} \sum_{i=0}^{K-1} \left| \sum_{n=0}^{M-1} x_i(n) w(n) e^{-j\omega n} \right|^2 \tag{5.68}$$

Welch 法估计功率谱的数学期望为

$$E\left[P_w(e^{j\omega})\right] = \frac{1}{K} \sum_{i=0}^{K-1} E\left[P_w^{(i)}(e^{j\omega})\right] = E\left[P_w^{(i)}(e^{j\omega})\right] \tag{5.69}$$

Welch 法估计功率谱的方差与相邻数据段重叠的程度有关。当相邻数据段的重叠程度为 50% 时，Welch 法的估计方差近似表示为

$$\mathrm{Var}\left[P_w(e^{j\omega})\right] \approx \frac{9}{8K} P_{xx}^2(e^{j\omega}) \tag{5.70}$$

由式（5.69）和式（5.70）可以看出，Welch 法估计功率谱的均值与每一个数据段的估计均值相等，即平均的效果不影响谱估计的均值。另一方面，Welch 法估计功率谱的方差会因平均而得到改善。

Welch 法中关于 K、M 和 N 三个参数的选取对于谱估计的性能有较大的影响，具体讨论如下。

① 对于分段数目 K 固定的情况，用 Welch 法得到的估计方差不优于平均周期图（Bartlett）法的估计方差。这是因为在分段数目 K 相同的情况下，Bartlett 法所使用的数据量 N 较大，因此可以得到较好的结果。考虑极端情况，当 Welch 法的数据重叠程度为零，即相邻数据段不重叠时，Welch 法就退化为 Bartlett 法了。这时两种算法的估计方差相等。

② 对于数据长度 N 固定的情况，若分段数据长度 M 固定，则由于 Welch 法所使用的分段数 K 较大，因此可以得到较好的估计结果，其估计方差优于 Bartlett 法的估计方差。

③ 对于固定的分段长度 M，Welch 法与 Bartlett 法功率谱估计的频率分辨率相同，但由于 Welch 法采用数据重叠技术，因此可以使估计方差优于 Bartlett 法。

例 5.5 设信号和噪声与例 5.3 相同。试利用 MATLAB 编程实现 Welch 法功率谱估计，并对矩形窗、三角形窗、Hamming 窗和 Blackman 窗的加窗效果进行比较。

解： MATLAB 程序如下：

```
clear all; clc; clear;
Fs = 1000;  n = 0:1/Fs:1;  xn = cos(2 * pi * 40 * n) + 3 * cos(2 * pi * 100 * n) +
randn(size(n));                    % 产生信号
```

```
nfft = 1024;  noverlap = 20;
window1 = boxcar (100);              % 矩形窗
window2 = triang (100);             % 三角形窗
window3 = hamming (100);            % Hamming 窗
window4 = blackman (100);           % Blackman 窗
index = 0:round (nfft /2);  k = index * Fs /nfft;
figure (1)
subplot (2,2,1);  [Pxx1,f]=pwelch(xn,window1,noverlap,nfft);  plot_Pxx1
= 10 * log10 (Pxx1);
plot (k,plot_Pxx1); xlabel ('频率/Hz'); ylabel ('幅度');  axis([0 512 -15 25]);
  text (420,20,'(a)');
subplot (2,2,2);  [Pxx2,f]=pwelch(xn,window2,noverlap,nfft);  plot_Pxx2
= 10 * log10 (Pxx2);
plot (k,plot_Pxx2);  xlabel ('频率/Hz');  ylabel ('幅度');  axis ([0 512 -
15 25]);  text (420,20,'(b)');
subplot (2,2,3);  [Pxx3,f]=pwelch(xn,window3,noverlap,nfft);  plot_Pxx3
= 10 * log10 (Pxx3);
plot (k,plot_Pxx3);  xlabel ('频率/Hz');  ylabel ('幅度');  axis ([0 512 -
15 25]);  text (420,20,'(c)');
subplot (2,2,4);  [Pxx4,f]=pwelch(xn,window4,noverlap,nfft);  plot_Pxx4
= 10 * log10 (Pxx4);
plot (k,plot_Pxx4);  xlabel ('频率/Hz');  ylabel ('幅度');  axis ([0 512 -
15 25]);  text (420,20,'(d)');
```

图 5.7 给出了 4 种加窗情况下 Welch 谱估计算法的估计结果。

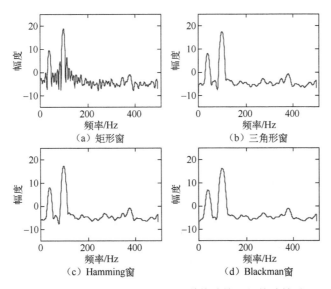

图 5.7　4 种加窗情况下 Welch 谱估计算法的估计结果

5.4 功率谱估计的现代方法

5.4.1 经典谱估计存在的问题

由前面的讨论可知，尽管以周期图为核心的经典功率谱估计及其改进方法具有计算效率高等优点，但是这些方法存在几个无法回避的主要缺点：第一，这些方法谱估计的方差性能较差；第二，这些方法谱估计的分辨率较低；第三，这些方法存在一定的频谱泄漏问题。

关于经典谱估计方差性能较差的问题，主要是由于在实际进行功率谱估计运算时无法实现定义中的求均值和求极限等运算，从而引起一定的估计误差。关于分辨率性能较差的问题，主要是由于这些经典方法均假定数据窗或自相关函数窗以外的数据全为 0，这是一种不合理的假定。关于频谱泄漏问题，是由加窗所引起的固有问题，不容易消除。

针对经典谱估计存在的问题，长期以来研究人员进行了努力的探索和研究，提出了许多改进功率谱估计性能的方法。学术界习惯上将自 20 世纪 60 年代以来的以参数模型法和非参数模型法的功率谱估计称为现代谱估计方法，以区别于以傅里叶变换为基础、以周期图方法为核心的经典功率谱估计。

现代谱估计的内容非常丰富，主要包括 AR 模型法、MA 模型法、ARMA 模型法、PRONY 指数模型法等参数模型法和最小方差法、多信号分类 MUSIC 法等非参数模型法。近年来，又出现了高阶谱估计、多维谱估计和多通道谱估计等新理论、新方法。其中，双谱和三谱估计已经得到广泛的应用。

5.4.2 AR 模型谱估计方法

1. AR 模型谱估计方法

AR 模型谱估计方法是一种基于 AR 模型参数估计的现代谱估计方法，其基本思路如下。

① 根据对待估计信号的分析和了解，为其选定一个合适的模型。在实际应用中，较多地使用 AR 模型。

② 根据已知观测数据来对模型参数进行估计。对于 AR 模型来说，就是估计 AR 参数 a_k，$k = 1, 2, \cdots, p$ 和白噪声的方差 σ_w^2。

③ 根据估计得到的 AR 模型参数来估计随机信号的功率谱密度。

关于 AR 参数模型及 AR 参数估计问题，已在 3.7 节详细介绍，这里对 AR 参数的估计方法做简要回顾。

设广义平稳随机信号 $x(n)$，将其表示为 AR 信号的形式为

$$x(n) = - \sum_{k=1}^{p} a_k x(n-k) + w(n) \tag{5.71}$$

式中，a_k 为 AR 模型系数，p 为模型的阶数，$w(n)$ 为白噪声。根据 $x(n)$ 的自相关函数

可以得到Yule-Walker 方程为

$$\begin{bmatrix} R_{xx}(0) & R_{xx}(-1) & \cdots & R_{xx}(-p) \\ R_{xx}(1) & R_{xx}(0) & \cdots & R_{xx}(1-p) \\ \vdots & \vdots & \ddots & \vdots \\ R_{xx}(p) & R_{xx}(p-1) & \cdots & R_{xx}(0) \end{bmatrix} \begin{bmatrix} 1 \\ a_1 \\ \vdots \\ a_p \end{bmatrix} = \begin{bmatrix} \sigma_w^2 \\ 0 \\ \vdots \\ 0 \end{bmatrix} \tag{5.72}$$

式中，$R_{xx}(\cdot)$ 表示信号 $x(n)$ 的自相关函数。求解上述 Yule-Walker 方程（可以采用 Levinson-Durbin 递推求解或其他方法求解），得到 AR(p) 模型参数的估计 $\hat{a}_k$，$k=1,2,$ $\cdots,p$ 和白噪声方差估计 $\hat{\sigma}_w^2$。模型阶数 p 可以采用 FPE（最终预测误差）等方法递推得到。

根据式（5.71），可以将白噪声 $w(n)$ 作为一个线性系统的输入，将 $x(n)$ 看作其输出。这样，经由傅里叶变换，可以得到输入、输出功率之间的关系，即

$$P_{xx}(z) = \sigma_w^2 \mid H(z) \mid^2 = \frac{\sigma_w^2}{\mid A(z) \mid^2} \tag{5.73}$$

或写为

$$P_{xx}(e^{j\omega}) = \frac{\sigma_w^2}{\mid A(e^{j\omega}) \mid^2} \tag{5.74}$$

式中，$A(e^{j\omega}) = 1 + \sum_{k=1}^{p} a_k e^{-j\omega k}$ 为 AR 模型参数 a_k 的傅里叶变换。这样，AR 功率谱计算的理论表达式为

$$P_{AR}(e^{j\omega}) = \frac{\sigma_w^2}{\left| 1 + \sum_{k=1}^{p} a_k e^{-j\omega k} \right|^2} \tag{5.75}$$

将估计得到的 AR 模型参数 $\hat{a}_k$，$k=1,2,\cdots,p$ 和 $\hat{\sigma}_w^2$ 代入上式，得到 AR 功率谱估计的表达式为

$$\hat{P}_{AR}(e^{j\omega}) = \frac{\hat{\sigma}_w^2}{\left| 1 + \sum_{k=1}^{p} \hat{a}_k e^{-j\omega k} \right|^2} \tag{5.76}$$

考虑到离散时间信号功率谱的周期性，若在 $-\pi < \omega \leq \pi$ 范围内的 N 个等间隔频率点均匀取样，则式（5.76）可写为

$$\hat{P}_{AR}(e^{j2\pi l/N}) = \frac{\hat{\sigma}_w^2}{\left| 1 + \sum_{k=1}^{p} \hat{a}_k e^{-j2k\pi l/N} \right|^2} \tag{5.77}$$

例 5.6 设 AR(4) 信号模型为

$$x(n) = 2.7607x(n-1) - 3.8106x(n-2) + 2.6535x(n-3) - 0.9237x(n-4) + w(n)$$

其中，$w(n)$ 为零均值方差为 1 的高斯白噪声。由此模型得到 100 个观测值。试利用周期图法和 AR 模型法，依据观测数据，分别估计信号的功率谱密度。

解： 根据给定条件，有 $N=100$。利用式（5.41）和式（5.77）分别估计信号的功

率谱。其中，式（5.77）中的 AR 参数阶数为 $p=7$。图 5.8 给出了采用两种方法进行功率谱估计的结果。

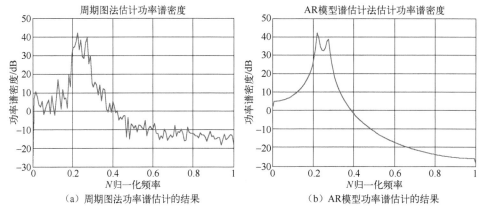

（a）周期图法功率谱估计的结果　　　　（b）AR 模型功率谱估计的结果

图 5.8　周期图法与 AR 参数功率谱估计的结果

2. AR 模型谱估计的性能

（1）AR 谱的稳定性

AR 模型稳定的充分必要条件是其系统函数 $H(z)$［见式（5.73）］的极点都在单位圆内。如果 Yule-Walker 方程是正定的，则其解 a_k，$k=1,2,\cdots,p$ 所构成的 $A(z)$ 的根均在单位圆内。在用 Levinson-Durbin 算法进行递推的计算中，可得各阶 AR 模型的激励信号的方差 $\sigma_{w,k}^2$，$k=1,2,\cdots,p$ 均应大于 0，且满足 $\sigma_{w,k+1}^2<\sigma_{w,k}^2$，$k=1,2,\cdots,p$。

（2）AR 谱的平滑性

由于 AR 模型是一个有理分式，因而估计出的功率谱较平滑，不需要像周期图法那样再做平滑或平均。图 5.9 给出了 AR 谱与周期图谱估计的比较。显然，AR 谱要平滑得多。

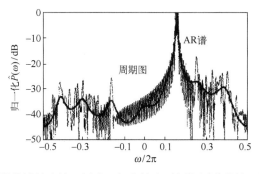

图 5.9　AR 谱与周期图谱估计的比较（图中：细实线表示周期图谱估计，粗实线表示 AR 谱估计）

（3）AR 谱的分辨率

信号的时间-带宽乘积为常数，数据长度为 N，其离散傅里叶变换的频率分辨率近似为 f_s/N，f_s 为信号的采样频率。经典谱估计的分辨率正比于 $2\pi k/N$，即窗函数主瓣的宽度，或者换言之，经典谱估计的分辨率反比于信号的长度。

现代谱估计不受此限制。对于给定的长度为 N 的信号序列 $x(n)$，$n=0,1,\cdots,N-1$，虽然其自相关函数的估计也是有限长的，为 $2N-1$，但是现代谱估计的方法隐含着数据与自相关函数的外推，使其可能超过给定的长度。例如，AR 模型在最小均方意义上对给定的数据进行拟合，即 $\hat{x}(n)=-\sum\limits_{k=1}^{p}a_kx(n-k)$，$\hat{x}(n)$ 可能达到的长度为从 0 到 $N-1+p$，比数据长度 N 要长。此外，若用 $\hat{x}(n)$ 代替 $x(n)$，还可以继续外推。因此，进一步提高了 AR 谱估计的分辨率。

另一方面，AR 谱对应了一个无穷长的自相关序列，记为 $R_a(m)$，即

$$P_{AR}(e^{j\omega})=\frac{\sigma_w^2}{\left|1+\sum\limits_{k=1}^{p}a_ke^{-j\omega k}\right|^2}=\sum\limits_{m=-\infty}^{+\infty}R_a(m)e^{-j\omega m}$$

可以证明，$R_a(m)$ 与真实自相关函数 $R_{xx}(m)$ 有如下关系：

$$R_a(m)=\begin{cases}R_{xx}(m), & |m|\leqslant p \\ -\sum\limits_{k=1}^{p}a_kR_a(m-k), & |m|>p\end{cases} \tag{5.78}$$

显然，当 $|m|>p$ 时，自相关函数 $R_a(m)$ 可以用式（5.78）进行外推。而在经典谱估计中，均将 $|m|>p$ 的自相关函数视为 0，其分辨率不可避免地受到窗函数的限制。

3. AR 模型谱估计存在的问题

AR 模型法估计功率谱尚存在一些问题，主要包括：

① 谱线分裂问题。即谱估计中本应该存在一条谱的位置出现了两个紧挨着的谱峰。

② 谱峰频率偏移问题。即估计得到的谱峰位置偏离了真实谱峰的位置。

③ 噪声影响问题。若观测数据中含有噪声，则 AR 模型谱估计的分辨率会下降，这是由于附加噪声使估计的谱峰加宽、平滑，并偏离真实谱峰。

为了解决上述问题，研究人员提出了许多解决方法，可以参阅有关文献。

例 5.7　设噪声中两个正弦信号组合表示为 $x(n)=\sin(2\pi f_1n)+\sin(2\pi f_2n)+w(n)$。式中，$f_1=20\text{Hz}$，$f_2=21\text{Hz}$，$w(n)$ 为零均值方差为 1 的高斯白噪声。试利用 MATLAB 编程分别采用周期图谱估计法和 AR 模型谱估计法估计序列的功率谱，并绘制曲线。

解：MATLAB 程序如下：

```
clear all; clc; clear;
Fs=200; n=0:1/Fs:1; nfft=512; order=30; f1=20; f2=21; % 参数设置
xn=sin(2*pi*f1*n)+sin(2*pi*f2*n)+0.1*randn(size(n));% 产生信号序列
window=boxcar(length(xn));
[Pxxp,f]=periodogram(xn,window,nfft,Fs);            % 周期图谱估计
[Pxxb,f]=pburg(xn,order,nfft,Fs);                   % AR 模型谱估计（Burg 法）
figure(1);
plot(f,10*log10(Pxxp)); grid;xlabel('频率/Hz'); ylabel('功率谱估计/dB');
figure(2); plot(f,10*log10(Pxxb)); grid;xlabel('频率/Hz'); ylabel('功
率谱估计/dB');
```

图 5.10 分别给出了周期图谱估计和 AR 模型谱估计的功率谱曲线。显然，周期图法的谱估计曲线波动显著，而 AR 模型谱估计法的曲线很平滑，且谱峰显著。

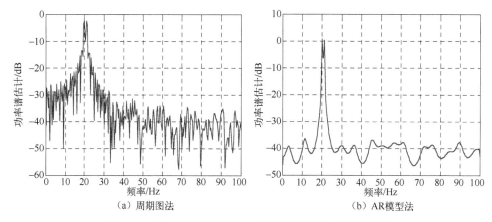

（a）周期图法 　　　　　　　　　（b）AR模型法

图 5.10　周期图谱估计和 AR 模型谱估计的功率谱曲线

5.4.3　最大熵谱估计方法

1. 信息量与熵的概念

信息量（information content）是关于信息多少的度量。信息量 $I(x_i)$ 是用事件 x_i，$i=1,2,\cdots,N$ 发生的概率 $P(x_i)$ 来表示的，即

$$I(x_i) = \log_a \frac{1}{P(x_i)} = -\log_a P(x_i) \tag{5.79}$$

式中，若 $a=2$，则信息量的单位为比特（bit）；若 $a=e$，则信息量的单位为奈特（nat）；若 $a=10$，则信息量的单位为哈特莱（Hart）。

熵（entropy）是系统不确定程度的度量，在控制论、概率论、数论、天体物理、生命科学和信息技术等领域都有重要应用。信息论中的熵是与信息量密切相关的，实际上，所谓熵就是平均信息量，定义为

$$H = \sum_{i=1}^{N} P(x_i) I(x_i) = -\sum_{i=1}^{N} P(x_i) \ln P(x_i) \tag{5.80}$$

显然，熵是概率 $P(x_i)$ 的函数，而与事件 x_i 本身无关。熵越大，意味着平均信息量越大，表示对应的事件越不容易发生。或者说，熵越大，对应随机信号的不确定性或随机性越强。

2. 最大熵谱估计方法

最大熵谱估计（maximum entropy spectral estimation）方法是 1967 年由伯格（Burg）提出的，是一种典型的现代谱估计方法。这种方法的基本思路是：对已知的（或已经估计得到的）有限个自相关函数 $R_{xx}(0), R_{xx}(1), \cdots, R_{xx}(M)$ 值不加修改，并依据这些已知值（或估计值）而对超过 $m \leqslant |M|$ 范围的未知延迟点上的自相关函数进行外推或预测，外推的原则是使熵达到最大。此外，在保持与已知自相关函数值一致的约束条件

下，由外推得到的自相关序列来进行功率谱估计。这样，由于扩大了自相关函数的信息量，因此可以比传统谱估计方法得到更好的分辨率。

设零均值高斯平稳随机信号序列表示为 $x(n)$，已知（或已经估计得到）其 $M+1$ 个自相关函数值为 $R_{xx}(0),R_{xx}(1),\cdots,R_{xx}(M)$，可以得到其自相关矩阵为

$$\boldsymbol{R}_M = \begin{bmatrix} R_{xx}(0) & R_{xx}(1) & \cdots & R_{xx}(M) \\ R_{xx}(1) & R_{xx}(0) & \cdots & R_{xx}(M-1) \\ \vdots & \vdots & \ddots & \vdots \\ R_{xx}(M) & R_{xx}(M-1) & \cdots & R_{xx}(0) \end{bmatrix} \tag{5.81}$$

已知 $M+2$ 维零均值高斯随机信号向量的熵表示为

$$H=\ln\left\{(2\pi\,\mathrm{e})^{\frac{M+2}{2}}\left[\det[\boldsymbol{R}_M]\right]^{1/2}\right\} \tag{5.82}$$

式中，$\det[\cdot]$ 表示求取矩阵的行列式，$\boldsymbol{R}_M$ 为外推自相关矩阵，表示为

$$\hat{\boldsymbol{R}}_{M+1} = \begin{bmatrix} R_{xx}(0) & R_{xx}(1) & \cdots & R_{xx}(M) & \hat{R}_{xx}(M+1) \\ R_{xx}(1) & R_{xx}(0) & \cdots & R_{xx}(M-1) & R_{xx}(M) \\ \vdots & \vdots & \ddots & \vdots & \vdots \\ R_{xx}(M) & R_{xx}(M-1) & \cdots & R_{xx}(0) & R_{xx}(1) \\ \hat{R}_{xx}(M+1) & R_{xx}(M) & \cdots & R_{xx}(1) & R_{xx}(0) \end{bmatrix}$$

$$= \begin{bmatrix} & & & & \hat{R}_{xx}(M+1) \\ & \boldsymbol{R}_M & & & R_{xx}(M) \\ & & & & \vdots \\ & & & & R_{xx}(1) \\ \hat{R}_{xx}(M+1) & R_{xx}(M) & \cdots & R_{xx}(1) & R_{xx}(0) \end{bmatrix} \tag{5.83}$$

由式（5.82）可知，为了使新过程的熵最大，需要使外推自相关矩阵 $\hat{\boldsymbol{R}}_{M+1}$ 的行列式 $\det[\hat{\boldsymbol{R}}_{M+1}]$ 达到最大。

根据式（5.83），定义一个新的向量

$$\boldsymbol{C}=\begin{bmatrix} \hat{R}_{xx}(M+1) & R_{xx}(M) & \cdots & R_{xx}(1) & R_{xx}(0) \end{bmatrix}^{\mathrm{T}} \tag{5.84}$$

利用矩阵恒等式，将 $\det[\hat{\boldsymbol{R}}_{M+1}]$ 写为

$$\det[\hat{\boldsymbol{R}}_{M+1}]=\det[\boldsymbol{R}_M]\left[R_{xx}(0)-\boldsymbol{C}^{\mathrm{T}}\boldsymbol{R}_M^{-1}\boldsymbol{C}\right] \tag{5.85}$$

将上式对 $\hat{R}_{xx}(M+1)$ 求导数，并令导数为 0，有

$$\begin{bmatrix} 1 & 0 & \cdots & 0 & 0 \end{bmatrix}\boldsymbol{R}_M^{-1}\boldsymbol{C}=0 \tag{5.86}$$

式（5.86）是 $\hat{R}_{xx}(M+1)$ 的一次函数。求解上式即可得到合适的 $\hat{R}_{xx}(M+1)$ 值。然后继续采用相同的方法，可以得到 $\hat{R}_{xx}(M+2)$ 等自相关函数的其他估计值。这种在最大熵原则上的自相关函数外推，扩大了自相关函数的信息，因而可以提高谱估计的分辨率。这种方法称为最大熵谱估计方法。

3. 与 AR 模型谱估计的等价性

设 AR(M) 信号 $x(n) = -\sum\limits_{k=1}^{M} a_k x(n-k) + w(n)$ 的 Yule-Walker 方程为

$$
\begin{bmatrix}
R_{xx}(0) & R_{xx}(1) & \cdots & R_{xx}(M) \\
R_{xx}(1) & R_{xx}(0) & \cdots & R_{xx}(M-1) \\
\vdots & \vdots & \ddots & \vdots \\
R_{xx}(M) & R_{xx}(M-1) & \cdots & R_{xx}(0)
\end{bmatrix}
\begin{bmatrix}
1 \\ a_1 \\ \vdots \\ a_M
\end{bmatrix}
=
\begin{bmatrix}
\sigma_w^2 \\ 0 \\ \vdots \\ 0
\end{bmatrix}
\tag{5.87}
$$

式中，σ_w^2 为零均值白噪声 $w(n)$ 的方差，$a_1, \cdots, a_M$ 为 AR 模型参数。上式可以改写为

$$
\begin{bmatrix} 1 & 0 & \cdots & 0 \end{bmatrix} \boldsymbol{R}_M^{-1} = \frac{1}{\sigma_w^2} \begin{bmatrix} 1 & a_1 & \cdots & a_M \end{bmatrix}
\tag{5.88}
$$

式中，$\boldsymbol{R}_M$ 为式（5.87）中的 $M \times M$ 自相关矩阵。对信号 $x(n)$ 两边乘以 $x(n-M-1)$ 并求数学期望，有

$$
R_{xx}(M+1) + \sum_{k=1}^{M} a_k R_{xx}(M+1-k) = 0
\tag{5.89}
$$

若已知自相关函数 $R_{xx}(0), R_{xx}(1), \cdots, R_{xx}(M)$，则 $M+1$ 时刻的自相关函数估计值 $\hat{R}_{xx}(M+1)$ 可以经由上式得到。即

$$
\hat{R}_{xx}(M+1) = -\sum_{k=1}^{M} a_k R_{xx}(M+1-k)
\tag{5.90}
$$

若将式（5.88）代入式（5.86），则同样可以得到式（5.90）。由于两者所得的外推自相关函数的估计值相等，表明最大熵谱估计与 AR 参数模型谱估计方法是等价的。这样，最大熵功率谱的理论表达式和最大熵谱估计的表达式分别为

$$
P_{\text{MEM}}(e^{j\omega}) = \frac{\sigma_w^2}{\left| 1 + \sum\limits_{k=1}^{p} a_k e^{-j\omega k} \right|^2}
\tag{5.91}
$$

$$
\hat{P}_{\text{MEM}}(e^{j\omega}) = \frac{\hat{\sigma}_w^2}{\left| 1 + \sum\limits_{k=1}^{p} \hat{a}_k e^{-j\omega k} \right|^2}
\tag{5.92}
$$

5.4.4 MA 模型与 ARMA 模型谱估计方法

1. MA 模型谱估计

MA 模型是一种全零点模型，可表示为

$$
x(n) = \sum_{k=0}^{q} b_k w(n-k)
\tag{5.93}
$$

由于 MA 模型没有极点，因此其估计窄带功率谱不能得到较高的分辨率。然而，对于 MA 模型所表示的随机过程的估计，却能够得到较好的结果，这主要是因为 MA 随机过程本身具有宽峰窄谷的特点。

实际上，MA 模型谱估计并不需要像 AR 模型谱估计那样先估计模型参数，而只需要根据观测数据得出自相关函数的估计 $\hat{R}_{xx}(m)$，$|m| \leq q$，就可以得到功率谱估计为

$$\hat{P}_{\mathrm{MA}}(\mathrm{e}^{\mathrm{j}\omega}) = \sum_{m=-q}^{q} \hat{R}_{xx}(m)\mathrm{e}^{-\mathrm{j}\omega m}, \quad |m| \leq q \tag{5.94}$$

可以看出，MA 模型功率谱估计实际上是周期图谱估计。

2. ARMA 模型谱估计

AR 模型谱估计一般可以得到较高的频率分辨率，但是当观测数据中含有噪声时，AR 谱估计的性能会有所下降。在这种情况下，若采用 ARMA 模型谱估计方法，则可以得到较好的结果。

广义平稳随机信号 $x(n)$ 的 AR 模型表示为

$$x(n) = \sum_{k=0}^{q} b_k w(n-k) - \sum_{k=1}^{p} a_k x(n-k) \tag{5.95}$$

由上式可以得到 ARMA 模型的系统函数为

$$H(z) = \frac{B(z)}{A(z)} = \frac{\displaystyle\sum_{k=0}^{q} b_k z^{-k}}{\displaystyle\sum_{k=0}^{p} a_k z^{-k}} \tag{5.96}$$

式中，$a_0 = 1$，$b_0 = 1$。可以进一步得到 $x(n)$ 的 ARMA 模型功率谱估计为

$$\hat{P}_{\mathrm{ARMA}}(\mathrm{e}^{\mathrm{j}\omega}) = \sigma_w^2 \left| \frac{\hat{B}(\mathrm{e}^{\mathrm{j}\omega})}{\hat{A}(\mathrm{e}^{\mathrm{j}\omega})} \right|^2 \tag{5.97}$$

式中，

$$\hat{A}(\mathrm{e}^{\mathrm{j}\omega}) = \sum_{k=0}^{p} \hat{a}_k \mathrm{e}^{-\mathrm{j}\omega k}, \quad \hat{B}(\mathrm{e}^{\mathrm{j}\omega}) = \sum_{k=0}^{q} \hat{b}_k \mathrm{e}^{-\mathrm{j}\omega k} \tag{5.98}$$

采用求解 Yule-Walker 方程或超定线性方程组的方法，可以得到 AR 参数 $\hat{a}_k, k=1, 2, \cdots, p$ 的估计，采用谱分解方法可以得到 MA 参数 $\hat{b}_k, k=1, 2, \cdots, q$ 的估计。将 $\hat{a}_k$ 和 $\hat{b}_k$ 代入式（5.97）和式（5.98），即可得到 ARMA 模型的功率谱估计。

5.4.5　最小方差谱估计方法

最小方差功率谱估计（minimum variance spectrum estimation，MVSE）是 Capon 于 1968 年提出的，Locass 于 1971 年将其引入一维时间序列分析。MVSE 又称为最大似然谱估计，但是实际上，这是名词的误用。最小方差谱估计不是最大似然谱估计。

设随机信号 $x(n)$ 通过 FIR 滤波器 $A(z) = \sum\limits_{k=0}^{p} a_k z^{-k}$，其输出 $y(n)$ 为

$$y(n) = \sum_{k=0}^{p} a_k x(n-k) = \boldsymbol{X}^{\mathrm{T}} \boldsymbol{a} \tag{5.99}$$

式中，$\boldsymbol{X}$ 和 $\boldsymbol{a}$ 分别为信号向量和滤波器系数向量。输出信号的功率为

$$\rho = E\big[\,|\,y(n)\,|^{\,2}\,\big] = E\big[\,\boldsymbol{a}^{\mathrm{H}}\,\boldsymbol{X}^{*}\,\boldsymbol{X}^{\mathrm{T}}\boldsymbol{a}\,\big] = \boldsymbol{a}^{\mathrm{H}}E\big[\,\boldsymbol{X}^{*}\,\boldsymbol{X}^{\mathrm{T}}\,\big]\boldsymbol{a} = \boldsymbol{a}^{\mathrm{H}}\,\boldsymbol{R}_{p}\boldsymbol{a} \tag{5.100}$$

式中，符号 "H" 和 "∗" 分别表示矩阵的共轭转置和共轭，$\boldsymbol{R}_p$ 为 $y(n)$ 的自相关矩阵。若 $y(n)$ 的均值为 0，则亦为 $y(n)$ 的方差。

为了求得滤波器的系数，需要有

$$\sum_{k=0}^{p} a_k \mathrm{e}^{-\mathrm{j}\omega_i k} = \boldsymbol{e}^{\mathrm{H}}(\omega_i)\boldsymbol{a} = 1 \tag{5.101}$$

即需在滤波器通带频率 ω_i 处，使信号 $x(n)$ 能无失真地通过。上式中，

$$\boldsymbol{e}^{\mathrm{H}}(\omega_i) = \begin{bmatrix} 1 & \mathrm{e}^{\mathrm{j}\omega_i} & \cdots & \mathrm{e}^{\mathrm{j}\omega_i p} \end{bmatrix}^{\mathrm{T}}$$

同时，还需要在频率 ω_i 附近，在保证式（5.101）成立的条件下，使功率 ρ 达到最小，并称为最小方差。可以证明，在保证上述两个制约条件下的滤波器系数为

$$\boldsymbol{a}_{\mathrm{MV}} = \frac{\boldsymbol{R}_p^{-1}\boldsymbol{e}(\omega_i)}{\boldsymbol{e}^{\mathrm{H}}(\omega_i)\boldsymbol{R}_p^{-1}\boldsymbol{e}(\omega_i)} \tag{5.102}$$

而最小方差为

$$\rho_{\mathrm{MV}} = \frac{1}{\boldsymbol{e}^{\mathrm{H}}(\omega_i)\boldsymbol{R}_p^{-1}\boldsymbol{e}(\omega_i)} \tag{5.103}$$

因此，最小方差功率谱表达式为

$$P_{\mathrm{MV}}(\mathrm{e}^{-\mathrm{j}\omega}) = \frac{1}{\boldsymbol{e}^{\mathrm{H}}(\omega)\boldsymbol{R}_p^{-1}\boldsymbol{e}(\omega)} \tag{5.104}$$

根据最小方差谱估计与 AR 模型谱估计的关系可知，对于给定的随机信号 $x(n)$，只要求出 p 阶 AR 模型的系数，就可以利用下式求出最小方差功率谱估计：

$$\hat{P}_{\mathrm{MV}}(\mathrm{e}^{-\mathrm{j}\omega}) = \frac{1}{\displaystyle\sum_{m=-p}^{p} \hat{R}_{\mathrm{MV}}(m)\,\mathrm{e}^{-\mathrm{j}\omega m}} \tag{5.105}$$

式中，$\hat{R}_{\mathrm{MV}}(m)$ 是利用 AR 模型系数得到的自相关序列估计值，表达式为

$$\hat{R}_{\mathrm{MV}}(m) = \frac{1}{\sigma_m^2}\sum_{i=0}^{p-m}(p+1-m-2i)\,a_p(m+i)\,a_p^{*}(i), \quad m=0,1,\cdots,p \tag{5.106}$$

5.4.6　皮萨伦科谱分解方法

对于白噪声中正弦组合的混合谱估计问题，皮萨伦科（Pisarenko）分解法将其作为一种特殊的 ARMA 过程来处理，并采用特征分析技术来求解。这种方法可以较为理想地复原正弦信号的频率与幅度信息，并为现代谱估计的奇异值分解法提供了理论基础。

设 M 个实正弦随机信号所组成的过程为

$$s(n) = \sum_{i=1}^{M} q_i \sin(n\omega_i + \varphi_i) \tag{5.107}$$

式中，初始相位 φ_i 是在区间 $(-\pi, \pi)$ 均匀分布的独立随机变量，每一个正弦波的频率 ω_i 或对应的 f_i 可由特征多项式 $1-(2\cos\omega_i)z^{-1}+z^{-2}=0$ 来确定。故对于 M 个频率，有

$$\prod_{i=1}^{M}\left[1-\left(2\cos\omega_i\right)z^{-1}+z^{-2}\right]=0 \tag{5.108}$$

由于上式是 z^{-1} 的 $2M$ 阶多项式，因此可以表示为

$$\sum_{k=1}^{2M}a_k z^{-k}=0 \tag{5.109}$$

式中，$a_0=1$。由于式中系数 a_k，$k=1,2,\cdots,2M$ 受上式根共轭出现和模值为 1 的约束，因此式（5.109）又可以写为

$$\sum_{k=1}^{2M}a_k z^{2M-k}=\prod_{i=1}^{M}\left(z-z_i\right)\left(z-z_i^*\right) \tag{5.110}$$

式中，$|z_i|=1$，且 $a_k=a_{2M-k}$，$k=0,1,\cdots,M$。这样，M 个实正弦所组成的过程可以表示为

$$s(n)=-\sum_{i=1}^{2M}a_i x(n-i) \tag{5.111}$$

若白噪声正弦组合过程为

$$x(n)=s(n)+w(n)=\sum_{i=1}^{M}q_i\sin(n\omega_i+\varphi_i)+w(n) \tag{5.112}$$

式中，$w(n)$ 为白噪声，且满足 $E[w(n)]=0$，$E[w(n)w(m)]=\sigma_w^2\delta_{nm}$，$E[s(n)w(m)]=0$。利用式（5.111）和式（5.112），可将 $x(n)$ 表示为

$$x(n)=-\sum_{i=1}^{2M}a_i s(n-i)+w(n) \tag{5.113}$$

将 $s(n-i)=x(n-i)-w(n-i)$ 代入上式，有

$$x(n)+\sum_{i=1}^{2M}a_i x(n-i)=w(n)+\sum_{i=1}^{2M}a_i w(n-i) \tag{5.114}$$

可见上式为 $\text{ARMA}(2M,2M)$ 的一种特殊形式。

根据式（5.114），采用特征分析技术，可以由特征多项式

$$1+a_1 z^{-1}+\cdots+a_{2p}z^{-2M}=0 \tag{5.115}$$

的根 $z_i=\mathrm{e}^{\pm\mathrm{j}2\pi f_i\Delta t}$ 得到各正弦信号的频率 f_i，$i=1,2,\cdots,M$。并且各正弦信号的幅度（或功率）信息及白噪声的方差可以经由自相关分析而得到。

5.4.7　基于矩阵特征分解的谱估计方法

基于信号自相关矩阵特征分解的功率谱估计方法，在现代谱估计中占有重要的地位。这种方法对于改善谱估计的稳定性（即抗噪声干扰的能力）具有重要作用。与 5.4.6 节介绍的皮萨伦科谱分解方法相似，这种谱估计方法比较适合白噪声中正弦组合随机信号的谱估计问题。其基本思路是：正弦信号和白噪声对自相关矩阵特征分解有完全不同的贡献，通过对自相关矩阵的特征分解，将含噪信号分为信号子空间和噪声子空间，通过消除噪声的影响从而改善功率谱估计的性能。

1. 自相关阵的特征分解

设随机信号 $x(n)$ 由 M 个复正弦信号加白噪声组成，表示为

$$x(n) = s(n) + w(n) \tag{5.116}$$

式中，$s(n) = \sum_{i=1}^{M} q_i \mathrm{e}^{\mathrm{j}\omega_i n}$。$x(n)$ 的自相关函数为

$$R_{xx}(m) = \sum_{i=1}^{M} A_i \mathrm{e}^{\mathrm{j}\omega_i n} + \sigma_w^2 \delta_{nm} \tag{5.117}$$

式中，$A_i = q_i^2$ 和 ω_i 分别表示第 i 个复正弦信号的功率和频率。σ_w^2 表示白噪声的功率。$x(n)$ 的 $(p+1) \times (p+1)$ 阶自相关阵表示为

$$\boldsymbol{R}_p = \begin{bmatrix} R_{xx}(0) & R_{xx}^*(1) & \cdots & R_{xx}^*(p) \\ R_{xx}(1) & R_{xx}(0) & \cdots & R_{xx}^*(p-1) \\ \vdots & \vdots & \ddots & \vdots \\ R_{xx}(p) & R_{xx}(p-1) & \cdots & R_{xx}(0) \end{bmatrix} \tag{5.118}$$

定义信号向量为

$$\boldsymbol{e}_i = \begin{bmatrix} 1 & \mathrm{e}^{\mathrm{j}\omega_i} & \cdots & \mathrm{e}^{\mathrm{j}\omega_i p} \end{bmatrix}^{\mathrm{T}}, \quad i = 1, 2, \cdots, M \tag{5.119}$$

于是，

$$\boldsymbol{R}_p = \sum_{i=1}^{M} A_i \boldsymbol{e}_i \boldsymbol{e}_i^{\mathrm{H}} + \sigma_w^2 \boldsymbol{I} \triangleq \boldsymbol{S}_p + \boldsymbol{W}_p \tag{5.120}$$

式中，$\boldsymbol{I}$ 为 $(p+1) \times (p+1)$ 阶单位阵。$\boldsymbol{S}_p$ 和 $\boldsymbol{W}_p$ 分别称为信号阵和噪声阵。由于信号阵的秩最大为 M，若 $p > M$，则 $\boldsymbol{S}_p$ 是奇异的。但由于噪声阵的存在，$\boldsymbol{R}_p$ 的秩仍为 $p+1$。对 $\boldsymbol{R}_p$ 进行特征分解，可以得到

$$\boldsymbol{R}_p = \sum_{i=1}^{M} \lambda_i \boldsymbol{V}_i \boldsymbol{V}_i^{\mathrm{H}} + \sigma_w^2 \sum_{i=1}^{p+1} \boldsymbol{V}_i \boldsymbol{V}_i^{\mathrm{H}} = \sum_{i=1}^{M} (\lambda_i + \sigma_w^2) \boldsymbol{V}_i \boldsymbol{V}_i^{\mathrm{H}} + \sigma_w^2 \sum_{i=M+1}^{p+1} \boldsymbol{V}_i \boldsymbol{V}_i^{\mathrm{H}} \tag{5.121}$$

式中，λ_i，$i = 1, 2, \cdots, M$ 为 $\boldsymbol{R}_p$ 的特征值，也是 $\boldsymbol{S}_p$ 的特征值，且满足 $\lambda_1 \geqslant \lambda_2 \geqslant \cdots \geqslant \lambda_M > \sigma_w^2$ 的关系。$\boldsymbol{V}_i$ 为对应于特征值 λ_i 的特征向量，且各特征向量之间是相互正交的。

从式（5.121）可以看出，$x(n)$ 自相关阵 $\boldsymbol{R}_p$ 的所有特征向量 $\boldsymbol{V}_1, \boldsymbol{V}_2, \cdots, \boldsymbol{V}_{p+1}$ 构成了一个 $p+1$ 维向量空间。该向量空间又可以分为两个子空间，即一个是由 $\boldsymbol{S}_p$ 的特征向量 $\boldsymbol{V}_1, \boldsymbol{V}_2, \cdots, \boldsymbol{V}_M$ 张成的信号子空间，其特征值为 $(\lambda_1 + \sigma_w^2), (\lambda_2 + \sigma_w^2), \cdots, (\lambda_M + \sigma_w^2)$；另一个是由 $\boldsymbol{W}_p$ 的特征向量 $\boldsymbol{V}_{M+1}, \boldsymbol{V}_{M+2}, \cdots, \boldsymbol{V}_{p+1}$ 张成的噪声子空间，其特征值均为 σ_w^2。根据信号和噪声子空间的概念，可以分别在信号子空间和噪声子空间进行功率谱估计，从而排除或削弱噪声的影响，得到更好的估计结果。

2. 基于信号子空间的功率谱估计

对于式（5.121）所示的特征分解，如果将噪声子空间所对应的特征向量 $\boldsymbol{V}_{M+1}, \boldsymbol{V}_{M+2}, \cdots, \boldsymbol{V}_{p+1}$ 丢弃，仅保留信号子空间，那么，可以用秩为 M 的自相关阵 $\hat{\boldsymbol{R}}_p$ 来替代 $\boldsymbol{R}_p$，即

$$\hat{\boldsymbol{R}}_p = \sum_{i=1}^{M} (\lambda_i + \sigma_w^2) \boldsymbol{V}_i \boldsymbol{V}_i^{\mathrm{H}} \tag{5.122}$$

这样可以显著改善信号 $x(n)$ 的信噪比。基于矩阵 $\hat{\boldsymbol{R}}_p$ 的特征分解，再利用其他任何一种谱估计的方法来估计信号 $x(n)$ 的功率谱，将会得到改善的估计结果。

3. 多信号分类（MUSIC）功率谱估计

多信号分类（multiple signal classification，MUSIC）算法的基本思路为：基于信号向量 e_i，$i=1,2,\cdots,M$ 与噪声子空间各特征向量是正交的这一事实，将其推广至 e_i 与各噪声特征向量的线性组合也是正交的，即

$$e_i\Big(\sum_{k=M+1}^{p+1} a_k V_k\Big) = 0, \quad i = 1,2,\cdots,M \tag{5.123}$$

令 $e(\omega) = \begin{bmatrix} 1 & e^{j\omega} & \cdots & e^{j\omega M} \end{bmatrix}^T$，则有 $e(\omega) = e_i$。由式（5.123），有

$$e^H(\omega)\Big[\sum_{k=M+1}^{p+1} a_k V_k V_k^H\Big] e(\omega) = \sum_{k=M+1}^{p+1} a_k \mid e^H(\omega) V_k \mid^2 \tag{5.124}$$

由于上式在 $\omega = \omega_i$ 处应为 0，因此

$$\hat{P}(\omega) = \frac{1}{\displaystyle\sum_{k=M+1}^{p+1} a_k \mid e^H(\omega) V_k \mid^2} \tag{5.125}$$

在 $\omega = \omega_i$ 处应为无穷大。但是，由于 V_k 是由自相关阵分解而得的，而自相关阵一般均由观测数据估计得到，因此会存在误差。这样，$\hat{P}(\omega)$ 不可能为无穷大，但是会呈现尖锐的峰值，其峰值对应的频率即为正弦信号的频率。采用这种方法估计得到的功率谱，其分辨率要优于由 AR 模型法估计得到的功率谱。

若取 $a_k = 1$，$k = M+1, M+2, \cdots, p+1$，则所得估计即为著名的 MUSIC 谱估计，表示为

$$\hat{P}_{MUSIC}(\omega) = \frac{1}{e^H(\omega)\Big(\displaystyle\sum_{k=M+1}^{p+1} \mid V_k V_k^H \mid\Big) e(\omega)} \tag{5.126}$$

若取 $a_k = 1/\lambda_k$，$k = M+1, M+2, \cdots, p+1$，则所得到的功率谱估计为特征向量（eigenvector，EV）谱估计，表示为

$$\hat{P}_{EV}(\omega) = \frac{1}{e^H(\omega)\Big(\displaystyle\sum_{k=M+1}^{p+1} \mid \frac{1}{\lambda_k} V_k V_k^H \mid\Big) e(\omega)} \tag{5.127}$$

从式（5.126）和式（5.127）可以看出，MUSIC 谱估计和 EV 谱估计所取的特征向量均为噪声子空间的特征向量 $V_{M+1}, V_{M+2}, \cdots, V_{p+1}$，因此这种谱估计方法也称为基于噪声子空间的谱估计方法。

例 5.8　设噪声中两正弦信号组合表示为 $x(n) = \sin(2\pi f_1 n) + \sin(2\pi f_2 n) + w(n)$。式中，$f_1 = 200$Hz，$f_2 = 205$Hz，$w(n)$ 为零均值方差为 1 的高斯白噪声。试利用 MATLAB 编程，分别采用 Yule-Walker 谱估计法、MUSIC 谱估计法和特征向量谱估计法，估计序列的功率谱。

解：MATLAB 程序如下：

```
clear all; clc; clear;
Fs=1000; n=0:1/Fs:1; f1=200; f2=205;
```

```
xn=sin(2*pi*f1*n)+sin(2*pi*f2*n)+0.1*randn(size(n));  %信号产生
order=30;  nfft=1024;  p=25;
figure(1);  pyulear(xn,order,nfft,Fs);        % Yule-Walker 法
figure(2);  pmusic(xn,p,nfft,Fs);             % MUSIC 法
figure(3);  peig(xn,p,nfft,Fs);               % 特征向量法
```

图 5.11 给出了三种谱估计方法的谱估计曲线。可见，MUSIC 法和特征向量法的分辨率较高，均能清晰、准确地给出相邻较近的两条谱线。而 Yule-Walker 法则出现谱线融合。

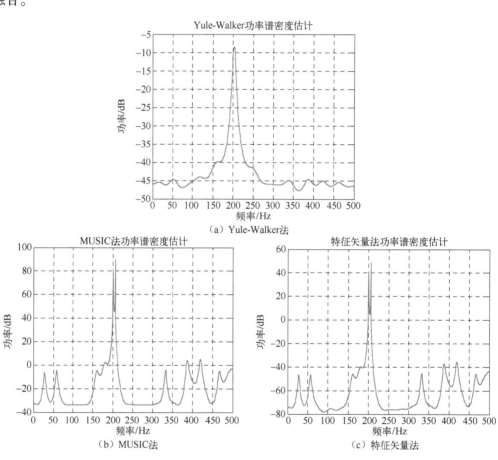

图 5.11　三种谱估计方法的谱估计曲线比较

5.4.8　各种现代谱估计方法的比较

图 5.12 给出了各种现代谱估计方法性能的比较。

由图 5.12 给出的各种现代谱估计方法的结果与比较，可以看出：由自相关法得出的 AR 功率谱估计结果［见图 5.12（b）和（c）］，当阶数较低时，分辨率和谱线的检出能力均不好，随着阶数的提高，分辨率和检出能力均得到改善。用 Burg 法得到的 AR 谱估计［见图 5.12（d）］的分辨率很好。MA 模型谱估计［见图 5.12（e）］的分辨率

较差。ARMA 模型谱估计［见图 5.12（f）］的分辨率优于 MA 模型的结果，且噪声谱部分较 AR 谱估计法更平滑，但是分辨率不如 AR 谱估计法。最小方差法得到的结果［见图 5.12（g）］，其分辨率不如 AR 谱估计法。

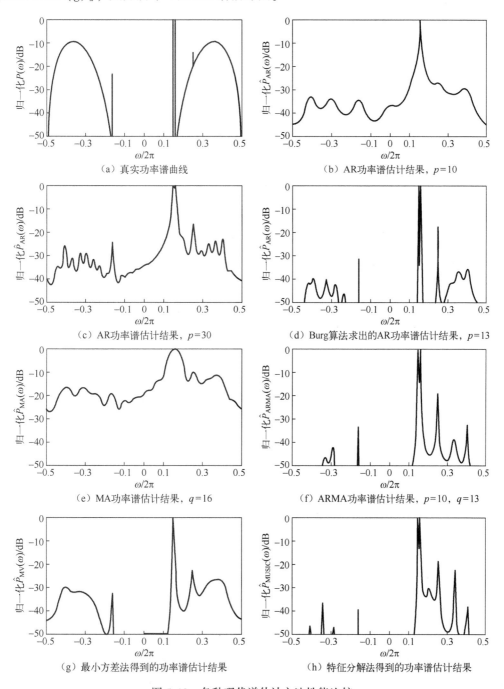

（a）真实功率谱曲线　　　　　　　　　　（b）AR功率谱估计结果，$p=10$

（c）AR功率谱估计结果，$p=30$　　　　　（d）Burg算法求出的AR功率谱估计结果，$p=13$

（e）MA功率谱估计结果，$q=16$　　　　　（f）ARMA功率谱估计结果，$p=10$，$q=13$

（g）最小方差法得到的功率谱估计结果　　（h）特征分解法得到的功率谱估计结果

图 5.12　各种现代谱估计方法性能比较

5.5 信号的倒谱分析

5.5.1 倒谱的概念

所谓倒谱（cepstrum），其实质是对信号频谱（spectrum）的再次谱分析。简单对比一下倒谱与频谱的英文名称，可以看到倒谱英文单词的前 4 个字母 ceps 恰巧是频谱的前 4 个字母 spec 的倒序排列，倒谱的名称也由此而来。

倒谱分析对于检测复杂谱图中的周期性分量非常有效，并且具有解卷积的作用，可以提取或分离源信号或传输系统的特性，因而在振动分析、噪声源识别、机器故障诊断与预测、语音分析和回波消除等方面得到广泛重视与应用。

1. 实倒谱的概念

设信号 $x(t)$ 的单边功率谱为 $G_{xx}(\Omega)$，则其实倒谱（real cepstrum）定义为

$$C_p(q) = |\mathscr{F}^{-1}\{\ln G_{xx}(\Omega)\}|^2 \tag{5.128}$$

式中，$\mathscr{F}^{-1}\{\cdot\}$ 表示傅里叶逆变换。上式的含义是对信号的对数功率谱求傅里叶逆变换，称为功率倒谱。式中，自变量 q 称为倒频率（quefrency），读者可自行对比"频率"的英文单词（frequency）。倒频率 q 与信号自相关函数 $R_{xx}(\tau)$ 中的自变量 τ 有相同的时间量纲，单位为 s 或 ms。q 值的大小表示倒谱图上倒谱的大小，较大的 q 值表示较高的倒频率，表示倒谱图上较快的波动；反之，较小的 q 值表示较低的倒频率，表示倒谱图上较慢的波动。此外，实倒谱还有另外两种定义方式，称为幅值倒谱，即

$$C_a(q) = |\mathscr{F}^{-1}\{\ln G_{xx}(\Omega)\}| \tag{5.129}$$
$$C_b(q) = \mathscr{F}^{-1}\{\ln G_{xx}(\Omega)\}$$

2. 复倒谱的概念

为了保留信号中的相位信息，定义了复倒谱（complex cepstrum）的概念。设连续时间信号 $x(t)$ 的傅里叶变换 $X(j\Omega)$ 表示为

$$X(j\Omega) = X_R(j\Omega) + jX_I(j\Omega) \tag{5.130}$$

式中，$X_R(j\Omega)$ 和 $X_I(j\Omega)$ 分别表示 $X(j\Omega)$ 的实部和虚部。复倒谱定义为

$$C_c(q) = |\mathscr{F}^{-1}\{\ln X(j\Omega)\}|^2 \tag{5.131}$$

简单分析式（5.131）所示的复倒谱定义式，可以发现

$$C_c(q) = \mathscr{F}^{-1}\{\ln X(j\Omega)\} = \mathscr{F}^{-1}\{\ln[A(j\Omega)e^{j\Phi(j\Omega)}]\}$$
$$= \mathscr{F}^{-1}\{\ln A(j\Omega)\} + j\mathscr{F}^{-1}\{\Phi(j\Omega)\} \tag{5.132}$$

式中，$A(j\Omega)$ 和 $\Phi(j\Omega)$ 分别为 $X(j\Omega)$ 的幅度谱和相位谱。

由以上各定义，我们注意到，倒谱是信号对数频谱的傅里叶逆变换。与由信号的功率谱求自相关函数类似，将信号的功率谱或频谱从频率域变换到一个新的时间域，这个新的时间域称为倒频域。对信号的功率谱或频谱进行对数操作的目的是扩大频谱的动态范围，并使变换具有解卷积的作用，有助于信号和噪声的分离。

5.5.2　同态滤波与倒谱分析的应用

1. 信号的同态滤波

同态滤波（homomorphic filtering）是一种广义线性滤波技术，主要适用于信号中混有乘性噪声的情况。设离散时间信号 $x(n)$ 是纯净信号 $s(n)$ 与乘性噪声 $v(n)$ 的乘积形式，即

$$x(n) = s(n)v(n) \tag{5.133}$$

对于式（5.133）所示的乘性噪声情况，通常很难用常规的线性滤波技术将噪声 $v(n)$ 去除，或将 $s(n)$ 与 $v(n)$ 分离。同态滤波的基本思路是将式（5.133）所示的乘性关系转变为加性关系。很自然地想到对数运算。对式（5.133）两边取自然对数，有

$$\ln[x(n)] = \ln[s(n)] + \ln[v(n)] \tag{5.134}$$

并令

$$\tilde{x}(n) = \ln[x(n)]$$
$$\tilde{s}(n) = \ln[s(n)]$$
$$\tilde{v}(n) = \ln[v(n)] \tag{5.135}$$

则有

$$\tilde{x}(n) = \tilde{s}(n) + \tilde{v}(n) \tag{5.136}$$

这样，将原来的乘性噪声形式转变为加性噪声形式。再对 $\tilde{x}(n)$ 做线性滤波，即可有效去除 $\tilde{x}(n)$ 中的 $\tilde{v}(n)$，得到较为纯净的 $\tilde{s}(n)$。最后再对 $\tilde{s}(n)$ 进行指数运算，可以得到去除噪声后的 $s(n)$，即

$$s(n) = \exp[\tilde{s}(n)] \tag{5.137}$$

以上过程即为同态滤波的过程。显然，对于具有乘性关系的信号与噪声，通过对数运算，可以将其转变为加性关系，进行线性滤波后，再进行指数运算，可以较好地实现信号与噪声的分离。

在实际应用中，式（5.133）中的 $s(n)$ 和 $v(n)$ 都不能保证在任意时刻 n 均为正值。由于式（5.134）的对数运算仅对正值有效，故一般须给 $s(n)$ 或 $v(n)$ 加上一个正值，记为 Δ_s 或 Δ_v，使得 $s(n) + \Delta_s > 0, \forall n$ 或 $v(n) + \Delta_v > 0, \forall n$ 成立。而 Δ_s 和 Δ_v 的值可以经由 $\Delta_s = |\min[s(n)]|$ 和 $\Delta_v = |\min[v(n)]|$，从而保证式（5.134）的计算有效。

2. 倒谱解卷积

在雷达、声呐、超声成像和语音处理等领域，经常会遇到信号与噪声为卷积关系的情况，即信号 $s(n)$ 与噪声 $v(n)$ 满足

$$x(n) = s(n) * v(n) \tag{5.138}$$

要将信号与噪声分离，其实质是一个解卷积问题。对上式两边做傅里叶变换，得到

$$X(e^{j\omega}) = S(e^{j\omega})V(e^{j\omega}) \tag{5.139}$$

再将上式写为功率谱的形式，有

$$|X(e^{j\omega})|^2 = |S(e^{j\omega})|^2 |V(e^{j\omega})|^2 \tag{5.140}$$

对上式两边进行对数运算，再做傅里叶逆变换，有

$$C_x(q) = \mathscr{F}^{-1}\{\ln|X(e^{j\omega})|^2\} = \mathscr{F}^{-1}\{\ln|S(e^{j\omega})|^2\} + \mathscr{F}^{-1}\{\ln|V(e^{j\omega})|^2\} \tag{5.141}$$

式（5.141）为信号 $x(n)$ 的倒谱形式。显然，原始信号与噪声在时域为卷积关系，经过傅里叶变换转换为乘性关系，再经过对数和倒谱运算转换为加性关系，更易于进行信号与噪声的分离。同样，对于线性时不变系统，输出信号是输入信号与系统的卷积。通过上述转换，也可以将输入信号与系统进行分离，从而实现解卷积。

3. 倒谱分析应用实例

本节以应用实例介绍倒谱分析技术在信号分析处理中的应用。

例 5.9 基于倒谱分析的滚动轴承故障诊断。图 5.13 给出了机械系统中滚动轴承的测试分析系统示意图。试采用倒谱分析法确定滚动轴承系统的内圈故障特征频率 f_1 和滚珠故障特征频率 f_2。

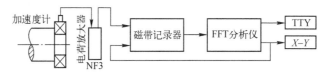

图 5.13 滚动轴承测试分析系统示意图

解：如图 5.13 所示，采用加速度计和电荷放大器检测滚动轴承部分的振动信号，并送到数字信号处理系统进行分析处理。分析处理的主要内容包括：对检测得到的振动信号进行预处理，经由 FFT 对信号进行傅里叶变换得到其频谱信息，再对频谱进行倒谱计算。图 5.14 分别给出了振动信号的时域波形、频谱图和倒谱图。

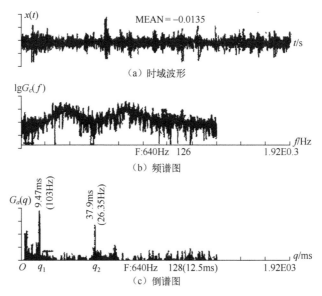

图 5.14 滚动轴承系统振动信号分析

显然，在图 5.14（a）所示波形图和图 5.14（b）所示的频谱图上很难发现故障特征，而在图 5.14（c）所示的倒谱图上可以直观地看到两条明显的谱线，即图中标注的

$q_1 = 9.47\text{ms}$ 和 $q_2 = 37.90\text{ms}$。由此可以计算出其对应的频谱周期间隔为 $\Delta f_1 = 1/q_1 = 1000/9.47 = 105.60\text{Hz}$ 和 $\Delta f_2 = 1/q_2 = 1000/37.90 = 26.38\text{Hz}$。与理论分析得到的内圈故障特征频率 $f_2 = 26.35\text{Hz}$ 和滚珠故障特征频率 $f_1 = 106.35\text{Hz}$ 非常接近，可以认为这两条谱线分别反映了轴承内圈和滚珠的故障。

例 5.10　设声衰减信号 $s(t) = \text{e}^{-\alpha t}\sin(\Omega t + \phi)$ 如图 5.15（a）所示，为指数振荡衰减信号。在实际应用中，由于多径效应，所接收到的信号 $x(t)$ 往往是 $s(t)$ 的多次到达信号的叠加，可写为 $x(t) = s(t) * [1 + b_1\delta(t - \tau_1) + b_2\delta(t - \tau_2)]$，如图 5.15（b）所示。试利用 MATLAB 编程，设计实现倒谱滤波器，消除接收信号 $x(t)$ 中的多径效应，恢复原始信号 $s(t)$。

解：所设计的 MATLAB 程序分为三个主要部分：第一部分，产生原始声衰减信号及其与多径信号的叠加；第二部分，对多径信号进行倒谱计算与滤波处理；第三部分，恢复原始信号。MATLAB 程序如下：

```
clear all;
% 产生多经叠加信号
n = 2000; nn = 1:1:n; f1 = 50; thr = 0.01;
xs = zeros(n,1); ys = zeros(n,1); xs = sin(2 * pi * f1/1000. * nn'); ys =
exp(-nn/150);
xe = ys'. * xs; xe1 = zeros(n,1); xe2 = zeros(n,1);
xe1(201:n) = 0.5 * xe(1:n-200); xe2(401:n) = 0.4 * xe(1:n-400); x = xe+xe1
+xe2;
% 计算多径叠加信号的倒谱与倒谱滤波
[xhat,nd,xhat1] = cceps(x);
for i = 100:n
    if abs(xhat(i)) > thr
        xhat(i) = 0;
    end
end
% 恢复原始信号
xer = icceps(xhat,nd);
% 输出结果
figure(1)
subplot(221); plot(xe); xlabel('时间/t'); ylabel('幅度'); text(1700,0.7,'(a)');
subplot(222); plot(x); xlabel('时间/t'); ylabel('幅度'); text(1700,0.7,'(b)');
subplot(223); plot(xhat1); xlabel('倒频率/q'); ylabel('倒谱幅度'); text
(1700,1.4,'(c)');
subplot(224); plot(xer); xlabel('时间/t'); ylabel('幅度'); text(1700,
0.7,'(d)');
```

图 5.15 给出了原始信号、多径叠加信号、复倒谱和经由倒谱滤波恢复信号的曲线表示。显然，经过倒谱滤波之后，消除了接收信号中多径叠加的效应，很好地恢复了原始信号。

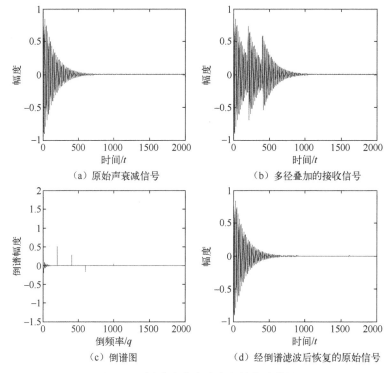

（a）原始声衰减信号

（b）多径叠加的接收信号

（c）倒谱图

（d）经倒谱滤波后恢复的原始信号

图 5.15　倒谱滤波消除多径效应的结果

5.6　谱分析方法在医学检测与辅助诊断中的应用

功率谱估计在生物医学信号处理中具有广泛的应用，包括电生理信号中的脑电图、肌电图和心电图等，以及非电的生理信号（如心音、血流和脉搏等）的分析中，都有重要的应用。

5.6.1　中医脉象的功率谱分析

脉象是中医诊断的重要手段，采用现代信号分析处理方法来分析脉象信号是非常值得研究的课题。据文献报道，采用直径为 1/2' 的电容麦克风作为传感器，使脉搏波经过密闭小气室传送到麦克风的薄膜上转换成电信号。取脉时把传感器压在左、右手腕部的"寸"及"关"部位上，如图 5.16 所示，分轻按和重按两种情况取得不同的信号，经放大、量化后，再送入计算机进行谱分析。

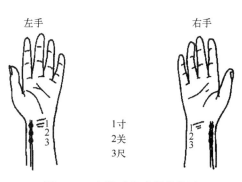

图 5.16　取脉时传感器的位置

158

在进行谱分析之前，先用带通滤波器将 50Hz 以上和 1Hz 以下的频率分量去除，再采用 Welch 法做谱分析。把每个谱在 1~50Hz 范围内每 10Hz 为一段分成五段（第一段为 1~10Hz），计算每段谱密度的均值 E_1、E_2、E_3、E_4 和 E_5，并定义能量比为

$$\mathrm{ER} = \frac{E_1}{E_2 + E_3 + E_4 + E_5}$$

通过对正常人以及急性肝炎、心脏病及肠胃病患者进行分析，发现正常人的 ER 值全部大于 100。而三种患者表现出以下不同的特点。

① 心脏病患者在左腕"寸"位重按时 ER 小于 100。

② 急性肝炎病患者在左腕"关"位重按时 ER 小于 100。

③ 肠胃病患者在右腕"关"位重按时 ER 小于 100。

分析结果显示，ER 有可能用来表示人体的健康状态，并且取脉位置有可能反映不同脏器的情况。

5.6.2　指端血管容积脉搏波的检测与分析

血管容积脉搏波是由血液循环所引起的血管内压力变化而产生的，它在一定程度上反映了人体心脏和血液循环系统的特征和状态，可以用于检测和分析血管弹性、心率、呼吸率、血压值和微循环等信息。

依据受试者脉搏波信号的谱分析来区分正常、早孕和甲亢患者的实验设计如下：考虑健康青年女性 11 人，无既往病史的 80 天内早孕孕妇 13 人，女性甲亢患者 6 人（单纯性甲亢，心功能正常，无其他病史），分别构成健康青年女性组、早孕孕妇组和甲亢患者组。以上受试者的年龄均在 20~35 岁之间。受试者安静 15min 后，在其左、右手中指测量得到光电容积脉搏波信号。采样频率为 1kHz，分别在 0~200Hz 和 0~20Hz 两个频段对信号进行谱分析。

对于健康青年女性组，其脉搏速率为 77.13±9.09 次/分钟。脉搏波信号波形上升支与下降支均较陡，降中峡和降中波均出现在下降支的前 1/3 处，形态典型。由信号的谱分析可见，其能量均集中在 20Hz 以下，在频率高于 12Hz 的频段，频谱增益均低于 −78.14 ± 10.23dBV。

对于甲亢患者组，其脉搏速率为 94.33 ± 6.38 次/分钟。脉搏波信号波形的上升支陡直，峰顶圆隆，下降支较缓，无明显的降中峡。由信号的谱分析可见，在 0~200Hz 频率范围均有能量分布，但绝大部分能量仍集中在 0~20Hz 频段内。但在该频段，其能量分布呈早衰落现象，一般在 6~8Hz 处，频谱衰减到 −75dBV，其频谱最大值出现在 1.55Hz 附近。另外，将患者的左右手频谱对比，可见在 6Hz 频段内，右手频谱的能量大于左手的频谱能量。

对于早孕孕妇组，其脉搏速率为 85.69 ± 9.05 次/分钟。该组脉搏波信号波形与甲亢患者组的波形相似，上升支陡而平滑，峰顶不锐利，下降支缓慢，降中峡不典型，降中波中上部有 1~2 个小波动。由频谱分析可见，其主要能量分布于 20Hz 以下频段，但在 100Hz 附近出现约 −50dBV 的谱峰。进一步分析，可见在 0~18Hz 频段内能量分布呈随频率增加而缓慢下降的趋势，谱峰的峰值出现在 1.10~1.50Hz 频段。

由以上对三组受试者的脉搏波信号与频谱分析可见，健康青年女性组与早孕孕妇组和甲亢患者组在信号的波形和频谱上均有较大差异，易于区分辨识。而对于早孕孕妇组和甲亢患者组，由于二者均可能出现心率加速、心输出量增加、外周阻力下降等现象，且二者的脉搏波信号波形相似，因此不易在时域进行分析和区别。但是，对这两组信号进行频域分析，可以得到两组信号的显著性差异，从而便于进一步进行诊断。

5.6.3 基于脑电图功率谱分析的读字困难症识别

脑电信号的节律可以通过功率谱估计技术进行分析。在诸如睡眠和麻醉深度的分级、智力活动与脑电图之间的关系、脑病变或损伤在脑电图上的反映，以及环境（噪声、超短波等）对人的影响等方面都有谱估计研究与应用的实例。

患有"读字困难"（Dyslexia）症的儿童，其抽象思维能力正常，但识字困难，常把互为镜像的字母（如 b 和 d、p 和 q 等）与上下相反的字母（如 M 和 W、u 和 n 等）混淆。只从脑电图的时域波形中不易看出患者的异常现象，但其功率谱却能反映出异常来。图 5.17 给出了一组正常儿童和患读字困难症的儿童在闭眼静息状态下顶叶和枕叶间双极性脑电图的平均功率谱。如果把它分成 5 个频段，可以看出在第 II 段、第 IV 段和第 V 段中患病儿童的脑电功率谱显著大于正常儿童，而在第 III 段中正常儿童的功率较大。以这些频段的归一化功率作为特征向量，采用逐步判别分析，可使两类儿童的分类正确率达到90%以上。

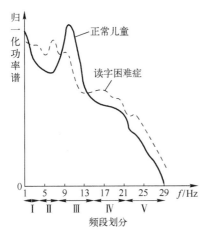

图 5.17 正常儿童和患读字困难症的儿童在闭眼静息状态下顶叶和枕叶间双极性脑电图的平均功率谱

5.6.4 结肠压力信号的功率谱分析

结肠压力测量是广泛使用的评价消化道功能的检查手段，对结肠运动障碍疾病的诊断有较高的价值，是目前其他检查手段不可替代的。将结肠压力正常与结肠压力异常的两组数据相对照，做出它们的 AR 模型功率谱，在频域中比较两组数据的分布特性。这两组数据的 AR 功率谱分别如图 5.18 和图 5.19 所示。

从图 5.18 和图 5.19 中可以看到，在频域中，数据在约 2 次/分钟的位置上有最大的功率谱值。这表明该频率是数据信号中的主要频率分量。在压力数据中，包含短时相收缩与长时相收缩，两者都含有 2 次/分钟这一频率。

再由功率谱的峰值也可以看出，正常组结肠压力信号的谱峰值都较大，最小的也大于 1；而异常组数据的谱峰值都很小，最大的也小于 0.12。功率谱峰值较小这一现象，也许反映了患者的肠道动力较差，虽然还存在一定的收缩运动，但收缩的能量已经远比不上正常人。这种动力不足反映在信号的功率谱中，就是相应频率的谱能量较低。

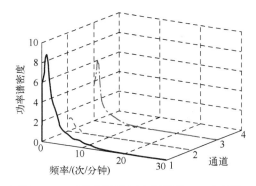

图 5.18　正常人肠道压力数据的 AR 功率谱

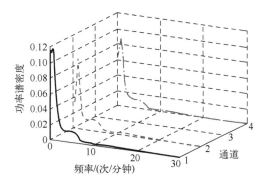

图 5.19　异常人肠道压力数据的 AR 功率谱

思考题与习题

5.1　说明随机信号相关函数与功率谱密度函数的概念。

5.2　给出自相关序列无偏估计的方法与性能。

5.3　给出自相关序列有偏估计的方法与性能。

5.4　说明自相关序列的快速估计方法。

5.5　说明周期图谱估计方法。

5.6　指出周期图谱估计方法存在的问题，并说明改进的方法。

5.7　指出经典谱估计方法存在的主要问题。

5.8　说明 AR 谱估计方法及其性能。

5.9　说明最大熵谱估计方法及其性能。

5.10　说明最大熵谱估计与 AR 谱估计方法的等价性。

5.11　说明 MA 模型谱估计方法与 ARMA 模型谱估计方法。

5.12　说明最小方差谱估计方法。

5.13　说明皮萨伦科谱分解方法。

5.14　说明多信号分类（MUSIC）谱估计方法。

5.15　试比较各类谱估计方法及其性能。

5.16　试说明倒谱的概念。

5.17　说明倒谱分析的基本原理。

5.18　设 $x(n)$ 为一平稳随机信号，且是各态历经的，现用式

$$\hat{r}(m) = \frac{1}{N - |m|} \sum_{n=0}^{N-1-|m|} x_N(n) x_N(n+m)$$

估计其自相关函数，求此估计的均值和方差。

5.19　设一个随机过程的自相关函数 $r(m) = 0.8^{|m|}$，$m = 0, \pm 1, \cdots$，现在取 $N = 100$ 点数据来估计其自相关函数 $\hat{r}(m)$。当 m 为下列值时，求 $\hat{r}(m)$ 对 $r(m)$ 的估计偏差：
(1) $m = 0$，(2) $m = 10$，(3) $m = 50$，(4) $m = 80$。

5.20　一段数据包含 N 点采样，其采样率为 $f_s = 1000\mathrm{Hz}$。用平均法改进周期图估计时将数据分成了互不交叠的 K 段，每段数据长度 $M = N/K$。假定在频谱中有两个相距为 $0.04\pi(\mathrm{rad})$ 的谱峰，为要分辨它们，M 应取多大？

5.21　一段数据包含 N 点采样，用平均法改进周期图估计。分成不交叠的 K 段。每段数据点数 $M = N/K$。

(1) 已知真实功率谱中有一个单峰，其形状大致如图 P5.21 所示。但不知该峰的位置究竟在何处。设 N 值很大，为使谱窗主瓣比尖峰更窄（这样才能确定出峰的位置），M 值应取多大？

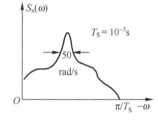

图 P5.21

(2) 如果已知功率谱中有两个相隔 $2\mathrm{rad/s}$ 的峰，则 M 最小取多少才能在估计时分辨出这两个峰来？

(3) 上述两种情况中，若 M 取得太大，有何缺点？

5.22　已知心电图的频率上限约为 $50\mathrm{Hz}$，因此以 $f_s = 200\mathrm{Hz}$ 进行采样。如果要求的频率分辨率 $\Delta f = 2\mathrm{Hz}$。试确定做谱估计时每段数据的点数。

5.23　试证明：若保证一个 p 阶 AR 模型在白噪声激励下的输出 $x(n)$ 是一个平稳随机过程，则该 AR 模型的极点必须都位于单位圆内。

5.24　一个 AR(2) 过程如下：

$$x(n) = -a_1 x(n-1) - a_2 x(n-2) + u(n)$$

试求该模型稳定的条件。

5.25　一个平稳随机信号的前 4 个自相关函数是：

$r_{xx}(0) = 1$，$r_{xx}(1) = -0.5$，$r_{xx}(2) = 0.625$，$r_{xx}(3) = -0.6875$，(4) $r_{xx}(m) = r_{xx}(-m)$

试利用这些自相关函数分别建立一阶、二阶及三阶 AR 模型，给出模型的系数及对应的均方误差。[提示：求解 Yule-Walker 方程。]

5.26　已知某自回归过程的 5 个观测值为 $\{1,1,1,1,1\}$。

(1) 求一阶和二阶反射系数。

(2) 求该自回归过程的功率谱估计。

5.27　AR 谱估计的分辨率比经典谱估计的高，其主要原因是它隐含着自相关函数的外推。设进行 AR(p) 谱估计，已知自相关函数的前 $p+1$ 个采样值为 $\{R_0, R_1, \cdots, R_p\}$，求外推后的自相关函数。

5.28　给定一个 ARMA(1, 1)过程的转移函数为 $H(z) = \dfrac{1+b(1)z^{-1}}{1+a(1)z^{-1}}$。现用一个无穷阶

AR(∞)模型来近似，其转移函数为

$$H_{AR}(z) = \frac{1}{1+c(1)z^{-1}+c(2)z^{-2}+\cdots}$$

试证明：$c(k) = \begin{cases} 1, & k=0 \\ [a(1)-b(1)][-b(1)]^{k-1}, & k \geq 1 \end{cases}$。

5.29　产生 256 点白噪声序列，应用 Welch 法估计其功率谱，每段长 64 点，重叠 32 点，输出平均后的功率谱曲线及对 256 点一次求周期图的功率谱曲线。

5.30　掌握在计算机上产生一组实验数据的方法：先产生一段零均值的白噪数据 $w(n)$，令功率为 σ^2，让 $w(n)$ 通过一个转移函数为 $H(z) = 1-0.1z^{-1}+0.09z^{-2}+0.648z^{-3}$ 的三阶 FIR 系统，得到 $y(n)$ 的功率谱 $P_y(e^{j\omega}) = \sigma^2 |H(e^{j\omega})|^2$。在 $y(n)$ 上加上 3 个实正弦信号，归一化频率分别是 $f_1' = 0.1$，$f_2' = 0.25$，$f_3' = 0.26$，调整 σ^2 和正弦信号的幅度，使在 f_1'、f_2'、f_3' 处的信噪比大致分别为 10dB、50dB、50dB。这样可得到已知功率谱的实验信号 $x(n)$。

(1) 令所得的实验数据长度 $N = 256$，描绘该波形。

(2) 描绘出该实验信号的真实功率谱 $P_x(e^{j\omega})$。

5.31　利用习题 5.28 的实验数据：

(1) 用自相关法求解 AR 模型系数以估计其功率谱，模型阶次 $p=8$，$p=11$，$p=14$，自己可调整。

(2) 用 Burg 法重复 (1)。

5.32　表 P5.32 给出的是从 1770 年至 1869 年这 100 年间每年 12 个月所记录到的太阳黑子出现次数的平均值（请将此数据输入计算机中并以数据文件的形式保存）。

(1) 对该数据做自相关，输出其自相关函数的图形，观察太阳黑子活动的周期。

(2) 用周期图法做该数据的功率谱，由该曲线能否看出太阳黑子活动的周期？

(3) 对该数据建立一个三阶 AR 模型，用 Burg 法求解 AR 模型的参数，并得到功率谱曲线，再一次由该曲线来发现太阳黑子的活动周期。改变 AR 的阶次，重复本小题的内容，试分析不同阶次下所估计出的周期的差别。

表 P5.32　太阳黑子的年平均出现次数

年份	次数	年份	次数	年份	次数	年份	次数
1770	101	1777	92	1784	10	1791	67
1771	82	1778	154	1785	24	1792	60
1772	66	1779	125	1786	83	1793	47
1773	35	1780	85	1787	132	1794	41
1774	31	1781	68	1788	131	1795	21
1775	7	1782	38	1789	118	1796	16
1776	20	1783	23	1790	90	1797	6

年份	次数	年份	次数	年份	次数	年份	次数
1798	4	1816	16	1834	13	1852	54
1799	7	1817	41	1835	57	1853	39
1800	14	1818	30	1836	122	1854	21
1801	34	1819	24	1837	138	1855	7
1802	45	1820	16	1838	103	1856	4
1803	43	1821	7	1839	86	1857	23
1804	48	1822	4	1840	63	1858	55
1805	42	1823	2	1841	37	1859	94
1806	28	1824	8	1842	24	1860	96
1807	10	1825	17	1843	11	1861	77
1808	8	1826	36	1844	15	1862	59
1809	2	1827	50	1845	40	1863	44
1810	0	1828	62	1846	62	1864	47
1811	1	1829	67	1847	98	1865	30
1812	5	1830	71	1848	124	1866	16
1813	12	1831	48	1849	96	1867	7
1814	14	1832	28	1850	66	1868	37
1815	35	1833	8	1851	64	1869	74

第 6 章　维纳滤波、卡尔曼滤波与粒子滤波

本章主要介绍维纳滤波的基本概念和基本原理，包括随机信号预测、滤波和平滑的基本方法，因果维纳滤波器的基本原理，维纳-霍夫方程的推导求解，维纳预测器的基本原理等。本章还将介绍卡尔曼滤波和粒子滤波的基本概念和原理，并给出这些滤波器在医学信号分析处理中的应用举例。

6.1　概述

6.1.1　滤波器的概念

滤波器（filter）是信号处理中的一个常用概念，顾名思义，滤波器就是对信号进行过滤的器件。从信号与系统的观点来看，滤波器实际上是一个系统，这个系统由模拟电路、数字电路或计算机程序等软硬件构成，其目的是允许有用或期望信号顺利通过，而无用信号或噪声干扰则受到较大的衰减和抑制。

滤波器对输入其中的连续时间信号 $x(t)$ 或离散时间信号 $x(n)$ 进行处理或变换，然后输出连续时间信号 $y(t)$ 或离散时间信号 $y(n)$。例如，滤波器的输入信号可能是期望信号 $s(t)$ 与噪声 $v(t)$ 之和，表示为 $x(t)=s(t)+v(t)$。经过滤波器的处理后，我们希望得到一个"纯净"的期望信号。

滤波器的种类繁多，应用非常广泛。如果按照所处理信号的类型来分类，可以分为模拟滤波器和数字滤波器；根据通过信号的频段，可以分为低通滤波器、高通滤波器、带通滤波器和带阻滤波器等；根据构成滤波器的元器件，又可以分为有源滤波器和无源滤波器；根据滤波器参数的时变性，可以分为时变滤波器和时不变滤波器；根据信号的输入与输出关系，又可以分为线性滤波器和非线性滤波器，等等。

滤波器的参数主要包括中心频率（center frequency）、截止频率（cutoff frequency）和带宽（bandwidth）等。

6.1.2　经典滤波器与现代滤波器

尽管滤波器的种类很多，但是从滤波器的设计思想和实现方式来考虑，又可以分为经典滤波器（classical filter）和统计最优滤波器（statistical optimal filter）两大类，后者又常称为现代滤波器。所谓经典滤波器，一般假定输入信号 $x(n)$ 中的有用成分和希望去除的无用成分各自占有不同的频段，这样当信号 $x(n)$ 通过滤波器后，即可将希望去除的无用频率成分有效地去除，同时保留有用的信号成分。但是，如果有用信号与噪声

干扰等无用成分的频谱相互重叠，则经典滤波器很难取得理想的滤波结果。例如，在通信技术中，有用信号和无用信号往往具有相同的频率特性；在脑电信号处理中，诱发电位信号总是与自发脑电波占有相同的频带；在机械振动信号的模态分析中，故障信号又常常被宽带噪声干扰淹没。在上述这些例子中，有用信号无法依靠这种基于频分技术的经典滤波技术来有效提取。

与经典滤波器不同，统计最优滤波器主要不是依靠信号与噪声的频率差别来进行噪声抑制和信号提取的。统计最优滤波器的基本思路是依据某些统计最优准则，从含噪声的观测信号中对有用信号或信号的参数进行估计，一旦有用信号被估计出来，会比原信号有更高的信噪比（signal to noise ratio，SNR）。通常，这种依据统计最优准则设计和运行的滤波技术，称为统计最优滤波技术（statistical optimal filtering）。统计最优滤波器的理论研究起源于 20 世纪 40 年代及其以后维纳等人的工作，维纳滤波器（Wiener filter）是统计最优滤波器的典型代表。其他重要的统计最优滤波器还包括卡尔曼滤波器（Kalman filter）和线性预测器等，而近年来得到广泛重视的粒子滤波技术则突破了维纳滤波和卡尔曼滤波的线性高斯条件，具有更广泛的实用性和更优的性能。第 7 章将要讨论的自适应滤波器（adaptive filter）也属于统计最优滤波器，基于特征分解的频率估计和奇异值分解算法等也可以归为这一类滤波器的范畴。

6.1.3　维纳滤波、卡尔曼滤波与粒子滤波的基本概念

1. 维纳滤波的基本概念

维纳滤波器是以美国数学家、控制论的创始人诺伯特·维纳（Norbert Wiener）的名字命名的一类线性最优滤波器的统称。从被噪声污染的观测信号中提取有用信号的波形或估计信号的参数，是维纳滤波器的基本任务。维纳滤波理论假定线性滤波器的输入为有用信号与噪声之和，两者均为广义平稳随机过程，且已知它们的二阶统计特性（即均值、方差、相关函数等）。维纳根据滤波器输出信号与期望信号之差的均方值最小的准则，称为最小均方误差准则，求得了最优线性滤波器的系数，称这种滤波器为维纳滤波器。在维纳研究的基础上，人们还提出了多种最优准则，包括最大输出信噪比准则和统计检测准则等，并求得了一些等价的最优线性滤波器。维纳滤波器是 20 世纪线性滤波理论最重要的理论成果之一。图 6.1 给出了维纳滤波器系统的原理框图。

$$x(n) = s(n) + v(n) \longrightarrow \boxed{\text{维纳滤波器} h(n)} \longrightarrow y(n) = \hat{s}(n)$$

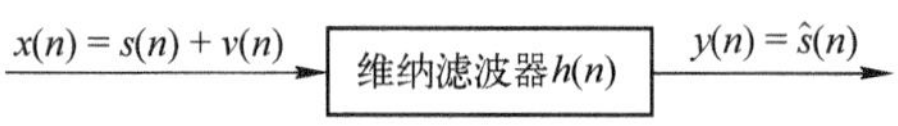

图 6.1　维纳滤波器系统的原理框图

2. 卡尔曼滤波的基本概念

卡尔曼滤波器是一种以卡尔曼（Rudolph E. Kalman）的名字命名的用于线性时变系统的递归滤波器。这种滤波器将过去的测量估计误差合并到新的测量误差中来估计将来的误差，可以用包含正交状态变量的微分方程（或差分方程）模型来描述。当输入信号为由白噪声产生的随机信号时，卡尔曼滤波器可以使期望输出和实际输出之间的均方根误差达到最小。

卡尔曼滤波器的首次实现是由施密特（Schmidt）完成的。卡尔曼在美国国家航空

航天局（NASA）研究中心访问时，发现这种滤波器对于解决阿波罗计划的轨道预测很有意义，并且后来在阿波罗飞船的导航计算机中实际应用了这种滤波器。关于卡尔曼滤波器最早的研究论文由斯沃林（Swerling）和卡尔曼以及卡尔曼和布希（Bucy）分别于1960 年和 1961 年发表。多年来，卡尔曼滤波器和卡尔曼滤波方法在信号处理领域一直受到广泛的重视，并且近年来有了一些新的发展，包括施密特扩展滤波器、新息滤波器和平方根滤波器等。在电子和计算机等技术中广泛使用的锁相环技术实际上也是一种卡尔曼滤波器。

卡尔曼滤波器的一个典型应用是从有限的含噪观测数据中估计信号的参数。例如，在雷达应用中，人们感兴趣的是能够跟踪目标的位置、速度和加速度等参数。但是，由于观测噪声的影响，所得到的测量值往往不够准确。如果利用卡尔曼滤波器对观测数据进行处理，依据目标的动态信息，并设法去掉观测数据中噪声的影响，则可以得到关于目标参数的较好的估计，包括对目标参数的滤波、预测和平滑等功能。

3. 粒子滤波的基本概念

所谓粒子滤波（particle filtering）又称为序贯蒙特卡罗方法（Sequential Monte Carlo method），是指这样一个过程：通过寻找一组在状态空间中传播的随机样本来近似地表示概率密度函数，用样本均值代替积分运算，进而获得系统状态的最小方差估计。这些样本被形象地称为"粒子"，故这个过程称为粒子滤波。当样本数趋于无穷时，这种方法可以逼近任何形式的概率密度分布。粒子滤波在处理噪声方面具有其他各种滤波器都无法比拟的优点，即对于任何线性或非线性的系统模型、高斯或非高斯的噪声模型，粒子滤波方法都可以有效地应用和处理。

粒子滤波是在卡尔曼滤波的基础上发展起来的。由于卡尔曼滤波以及后来发展的扩展卡尔曼滤波（extended Kalman filtering）和无迹卡尔曼滤波（unscented Kalman filtering）均受到高斯分布条件的约束，因此在解决非高斯分布条件下的滤波或状态估计问题时表现得无能为力。针对卡尔曼滤波方法存在的问题，粒子滤波技术应运而生，并很快得到了诸多学者的推动而迅速发展起来。

粒子滤波是一种概率统计算法，其核心思想是用一组离散的随机采样（即粒子集合）来近似系统随机变量的概率密度函数，且其粒子集合依据贝叶斯准则进行适当的加权和递归传播，因而具有以下两个主要特点：一是粒子滤波不受噪声模型的限制，能够更为广泛地应用于线性和非线性系统的参数估计中；二是粒子滤波不受系统模型的限制，既可以处理线性系统中的滤波问题，也可以处理非线性系统中的滤波问题。它摆脱了高斯分布的约束，对变量参数的非线性特性有更强的建模能力，因而能够更为精确地表达基于观测量和控制量的后验概率分布。此外，粒子滤波还在估计精度上有较好的表现。

近年来，粒子滤波技术得到了普遍的关注和广泛的应用。在雷达与通信领域，粒子滤波技术用于飞行体的导航与目标定位跟踪；在图像视频领域，粒子滤波技术用于目标轮廓跟踪、特别是突变跟踪；在经济领域，粒子滤波技术用于经济数据的预测；在交通管制领域，粒子滤波技术应用于对车或人的视频监控；在生物医学工程领域，粒子滤波技术应用于医学成像中的噪声抑制和医用机器人的定位控制。

6.2 随机信号预测、滤波与平滑的基本方法

所谓信号预测（prediction），是指根据输入信号 $x(t)$ 在当前时刻和以前时刻的状态来估计其在未来某个时刻的状态。所谓信号滤波（filtering），是指根据输入信号估计输出信号，其中输入信号与输出信号存在某种程度上的关联。所谓信号平滑（smoothing），或称为插值（interpolation），是指滤波器根据 $x(t)$ 在 t 时刻以外的数据估计出 $x(t)$ 在 t 时刻的数据。t 时刻以外的数据既可以位于 t 时刻以前，也可以位于 t 时刻以后。

6.2.1 随机信号的预测

假设 $\{x(t)\}$ 是零均值的广义平稳随机过程（在不引起混乱的情况下，简记为 $x(t)$），其自相关函数为 $R_{xx}(\tau)$。设已知随机信号 $x(t)$ 在时刻 $t_1,t_2,\cdots,t_N$ 的取值分别为 $x(t_1)$，$x(t_2)$，$\cdots$，$x(t_N)$，且满足 $t_1<t_2<\cdots<t_N$，现需预测随机信号 $x(t)$ 在时刻 $t_N+\lambda$ 的值。若预测值是所有已知随机变量的线性组合，以 $\hat{x}(t_N+\lambda)$ 表示对 $x(t_N+\lambda)$ 的估计，则

$$\hat{x}(t_N + \lambda) = \sum_{i=1}^{N} a_i x(t_i) \tag{6.1}$$

根据均方误差准则，有代价函数为

$$J = E\left[(x(t_N+\lambda) - \hat{x}(t_N+\lambda))^2 \right] \tag{6.2}$$

这样，信号预测问题的关键是：适当地选择式（6.1）中的参数 a_i，以使代价函数式（6.2）中的 J 达到最小。

上述预测问题可以使用正交性原理来求解。为使预测误差与已知数据正交，需调整参数 a_i 使下式成立：

$$J = E\left[\left(x(t_N + \lambda) - \sum_{i=1}^{N} a_i x(t_i)\right) x(t_k) \right] = 0, \quad k = 1,2,\cdots,N \tag{6.3}$$

把上式中的乘积展开，并利用 $x(t)$ 的广义平稳特性取数学期望，然后对等式重新整理，可以发现参数 a_i 是下列方程组的解：

$$R_{xx}(t_N + \lambda - t_k) = \sum_{i=1}^{N} a_i R_{xx}(t_i - t_k), \quad k = 1,2,\cdots,N \tag{6.4}$$

根据正交性原理，J 的最小值（即最小均方误差）可以写为如下形式：

$$\begin{aligned} J_{\min} \triangleq e_{\text{mmse}} &= E\left[\left(x(t_N + \lambda) - \sum_{i=1}^{N} a_i x(t_i)\right) x(t_N + \lambda) \right] \\ &= R_{xx}(0) - \sum_{i=1}^{N} a_i R_{xx}(t_N + \lambda - t_i) \end{aligned} \tag{6.5}$$

由式（6.5）可以看出，若 $R_{xx}(t_N+\lambda-t_i)$ 在任意时刻 t_i 都等于零，则式中 $R_{xx}(t_N+\lambda-t_i)$ 对应的项对误差的贡献为零。也就是说，若 $x(t_i)$ 与 $x(t_N+\lambda)$ 正交，则最小均方误差将保持为固定值 $R_{xx}(0)$。

6.2.2　随机噪声的滤除

设随机信号 $x(t)$ 由零均值的纯净信号 $s(t)$ 和零均值的噪声 $v(t)$ 组成。其中，信号 $s(t)$ 和噪声 $v(t)$ 的自相关函数分别为 $R_{ss}(t,u)$ 和 $R_{vv}(t,u)$，互相关函数为 $R_{sv}(t,u)$。这里，我们希望使用一个瞬时线性时变的滤波器从 $x(t)$ 中估计出 $s(t)$ 来。换句话说，我们只使用 $x(t)$ 当前时刻的数据来估计 $s(t)$，而不使用过去的和将来的数据。$s(t)$ 的当前估计值表示为

$$\hat{s}(t) = a(t)x(t) \tag{6.6}$$

仍然采用均方误差准则得到代价函数为

$$J(t) = E\big[(s(t) - a(t)x(t))^2\big] \tag{6.7}$$

同样使用正交性原理来求解，即令误差信号 $s(t)-a(t)x(t)$ 与接收信号 $x(t)$ 正交，目的是找到适当的 $a(t)$ 从而使 $J(t)$ 达到最小。设

$$E\big[(s(t) - a(t)x(t))x(t)\big] = 0 \tag{6.8}$$

对于所有的时间 t 都成立。将式（6.8）展开并取数学期望，得到 $a(t)$ 在最小均方意义上的最优解为

$$a(t) = \frac{R_{sx}(t,t)}{R_{xx}(t,t)} \tag{6.9}$$

式中，$R_{sx}(t,t)$ 和 $R_{xx}(t,t)$ 分别表示 $x(t)$ 与 $s(t)$ 的互相关函数和 $x(t)$ 的自相关函数，即 $R_{sx}(t,t) = E[s(t)x(t)]$，$R_{xx}(t,t) = E[x(t)x(t)]$。$J(t)$ 的最小值即最小均方误差表示为

$$J_{\min}(t) = E\big[(s(t) - a(t)x(t))s(t)\big] = R_{ss}(t,t) - a(t)R_{xs}(t,t) \tag{6.10}$$

如果 $s(t)$ 和 $v(t)$ 是零均值且不相关的，则对于所有的 t 和 u，有互相关函数 $R_{sv}(t,u) = 0$。如果 $s(t)$ 和 $v(t)$ 还是联合广义平稳的，可以从式（6.9）看出 $a(t)$ 独立于时间 t，最小均方误差也不再是时间 t 的函数。根据以上分析，式（6.9）和式（6.10）可简化为

$$a(t) = \frac{R_{ss}(t,t)}{R_{ss}(t,t) + R_{vv}(t,t)} = \frac{R_{ss}(0)}{R_{ss}(0) + R_{vv}(0)}$$

$$J_{\min}(t) = (1 - a(t))R_{ss}(t,t) = \frac{R_{vv}(0)R_{ss}(0)}{R_{ss}(0) + R_{vv}(0)} \tag{6.11}$$

如果 $s(t)$ 和 $v(t)$ 有相同的功率，即 $R_{ss}(0) = R_{vv}(0)$，则式（6.11）中的 $a(t) = 1/2$，最小均方误差值 $J_{\min}(t) = R_{ss}(0)/2$。从直观的角度来看，这个结论也是有道理的。也就是说，估计值 $\hat{s}(t)$ 是 $x(t)$ 的一半，另一半来自噪声。如果 $R_{ss}(0) = 2R_{vv}(0)$，则有 $a(t) = 2/3$。

在许多其他问题中，我们希望不仅仅从瞬时的角度估计期望信号，而且还希望从连续的数据集合中估计出期望信号。

6.2.3　随机信号的平滑

已知 $x(t)$ 为零均值的广义平稳随机信号，其自相关函数为 $R_{xx}(\tau)$，设 $x(t)$ 在 $t = 0$

和 $t=1$ 时刻采样所得到的随机变量为 $x(0)$ 和 $x(1)$。我们希望估计出 $x(t)$ 在 0 和 1 之间某个时刻的数值，那么，这个问题称为信号插值，又称为信号平滑。设插值是线性的且随时间变化的，于是插值过程可以表示为

$$\hat{x}(t) = a_0(t)x(0) + a_1(t)x(1) \tag{6.12}$$

采用最小均方误差准则，使插值系数 $a_0(t)$ 和 $a_1(t)$ 满足下面两个方程：

$$R_{xx}(t) = a_0(t)R_{xx}(0) + a_1(t)R_{xx}(1)$$
$$R_{xx}(t-1) = a_0(t)R_{xx}(1) + a_1(t)R_{xx}(0) \tag{6.13}$$

经过运算，可以得到 $a_0(t)$ 和 $a_1(t)$ 的解

$$a_0(t) = \frac{R_{xx}(0)R_{xx}(t) - R_{xx}(1)R_{xx}(t-1)}{R_{xx}^2(0) - R_{xx}^2(1)}$$

$$a_1(t) = \frac{R_{xx}(0)R_{xx}(t-1) - R_{xx}(1)R_{xx}(t)}{R_{xx}^2(0) - R_{xx}^2(1)} \tag{6.14}$$

例 6.1 考虑上述插值问题的一个特例：设 $R_{xx}(\tau) = \exp(-|\tau|)$，且 $t=1/2$（位于 0 和 1 的中点），试求 $a_0(1/2)$ 和 $a_1(1/2)$ 的解。

解：由式（6.14）可以得到

$$a_0\left(\frac{1}{2}\right) = a_1\left(\frac{1}{2}\right) = \frac{e^{-\frac{1}{2}}}{1+e^{-1}} = 0.4434094$$

这里，插值系数 $a_0(1/2)$ 和 $a_1(1/2)$ 并不等于 $1/2$。然而，$1/2$ 却是确定性函数插值中通常使用的一个数值。另外我们还发现，随机信号 $x(t)$ 的自相关函数在求解插值问题中起着关键的作用。

6.3 维纳滤波器的基本原理与方法

6.3.1 因果维纳滤波器

设线性离散系统的单位冲激响应为 $h(n)$，其输入信号 $x(n)$ 是有用信号 $s(n)$ 与观测噪声 $v(n)$ 的线性组合，表示为

$$x(n) = s(n) + v(n) \tag{6.15}$$

则系统的输出 $y(n)$ 为输入信号与系统的卷积，即

$$y(n) = x(n) * h(n) = \sum_{m=-\infty}^{+\infty} h(m)x(n-m) \tag{6.16}$$

维纳滤波器的任务是使输出信号 $y(n)$ 与有用信号 $s(n)$ 尽可能地接近。通常，称 $y(n)$ 为 $s(n)$ 的估计，可以记为 $y(n) = \hat{s}(n)$。这样，维纳滤波器又称为对有用信号 $s(n)$ 的估计器。例如，若 $h(n)$ 是因果的，则输出 $y(n) = \hat{s}(n)$ 可以看作是由当前时刻的观测值 $x(n)$ 与过去时刻的观测值 $x(n-1), x(n-2), \cdots$ 的线性组合来估计的。一般来说，用当前和过去的观测数据来估计当前的输出信号，称为滤波问题；用过去的观测数据来估计当前或将来的输出信号，称为预测问题；用过去的观测数据来估计过去的输出信号，称为平滑问题。

根据图 6.1 所示的维纳滤波器系统原理框图，滤波器所估计得到的输出信号 $y(n) = \hat{s}(n)$ 与有用信号 $s(n)$ 之间一般不可能完全相等。通常采用 $e(n)$ 来表示 $\hat{s}(n)$ 与 $s(n)$ 之间的估计误差，称为误差函数（error function），即

$$e(n) = s(n) - \hat{s}(n) \tag{6.17}$$

显然，误差函数是随机的。维纳滤波器采用最小均方误差准则（MMSE）来求解均方误差最小意义下的系统对有用信号的估计。最小均方误差准则表示为

$$E[e^2(n)] = E[(s(n) - \hat{s}(n))^2] \tag{6.18}$$

对于因果系统 $h(n)$，式（6.16）变为

$$y(n) = x(n) * h(n) = \hat{s}(n) = \sum_{m=0}^{+\infty} h(m)x(n-m) \tag{6.19}$$

这样，均方误差表达式可写为

$$E[e^2(n)] = E\left[\left(s(n) - \sum_{m=0}^{+\infty} h(m)x(n-m)\right)^2\right] \tag{6.20}$$

为了使均方误差达到最小，将式（6.20）对各 $h(m)$，$m = 0, 1, \cdots$ 求偏导，并令导数为 0，得到

$$2E\left[\left(s(n) - \sum_{m=0}^{+\infty} h(m)x(n-m)\right)x(n-l)\right] = 0, \quad l = 0, 1, \cdots \tag{6.21}$$

即

$$E[(s(n)x(n-l)] = \sum_{m=0}^{+\infty} h(m)E[x(n-m)x(n-l)], \quad l = 0, 1, \cdots \tag{6.22}$$

若用相关函数表示上式，则有

$$R_{xs}(l) = \sum_{m=0}^{+\infty} h(m)R_{xx}(l-m), \quad l = 0, 1, \cdots \tag{6.23}$$

式（6.23）称为维纳-霍夫方程（Wiener-Hopf equation），又译为维纳-霍普夫方程。维纳-霍夫方程是研究各种数学物理问题的一种常用方法，其基本思想是通过积分变换，将原方程转化为一个泛函方程，然后再用函数因子分解法来求解。

若已知信号 $x(n)$ 的自相关函数及有用信号与观测数据的互相关函数，则可以从维纳-霍夫方程中解出系统单位冲激响应 $h(n)$，这就是最小均方误差意义下的最优 $h_{\text{opt}}(n)$，并得到最小均方误差为

$$E[e^2(n)]_{\min} = E\left[\left(s(n) - \sum_{m=0}^{+\infty} h_{\text{opt}}(m)x(n-m)\right)^2\right]$$

$$= E\left[s^2(n) - 2s(n)\sum_{m=0}^{+\infty} h_{\text{opt}}(m)x(n-m) + \sum_{m=0}^{+\infty}\sum_{r=0}^{+\infty} h_{\text{opt}}(m)x(n-m)h_{\text{opt}}(r)x(n-r)\right]$$

$$= R_{ss}(0) - 2\sum_{m=0}^{+\infty} h_{\text{opt}}(m)R_{xs}(m) + \sum_{m=0}^{+\infty} h_{\text{opt}}(m)\left[\sum_{r=0}^{+\infty} h_{\text{opt}}(r)R_{xx}(m-r)\right] \tag{6.24}$$

将式（6.24）进一步化简，得到最小均方误差的表达式

$$E[e^2(n)]_{\min} = R_{ss}(0) - \sum_{m=0}^{+\infty} h_{\text{opt}}(m)R_{xs}(m) \tag{6.25}$$

6.3.2 维纳-霍夫方程的求解

1. 有限脉冲响应求解法

式 (6.19) 隐含了系统的单位冲激响应是无穷序列这样一个假设。由于在实际应用中，我们无法获得这样的序列，因此必须用一个有限长的序列来近似。这样，将式 (6.19) 改写为

$$y(n) = \hat{s}(n) = \sum_{m=0}^{N-1} h(m)x(n-m) \tag{6.26}$$

式中，假定 $h(n)$ 的序列长度为 N。同样，式 (6.20) 也改写为

$$E[e^2(n)] = E\left[\left(s(n) - \sum_{m=0}^{N-1} h(m)x(n-m)\right)^2\right] \tag{6.27}$$

将式 (6.27) 对 $h(m)$ 求导数，并令导数等于0，可以得到

$$2E\left[\left(s(n) - \sum_{m=0}^{N-1} h(m)x(n-m)\right)x(n-l)\right] = 0, \quad l = 0,1,\cdots,N-1 \tag{6.28}$$

或写为

$$E[(s(n)x(n-l)] = \sum_{m=0}^{N-1} h(m)E[x(n-m)x(n-l)], \quad l = 0,1,\cdots,N-1 \tag{6.29}$$

这样，有

$$R_{xs}(l) = \sum_{m=0}^{N-1} h(m)R_{xx}(l-m), \quad l = 0,1,\cdots,N-1 \tag{6.30}$$

由式 (6.30) 可以写出 N 个线性方程为

$$\begin{cases} R_{xs}(0) = h(0)R_{xx}(0) + h(1)R_{xx}(1) + \cdots + h(N-1)R_{xx}(N-1) \\ R_{xs}(1) = h(0)R_{xx}(1) + h(1)R_{xx}(0) + \cdots + h(N-1)R_{xx}(N-2) \\ \qquad\qquad\qquad\qquad\vdots \\ R_{xs}(N-1) = h(0)R_{xx}(N-1) + h(1)R_{xx}(N-2) + \cdots + h(N-1)R_{xx}(0) \end{cases} \tag{6.31}$$

写成矩阵形式，有

$$\begin{bmatrix} R_{xx}(0) & R_{xx}(1) & \cdots & R_{xx}(N-1) \\ R_{xx}(1) & R_{xx}(0) & \cdots & R_{xx}(N-2) \\ \vdots & \vdots & \ddots & \vdots \\ R_{xx}(N-1) & R_{xx}(N-2) & \cdots & R_{xx}(0) \end{bmatrix} \begin{bmatrix} h(0) \\ h(1) \\ \vdots \\ h(N-1) \end{bmatrix} = \begin{bmatrix} R_{xs}(0) \\ R_{xs}(1) \\ \vdots \\ R_{xs}(N-1) \end{bmatrix} \tag{6.32}$$

或

$$\boldsymbol{R}_{xx}\boldsymbol{H} = \boldsymbol{R}_{xs} \tag{6.33}$$

式中，

$$\boldsymbol{R}_{xx} = \begin{bmatrix} R_{xx}(0) & R_{xx}(1) & \cdots & R_{xx}(N-1) \\ R_{xx}(1) & R_{xx}(0) & \cdots & R_{xx}(N-2) \\ \vdots & \vdots & \ddots & \vdots \\ R_{xx}(N-1) & R_{xx}(N-2) & \cdots & R_{xx}(0) \end{bmatrix} \tag{6.34}$$

为信号 $x(n)$ 的自相关矩阵；

$$\boldsymbol{H} = \begin{bmatrix} h(0) & h(1) & \cdots & h(N-1) \end{bmatrix}^{\mathrm{T}} \tag{6.35}$$

为待求维纳滤波器的单位冲激响应；

$$\boldsymbol{R}_{xs} = \begin{bmatrix} R_{xs}(0) & R_{xs}(1) & \cdots & R_{xs}(N-1) \end{bmatrix}^{\mathrm{T}} \tag{6.36}$$

为信号 $x(n)$ 与待估计信号 $s(n)$ 的互相关向量。若满足自相关阵是非奇异的，则通过矩阵求逆可以得到

$$\boldsymbol{H} = \boldsymbol{R}_{xx}^{-1} \boldsymbol{R}_{xs} \tag{6.37}$$

进一步得到最小均方误差为

$$E\left[e^2(n) \right]_{\min} = R_{ss}(0) - \sum_{m=0}^{N-1} h_{\mathrm{opt}}(m) R_{xs}(m) \tag{6.38}$$

显然，如果已知自相关函数 $R_{xx}(m)$ 和互相关函数 $R_{xs}(m)$，则由式（6.30）或式（6.33）所示的维纳-霍夫方程就可以求解出最优系统的单位冲激响应 $h_{\mathrm{opt}}(n)$，从而在噪声中估计出有用信号 $\hat{s}(n)$，实现最优维纳滤波。但是另一方面，当维纳-霍夫方程的阶数 N 较大时，计算量会非常大，并且式（6.33）会涉及矩阵求逆的运算，较为复杂。但是实际上，维纳-霍夫方程的求解，可以采用类似于 AR 模型参数估计的方法（如 Levinson-Durbin 算法）来实现。

若信号和噪声满足互不相关的条件，即若

$$R_{sv}(m) = R_{vs}(m) = 0 \tag{6.39}$$

则有

$$R_{xs}(m) = E\left[x(n)s(n+m) \right] = E\left[s(n)s(n+m) + v(n)s(n+m) \right] = R_{ss}(m)$$
$$R_{xx}(m) = E\left[x(n)x(n+m) \right] = E\left[(s(n)+v(n))(s(n+m)+v(n+m)) \right] = R_{ss}(m) + R_{vv}(m) \tag{6.40}$$

这样，式（6.30）和式（6.38）分别变为

$$R_{xs}(l) = \sum_{m=0}^{N-1} h(m) \left[R_{ss}(l-m) + R_{vv}(l-m) \right], \quad l = 0,1,\cdots,N-1 \tag{6.41}$$

和

$$E\left[e^2(n) \right]_{\min} = R_{ss}(0) - \sum_{m=0}^{N-1} h_{\mathrm{opt}}(m) R_{ss}(m) \tag{6.42}$$

例 6.2　设广义平稳随机信号 $x(n)$ 由有用信号 $s(n)$ 和噪声 $v(n)$ 组成，且 $s(n)$ 与 $v(n)$ 统计独立，表示为 $x(n) = s(n) + v(n)$。已知 $s(n)$ 的自相关函数序列为 $R_{ss}(m) = 0.6^{|m|}$，$v(n)$ 是均值为 0 方差为 1 的白噪声。试：

（1）设计一个 $N=2$ 的维纳滤波器来估计有用信号 $s(n)$。

（2）求该维纳滤波器的最小均方误差。

解：（1）根据给定的已知条件，有 $R_{ss}(m) = 0.6^{|m|}$，$R_{vv}(m) = \delta(m)$。将已知条件

173

代入维纳–霍夫方程 [见式 (6.30)]，得到

$$\begin{cases} 2h(0) + 0.6h(1) = 1 \\ 0.6h(0) + 2h(1) = 0.6 \end{cases}$$

由此解得：$h(0) = 0.451$，$h(1) = 0.165$。

（2）将 $h(0)$，$h(1)$ 的值代入最小均方误差表达式 (6.42)，得到

$$E\left[e^2(n)\right]_{min} = R_{ss}(0) - \sum_{m=0}^{N-1} h_{opt}(m) R_{ss}(m) = 1 - h(0) - 0.6h(1) = 0.45$$

若已知 $x(n)$ 的值，则可以得到 $s(n)$ 的估计值。如果增加维纳滤波器的阶数，则可以改善系统的估计精度，减小均方误差。

2. 预白化求解法

预白化求解法是由波德（Bode）和香农（Shannon）提出的，该方法的关键是利用预白化滤波器将输入信号 $x(n)$ 转化为白噪声过程 $w(n)$，并进一步求解维纳–霍夫方程。

一般情况下，输入信号（即观测信号）$x(n)$ 往往是非白色的，可以先将其通过一个白化滤波器 $H_{\mathrm{W}}(e^{j\omega})$，然后再通过白噪声输入条件下的最优线性滤波器 $G(e^{j\omega})$，如图 6.2 所示。图中，$w(n)$ 表示将 $x(n)$ 预白化后得到的白噪声。由此

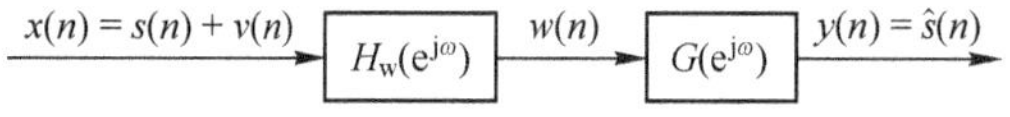

图 6.2　预白化及维纳滤波器示意图

可见，只要得到了白化滤波器 $H_{\mathrm{W}}(e^{j\omega})$，就可以实现预白化，并进一步确定对输入信号的最优估计。

由随机信号的参数建模方法，我们知道一般可以将随机信号 $x(n)$ 看作白噪声 $w(n)$ 激励一个线性系统（如 AR、MA 和 ARMA 模型）所产生的响应。设该线性系统的 z 域系统函数为 $B(z)$，并分别设 $x(n)$ 和 $w(n)$ 的 z 变换为 $X(z)$ 和 $W(z)$。根据随机信号通过线性系统的原理，有

$$R_{xx}(z) = \sigma_w^2 B(z) B(z^{-1}) \tag{6.43}$$

式中，$R_{xx}(z)$ 表示随机信号 $x(n)$ 自功率谱密度函数的 z 域形式，$B(z)$ 和 $B(z^{-1})$ 分别对应 $R_{xx}(z)$ 中极点、零点在单位圆内和单位圆外的部分。

由于 $B(z)$ 的零点和极点均在单位圆内，是一个物理可实现的最小相位系统，$1/B(z)$ 也是一个物理可实现的最小相位系统。因此，可以利用式 (6.44) 进行预白化：

$$W(z) = \frac{1}{B(z)} X(z) \tag{6.44}$$

即把 $x(n)$ 作为系统的输入，$w(n)$ 作为系统的输出，从而实现输入信号 $x(n)$ 的预白化处理。式 (6.44) 中的系统函数 $1/B(z)$，实际上就是图 6.3 中的白化滤波器 $H_{\mathrm{W}}(e^{j\omega})$，或写为

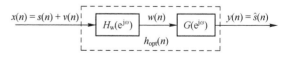

图 6.3　白化维纳滤波法

$$H_{\mathrm{W}}(z) = \frac{1}{B(z)} \tag{6.45}$$

对照图 6.1 和图 6.2，维纳滤波问题实质上是在最小均方误差准则下求解最优滤波器 $h_{\mathrm{opt}}(n)$ 的问题。现根据对 $x(n)$ 预白化的过程，将预白化维纳滤波法进一步细化如下：图 6.3 中，虚线框中的部分与图 6.1 中的维纳滤波器 $h(n)$ 相同，记为 $h_{\mathrm{opt}}(n)$，是白化滤波器 $H_{\mathrm{W}}(\mathrm{e}^{\mathrm{j}\omega})$ 与最优线性滤波器 $G(\mathrm{e}^{\mathrm{j}\omega})$ 的级联。对 $h_{\mathrm{opt}}(n)$ 做 z 变换，得到

$$H_{\mathrm{opt}}(z) = H_{\mathrm{W}}(z) G(z) = \frac{G(z)}{B(z)} \tag{6.46}$$

由上式可以看出，只要知道白化滤波器 $H_{\mathrm{W}}(z) = 1/B(z)$ 和最优线性滤波器 $G(z)$，就可以得到维纳滤波器的解。其中，$B(z)$ 可以通过已知观测信号 $x(n)$ 的自相关函数求得。$G(z)$ 的激励信号是白噪声，可以按照以下方法求解。

由图 6.3，有

$$y(n) = \hat{s}(n) = \sum_{m=0}^{+\infty} g(m) w(n-m) \tag{6.47}$$

式中，$g(n)$ 表示 $G(z)$ 的单位冲激响应。输出信号 $y(n)$ 与输入信号中的有用信号 $s(n)$ 之间的均方误差为

$$
\begin{aligned}
E[e^2(n)] &= E\left[\left(s(n) - \sum_{m=0}^{+\infty} g(m) w(n-m)\right)^2\right] \\
&= E\left[s^2(n) - 2s(n) \sum_{m=0}^{+\infty} g(m) w(n-m) + \sum_{m=0}^{+\infty} \sum_{r=0}^{+\infty} g(m) w(n-m) g(r) w(n-r)\right] \\
&= R_{ss}(0) - 2\sum_{m=0}^{+\infty} g(m) R_{ws}(m) + \sum_{m=0}^{+\infty} g(m) \left[\sum_{r=0}^{+\infty} g(r) R_{ww}(m-r)\right]
\end{aligned}
\tag{6.48}
$$

将 $R_{ww}(m) = \sigma_w^2 \delta(m)$ 代入上式，并进行整理，得到

$$
\begin{aligned}
E[e^2(n)] &= R_{ss}(0) - 2\sum_{m=0}^{+\infty} g(m) R_{ws}(m) + \sigma_w^2 \sum_{m=0}^{+\infty} g^2(m) \\
&= R_{ss}(0) + \sum_{m=0}^{+\infty} \left[\sigma_w g(m) - \frac{R_{ws}(m)}{\sigma_w}\right]^2 - \frac{1}{\sigma_w^2} \sum_{m=0}^{+\infty} R_{ws}^2(m)
\end{aligned}
\tag{6.49}
$$

分析式 (6.49) 可知，使均方误差 $E[e^2(n)]$ 最小，等价于使式 (6.49) 的中间一项最小，令 $\sigma_w g(m) - \dfrac{R_{ws}(m)}{\sigma_w} = 0$，可以得到

$$g_{\mathrm{opt}}(m) = \frac{R_{ws}(m)}{\sigma_w^2}, \quad m \geqslant 0 \tag{6.50}$$

需要注意的是，$g_{\mathrm{opt}}(m)$ 是因果的。对上式做单边 z 变换，得到

$$G_{\mathrm{opt}}(z) = \frac{[R_{ws}(z)]_+}{\sigma_w^2} \tag{6.51}$$

式中，$\left[R_{ws}(z)\right]_+$ 表示对 $R_{ws}(m)$ 做单边 z 变换。得到了 $G_{\text{opt}}(z)$，则维纳–霍夫方程的系统函数可以表示为

$$H_{\text{opt}}(z) = \frac{G_{\text{opt}}(z)}{B(z)} = \frac{\left[R_{ws}(z)\right]_+}{\sigma_w^2 B(z)} \tag{6.52}$$

由于观测信号 $x(n)$ 与有用信号 $s(n)$ 之间的互相关函数可以表示为

$$R_{xs}(m) = E\left[x(n)s(n+m)\right] = E\left[\sum_{k=-\infty}^{+\infty} b(k)w(n-k)s(n+m)\right]$$

$$= \sum_{k=-\infty}^{+\infty} b(k)R_{ws}(m+k) = R_{ws}(m)*b(-m) \tag{6.53}$$

式中，$b(n)$ 为 $B(z)$ 的单位冲激响应。对上式做 z 变换，得到

$$R_{xs}(z) = R_{ws}(z)B(z^{-1}) \tag{6.54}$$

这样，式（6.52）所示的维纳滤波器可以进一步写为

$$H_{\text{opt}}(z) = \frac{G_{\text{opt}}(z)}{B(z)} = \frac{\left[R_{ws}(z)\right]_+}{\sigma_w^2 B(z)} = \frac{\left[R_{xs}(z)/B(z^{-1})\right]_+}{\sigma_w^2 B(z)} \tag{6.55}$$

因果维纳滤波器的最小均方误差为

$$E\left[e^2(n)\right]_{\min} = R_{ss}(0) - \frac{1}{\sigma_w^2}\sum_{m=0}^{+\infty} R_{ws}^2(m) \tag{6.56}$$

利用帕塞瓦尔（Parseval）定理，可以得到 z 域表示的最小均方误差

$$E\left[e^2(n)\right]_{\min} = \frac{1}{2\pi\mathrm{j}}\oint_c \left[R_{ss}(z) - H_{\text{opt}}(z)R_{xs}(z^{-1})\right]\frac{\mathrm{d}z}{z} \tag{6.57}$$

式中的围线积分可以取单位圆。

由此，可以将预白化法求解维纳–霍夫方程的步骤总结如下。

步骤 1：对观测信号 $x(n)$ 的自相关函数 $R_{xx}(m)$ 求 z 变换，得到 $R_{xx}(z)$。

步骤 2：利用式（6.43）找到最小相位系统 $B(z)$。

步骤 3：利用均方误差最小原则，求解因果系统 $G_{\text{opt}}(z)$，得到 $H_{\text{opt}}(z) = \dfrac{G_{\text{opt}}(z)}{B(z)} = \dfrac{\left[R_{ws}(z)\right]_+}{\sigma_w^2 B(z)}$。

步骤 4：根据式（6.55），即可得到维纳–霍夫方程的系统函数 $H_{\text{opt}}(z)$，经过逆 z 变换可以得到维纳滤波器的最优单位冲激响应 $h_{\text{opt}}(n)$。

例 6.3 已知线性时不变系统的输入信号为 $x(n)=s(n)+v(n)$，其中，$s(n)$ 的自相关序列为 $R_{ss}(m)=0.8^{|m|}$，$v(n)$ 是均值为 0 方差为 1 的白噪声，且 $s(n)$ 与 $v(n)$ 统计独立。试设计一个因果维纳滤波器来估计 $s(n)$，并求出最小均方误差。

解：由题意可知：$R_{ss}(m)=0.8^{|m|}$，$R_{vv}(m)=\delta(m)$，$R_{sv}(m)=0$，$R_{xs}(m)=R_{ss}(m)$。

步骤 1：由 $R_{xx}(m)$ 求 $R_{xx}(z)$。

由于 $R_{xx}(m)=R_{ss}(m)+R_{vv}(m)$，对其做 z 变换，有

$$R_{xx}(z) = R_{ss}(z) + R_{vv}(z)$$

$$= \frac{0.36}{(1-0.8z^{-1})(1-0.8z)} + 1 = 1.6 \times \frac{(1-0.5z^{-1})(1-0.5z)}{(1-0.8z^{-1})(1-0.8z)}, \quad 0.8 < |z| < 1.25$$

步骤 2：利用式（6.43）求最小相位系统 $B(z)$ 和白噪声方差。

由于 $R_{xx}(z) = \sigma_w^2 B(z) B(z^{-1})$，根据零点和极点的分布，容易得到最小相位系统 $B(z)$ 和白噪声的方差为

$$B(z) = \frac{1-0.5z^{-1}}{1-0.8z^{-1}}, \ |z| > 0.8; \quad B(z^{-1}) = \frac{1-0.5z}{1-0.8z}, \ |z| < 1.25; \quad \sigma_w^2 = 1.6$$

步骤 3：根据均方误差最小原则，求解因果系统 $G_{opt}(z)$，并求得 $H_{opt}(z)$。

由式（6.55），有

$$H_{opt}(z) = \frac{\left[R_{xs}(z)/B(z^{-1}) \right]_+}{\sigma_w^2 B(z)} = \frac{1-0.8z^{-1}}{1.6(1-0.5z^{-1})} \left[\frac{0.36}{(1-0.8z^{-1})(1-0.5z)} \right]_+$$

式中，方括号中部分的收敛域为 $0.8 < |z| < 2$。对其求 z 逆变换，有

$$\mathscr{Z}^{-1} \left[\frac{0.36}{(1-0.8z^{-1})(1-0.5z)} \right] = 0.6 \times (0.8)^n u(n) + 0.6 \times 2^n u(-n-1)$$

式中，$u(n)$ 为单位阶跃信号。取上式的因果部分，即上式的第一项，所对应的单边 z 变换为

$$\left[\frac{0.36}{(1-0.8z^{-1})(1-0.5z)} \right]_+ = 0.6 \times \frac{1}{1-0.8z^{-1}}$$

因此，

$$H_{opt}(z) = \frac{\left[R_{xs}(z)/B(z^{-1}) \right]_+}{\sigma_w^2 B(z)} = \frac{1-0.8z^{-1}}{1.6 \times (1-0.5z^{-1})} \left[\frac{0.6}{1-0.8z^{-1}} \right] = \frac{3/8}{1-0.5z^{-1}}$$

$$h_{opt}(n) = 0.375 \times (0.5)^n, \quad n \geq 0$$

步骤 4：根据式（6.56）求取最小均方误差。

由 $E\left[e^2(n) \right]_{\min} = R_{ss}(0) - \dfrac{1}{\sigma_w^2} \displaystyle\sum_{m=0}^{+\infty} R_{ws}^2(m)$ 可以求出最小均方误差为

$$E\left[e^2(n) \right]_{\min} = 0.375$$

6.4 维纳预测器

与维纳滤波器类似，维纳预测器也是一种最小均方意义上的估计器，它是用过去的观测值 $x(n-1)$，$x(n-2)$，…来估计信号的当前值和未来值 $y(n) = \hat{s}(n+N)$，$N \geq 0$。

6.4.1 因果维纳预测器

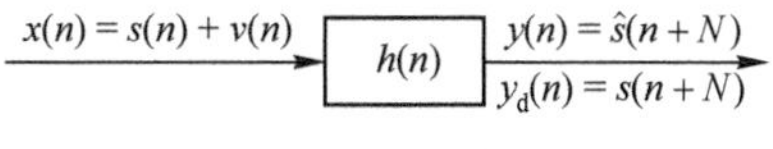

图 6.4 给出了维纳预测器的模型，其中，$y_d(n)$ 和 $y(n)$ 分别表示系统期望的输出和实际的输出，即估计值。

图 6.4 维纳预测器模型

对于图 6.4 所示的模型，假定 $h(n)$ 为因果系统，则有

$$y(n) = \hat{s}(n+N) = \sum_{m=0}^{+\infty} h(m)x(n-m) \tag{6.58}$$

均方误差为

$$E[e^2(n)] = E\left[\left(s(n+N) - \sum_{m=0}^{+\infty} h(m)x(n-m)\right)^2\right] \tag{6.59}$$

采用与维纳滤波器相同的方法将上式对 $h(m)$ 求导数，并令导数为 0，经整理可以得到

$$R_{xx}(M+l) = \sum_{m=0}^{+\infty} h(m)R_{xx}(l-m), \quad l \geqslant 0 \tag{6.60}$$

由于 $y_d(n) = s(n+N)$，因此

$$R_{xy_d}(m) = E[x(n)s(n+m+N)] = R_{xs}(m+N)$$

对上式做 z 变换，有

$$R_{xy_d}(z) = z^N R_{xs}(z), \quad R_{xy_d}(z^{-1}) = z^{-N} R_{xs}(z^{-1}) \tag{6.61}$$

由于维纳滤波器的期望输出 $y_d(n) = s(n)$ 对应于维纳预测器的期望输出 $y_d(n) = s(n+N)$，参考维纳滤波器的结果，可以得到维纳预测器的系统函数为

$$H_{\text{opt}}(z) = \frac{[R_{xy_d}(z)/B(z^{-1})]_+}{\sigma_w^2 B(z)} = \frac{[z^N R_{xs}(z)/B(z^{-1})]_+}{\sigma_w^2 B(z)} \tag{6.62}$$

最小均方误差为

$$E[e^2(n+N)]_{\min} = R_{ss}(0) - \frac{1}{\sigma_w^2}\sum_{m=0}^{+\infty} R_{wy_d}^2(m) \tag{6.63}$$

或利用帕塞瓦尔定理，表示为 z 域的形式，即

$$E[e^2(n+N)]_{\min} = \frac{1}{2\pi\text{j}}\oint_c [R_{ss}(z) - H_{\text{opt}}(z)z^{-N}R_{xs}(z^{-1})]\frac{\text{d}z}{z} \tag{6.64}$$

例 6.4 已知观测数据 $x(n) = s(n) + v(n)$，其中，$s(n)$ 的自相关序列为 $R_{ss}(m) = 0.8^{|m|}$，$v(n)$ 是均值为 0 方差为 1 的白噪声，且 $s(n)$ 与 $v(n)$ 统计独立。试设计一个因果维纳预测器来估计 $s(n+N)$，并求出最小均方误差。

解：由题意可知：$R_{ss}(m) = 0.8^{|m|}$，$R_{vv}(m) = \delta(m)$，$R_{sv}(m) = 0$，$R_{xs}(m) = R_{ss}(m)$。

由于 $R_{xx}(m) = R_{ss}(m) + R_{vv}(m)$，对其做 z 变换，有

$R_{xx}(z) = R_{ss}(z) + R_{vv}(z)$

$$= \frac{0.36}{(1-0.8z^{-1})(1-0.8z)} + 1 = 1.6 \times \frac{(1-0.5z^{-1})(1-0.5z)}{(1-0.8z^{-1})(1-0.8z)}, \quad 0.8 < |z| < 1.25$$

由于 $R_{xx}(z) = \sigma_w^2 B(z)B(z^{-1})$，根据零点和极点的分布，容易得到最小相位系统 $B(z)$ 和白噪声的方差为

$$B(z) = \frac{1-0.5z^{-1}}{1-0.8z^{-1}}, |z| > 0.8; \quad B(z^{-1}) = \frac{1-0.5z}{1-0.8z}, |z| < 1.25; \quad \sigma_w^2 = 1.6$$

由式（6.62），当 $N=1$ 时，有

$$H_{\mathrm{opt}}(z) = \frac{[zR_{xs(z)}/B(z^{-1})]_+}{\sigma_w^2 B(z)} = \frac{1-0.8z^{-1}}{1.6(1-0.5z^{-1})}\left[\frac{0.36z}{(1-0.8z^{-1})(1-0.5z)}\right]_+$$

式中，方括号中部分的收敛域为 $0.8<|z|<2$。对这一部分求逆 z 变换，有

$$\mathscr{Z}^{-1}\left[\frac{0.36z}{(1-0.8z^{-1})(1-0.5z)}\right] = 0.48\times(0.8)^n u(n) + 1.2\times 2^n u(-n-1)$$

式中，$u(n)$ 为单位阶跃信号。取上式的因果部分，即等式右边第一项，所对应的单边 z 变换为

$$\left[\frac{0.36z}{(1-0.8z^{-1})(1-0.5z)}\right]_+ = 0.48\times\frac{1}{1-0.8z^{-1}}$$

从而，

$$H_{\mathrm{opt}}(z) = \frac{[zR_{xs}(z)/B(z^{-1})]_+}{\sigma_w^2 B(z)} = \frac{1-0.8z^{-1}}{1.6\times(1-0.5z^{-1})}\left[\frac{0.48}{1-0.8z^{-1}}\right] = \frac{0.3}{1-0.5z^{-1}}$$

$$h_{\mathrm{opt}}(n) = 0.3\times(0.5)^n, \quad n\geqslant 0$$

把上式写成差分方程的形式，有

$$s(n+1) = 0.3x(n) + 0.5s(n)$$

最小均方误差为

$$E[e^2(n+1)]_{\min} = \frac{1}{2\pi\mathrm{j}}\oint_c [R_{ss}(z) - H_{\mathrm{opt}}(z)z^{-1}R_{xs}(z^{-1})]\frac{\mathrm{d}z}{z}$$

$$= \frac{1}{2\pi\mathrm{j}}\oint_c\left[\frac{0.36}{(z-0.5)(1-0.8z)}\right]\mathrm{d}z = 0.6$$

6.4.2 N 步纯预测器

所谓 N 步纯预测器，是指当观测信号中不存在噪声时，即 $x(n)=s(n)$ 的情况下，对 $s(n+N)$ 的预测。考虑采用预白化法求解维纳系统，由于 $R_{xx}(z) = \sigma_w^2 B(z)B(z^{-1})$，因此，

$$R_{xx}(z) = R_{ss}(z) = R_{xs}(z) = \sigma_w^2 B(z)B(z^{-1}) \tag{6.65}$$

将上式代入式（6.63）和式（6.64），有

$$H_{\mathrm{opt}}(z) = \frac{[z^N R_{xs}(z)/B(z^{-1})]_+}{\sigma_w^2 B(z)} = \frac{[z^N\sigma_w^2 B(z)B(z^{-1})/B(z^{-1})]_+}{\sigma_w^2 B(z)} = \frac{[z^N B(z)]_+}{B(z)} \tag{6.66}$$

和

$$E[e^2(n+N)]_{\min} = \frac{1}{2\pi\mathrm{j}}\oint_c [R_{ss}(z) - H_{\mathrm{opt}}(z)z^{-N}R_{xs}(z^{-1})]\frac{\mathrm{d}z}{z}$$

$$= \frac{\sigma_w^2}{2\pi\mathrm{j}}\oint_c [B(z)B(z^{-1}) - [z^N B(z)]_+ z^{-N}B(z^{-1})]\frac{\mathrm{d}z}{z} \tag{6.67}$$

若 $B(z)$ 对应的单位冲激响应 $b(n)$ 为实序列，则利用帕塞瓦尔定理，可以进一步化简最小均方误差的表达式为

$$E\left[e^2(n+N)\right]_{\min} = \sigma_w^2 \left[\sum_{n=-\infty}^{+\infty} b^2(n) - \sum_{n=-\infty}^{+\infty} b(n+N)u(n)b(n+N)\right]$$

又由于 $B(z)$ 是最小相位的，必为因果的，因此上式可进一步化简为

$$E\left[e^2(n+N)\right]_{\min} = \sigma_w^2 \left[\sum_{n=0}^{+\infty} b^2(n) - \sum_{n=0}^{+\infty} b^2(n+N)\right] = \sigma_w^2 \sum_{n=0}^{N-1} b^2(n) \qquad (6.68)$$

上式表明，最小均方误差随预测步数 N 的增加而增大，即预测距离越远，预测误差越大。

6.4.3 一步线性维纳预测器

通常，预测问题需要根据过去的 p 个观测值来预测当前值或未来值。对于一步预测来说，可以得到线性预测表达式为

$$\hat{x}(n) = \sum_{m=1}^{p} h(m)x(n-m) \qquad (6.69)$$

进一步写为类似于 AR 模型的形式

$$\hat{x}(n) = -\sum_{m=1}^{p} a_{m,p}x(n-m) \qquad (6.70)$$

式中，$a_{m,p} = -h(m)$ 表示 p 阶 AR 模型参数的第 m 个系数，采用与 AR 模型参数求解相同的方法，可以得到一组 Yule-Walker 方程为

$$R_{xx}(l) + \sum_{m=1}^{p} a_{m,p}R_{xx}(l-m) = 0, \quad l = 1,2,\cdots,p \qquad (6.71)$$

进而可以得到最小预测均方误差为

$$E\left[e^2(n)\right]_{\min} = R_{xx}(0) + \sum_{m=1}^{p} a_{m,p}R_{xx}(m) \qquad (6.72)$$

例 6.5 纯信号线性预测问题：已知 $x(n) = s(n)$，$R_{ss}(m) = 0.8^{|m|}$。试设计一个一步线性预测器，并求最小均方误差。

解： 由已知条件，有 $R_{xx}(m) = R_{ss}(m) = 0.8^{|m|}$，且 $R_{xx}(0) = 0$，$R_{xx}(\pm 1) = 0.8$，$R_{xx}(\pm 2) = 0.64$。

利用式（6.71）可以得到

$$\begin{cases} 0.8 + a_{1,p} + 0.8a_{2,p} = 0 \\ 0.64 + 0.8a_{1,p} + a_{2,p} = 0 \end{cases}$$

由此解出：$a_{1,p} = -0.8$，$a_{2,p} = 0$。即

$$\hat{x}(n) = 0.8x(n-1)$$

最小均方误差为

$$E\left[e^2(n)\right]_{\min} = R_{xx}(0) + \sum_{m=1}^{p} a_{m,p}R_{xx}(m) = 1 - 0.64 = 0.36$$

例 6.6 试用 MATLAB 编写一个维纳滤波器去除信号中噪声的程序。

解： 维纳滤波器的 MATLAB 程序代码如下：

%初始化与参数设置

```
clear all; clc; clear;
L=500;  N=100;  a=0.95;  b1=sqrt(12*(1-a^2))/2;  b2=sqrt(3);
% 产生纯净信号 s(n) 与含噪信号 x(n)
w=random('uniform',-b1,b1,1,L);  v=random('uniform',-b2,b2,1,L);  u=
zeros(1,L);
for i=1:L
    u(i)=1;
end
s=zeros(1,L);  s(1)=w(1);
for i=2:L
    s(i)=a*s(i-1)+w(i);
end
x=zeros(1,L);  x=s+v;
% 绘制纯净信号 s(n) 与加性噪声 x(n) 的曲线
set(gcf,'Color',[1,1,1]);  i=L-100:L;  subplot(221)  plot(i,s(i),i,x(i),
'r');xlabel('样本数');  ylabel('幅度');
axis([400 500 -5 5]);  text(410,-3.5,'(a)');  legend('s(n)','x(n)');
% 计算理想滤波器 hi 的单位冲激响应
hi=zeros(N:1);  for i=1:N
    hi(i)=0.238*0.724^(i-1)*u(i);
end
% 计算自相关矩阵和互相关向量
Rxx=zeros(N,N);  rxs=zeros(N,1);
for i=1:N
    for j=1:N
        m=abs(i-j);
        tmp=0;
        for k=1:(L-m)
            tmp=tmp+x(k)*x(k+m);
        end
        Rxx(i,j)=tmp/(L-m);
    end
end
for m=0:N-1
    tmp=0;
    for i=1:L-m
        tmp=tmp+x(i)*s(m+i);
    end
    rxs(m+1)=tmp/(L-m);
end
% 产生 FIR 维纳滤波器 hw(n)
hw=zeros(N,1);  hw=Rxx^(-1)*rxs;
```

181

```
% 绘制理想滤波器 hi(n) 和维纳滤波器 hw(n) 的单位冲激响应曲线
i=1:N;  subplot(222);  plot(i,hi(i),i,hw(i),'r:');  axis([0 100 -0.1
0.3]);  text(10,-0.05,'(b)');
xlabel('样本数');  ylabel('幅度');  legend('hi(n)','hw(n)');
% 计算理想滤波器处理信号 x(n) 的结果 Si(n)
Si=zeros(1,L);  Si(1)=x(1);
for i=2:L
    Si(i)=0.724*Si(i-1)+0.238*x(i);
end
% 绘制理想滤波器 hi(n) 处理结果 Si(n) 与纯净信号 s(n) 的曲线
i=L-100:L;  subplot(223);  plot(i,s(i),i,Si(i),'r');  axis([400 500
-5 5]);  text(410,-3.5,'(c)');
xlabel('样本数');  ylabel('幅度');  legend('s(n)','Si(n)');
% 维纳滤波器处理含噪信号 x(n) 的结果 Sw(n)
Sw=zeros(1,L);
for i=1:L
    tmp=0;
    for j=1:N-1
        if(i-j<=0)
            tmp=tmp;
        else
            tmp=tmp+hw(j)*x(i-j);
        end
    end
    Sw(i)=tmp;
end
% 绘制维纳滤波器 hw(n) 处理结果 Sw(n) 与纯净信号 s(n) 的曲线
i=L-100:L;  subplot(224);  plot(i,s(i),i,Sw(i),'r');  axis([400 500 -5 5]);
text(410,-3.5,'(d)');
xlabel('样本数');  ylabel('幅度');  legend('s(n)','Sw(n)');
% 计算均方误差 Ex、Ei 和 Ew
tmp=0;
for i=1:L
    tmp=tmp+(x(i)-s(i))^2;
end
Ex=tmp/L
tmp=0;
for i=1:L
    tmp=tmp+(Si(i)-s(i))^2;
end
Ei=tmp/L
tmp=0;
```

182

```
for i = 1:L
    tmp = tmp + (Sw(i)-s(i))^2;
end
Ew = tmp/L
```

在例 6.6 中，纯净信号 $s(n)$ 为由白噪声驱动一阶 AR 模型产生的随机信号，另有一加性白噪声 $v(n)$，二者线性组合为含噪信号 $x(n)$。此例给出了一个理想滤波器，表示为 $h_i(n) = 0.238 \times (0.724)^n u(n)$，其中，$u(n)$ 为单位阶跃信号。所设计的维纳滤波器表示为 $h_w(n) = R_{xx}^{-1} r_{xs}$，其中，$R_{xx}$ 为含噪信号 $x(n)$ 的自相关矩阵，r_{xs} 为 $x(n)$ 与 $s(n)$ 的互相关向量。例中分别采用理想滤波器 $h_i(n)$ 和维纳滤波器 $h_w(n)$ 对含噪信号 $x(n)$ 进行噪声去除的信号处理，并给出了信号处理的结果，如图 6.5 所示。

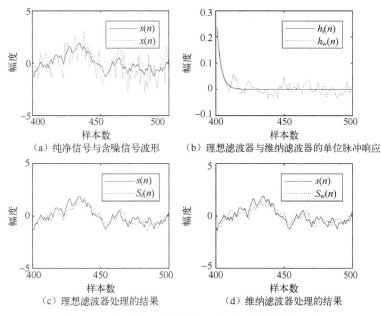

图 6.5   理想滤波器和维纳滤波器处理信号的结果

显然，维纳滤波器的信号提取结果与理想滤波器的结果非常接近。从信号恢复的均方误差来看，理想滤波器的均方误差为 $E_i = 0.2249$，而维纳滤波器的均方误差为 $E_w = 0.2315$，二者很接近。

6.5   维纳滤波器在医学信号处理中的应用

6.5.1   维纳滤波器提取诱发电位波形

诱发电位（evoked potential，EP）的提取是维纳滤波在生物医学信号处理中的典型应用之一。在人的头皮表面可以记录到两种脑电活动，即自发脑电图（electroencephalo-gram，EEG）和与一定刺激相关的脑诱发电位（EP）。由于诱发电位的幅度和能量显著小于自发脑电，因此很多情况下诱发电位是淹没在自发脑电中的。目前，脑诱发电位分析方法尚不成熟，临床上广泛应用的方法仍然是传统的叠加平均技术，其主要问题是需要的刺激次数过多，一般需要几百甚至上千组数据样本才可能得到较可靠的诱发电位叠加平均波形。另一方面，在叠加平均的过程中，忽略了各次刺激所产生诱发电位的差异，把每次诱发电位看成具有完全相同潜伏期和波幅的周期性信号，这显然与真实情况不相符。采用这种叠加平均技术，叠加后的诱发电位可能在潜伏期和波幅上出现偏差。Walter 于 1969 年提出采用维纳滤波技术来提取诱发电位，其主要判据是使估计信号值与理想信号值之间的均方误差最小。由于维纳滤波技术只适合处理平稳信号，在此之后很多学者进行了这方面的研究与改进。

图 6.6 给出了一个诱发电位提取的结果波形。图中的虚线表示叠加平均后的诱发电位信号，点画线表示维纳滤波后的信号，实线表示仿真估计的信号。经过计算，可知叠加平均方法的均方误差为 0.157，而维纳滤波的均方误差为 0.119。显然，用维纳滤波器提取诱发电位引起的误差比用叠加平均方法引起的误差小。

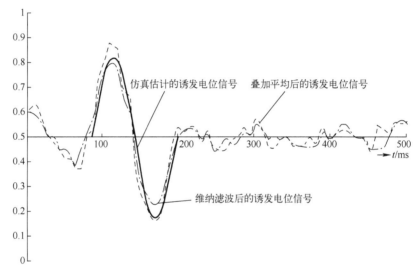

图 6.6 诱发电位提取的结果波形

例 6.7 将给出另一个依据维纳滤波器提取视觉诱发电位波形的例子。

例 6.7 设由头皮电极获得的脑电信号为脑电图（EEG）与视觉诱发电位（EP）的混合信号，如图 6.7（a）所示。试采用维纳滤波器和叠加平均方法提取混合信号中的诱发电位信号。

解：采用维纳滤波器对给定混合信号进行滤波处理，并与传统的叠加平均方法进行对比，所得到的结果如图 6.7 所示。

由图 6.7（d）可以清晰地看到，经由维纳滤波器对混合信号进行滤波和信号提取后，被淹没在 EEG 中的 EP 信号可以得到很好的恢复，信号中的 V、N_0、P_0、N_a 和 P_a 等特征峰清晰可辨。而图 6.7（b）所示的叠加平均结果，则不能有效提取 EP 信号波形。

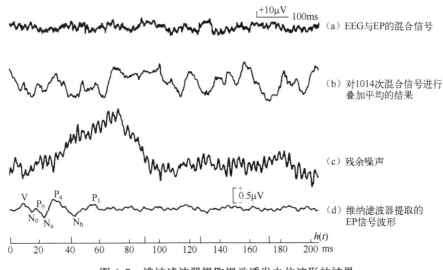

图 6.7　维纳滤波器提取视觉诱发电位波形的结果

6.5.2　维纳滤波器在语音增强中的应用

语音增强是信号处理的热点研究问题之一。所谓语音增强，是指当语音信号被噪声（包括其他语音）干扰甚至淹没后，从噪声背景中提取出尽可能纯净的语音信号，从而增强有用的语音信号，抑制、降低噪声干扰的方法。其目的主要有两个：一是消除噪声干扰，提高语音的清晰度；二是避免有效信号的失真，提高语音可懂度。

维纳滤波器及在其基础上的各种改进技术，对语音增强具有重要的作用。例 6.8 将给出一个依据维纳滤波器对语音信号进行增强的例子。

例 6.8　给定一组含噪语音信号，其中，信号的采样频率为 8000Hz，字长为 16bit，采用单声道 PCM 格式录制。其中，纯净语音信号为一段女声话音，加性噪声为较复杂环境下采集的背景噪声。试采用维纳滤波器对该语音信号进行增强处理。

解：首先对给定信号进行噪声估计，即把给定含噪语音信号的无语音部分作为纯噪声帧，估计噪声功率谱。采用图 6.8 所示的改进的维纳滤波器对信号进行增强处理，可以得到增强后的语音信号，如图 6.9（c）所示。显然，相对于图 6.9（a）所示的纯净语音信号和图 6.9（b）所示的含噪语音信号，增强后的语音信号显著消除了含噪信号中的噪声，更接近纯净信号。

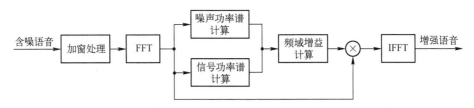

图 6.8　维纳滤波器语音增强系统示意图

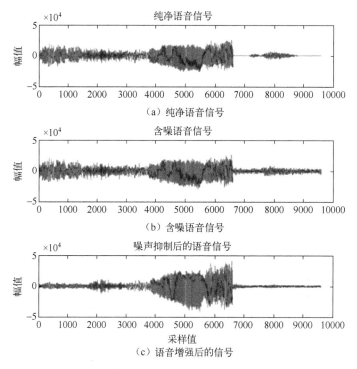

图 6.9 采用维纳滤波器进行语音增强的例子

6.5.3 维纳滤波器用于高分辨率心电信号的提取

心电图（electrocardiogram，ECG 或 EKG）是利用心电图机从体表记录心脏每一心动周期所产生的电活动变化图形的技术。

由生理学知识我们知道，心肌细胞膜是半透膜，在静息状态下，心肌细胞膜外排列一定数量带正电荷的阳离子，膜内排列相同数量带负电荷的阴离子，膜外电位高于膜内电位，称为极化状态（polarization state）。此时，由于心脏各部位心肌细胞没有电位差，电流记录仪描记的电位曲线平直，即为体表心电图的等电位线。心肌细胞在受到一定强度的刺激时，细胞膜通透性发生改变，大量阳离子短时间内涌入膜内，使膜内电位由负变正，这个过程称为除极（depolarization）。对整体心脏来说，心肌细胞从心内膜向心外膜顺序除极过程中的电位变化，由电流记录仪描记的电位曲线，称为除极波，即体表心电图上心房的 P 波和心室的 QRS 波。细胞除极完成后，细胞膜又排出大量阳离子，使膜内电位由正变负，恢复到原来的极化状态，此过程由心外膜向心内膜进行，称为复极（repolarization）。同样，心肌细胞复极过程中的电位变化，由电流记录仪描记出，称为复极波。由于复极过程相对缓慢，复极波较除极波低。心房的复极波低、且埋于心室的除极波中，体表心电图不易辨认。心室的复极波在体表心电图上表现为 T 波。整个心肌细胞全部复极后，再次恢复极化状态，各部位心肌细胞之间没有电位差，体表心电图记录到等电位线。

自 1842 年法国科学家 Mattencci 首先发现心脏的电活动，1885 年荷兰生理学家

Einthoven（1924 年获诺贝尔医学生物学奖）首次从体表记录到心电波形以来，经过 100 多年的发展，如今的心电图机及其心电图信号检测分析技术日臻完善。不仅记录清晰、抗干扰能力强，而且便携，并具有自动分析诊断功能。

下面通过举例介绍一种基于时频平面维纳滤波技术的心电图信号噪声去除方法。

例 6.9　如图 6.10 所示，图上方表示含噪心电图信号的总体信号。可以看到，心电图信号被噪声严重污染，不易基于此进行临床分析诊断。试在时频域采用维纳滤波技术去除心电信号中的噪声，恢复纯净心电图信号波形。

解：采用图 6.10 中部框图给出的时频域维纳滤波算法流程，对含噪的心电信号进行噪声去除的处理。图 6.10 下方给出了经由这种方法进行噪声去除的结果，并与常规的总体平均方法所得结果进行了比较。显然，基于时频域维纳滤波算法的方法效果更为优越。

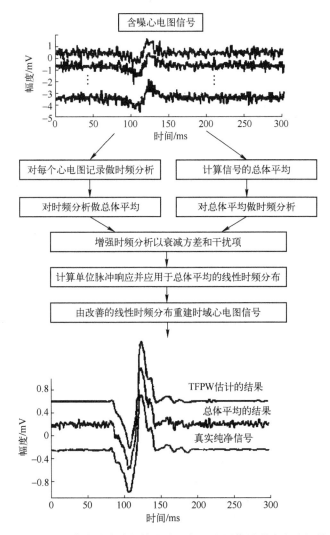

图 6.10　时频域维纳滤波的算法流程与心电图信号噪声去除的结果

图 6.11 给出了当原始含噪心电图信号为−16dB 时（见图中上图），采用时频域维纳滤波方法进行噪声抑制和波形恢复的结果。显然，所提取的心电图信号，其信噪比得到显著改善。

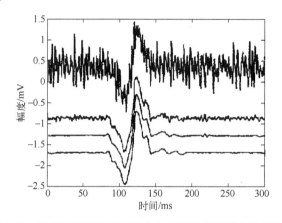

图 6.11　时频域维纳滤波器对心电信号进行噪声去除的结果

6.6　卡尔曼滤波器及其在医学信号分析处理中的应用

6.6.1　卡尔曼滤波器的基本原理

1. 维纳滤波器的局限性与卡尔曼滤波器的特点

维纳滤波器解决了基于最小均方误差准则的最优线性滤波问题，但是，它仍存在一定的局限性。例如，这种滤波器要求输入信号是平稳的；并且，由于这种最优滤波器是由多种相关函数，或功率谱密度函数决定的，所以从本质上说是一种频域方法；再者，如果观测数据是向量过程，则谱分解问题很难处理，有时甚至无法进行求解。

卡尔曼滤波器可以被认为是维纳滤波器的推广。与维纳滤波器相比，卡尔曼滤波器具有以下主要特点。

（1）卡尔曼滤波器适用于平稳和非平稳随机过程的滤波问题。由于卡尔曼滤波算法将被估计的信号看作白噪声作用下一个随机线性系统的输出，且其输入−输出关系是由状态方程和观测方程在时域给出的，因此这种方法不仅适用于平稳随机过程的滤波，而且特别适用于非平稳随机过程的滤波，其应用范围十分广泛。

（2）卡尔曼滤波器是一种用状态空间描述的系统。系统的过程噪声和观测噪声并不是要去除的对象，它们的统计特性正是估计过程中需要利用的信息，而被估计量和观测量在不同时刻的一、二阶矩却是不必要知道的。

（3）卡尔曼滤波的计算过程是一个不断"预测−修正"的过程。由于卡尔曼滤波的基本方程是在时域内递推进行的，在递推过程中不需要存储大量数据。一旦观测到了新数据，即可以算得新的滤波值，因此更适合进行计算机实现和实时处理。

（4）卡尔曼滤波算法的计算量并不是很大。首先，卡尔曼滤波器的增益矩阵与观测无关，因此可以预先离线计算得到，从而减小在线实时计算量。其次，这个增益矩阵的阶数较小，因此求逆运算的计算量不大。第三，在计算滤波器增益矩阵的过程中，随时可以计算得到滤波器的精度指标。

由于卡尔曼滤波器具有广泛的适用性和许多优良的性能，因此在雷达、目标定位与跟踪、噪声抑制和信号估计等领域得到广泛的应用。

2. 卡尔曼滤波器的通俗解释

我们知道，卡尔曼滤波器实际上是一个最优化的自回归数据处理算法，是对系统的状态进行估计的方法。下面以一个简单通俗的例子来说明卡尔曼滤波的基本思想。

假设幼儿园以幼儿的体重作为研究对象，每周要评估幼儿的体重。我们有两个办法可以了解幼儿的体重：第一个办法是根据幼儿的状态（如性别、年龄、身高、营养状况等）和经验资料进行判断，所得到的结果称为估计值（estimate）；第二个办法是利用体重计来测量，在卡尔曼滤波中常称为观测，得到的结果称为观测值（measurement）。为了解释卡尔曼滤波器的作用，假定这两种方法得到的幼儿体重都有显著误差。比如由估计值不能准确得到每一位幼儿的体重，误差较为显著；而体重计的精度很低，或者幼儿太调皮，不能很好地配合进行体重测量，因而造成观测值有较大误差。显然，无论是估计值还是观测值都是有误差的，假定这些误差均为服从高斯分布的白噪声。

假如有一个幼儿，对其体重的估计值为 $x = 15\text{kg}$，而体重计得到的观测值为 $z = 16\text{kg}$。我们究竟应该相信哪一个呢？如果体重计足够准，且幼儿足够乖，我们应该认为观测值是更准确的。但是这里的情况不是这样，体重计不够准，幼儿也不够配合。在这样恶劣的情况下，卡尔曼滤波提供了一个办法，使我们仍然可以较准确地得到幼儿的体重。这个办法其实也很直白，就是对估计值 x 和观测值 z 进行加权平均，并且要求两个加权系数之和为 1。

那么如何进行加权平均呢？根据卡尔曼滤波的思想，需要根据估计值和观测值以往的表现来决定给予它们各自加权系数的大小。以前表现好的，就给予较大的加权系数，反之，则给予较小的加权系数。那么如何评价以往的表现呢？简单说来，所谓表现好，就是结果稳定、方差小；表现不好，就是结果不稳定、方差大。方差的大小实际上反映的是随机变量的分散程度。对于多次测量或估计而分散性（即方差）较小的结果，就应该给一个较大的加权系数值。

实际上，卡尔曼滤波是依据多次观测和估计来进行递推（或称为递归）的，其算法是一步一步地调整观测值和估计值，并逐渐接近准确的测量。卡尔曼滤波的递推过程是把观测值和估计值进行比较，把估计值加上二者之间的偏差作为新的估计值，当然要考虑一个加权系数。将这个递推过程表示为

$$x(k+1) = x(k) + K(z(k) - x(k)) \tag{6.73}$$

式中，$x(k)$ 和 $x(k+1)$ 分别表示当前时刻 k 和下一时刻 $k+1$ 的估计值（可理解为上一周和本周的估计值），$z(k)$ 表示当前时刻的观测值，而 K 为加权系数，称为卡尔曼增益（Kalman gain）。进一步分析可知，若 x 估计小了，即 $x < z$，则新估计值 $x(k+1)$ 会加上一个增量 $K(z(k) - x(k))$；反之，若 x 估计大了，即 $x > z$，则 $x(k+1)$ 会减去一个增量 $K(z(k) - x(k))$。这样可以保证新估计值一定比当前的估计值更为准确，且一次一次递

推下去会更加准确。

由式（6.73），还可以进一步得到

$$x(k+1)=(1-K)x(k)+Kz(k) \tag{6.74}$$

这表明，卡尔曼滤波器对于当前估计值的加权系数为 $1-K$，而对于当前观测值的加权系数为 K，且二者之和为 1。

再回到前面的幼儿体重问题。假设当前时刻的估计值为 $x(k)=15\text{kg}$，而当前时刻的观测值为 $z(k)=16\text{kg}$，且当前时刻 k 的估计值和观测值的方差分别为 $P=4$ 和 $R=2$。这样，可以得到加权系数（即卡尔曼增益）为 $K=\dfrac{P}{P+R}=\dfrac{4}{4+2}\approx0.67$。由此，可以得到 $x(k+1)=15.67\text{kg}$。由于当前时刻观测值的方差小于当前时刻估计值的方差，故卡尔曼滤波给予观测值 $z(k)$ 更大的加权系数，使得 $k+1$ 时刻的估计值更接近 k 时刻的观测值。然后，再进一步分析 $k+1$ 时刻的估计值和观测值的方差，并进一步递推下去。

3. 卡尔曼滤波器的基本原理

卡尔曼滤波器的几个主要的量定义如下。

- 状态向量（state vector）：记为 $\boldsymbol{x}(k)$，是一个 n 维的向量。
- 激励向量（excitation vector）：记为 $\boldsymbol{w}(k)$，一般为 p 维高斯白噪声向量。
- 状态转移矩阵（state transition matrix）：记为 $\boldsymbol{\Phi}(k+1,k)$，是一个 $n\times n$ 维矩阵，表示从 k 时刻到 $k+1$ 时刻的状态转移。
- 激励转移矩阵（excitation transition matrix）：记为 $\boldsymbol{\Gamma}(k+1,k)$，是一个 $n\times p$ 维矩阵，表示从 k 时刻到 $k+1$ 时刻的激励转移。
- 观测向量（measurement matrix）：记为 $z(k+1)$，是一个 m 维向量，表示 $k+1$ 时刻的观测数据。
- 观测矩阵（measurement matrix）：记为 $\boldsymbol{H}(k+1)$，是一个 $m\times n$ 维矩阵。
- 测量误差向量（measurement error）：记为 $\boldsymbol{v}(k+1)$，是一个 m 维向量，表示 $k+1$ 时刻的测量误差。
- 卡尔曼增益（Kalman gain matrix）：记为 $\boldsymbol{K}(k+1)$。
- 状态向量协方差矩阵（covariance matrix of state vector）：记为 $\boldsymbol{P}(k+1)$，是一个 $n\times n$ 维矩阵，表示 $k+1$ 时刻状态向量 $\boldsymbol{x}(k)$ 的协方差矩阵。其中，$\boldsymbol{P}(k+1\mid k)$ 称为单步预测误差协方差矩阵（prediction error covariance matrix）。
- 激励向量协方差矩阵（covariance matrix of excitation vector）：记为 $\boldsymbol{Q}(k)$，是一个 $n\times n$ 维矩阵，表示 k 时刻激励向量的协方差矩阵。
- 观测误差向量的协方差矩阵（covariance matrix of measurement error）：记为 $\boldsymbol{R}(k+1)$，是一个 $m\times m$ 维矩阵，表示 $k+1$ 时刻观测误差向量的协方差矩阵。
- 初始条件（initial condition）：记为 $\boldsymbol{x}(0)$，其均值和协方差矩阵分别记为 $\bar{x}(0)$ 和 $\boldsymbol{P}(0)$。卡尔曼滤波器的状态方程和观测方程分别为

$$\boldsymbol{x}(k+1)=\boldsymbol{\Phi}(k+1,k)\boldsymbol{x}(k)+\boldsymbol{\Gamma}(k+1,k)\boldsymbol{w}(k), \quad k=0,1,\cdots \tag{6.75}$$

$$z(k+1)=\boldsymbol{H}(k+1)\boldsymbol{x}(k+1)+\boldsymbol{v}(k+1), \quad k=0,1,\cdots \tag{6.76}$$

式中，激励向量和测量误差向量均假设为高斯白噪声。在给定时刻 $1,2,\cdots,j$ 的观测向

量为 $z(1),z(2),\cdots,z(j)$ 的条件下，考虑由这些观测值对状态向量 $\boldsymbol{x}(k)$ 的估计。令 $\hat{\boldsymbol{x}}(k\,|\,j)$ 表示给定 $z(1),z(2),\cdots,z(j)$ 时对 $\boldsymbol{x}(k)$ 的估计，则有

$$\hat{\boldsymbol{x}}(k\,|\,j) = g[z(1),z(2),\cdots,z(j)] \tag{6.77}$$

根据时刻 k 和 j 的相对关系，可以把上述估计问题分为三个主要类型，即：若 $k>j$，则为预测问题；若 $k=j$，则为滤波问题；若 $k<j$，则为平滑或插值问题。

图 6.12 给出了描述线性离散时间系统状态方程和输出方程的结构图。

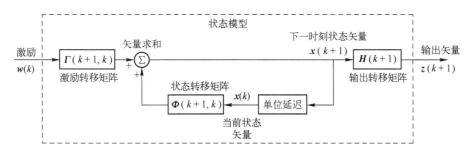

图 6.12　描述线性离散时间系统状态方程和输出方程的结构图

由式（6.75），可以从 k 时刻的状态 $\boldsymbol{x}(k)$，递推出 $k+1$ 时刻的状态 $\boldsymbol{x}(k+1)$。实际上，经过递推，任意 k 时刻的系统状态 $\boldsymbol{x}(k)$ 均可以写为由系统的初始状态、状态转移矩阵、激励向量和激励转移矩阵构成的形式：

$$\boldsymbol{x}(k) = \boldsymbol{\Phi}(k,0)\boldsymbol{x}(0) + \sum_{i=1}^{k} \boldsymbol{\Phi}(k,i)\boldsymbol{\Gamma}(i,i-1)\boldsymbol{w}(i-1), \quad k=1,2,\cdots \tag{6.78}$$

在假定 $\boldsymbol{\Phi}(k+1,\ k)$ 和 $\boldsymbol{\Gamma}(k+1,\ k)$ 为确定性的条件下，利用式（6.75）和式（6.78），可以得到状态向量 $\boldsymbol{x}(k+1)$ 的协方差矩阵为

$$\boldsymbol{P}(k+1\,|\,k) = \boldsymbol{\Phi}(k+1,\ k)\boldsymbol{P}(k\,|\,k)\boldsymbol{\Phi}^{\mathrm{T}}(k+1,\ k) + \boldsymbol{\Gamma}(k+1,\ k)\boldsymbol{Q}(k)\boldsymbol{\Gamma}^{\mathrm{T}}(k+1,\ k), \quad k=0,1,\cdots \tag{6.79}$$

式中，$\boldsymbol{Q}(k)$ 为激励向量的协方差矩阵，假设为已知的。初始条件 $\boldsymbol{P}(0\,|\,0)=\boldsymbol{P}(0)$ 也认为是已知的。

将系统当前时刻状态的预测结果与状态的测量值相结合，可以得到对系统状态的最优估计值 $\hat{\boldsymbol{x}}(k+1\,|\,k+1)$ 为

$$\hat{\boldsymbol{x}}(k+1\,|\,k+1) = \boldsymbol{\Phi}(k+1,\ k)\hat{\boldsymbol{x}}(k\,|\,k) + \boldsymbol{K}(k+1)[z(k+1) - \boldsymbol{H}(k+1)\boldsymbol{\Phi}(k+1,\ k)\hat{\boldsymbol{x}}(k\,|\,k)] \tag{6.80}$$

初始条件为 $\hat{\boldsymbol{x}}(0\,|\,0)=0$，$k\geqslant0$。上式中，卡尔曼增益表示为

$$\boldsymbol{K}(k+1) = \boldsymbol{P}(k+1\,|\,k)\boldsymbol{H}^{\mathrm{T}}(k+1)[\boldsymbol{H}(k+1)\boldsymbol{P}(k+1\,|\,k)\boldsymbol{H}^{\mathrm{T}}(k+1) + \boldsymbol{R}(k+1)]^{-1}, \quad k=0,1,\cdots \tag{6.81}$$

式中，$\boldsymbol{R}(k+1)$ 为测量误差的协方差矩阵。

实际上，式（6.80）已经给出了 $k+1$ 时刻系统状态的最优估计值，但是为了使卡尔曼滤波器能够不断运行下去，直到过程结束，还需要继续对其协方差矩阵进行更新，即

$$\boldsymbol{P}(k+1\,|\,k+1) = [\boldsymbol{I} - \boldsymbol{K}(k+1)\boldsymbol{H}(k+1)]\boldsymbol{P}(k+1\,|\,k), \quad k=0,1,\cdots \tag{6.82}$$

式中，I 为单位矩阵。这样，卡尔曼滤波器就可以自回归地运行下去。

在卡尔曼滤波器中，状态向量 $x(k)$ 是观测数据 $z(k)$ 的函数。在给出观测值 $z(1)$，$z(2)$，$\cdots$，$z(k)$ 之后，用 $\hat{x}(k|k)$ 表示 k 时刻的状态估计。作为观测值的函数，卡尔曼滤波器依据观测数据对 k 时刻的状态不断地进行动态估计，如图 6.13 所示。

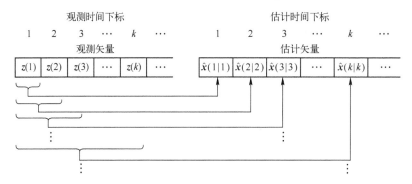

图 6.13　离散卡尔曼滤波的时序示意图

图 6.14 给出了由式（6.80）决定的卡尔曼滤波估计的结构框图。

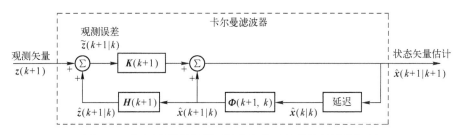

图 6.14　根据观测数据得到的卡尔曼滤波估计的结构框图

如果将式（6.80）中的 $\hat{x}(k|k)$ 项进行合并，则可以得到卡尔曼滤波器的另一种形式，表示为

$$\hat{x}(k+1|k+1)=\left[\boldsymbol{\Phi}(k+1,k)-\boldsymbol{K}(k+1)\boldsymbol{H}(k+1)\boldsymbol{\Phi}(k+1,k)\right]\hat{x}(k|k)+\boldsymbol{K}(k+1)z(k+1)，\quad k\geqslant 0$$

$$(6.83)$$

与式（6.80）一样，上式的初始条件可选为 $\hat{x}(0|0)=0$。若定义

$$\boldsymbol{B}(k|k)=\boldsymbol{\Phi}(k+1,k)-\boldsymbol{K}(k+1)\boldsymbol{H}(k+1)\boldsymbol{\Phi}(k+1,k)$$

则这种卡尔曼滤波器的结构如图 6.15 所示。

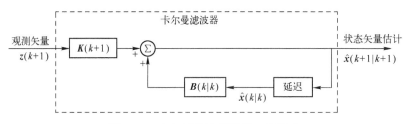

图 6.15　卡尔曼滤波器的另一种形式

6.6.2　卡尔曼滤波器的分析

由式（6.80）可以看到，由 $k+1$ 个观测值所得到的 $k+1$ 时刻的滤波估计是用 k 个观测值得到的 k 时刻最优估计的函数，在 $k+1$ 时刻新的观测值如图 6.16 所示。图中的观测误差 $\tilde{z}(k+1\mid k)$ 定义为

$$\tilde{z}(k+1\mid k) = z(k+1) - \hat{z}(k+1\mid k) \tag{6.84}$$

图 6.16 中的滤波方程部分表明了卡尔曼滤波器作为一个预测-修正器是如何工作的。首先，要预测出新的状态（单步状态预测），然后通过加一项卡尔曼增益与观测误差的乘积来进行修正。观测误差是新的观测值与单步预测值的差值。如果它们相同，则残差为零，不需要修正。

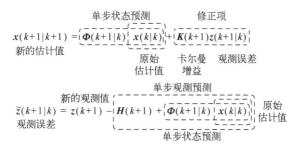

图 6.16　卡尔曼滤波方程的预测–修正结构

6.6.3　卡尔曼滤波器的计算

由式（6.80）可以看出，新的估计值是状态转移矩阵 $\boldsymbol{\Phi}(k+1, k)$、观测矩阵 $\boldsymbol{H}(k+1)$、旧的估计值 $\hat{\boldsymbol{x}}(k\mid k)$、新的观测值 $z(k+1)$ 和卡尔曼增益 $\boldsymbol{K}(k+1)$ 的函数。这些量中只有卡尔曼增益需要计算。卡尔曼增益矩阵（在不同时刻可能是不同的）是由式（6.79）、式（6.81）和式（6.82）决定的，即对 $\boldsymbol{P}(k+1\mid k)$、$\boldsymbol{K}(k+1)$ 和 $\boldsymbol{P}(k+1\mid k+1)$ 进行递归计算得到的，如图 6.17 所示。需要注意的是，$\boldsymbol{P}(k+1\mid k)$、$\boldsymbol{K}(k+1)$ 和 $\boldsymbol{P}(k+1\mid k+1)$ 必须按照图中的顺序进行计算。

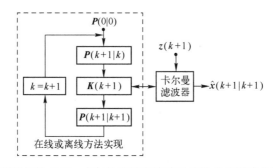

图 6.17　预测误差协方差、卡尔曼增益和滤波误差协方差矩阵的递归计算流程

由式（6.79）、式（6.81）和式（6.82）可以看出，$\boldsymbol{P}(k+1\mid k)$、$\boldsymbol{K}(k+1)$ 和 $\boldsymbol{P}(k+1\mid k+1)$ 不依赖于观测值和估计值。因此这些量可以提前进行"离线"计算，也可以在观测值

到来时进行"实时"计算。如果对它们提前进行离线计算，则必须有足够的空间来存储滤波时所要用到的所有 k 时刻的 $\boldsymbol{K}(k+1)$ 值。如果在得到观测值时进行实时计算，则需要尽量降低数据采样的速率，以减小计算量。

下面给出一个一维或标量的滤波问题。

例 6.10 已知卡尔曼滤波器的状态与观测模型为

$$x(k+1) = -0.7x(k) + w(k), \quad k = 0,1,\cdots$$
$$z(k+1) = x(k+1) + v(k+1), \quad k = 0,1,\cdots$$

设激励信号协方差 Q 和测量误差协方差 R 分别为

$$E[w(j)w(k)] = Q\delta(j-k) = \delta(j-k)$$
$$E[v(j)v(k)] = R\delta(j-k) = \frac{1}{2}\delta(j-k)$$

试采用卡尔曼滤波器估计出 $k+1$ 时刻的信号值 $x(k+1)$。

解： 由于状态向量是一维的，因此式（6.80）中卡尔曼滤波器的标量形式可以写成下式，其中初始条件为 $\hat{x}(0 \mid 0) = 0$：

$$\hat{x}(k+1 \mid k+1) = -0.7\hat{x}(k \mid k) + K(k+1)[z(k+1) + 0.7\hat{x}(k \mid k)], \quad k = 0,1,\cdots$$

式中，$K(k+1)$、$P(k+1 \mid k)$ 和 $P(k+1 \mid k+1)$ 在 $k = 0,1,2,\cdots$ 时刻的值由式（6.79）、式（6.81）和式（6.82）决定，即

$$P(k+1 \mid k) = -0.7P(k \mid k)(-0.7) + 0.5, \text{ 有 } P(0 \mid 0) = P(0)$$
$$K(k+1) = P(k+1 \mid k)[P(k+1 \mid k) + 0.5] - 1$$
$$P(k+1 \mid k+1) = [1 - K(k+1)]P(k+1 \mid k)$$

由以上各式以及 $P(0 \mid 0) = 10$，可以计算出 $P(k+1 \mid k)$、$K(k+1)$ 和 $P(k+1 \mid k+1)$，如图 6.18 所示。

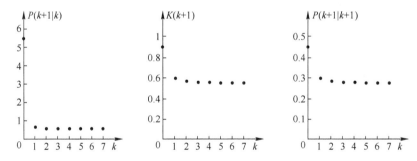

图 6.18　例 6.9 中 $P(k+1 \mid k)$、$K(k+1)$ 和 $P(k+1 \mid k+1)$ 的收敛情况

我们发现卡尔曼增益 $K(k+1)$ 在初始阶段是波动的，但是很快收敛到一个稳态值，即 0.5603575。单步预测误差 $P(k+1 \mid k)$ 的稳态值为 0.6372876。而 $P(k+1 \mid k+1)$ 在初始阶段的值较大，但迅速收敛到稳态值 0.2801788，表示了稳态时滤波估计的均方误差。

此外，从本例中可以看出，卡尔曼滤波器的形式与观测数据无关，因此如果需要的话，可以在观测值得到之前进行离线计算。

6.6.4　卡尔曼滤波器应用举例

本节结合医学信号分析与处理，给出卡尔曼滤波器的几个应用实例。

例 6.11　利用卡尔曼滤波器对一房间的温度进行跟踪估计。假设该房间的温度约为 25℃，但是受到空气流通、阳光等因素的影响，房间温度会随时间有小幅度变化，由此引入噪声过程，其方差为 0.01。利用温度计进行温度测量，其方差为 0.25。试编写 MATLAB 程序，用卡尔曼滤波器实现对房间温度变化的跟踪估计。

解：MATLAB 程序如下：

```
% 初始化与参数设定
clear all; clc; clear; N=120; CON=25; Xexpect=CON*ones(1,N); X=
zeros(1,N); Xkf=zeros(1,N);
Z=zeros(1,N); X(1)=25.1; P(1)=0.01; Z(1)=24.9; Xkf(1)=Z(1);
Q=0.01; R=0.25; W=sqrt(Q)*randn(1,N); V=sqrt(R)*randn(1,N);
F=1; G=1; H=1; I=eye(1);
% 模拟房间温度变化和测量过程,并进行卡尔曼滤波
for k=2:N
    X(k)=F*X(k-1)+G*W(k-1); Z(k)=H*X(k)+V(k); X_pre=F*Xkf(k-1);
  P_pre=F*P(k-1)+F'+Q;
    Kg=P_pre*inv(H*P_pre*H'+R); e=Z(k)-H*X_pre; Xkf(k)=X_pre+Kg*
e; P(k)=(I-Kg*H)*P_pre;
end
% 计算测量误差与卡尔曼滤波后的误差
Err_Messure=zeros(1,N); Err_Kalman=zeros(1,N);
for k=1:N
    Err_Messure(k)=abs(Z(k)-X(k)); Err_Kalman(k)=abs(Xkf(k)-X(k));
end
% 绘制曲线
t=1:N; figure(1); plot(t,Xexpect,'-g',t,X,'-k.',t,Z,'-b.',t,Xkf,'-r.');
legend('期望值','真实值','观测值','Kalman 滤波值'); xlabel('采样时间/s');
ylabel('温度值/C');
figure(2); plot(t,Err_Messure,'-b.',t,Err_Kalman,'-r.');legend('测量偏差'
,'Kalman 滤波偏差');
xlabel('采样时间/s'); ylabel('温度值/C');
% 计算测量误差与卡尔曼滤波误差的均值与标准差
disp([mean(Err_Messure) std(Err_Messure) mean(Err_Kalman) std(Err_Kalman)])
```

图 6.19 给出了卡尔曼滤波器对房间温度进行跟踪估计的结果。图中，水平直线为温度的期望值，实线波动曲线表示房间温度真实的变化曲线，实心圆点画线为温度计测量的结果，实心圆实线表示卡尔曼滤波器跟踪估计的结果。实际上，温度计测量误差的均值与标准差为 0.4307±0.3263℃，而卡尔曼滤波器跟踪估计误差的均值与标准差为 0.3698±0.2752℃。显然，卡尔曼滤波器跟踪估计的结果优于用温度计测量的结果。

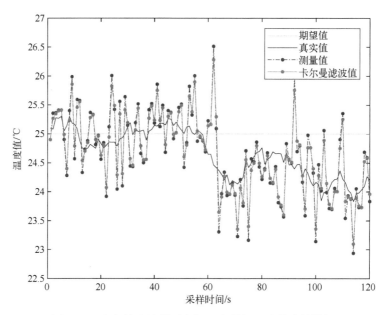

图 6.19　卡尔曼滤波器对房间温度进行跟踪估计的结果

例 6.12　基于卡尔曼滤波技术的心电信号在线检测。试根据卡尔曼滤波器的最优信号滤波特性，在噪声中动态检测心电信号的某些异常和突变，从而为临床心脏疾病的诊断提供辅助信息。

解： 对临床获取的心电信号建立状态方程和观测方程：

$$x(k+1)=\boldsymbol{\Phi}(k+1,k)x(k)+\boldsymbol{\Gamma}(k+1,k)w(k)，\quad k=0,1,\cdots$$

$$z(k+1)=\boldsymbol{H}(k+1)x(k+1)+v(k+1)，\quad k=0,1,\cdots$$

式中，$x(k+1)$ 表示系统在 $k+1$ 时刻的状态，$z(k+1)$ 是在 $k+1$ 时刻的观测向量，$w(k)$ 和 $v(k)$ 均假定为高斯分布的白噪声。$\boldsymbol{\Phi}(k+1,k)$ 为状态转移矩阵，$\boldsymbol{\Gamma}(k+1,k)$ 为激励转移矩阵，$\boldsymbol{H}(k+1)$ 为观测矩阵。

卡尔曼滤波的第一步是根据以前的系统状态进行状态估计，即

$$\hat{x}(k+1\mid k)=\boldsymbol{\Phi}(k+1,k)\hat{x}(k)$$

并更新状态向量协方差矩阵为

$$\boldsymbol{P}(k+1\mid k)=\boldsymbol{\Phi}(k+1,k)\boldsymbol{P}(k\mid k)\boldsymbol{\Phi}^{\mathrm{T}}(k+1,k)+\boldsymbol{Q}(k)$$

第二步是根据新的观测值来修正第一步的估计，从而产生新的估计。新的估计误差为

$$e(k+1)=z(k+1)-\boldsymbol{H}(k+1)\hat{x}(k+1\mid k)$$

接着，根据误差估计给出一种改善的状态估计：

$$\hat{x}(k+1)=\hat{x}(k+1\mid k)+\boldsymbol{K}(k+1)e(k+1)$$

递归形式的状态向量协方差矩阵为

$$\boldsymbol{P}(k+1\mid k+1)=[\boldsymbol{I}-\boldsymbol{K}(k+1)\boldsymbol{H}(k+1)]\boldsymbol{P}(k+1\mid k)，\quad k=0,1,\cdots$$

式中，$\boldsymbol{K}(k+1)$ 为卡尔曼增益，可以按照下式计算：

$$\boldsymbol{K}(k+1)=\boldsymbol{P}(k+1\mid k)\boldsymbol{H}^{\mathrm{T}}(k+1)[\boldsymbol{H}(k+1)\boldsymbol{P}(k+1\mid k)\boldsymbol{H}^{\mathrm{T}}(k+1)+\boldsymbol{R}(k+1)]^{-1}，$$

$$k=0,1,\cdots$$

整理以上各式，可以得到 $k+1$ 时刻系统的状态估计为

$$\hat{x}(k+1)=K(k+1)z(k+1)+[I-K(k+1)H(k+1)]\hat{x}(k+1\mid k)$$

图 6.20 给出了某心律不齐患者心电图（ECG）的信号波形和经卡尔曼滤波器检测其心电信号突变的波形。

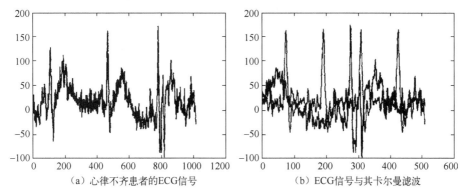

（a）心律不齐患者的ECG信号　　　　（b）ECG信号与其卡尔曼滤波

图 6.20　心律不齐患者的 ECG 信号与其卡尔曼滤波

图 6.21 给出了心律不齐患者 ECG 信号卡尔曼滤波的修正误差与估计误差。

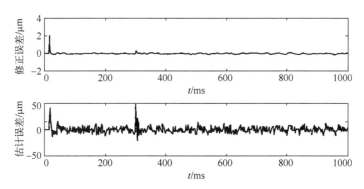

图 6.21　心律不齐患者 ECG 信号卡尔曼滤波的修正误差与估计误差

由图 6.21 可以看出，大约在 300ms 处患者的心电信号出现突发点。而在图 6.20（a）所示的原始 ECG 信号中，由于噪声的存在而不易检测出上述突发点。

例 6.13　卡尔曼滤波器用于脑电诱发电位的提取。脑电诱发电位（EP）信号是中枢神经系统在外界声、光、电等刺激下产生的响应，它反映了中枢神经系统及其传导通路的状态及病变情况。由于诱发电位信号非常微弱（微伏量级），且与自发脑电（即EEG）信号混叠在一起，信噪比（SNR）通常低于 0dB，有时甚至低于 -20dB。加之脑电信号较强的非平稳特性和个体差异，使得诱发电位的提取一直是脑电信号分析与处理的一个重要问题。采用卡尔曼滤波器可以较为有效地去除 EP 信号中的 EEG 干扰，便于进行进一步的信号分析和诊断。试采用卡尔曼滤波技术去除 EP 信号中的 EEG 噪声。

解：产生 EP 和 EEG 信号的仿真模型如图 6.22 所示。

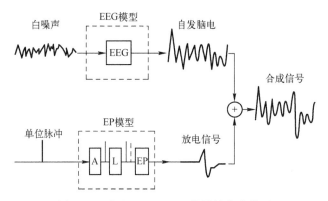

图 6.22 产生 EP 和 EEG 信号的仿真模型

图 6.22 中，EEG 信号可以用 p 阶 AR 模型表示为

$$e(n) = \sum_{i=1}^{p} a_i e(n-i) + w(n)$$

EP 信号的模型表示为

$$s(n) = \sum_{i=1}^{m} c_i s(n-i) + \sum_{i=0}^{q} d_i \delta(n-d-i)$$

式中，d 表示单位脉冲刺激开始的时刻。由图 6.22 可知，观测信号（即图中的合成信号）是 EEG 和 EP 的线性组合。若用 $y_i(n)$ 表示第 i 次刺激后得到的信号，并对 M 次测量进行平均，有 $\bar{y}(n) = \frac{1}{M}\sum_{i=1}^{M} y_i(n)$，$n=d$，$d+1, \cdots, d+N-1$。

进一步地，建立卡尔曼滤波器的状态方程和观测方程，对状态变量 $x(k)$ 进行迭代估计。EP 信号和 EEG 信号的估计与 $x(k)$ 估计的关系可以分别表示为

$$\hat{s}(n) = \hat{x}_k(n+k-1)$$

$$\hat{e}(n) = \hat{x}_{k+m+q+1}(n+k-1)$$

式中，$k=\min(m,p)$。图 6.23 给出了采用卡尔曼滤波器对 EP 信号进行提取的结果。图中实线表示测量信号，虚线表示滤波后得到的 EEG 信号，点线表示滤波后提取的 EP 信号。作为对 EP 信号提取结果的对比，图 6.23（d）给出了对 320 次刺激所得信号进行平均的结果。显然，采用卡尔曼滤波可以排除 EEG 信号的干扰，得到较为纯净的 EP 信号。

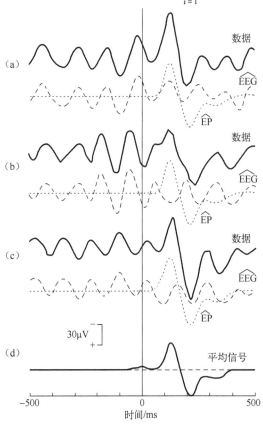

图 6.23 采用卡尔曼滤波器对 EP
信号进行提取的结果

6.7　粒子滤波及其在医学信号分析处理中的应用

6.7.1　从卡尔曼滤波到粒子滤波

1. 卡尔曼滤波器的局限性与发展

如前所述，卡尔曼滤波器（KF）是 20 世纪 60 年代发展起来的一类线性高斯条件下的统计最优滤波器，并且迄今为止，KF 仍然被广泛应用于诸如雷达、声呐、目标定位与跟踪和许多信号处理问题中。但是另一方面，卡尔曼滤波器也有其特有的局限性。例如，在科学研究和工程技术中常见的非线性滤波问题，卡尔曼滤波器基本上是无能为力的。

1979 年，由 Anderson 和 Moore 提出的扩展卡尔曼滤波（extended Kalman filtering，EKF）是解决非线性系统滤波的有力工具。EKF 的基本思想是将非线性观测方程和状态方程用泰勒级数展开，去掉高阶项，得到一阶线性化的近似结果。但是，这种一阶近似方法存在两个明显的弱点，一是 EKF 没有考虑误差的分布情况而简单地认为均值能够准确预测；二是 EKF 认为状态误差可以通过一个独立的线性系统产生。这在应用上导致状态估计产生较大误差，从而使滤波器性能下降，甚至造成发散。

1996 年，Julier 和 Uhlmann 基于无迹变换和 EKF 算法框架，提出了无迹卡尔曼滤波（unscented Kalman filtering，UKF）方法。UKF 摒弃了对非线性函数进行线性化的传统做法，转而使用无迹变换（unscented transform）来处理均值和协方差的非线性传递问题。其对非线性函数的概率密度进行近似，用一系列确定样本来逼近状态的后验概率密度，且保留了高阶项，有效解决了 EKF 估计精度较低、稳定性较差的问题。研究表明，对于任意非线性系统，UKF 都可以获得精确到三阶矩的系统后验均值与协方差估计。但是，由于 UKF 是以 EKF 框架为基础的，因此该算法仍然需要对非线性系统的后验概率密度进行高斯假设，仍然不能适用于一般的非高斯分布模型。

针对卡尔曼滤波以及 EKF 和 UKF 未能很好地解决非高斯条件下的状态估计与滤波问题，粒子滤波（particle filtering，PF）应运而生。所谓粒子滤波，是指通过寻找一组在状态空间中传播的随机样本对概率密度函数进行近似，以样本均值代替积分运算，从而获得状态的最小方差估计的过程。在这个过程中，这些随机样本被形象地称为“粒子”，粒子滤波也由此得名。

进一步地，我们可以更为严谨地描述粒子滤波的概念：针对平稳的动态时变系统，假定 $k-1$ 时刻系统的后验概率密度为 $p(x_{k-1}|z_{k-1})$，依据一定原则选取 N 个随机样本点，在 k 时刻获得观测信息后，经过状态更新和时间更新过程，N 个粒子的后验概率密度近似为 $p(x_k|z_k)$，随着粒子数的增加，粒子的概率密度函数就逐渐逼近状态的概率密度函数，粒子滤波器的估计就达到了最优贝叶斯估计的效果。上述的 x_k 和 z_k 分别表示 k 时刻的状态和观测值。

粒子滤波算法概念清晰，摆脱了解决非线性滤波问题中 EKF 高斯条件的约束，并在一定程度上解决了粒子样本数匮乏的问题。随着计算机性能的快速提升，粒子滤波的实时计算已经成为可能。

2. 粒子滤波的主要应用领域

（1）运动目标定位与跟踪

运动目标的定位与跟踪是典型的动态系统状态估计问题，可归结为由系统状态方程和观测方程描述的目标运动模型的跟踪滤波器设计问题。在线性高斯条件下，卡尔曼滤波器可以获得最好的跟踪效果。然而，若线性高斯条件不能得到满足，则卡尔曼滤波器的跟踪性能显著下降。针对系统的非线性问题，可以采用 EKF、UKF 等改进的卡尔曼滤波算法，但这些改进算法引起的高阶截断误差和非高斯噪声，会显著影响算法的收敛速度和跟踪精度。对于这种非线性非高斯系统滤波问题，粒子滤波技术可以较好地克服卡尔曼滤波的缺点，而得到较好的跟踪效果，并在诸如钝角跟踪、多目标跟踪与传感器管理、运动目标定位导航与跟踪等领域取得较好的应用结果。

（2）视频跟踪与机器人导航

视频跟踪与机器人导航是近年来受到广泛关注与重视的前沿技术，并在视频安全监控、医学图像分析、智能机器人技术等诸多领域得到广泛的应用。视频跟踪与机器人导航的难点表现为：从系统建模的角度考虑，可以认为所面对的系统属于非线性非高斯的时变系统，必须采用非线性系统处理能力较强的滤波方法才能有效解决这些问题。近年来，涌现了一批基于粒子滤波的视频跟踪与机器人导航技术与系统，主要包括：如何跟踪一片晃动的树叶问题，如何有效跟踪目标的轮廓问题，如何实现对刚性目标和变形目标的跟踪问题，如何基于对人体关节实现人体运动跟踪问题，并解决了运动突变的跟踪问题，等等。

（3）通信与信号处理

近年来，粒子滤波在通信与信号处理领域的应用得到迅速发展。针对无线蜂窝网络中移动跟踪等挑战性问题，有文献已经报道了基于粒子滤波的解决方案，该方案能够准确地估计移动站点的位置和速度，其结果优于传统卡尔曼滤波的结果。针对非线性信号变形问题，可以采用盲边缘化粒子滤波探测器来弥补，实现信号的盲检测。此外，对于 MIMO 平稳衰落信道中的联合信道估计与信号检测问题，通过在接收端设置一个粒子滤波算法，可以实现联合信道估计与解码。

（4）金融数据分析

金融领域的许多时间序列数据可以归结为模糊随机时变系统。由于描述金融市场波动的随机波动模型具有明显的非线性和非高斯特性，有文献报道了采用粒子滤波技术对金融波动数据进行分析处理的方法，具有显著优势。将金融波动数据的随机波动模型转变为状态观测模型的滤波形式，采用交互式粒子滤波方法对股票数据进行预测分析，与真实数据非常接近，表明了粒子滤波的有效性。

（5）医学应用

在核医学放射成像中，由于人体正常呼吸运动会造成运动伪影，影响胸部成像的质量，因此需要设法去除这种由于运动而造成的伪影。采用粒子滤波技术可以有效估计人体器官的运动，对成像过程进行补偿，从而改善成像质量。此外，在低剂量 X 射线 CT 成像中，图像的质量受到噪声的影响，采用粒子滤波技术可以有效抑制噪声对低剂量 X 射线 CT 图像质量的影响。

3. 粒子滤波的主要特点

粒子滤波是一种基于蒙特卡罗仿真的近似贝叶斯滤波算法。从其滤波激励来说，主要有以下特点。

（1）粒子滤波的噪声模型不受高斯限制

与卡尔曼滤波只能用于高斯噪声模型不同，粒子滤波不受噪声模型限制，它无须了解系统估计噪声与观测噪声的模型，可以估计被任何形式噪声污染过的数据，因而可以广泛应用于线性和非线性系统的参数估计中，是非线性非高斯系统状态估计的"最优"滤波技术。

（2）粒子滤波的系统模型不受线性约束

卡尔曼滤波只适合处理线性系统，对于非线性系统，则需要借助于 EKF 或 UKF。与卡尔曼滤波不同，粒子滤波既可以处理线性系统中的滤波问题，又可以处理非线性系统的滤波问题。

（3）粒子滤波的估计精度较高

理论上，粒子滤波的估计精度要高于 EKF 和 UKF 等非线性卡尔曼滤波。但在实际应用中，由于噪声和系统特点的不同，粒子滤波的估计精度需要仔细斟酌。

（4）粒子滤波与 KF、EKF 和 UKF 的对比

一般来说，包括 KF、EKF 和 UKF 在内的各类卡尔曼滤波器适用于高斯分布下线性或非线性系统的滤波或估计问题，而粒子滤波则适用于高斯或非高斯分布下的线性与非线性系统的滤波或状态估计问题。对于时变动态系统的滤波问题，应先考查系统的性质，若符合线性和高斯白噪声的假设条件，可直接使用线性卡尔曼滤波器；对于非线性高斯系统，则应将 EKF、UKF 和粒子滤波三种方法进行仿真比较，然后在计算量和估计精度之间进行折中选择；对于非线性非高斯系统，粒子滤波可获得较好的滤波效果。表 6.1 给出了粒子滤波（PF）与 KF、EKF 和 UKF 的适用范围对比。

表 6.1　几种滤波器适用范围的对比

观测方程　＼　状态方程	线性高斯	线性非高斯	非线性高斯	非线性非高斯
线性高斯	KF	PF	EKF/UKF/PF	PF
线性非高斯	PF	PF	PF	PF
非线性高斯	EKF/UKF/PF	PF	EKF/UKF/PF	PF
非线性非高斯	PF	PF	PF	PF

由表 6.1 可以看出，凡是涉及非线性系统的，粒子滤波也总是适用的；而凡是涉及非高斯分布问题的，粒子滤波也总是适用的，并且往往是较好的选择。

6.7.2　粒子滤波的概念与基本原理

1. 蒙特卡罗方法简介

粒子滤波又称为序贯蒙特卡罗方法（sequential Monte Carlo method），因此首先简要介绍蒙特卡罗方法。

（1）蒙特卡罗方法的概念与起源

蒙特卡罗方法是一种以概率统计为指导的应用随机数来进行计算机统计模拟的方法，它对所研究的系统进行随机观察，通过对样本的统计分析，以求得所研究系统的某些参数。蒙特卡罗方法在金融工程学、宏观经济学、计算物理学、生物医学和随机信号分析与处理等领域应用广泛。

蒙特卡罗方法起源于 20 世纪 40 年代中期，是由美国"曼哈顿计划"科学家乌拉姆和冯·诺伊曼提出的，并以著名赌城 Monte Carlo 来命名的方法。实际上，蒙特卡罗方法早在 1777 年就已经存在，法国数学家浦丰（Buffon）提出了用投针实验来求圆周率的方法，一般认为这是蒙特卡罗方法的起源。

蒙特卡罗方法的基本原理可以描述如下：当所求解问题是某种随机事件出现的概率，或者是某个随机变量的期望值时，通过某种"实验"的方法，以这种事件出现的频率来估计这一随机事件的概率，或者估计得到该随机变量的某些数字特征，并将其作为问题的解。当样本容量足够大时，可以认为该事件发生的频率即为其概率。

（2）蒙特卡罗方法的主要步骤

蒙特卡罗方法解决参数估计问题，可以归结为三个主要步骤，即构造或描述概率过程，实现从已知概率分布中抽样，建立各种估计量。

所谓构造或描述概率过程，是指对要求解的问题构造或描述一个概率过程。具体来说，对于具有随机性质的问题，需要正确描述和模拟这个概率过程；而对于不具随机性质的确定性问题，则需要把这种确定性问题转化为随机问题，通常是事先构造一个人为的概率过程，使它的某些参量正好是所要求问题的解。

所谓实现从已知概率分布中抽样，就是按照构造的概率分布产生随机变量，这也是蒙特卡罗方法又被称为随机抽样的原因。通常的方法是根据已知的概率分布产生相互独立的随机数序列，在计算机模拟中，常采用数学递推的方式产生随机数序列。产生随机数的问题，就是从这个分布中抽样问题。由此可见，随机数是实现蒙特卡罗模拟的基本工具。

所谓建立各种估计量，就是通过模拟实验对随机变量进行估计，相当于对模拟实验的结果进行考查和登记，从中得到问题的解。

（3）蒙特卡罗方法计算机模拟举例

例 6.14 试利用 MATLAB 编程实现硬币投掷的蒙特卡罗模拟。

解：模拟投掷一枚硬币，设正面朝上的次数 X 服从参数为 $(1, p)$ 的二项分布，即 $X \sim B(1, p)$，其中，p 表示概率。MATLAB 程序如下：

```
% 初始化与参数设置
clear all; clc; clear; p=0.5; N=1000; pp=zeros(1,N); sum=0;
% 蒙特卡罗模拟
for k=1:N
    sum=sum+binornd(1,p); pp(k)=sum/k;
end
% 绘制曲线
```

202

```
figure; hold on; box on; plot(1:N,pp); axis([0 N 0 1]);xlabel('实验次数');
ylabel('正面朝上的频率');
```

图 6.24 给出了投掷硬币的计算机蒙特卡罗模拟结果。

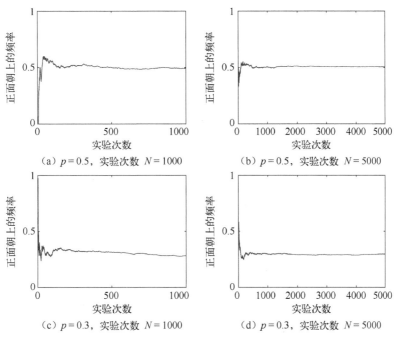

（a）$p = 0.5$，实验次数 $N = 1000$　　（b）$p = 0.5$，实验次数 $N = 5000$

（c）$p = 0.3$，实验次数 $N = 1000$　　（d）$p = 0.3$，实验次数 $N = 5000$

图 6.24　投掷硬币的计算机蒙特卡罗模拟结果

显然，随着实验次数的增加，正面朝上的频率逐渐趋向于其概率。并且，无论概率设置为 $p = 0.5$ 还是 $p = 0.3$（或其他值），蒙特卡罗模拟的结果都趋向于所设定的概率。

例 6.15　设定积分式为 $y = \int_0^1 (\cos x + \mathrm{e}^x)\,\mathrm{d}x$，试利用 MATLAB 编程实现基于蒙特卡罗模拟的定积分计算。

解：由给定的定积分式，依据微积分中定积分的计算方法，有 $y = [\sin x + \mathrm{e}^x]_0^1 = 2.5598$。基于蒙特卡罗模拟的定积分计算 MATLAB 程序如下：

```
% 初始化与参数设置
clear all;clc;clear;  a=0;  b=1;  M=4;  N=100000;  freq=0;
% 蒙特卡罗模拟
for i=1:N
    u=unifrnd(a,b);
    v=unifrnd(0,M);
    if (cos(u)+exp(u))>=v
        freq=freq+1;
    end
```

```
end
p=freq/N;  result=p*(b-a)*M
```

运行该程序得到 $\hat{y}=2.5641$。若连续运行 10 次，并对结果进行平均，则有 $\bar{y}=$ 2.5599，非常接近其真值 $y=2.5598$。可见，蒙特卡罗方法是计算定积分的有效工具。

2. 粒子滤波的基本原理

（1）状态方程、观测方程与蒙特卡罗积分

粒子滤波是一种基于蒙特卡罗仿真的近似贝叶斯滤波算法。其核心思想是用一些离散随机采样点来近似系统随机变量的概率密度函数，以样本均值代替积分运算，从而获得状态的最小方差估计。为了描述动态系统的状态估计问题，定义系统的状态方程与观测方程分别为

$$x_k = f(x_{k-1}, u_k) \tag{6.85}$$

和

$$z_k = h(x_k, v_k) \tag{6.86}$$

式中，x_k 和 z_k 分别表示 k 时刻的状态和观测值；u_k 和 v_k 分别表示状态噪声（又称为过程噪声）和观测噪声，二者相互独立；f 和 h 分别表示变换函数，可以是非线性函数。状态方程表示的是系统状态之间的转换关系，而观测方程表示观测结果与状态之间的关系。粒子滤波在本质上是求解后验概率密度 $p(x_{0:k} \mid z_{1:k})$，其含义是利用观测序列 $z_{1:k} = \{z_1, z_2, \cdots, z_k\}$ 对当前状态进行优化而得到这一时刻的状态参数。

假设能够独立地从状态的后验概率分布 $p(x_{0:k} \mid z_{1:k})$ 中抽取 N 个样本 $\{x_{0:k}^{(i)}\}_{i=1}^{N}$，即粒子，则状态后验概率密度分布可以通过以下蒙特卡罗积分经验公式近似得到：

$$\hat{p}(x_{0:k} \mid z_{1:k}) = \frac{1}{N} \sum_{i=1}^{N} \delta_{x_{0:k}^{(i)}}(dx_{0:k}) \tag{6.87}$$

式中，$\delta(\cdot)$ 为狄拉克函数，$x_{0:k} = \{x_0, x_1, \cdots, x_k\}$ 表示状态序列。式（6.87）实际上解决了粒子滤波问题中状态方程更新过程的积分计算问题。这样，对于任意的关于 $g(x_{0:k})$ 的期望 $E[g(x_{0:k})] = \int g(x_{0:k}) p(x_{0:k} \mid z_{1:k}) dx_{0:k}$ 均可以通过以下形式来逼近：

$$\overline{E[g(x_{0:k})]} = \frac{1}{N} \sum_{i=1}^{N} g(x_{0:k}^{(i)}) \tag{6.88}$$

上式的收敛性由大数定理保证，且其收敛性不依赖于状态的维数，可以容易地应用于高维情况。

（2）粒子的权重与权重计算

粒子滤波的核心机制就是对"优质"粒子进行大量复制，而对"劣质"粒子进行淘汰。根据后验概率密度抽取样本（即粒子）之后，粒子滤波中十分重要的环节就是评价这些粒子的优劣，这需要对这些粒子进行权重计算。

设粒子滤波中粒子的集合为 $x_{set} = \{x_1, x_2, \cdots, x_N\}$，共有 N 个粒子。对这些粒子进行加权平均，有

$$\overline{X} = E(x_{set}) = \frac{1}{N} \sum_{i=1}^{N} w_i x_i \tag{6.89}$$

上式的关键是如何确定加权系数 w_i。一般来说，粒子滤波常选择高斯函数进行权重计算。设高斯函数为

$$f(x) = \mathrm{e}^{-\frac{(x-\mu)^2}{2\sigma^2}}, \quad -\infty < x < +\infty \tag{6.90}$$

式中，假定均值 μ 和方差 σ^2 均为 0。设

$$x_i = \mathrm{d}z_i = \left| z_{\mathrm{pre}}^i(k) - z_{\mathrm{g}}(k) \right| \tag{6.91}$$

若 $x_i = \mathrm{d}z_i \to 0$，则 x_i 对应于高斯曲线的最大值，应赋予 x_i 最大权值；反之，若 x_i 远离高斯曲线的均值，则赋予 x_i 较小的权值。式（6.91）中，$z_{\mathrm{pre}}^i(k)$ 和 $z_{\mathrm{g}}(k)$ 分别表示观测值的预测值和当前时刻系统的观测值。该式表明，在粒子滤波过程中，总是给靠近最新观测值的粒子赋予较大的权重，而对其他非靠近最新观测值的粒子赋予较小的权重，即"相信"最新数据，但"不抛弃旧数据"。

（3）重要性采样与序贯重要性采样

在实际应用中，直接从后验概率密度 $p(x_{0:k} \mid z_{1:k})$ 采样并获取粒子是较为困难的，通常要引入一个容易采样的概率密度 $q(x_{0:k} \mid z_{1:k})$，从该概率密度上采样粒子，有

$$\begin{aligned} E[g(x_{0:k})] &= \int g(x_{0:k}) \frac{p(x_{0:k} \mid z_{1:k})}{q(x_{0:k} \mid z_{1:k})} q(x_{0:k} \mid z_{1:k}) \mathrm{d}x_{0:k} \\ &= \int g(x_{0:k}) \frac{w_k(x_{0:k})}{q(z_{1:k})} q(x_{0:k} \mid z_{1:k}) \mathrm{d}x_{0:k} \end{aligned} \tag{6.92}$$

式中，$w_k(x_{0:k})$ 为重要性权值，表示为

$$w_k(x_{0:k}) = \frac{p(z_{1:k} \mid x_{0:k})}{q(x_{0:k} \mid z_{1:k})} p(x_{0:k}) \tag{6.93}$$

进一步地，还可以将式（6.92）改写为

$$\begin{aligned} E[g(x_{0:k})] &= \frac{1}{p(z_{1:k})} \int g(x_{0:k}) w_k(x_{0:k}) q(x_{0:k} \mid z_{1:k}) \mathrm{d}x_{0:k} \\ &= \frac{E_{q(\cdot \mid z_{1:k})}[w_k(x_{0:k}) g(x_{0:k})]}{E_{q(\cdot \mid z_{1:k})}[w_k(x_{0:k})]} \end{aligned} \tag{6.94}$$

式中，$E_{q(\cdot \mid z_{1:k})}$ 表示在已知概率密度 $q(x_{0:k} \mid z_{1:k})$ 上进行期望计算。通过从 $q(x_{0:k} \mid z_{1:k})$ 采样得到粒子样本 $\{x_{0:k}^{(i)}\}_{i=1}^N$，期望可以近似表示为 $\overline{E[g(x_{0:k})]} = \dfrac{\dfrac{1}{N}\sum\limits_{i=1}^N g(x_{0:k}^{(i)}) w_k(x_{0:k}^{(i)})}{\dfrac{1}{N}\sum\limits_{i=1}^N w_k(x_{0:k}^{(i)})} =$

$\sum\limits_{i=1}^N g(x_{0:k}^{(i)}) \widetilde{w}_k(x_{0:k}^{(i)})$，其中，归一化重要性权值表示为

$$\widetilde{w}_k(x_{0:k}^{(i)}) = \widetilde{w}_k^i = \frac{w_k^{(i)}}{\sum\limits_{j=1}^N w_k^{(j)}} \tag{6.95}$$

序贯重要性采样是为解决粒子滤波中递推估计而提出的方法。其基本思路是在 $k+1$ 时刻不改变过去的状态序列样本集 $\{x_{0:k}^{(i)}\}_{i=1}^N$，而采用递推形式计算重要性权值，将重要

性函数写为如下形式：

$$q(x_{0:k} \mid z_{1:k}) = q(x_0) \prod_{j=1}^{k} q(x_j \mid x_{0:j-1}, z_{1:j}) \tag{6.96}$$

假设状态符合马尔可夫过程，且观测量是条件独立的，则可以得到递推计算重要性权值的方法为

$$w_k = \frac{p(z_{1:k} \mid x_{0:k}) p(x_{0:k})}{q(z_{1:k} \mid x_{0:k})} = w_{k-1} \frac{p(z_k \mid x_k) p(x_k \mid x_{k-1})}{q(x_k \mid x_{0:k-1}, z_{1:k})} \tag{6.97}$$

在实际应用中，重要性分布密度函数 $q(x_k \mid x_{0:k-1}, z_{1:k})$ 的选取非常关键。选取的原则之一是使重要性权值的方差最小。$q(x_k \mid x_{0:k-1}, z_{1:k}) = p(x_k \mid x_{k-1})$ 也是一种常用的选择。

（4）粒子匮乏与重采样

序贯重要性采样的最大问题是可能引起粒子匮乏。在重要性采样过程中，随着时间的增加，重要性权值有可能集中到少数粒子上，这使得大量的更新运算对最后的估计几乎不起作用，而仅靠这些粒子不能有效地表达后验概率密度函数，这就是所谓的粒子匮乏问题。

为了避免这种退化，引入了重采样的概念和方法。所谓重采样，就是通过对样本的重新采样，大量繁殖权重大的粒子，淘汰权重小的粒子，从而实现粒子的"优胜劣汰"，抑制粒子匮乏问题，并解决算法退化问题。

重采样的基本原理示意图如图 6.25 所示。图中，上面一排圆圈表示重采样之前的粒子，各粒子的权重大小由圆圈的大小直观表示。粒子集与其权重可以表示为一对数据序列 $\{x_k^{(i)}, w_k^{(i)}\}_{i=1}^{N}$。图中下面一排圆圈表示重采样之后的粒子以及对应的权重。可见，各圆圈大小相同，表示各粒子

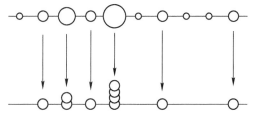

图 6.25　重采样的基本原理示意图

的权重相同，表示为 $\{x_k^{(i)}, 1/N\}_{i=1}^{N}$。经过重采样之后，样本集合中的粒子总数保持不变，权值大的粒子（即图中上排较大的圆圈）重采样为较多的粒子，而权值特别小的粒子则被丢弃。这样，重采样后每个粒子的权值相等，均为 $1/N$。

重采样的算法是粒子滤波的一个热点研究问题，有文献报道了较多重采样的方法，主要包括随机重采样、多项式重采样、系统重采样和残差重采样等。

随机重采样利用分层统计思想，将区间 $[0,1]$ 分成相互独立的 N 层，设 U 是 $[0,1]$ 上均匀分布的随机变量。现由 U 产生一个随机数 u_j，假定 u_j 落在 $[0,1]$ 的第 j 个小区间，则输出为 x^j，并记随机变量 U 的值落在该小区间的次数为 n^j，称为索引值。可以预见，重采样前权重大的粒子在重采样之后的索引值会较大，而重采样前权重小的粒子，在重采样之后的索引值会较小。这个索引值可以理解为重采样之后粒子的复制数量，也称为粒子的子代数量。由此可见，权重大的粒子其索引值大，重采样后被多次复制。而权重小的粒子其索引值较小，重采样之后复制的数量少，甚至被丢弃。重采样的过程实现了粒子的优胜劣汰。

（5）粒子滤波的算法步骤

前文已较详细地介绍了粒子滤波的原理，参照图 6.26，可以更清晰地理解粒子滤波的算法流程与步骤。

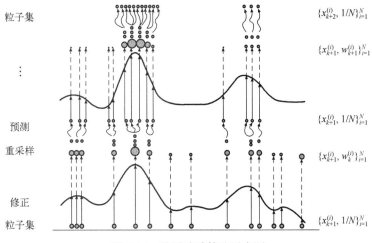

图 6.26　粒子滤波算法示意图

如图 6.26 所示，粒子滤波的流程是由下至上的。图中最下面一排为 $k-1$ 时刻的粒子集及其权重，记为 $\{x_{k-1}^{(i)}, 1/N\}_{i=1}^{N}$。通过权值计算或重要性采样，可以得到当前 k 时刻的粒子集 $\{x_k^{(i)}, w_k^{(i)}\}_{i=1}^{N}$。为了避免粒子匮乏问题发生，对这组新的粒子集进行重采样，得到 $\{x_{k+1}^{(i)}, 1/N\}_{i=1}^{N}$。然后，再递推进行权值计算或重要性采样，又得到 $k+1$ 时刻的粒子集 $\{x_{k+1}^{(i)}, w_{k+1}^{(i)}\}_{i=1}^{N}$。再对其进行重采样，得到 $\{x_{k+2}^{(i)}, 1/N\}_{i=1}^{N}$。如此不断递推下去，直至收敛为止。由上述递推过程可以看出，随着粒子滤波过程的进行，粒子集越来越逼近概率密度函数的形式。

粒子滤波的算法流程如下。

步骤 1：重要性采样。对于 $i = 1, 2, \cdots, N$，根据 $\widetilde{x}_k^{(i)} \sim q\left(\widetilde{x}_k^{(i)} \mid x_{k-1}^{(i)}, z_k\right)$ 采样新粒子 $\widetilde{x}_k^{(i)}$。

步骤 2：更新权值。根据当前观测值 z_k 计算每个粒子 $\{\widetilde{x}_k^{(i)}\}_{i=1}^{N}$ 的权值，即 $\widetilde{w}_k^{(i)} = w_{k-1}^{(i)} \dfrac{p\left(z_k \mid \widetilde{x}_k^{(i)}\right) p\left(\widetilde{x}_k^{(i)} \mid x_{k-1}^{(i)}\right)}{q\left(\widetilde{x}_k^{(i)} \mid x_{k-1}^{(i)}, z_k\right)}$。

步骤 3：重采样。计算有效粒子数 $N_{\text{eff}} = \dfrac{1}{\sum\limits_{i=1}^{N} \left(w_k^{(i)}\right)^2}$。若满足 $N_{\text{eff}} < N_{\text{th}}$，则对粒子集 $\{\widetilde{x}_k^{(i)}, \widetilde{w}_k^{(i)}\}_{i=1}^{N}$ 重采样，得到新粒子集 $\{x_k^{(i)}, 1/N\}_{i=1}^{N}$。若不满足 $N_{\text{eff}} < N_{\text{th}}$，则令 $\{x_k^{(i)}, w_k^{(i)}\}_{i=1}^{N} = \{\widetilde{x}_k^{(i)}, \widetilde{w}_k^{(i)}\}_{i=1}^{N}$。这里，$N_{\text{th}}$ 表示门限值，通常取 $N_{\text{th}} = 2N/3$。

步骤 4：状态估计。$\hat{x}_k = \sum\limits_{i=1}^{N} \widetilde{w}_k^{(i)} x_k^{(i)}$。

3. 粒子滤波存在的问题及改进

尽管粒子滤波技术已经在许多应用领域得到很好的结果，为非高斯条件下的线性与非线性系统状态估计提供了一种有效的方法。但是，粒子滤波还处于发展之中，还存在许多有待解决的问题。例如，初始概率密度函数选取的敏感性问题、重要性函数的选取问题、迭代过程中粒子样本匮乏问题，以及大量粒子所引起的计算量急剧增加问题等，都是研究人员继续努力的方向。

马尔可夫蒙特卡罗（MCMC）策略通过构造马尔可夫链，产生来自目标分布的样本，具有很好的收敛性。在粒子滤波的迭代中，结合 MCMC 使粒子能够移动到不同地方，从而可以避免退化现象，而且马尔可夫链能将粒子推向更接近状态概率密度函数的地方，使样本分布更合理。

与无迹卡尔曼滤波（UKF）相似，一种称为无迹粒子滤波（UPF）的算法利用 UKF 产生粒子滤波的重要性分布函数，估计精度更高。

针对粒子滤波在高维空间中采样的低效率问题，Rao – Blackwellised 粒子滤波器（RBPF）将状态向量划分为两部分，其中一部分可用卡尔曼滤波得到条件后验概率分布；而另一部分则依据粒子滤波进行处理，从而构成一种混合滤波器。这种方法融合了卡尔曼滤波和粒子滤波的优点，具有较好的鲁棒性和较低的计算复杂度。

最近几年，粒子滤波又取得了一些新的发展。一些领域用传统分析方法解决不了的问题，现在可以借助基于粒子仿真的方法来解决。例如，在动态系统的模型选择与故障检诊断方面，出现了基于粒子的假设检验、粒子多模型、粒子似然比检测等方法。在参数估计方面，针对静态参数问题所引起的粒子退化问题，采用点估计方法以避免对参数直接采样，在粒子框架下使用最大似然估计（ML）和期望值最大（EM）算法直接估计未知参数，得到了较好结果。

4. 粒子滤波的 MATLAB 程序实现举例

例 6.16 试利用 MATLAB 编程实现一个基于粒子滤波的目标跟踪程序。

解：MATLAB 程序如下：

```
% 参数设置:N=粒子总数,Q=过程噪声,R=观测噪声,T=观测时间
N=200; Q=5; R=5; T=30; theta=pi/T; distance=95/T; WorldSize=100;
X=zeros(2,T);Z=zeros(2,T); P=zeros(2,N); PCenter=zeros(2,T); w=ze-
ros(N,1); err = zeros(1,T);
X(:,1)=[50;20]; Z(:,1)=[50;20]+wgn(2,1,20*log10(R));
% 初始化粒子集
for i=1:N
    P(:,i)=[WorldSize*rand;WorldSize*rand];dist=norm(P(:,i)-Z(:,1));
    w(i)=(1/sqrt(R)/sqrt(2*pi))*exp(-(dist)^2/2/R);
end
PCenter(:,1)=sum(P,2)/N; err(1)=norm(X(:,1)-PCenter(:,1));
% 绘制初始状态图
figure(1); set(gca,'FontSize',10); hold on;
```

```
plot(X(1,1),X(2,1),'r.','markersize',30);axis([0 100 0 100]); plot(P(1,:),
P(2,:),'k.','markersize',5);
plot(PCenter(1,1),PCenter(2,1),'b.','markersize',25);legend('真实状态','粒子',
'粒子的中心');
grid; xlabel('x','FontSize',12); ylabel('y','FontSize',12); hold off;
% 模拟弧线运动状态
for k = 2: T
    X(:,k)=X(:,k-1)+distance * [(-cos(k * theta)); sin(k * theta)]+wgn(2,
1,10 * log10(Q));
    Z(:,k)=X(:,k)+wgn(2,1,10 * log10(R));
    for i = 1: N
        P(:,i) = P(:,i) + distance * [-cos(k * theta); sin(k * theta)] + wgn
(2,1,10 * log10(Q));
        dist =norm(P(:,i)-Z(:,k)); w(i) = (1/sqrt(R)/sqrt(2 * pi)) * exp
(-(dist)^2/2/R);
    end
    wsum = sum(w);
    for i = 1: N
        w(i)=w(i)/wsum;
    end
    % 重采样
    for i = 1: N
        wmax = 2 * max(w) * rand;index=randi(N,1);
        while(wmax > w(index))
            wmax=wmax-w(index); index=index+1;
            if index>N
                index = 1;
            end
        end
        P(:,i)=P(:,index);
    end
    PCenter(:,k)=sum(P,2)/N; err(k)=norm(X(:,k)-PCenter(:,k));
    figure(2); set(gca,'FontSize',12); clf; hold on; plot(X(1,k),X(2,
k),'r.','markersize',50);
axis([0 100 0 100]); plot(P(1,:),P(2,:),'k.','markersize',7);
plot(PCenter(1,k),PCenter(2,k),'b.','markersize',25); legend('True State',
'Particle','The Center of Particles');
    hold off; pause(0.1);
end
% 绘制跟踪曲线
figure(3); set(gca,'FontSize',10); hold on; set(gca,'FontSize',12);
plot(X(1,:),X(2,:),'r.-',PCenter(1,:),PCenter(2,:),'b.-','markersize',10);
plot(X(1,1),X(2,1),'ro','markersize',8); plot(PCenter(1,1),PCenter(2,1),
```

```
'bo','markersize',8);
plot(X(1,T),X(2,T),'r.','markersize',30);  plot(PCenter(1,T),PCenter(2,
T),'b.','markersize',25);
legend('真实状态变化','粒子滤波跟踪','真实起点','跟踪起点','真实终点','跟踪重点');
axis([0 100 0 100]);  grid;  xlabel('x','FontSize',12);  ylabel('y',
'FontSize',12);
% 绘制误差曲线
figure(4); set(gca,'FontSize',12);  plot(err,'.-','markersize',10);  grid;
xlabel('k','FontSize',12);  ylabel('误差');
```

图 6.27 给出了上述粒子滤波动态跟踪过程的初始状态和跟踪结果。显然，粒子滤波可以很好地跟踪目标的运动状态，跟踪误差较小。

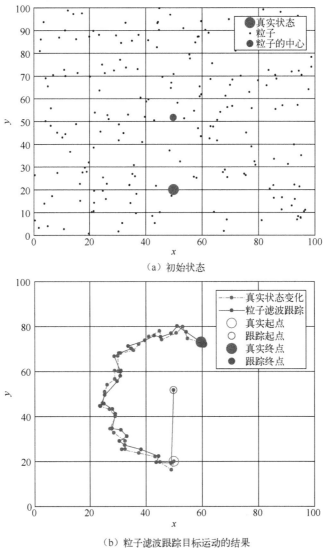

（a）初始状态

（b）粒子滤波跟踪目标运动的结果

图 6.27　粒子滤波跟踪运动目标

6.7.3　粒子滤波在医学信号分析与处理中的应用

1. 基于粒子滤波的单导联胎儿心电提取

（1）胎儿心电提取的意义

胎儿心电监护是保障围产期孕妇和胎儿安全的重要手段，在国内外临床得到广泛应用。胎儿心电图（fetal electrocardiogram，FECG）信号的监测与提取，对于有效分析胎儿的心率、心率变异和中枢神经系统机能，早期诊断胎儿先天性心脏病及缺氧、窘迫等病症均具有重要意义。

基于贝叶斯滤波理论的单导联胎儿心电提取，是近年来发展起来的一类较好的胎儿心电提取方法。其中，基于粒子滤波的方法具有鲁棒性较强、稳定度较高的特点。

（2）基于粒子滤波的胎儿心电提取

针对粒子滤波计算量较大的问题，有文献报道了采用 Rao-Blackwellised 粒子滤波器（RBPF）的胎儿心电信号提取方法。该方法将状态变量中的线性部分边缘化，采用诸如卡尔曼滤波的方法进行更新，而对状态变量中的非线性部分，仍采用粒子滤波方法进行更新。这种方法在显著降低计算量的同时，提高了滤波精度。

设系统状态变量用 x_k 表示，将其拆分为线性部分 x_k^{L} 和非线性部分 x_k^{NL}。由 RBPF 理论，线性部分的后验概率 $p(x_k^{\mathrm{L}} \mid x_k^{\mathrm{NL}}, z_k)$ 和非线性部分的后验概率 $p(x_k^{\mathrm{NL}} \mid z_k)$ 可以分别由卡尔曼滤波和粒子滤波进行估计。

（3）胎儿心电信号提取结果

图 6.28 给出了基于 BRPF 算法的胎儿心电信号提取的流程图。

图 6.29 和图 6.30 分别给出了母体与胎儿信号的原始仿真波形和经过粒子滤波提取后的结果。

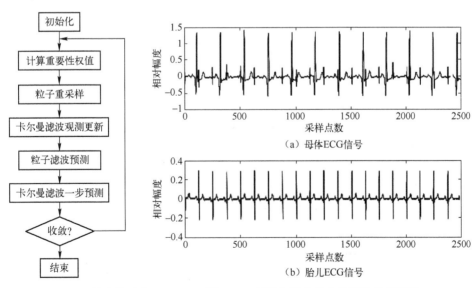

图 6.28　基于 BRPF 算法的胎儿
心电信号提取的流程图

（a）母体ECG信号

（b）胎儿ECG信号

图 6.29　母体与胎儿信息的原始仿真波形

211

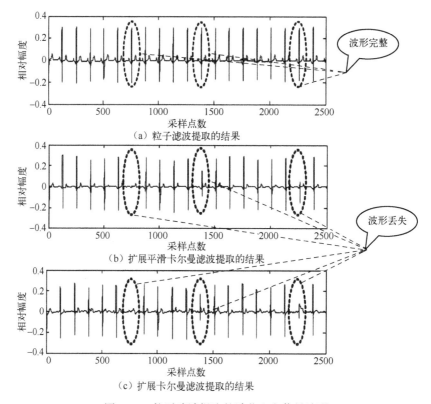

图 6.30　粒子滤波提取的胎儿心电信号波形

显然，粒子滤波提取的胎儿心电完整可靠，而作为对比的扩展平滑卡尔曼滤波（EKS）和扩展卡尔曼滤波（EKF）算法的提取结果均有一定的信号丢失。

2. 基于粒子滤波的混沌信号去噪方法

（1）混沌的概念

混沌（chaos）一词原指宇宙未形成之前的混乱状态，而宇宙由混沌之初逐渐形成现今有条不紊的世界。1963 年美国气象学家洛伦茨（Lorenz）提出了混沌理论，指出了非线性系统具有多样性和多尺度性，解释了决定系统可能产生随机结果的原因。混沌理论认为，在混沌系统中，初始条件十分微小的变化，经过不断放大，对其未来状态会造成极其巨大的影响。

混沌信号是一种最有代表性的非线性信号，混沌信号的分析与处理，成为信号处理领域的一个热点与前沿研究问题。在生物医学信号处理领域，脑电信号是一种具有混沌特性的信号，也是混沌信号处理研究的重点之一。

（2）混沌信号的噪声去除

构造混沌信号处理模型如下：

$$x_k = f(x_{k-1}, \theta) + u_k$$
$$z_k = Ax_k + v_k$$

(6.98)

式中，x_k 表示 k 时刻的系统状态，u_k 和 v_k 分别表示过程噪声和观测噪声，θ 为混沌系统参数，$f(\cdot)$ 为非线性函数。采用粒子滤波方法对混沌信号进行处理，等价于对后验概率密度 $p(x_{0:k} \mid z_{1:k})$ 的估计。具体算法步骤如下。

步骤 1：初始化。由初始分布 $p(x_0)$ 采样得到 N 个初始粒子 x_0^i，$i = 1, 2, \cdots, N$。

步骤 2：序贯重要性采样。从 $k-1$ 到 k 时刻，假设 $k-1$ 时刻粒子状态为 x_{k-1}^1, x_{k-1}^2，$\cdots, x_{k-1}^N$，对应的重要性权重为 $w_{k-1}^1, w_{k-1}^2, \cdots, w_{k-1}^N$，对每个粒子 $i = 1, 2, \cdots, N$ 进行如下循环：

① 产生新粒子 $x_k^i = f(x_{k-1}^i)$；

② 更新重要性权重 w_k^i 并归一化；

③ 由 $\hat{x}_k^{\mathrm{MMSE}} = \sum_{i=1}^{N} x_k^i w_k^i$ 估计当前时刻状态。

步骤 3：正则化判断，若需要，则构造连续分布，并根据该分布采样 N 个粒子，同时所有粒子的重要性权重回到 $1/N$。

（3）噪声去除结果

图 6.31 给出了粒子滤波算法对混沌信号进行噪声去除的结果。显然与作为对照的 EKF 和 UKF 算法相比，粒子滤波算法去噪的结果具有最小的均方误差（EMS）。

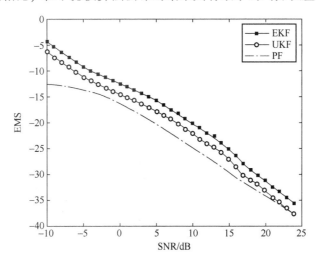

图 6.31　粒子滤波算法对混沌信号进行去噪结果

思考题与习题

6.1　说明维纳滤波器的基本概念与基本原理。

6.2　说明卡尔曼滤波器的基本概念与基本原理。

6.3　说明粒子滤波器的基本概念与基本原理。

6.4　试推导因果维纳滤波器。

6.5　试参考相关文献推导非因果维纳滤波器。

6.6　试说明求解维纳–霍夫方程的方法与步骤。

6.7 说明维纳预测器的概念。

6.8 说明卡尔曼滤波器中各量的含义。

6.9 说明卡尔曼滤波器的状态方程与观测方程。

6.10 说明卡尔曼滤波器的递推求解方法。

6.11 说明粒子滤波的重要性采样和重采样的概念。

6.12 设信号 $s(t)$ 的功率谱为 $P_{ss}(s) = \dfrac{1}{1-s^2}$，噪声 $v(t)$ 的功率谱为 $P_{vv}(s) = \dfrac{1}{4-s^2}$，信号与噪声互不相关，试求因果连续维纳滤波器的传递函数。

6.13 用以下形式的线性估计，按照最小均方误差判据来进行线性预测 $s(t+\tau)$：

$$\hat{d}(t) = as(t) + b\frac{\mathrm{d}s}{\mathrm{d}t}$$

试分别用正交原理和分数极值法确定系数 a 和 b。证明两种估计方法的结果一致，并求此时估计的均方误差。

6.14 设线性滤波器的输入信号为 $x(t) = s(t) + v(t)$，满足 $E[s(t)] = E[v(t)] = 0$，且 $R_{ss}(\tau) = \mathrm{e}^{-|\tau|}$，$R_{vv}(\tau) = \mathrm{e}^{-2|\tau|}$，$R_{sv}(\tau) = 0$。试求因果连续维纳滤波器的传递函数。

6.15 如果将习题 6.13 的估计式改为

$$\hat{d}(t) = as(t) + b\frac{\mathrm{d}s}{\mathrm{d}t} + c\frac{\mathrm{d}^2s}{\mathrm{d}t^2}$$

试求 a、b 和 c，并证明此时的均方误差比习题 6.13 的要小。

6.16 内插问题。已知 $x(0)$ 和 $x(T)$，限定用 $x(t) = ax(0) + bx(T)$ 的线性估计形式对 $0 < t < T$ 区间的 $x(t)$ 进行估计。试确定参数 a 和 b。[注意：$x(0)$ 和 $x(T)$ 分别指随机过程 $x(t)$ 在 $t=0$ 和 $t=T$ 处的取值，是随机变量。]

6.17 设 $x(t)$ 是一个带限随机过程，在 $|\omega| < \omega_c = \dfrac{\pi}{T}$ 范围内，满足 $S_x(\omega) = 1$。如图 P6.17 所示。

现在要用 $x(t)$ 在 $t = kT_s$ 时采样序列 $x(kT_s)$ 的线性组合来估计 $\hat{x}(t)$，即

$$\hat{x}(t) = \sum_{k=-\infty}^{+\infty} a_k(t) x(kT_s)$$

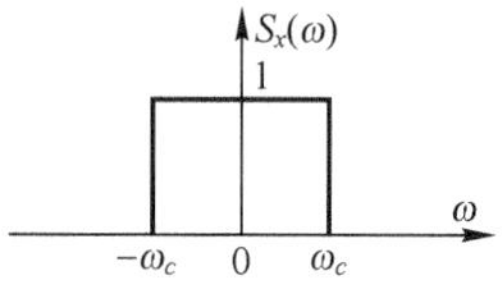

图 P6.17

试证明：按照最小均方判据有 $a_k = \dfrac{\sin\omega_c(t-kT_s)}{\omega_c(t-kT_s)}$。

[提示：本题即为随机情况的采样定理。]

6.18 已知信号 $s(t)$ 和噪声 $v(t)$ 的功率谱分别为 $P_{ss}(\omega) = \dfrac{2a}{\omega^2+a^2}$ 和 $P_{vv}(\omega) = 1$，且信号与噪声相互独立。试设计非因果维纳滤波器来估计 $s(t)$ 和 $s(t+\tau)$，$\tau > 0$。

6.19 已知接收信号为 $x(t) = s(t) + v(t)$，其中，$s(t)$ 为纯净信号，$v(t)$ 为噪声，满足 $E[s(t)] = E[v(t)] = 0$，且信号与噪声相互独立。

(1) 用正交原理来估计 $s'(t) = \dfrac{\mathrm{d}s(t)}{\mathrm{d}t}$，试证明最优 $s'(t)$ 估计可由下式得到：

$$R_{xs^*} = \int_0^{+\infty} R_x(\tau - \lambda)\hat{h}(\lambda)\mathrm{d}\lambda, \quad \tau = 0 \sim +\infty$$

(2) 若不要求因果性，试证明：$\hat{H}(\mathrm{j}\omega) = \dfrac{\mathrm{j}\omega S_{xs}(\omega)}{S_x(\omega)}$。

(3) 已知 $R_{ss}(\tau) = \mathrm{e}^{-|\tau|}$，$R_n(\tau) = 2\delta(\tau)$。试求 $s'(t)$ 的非因果最优估计。

6.20 设系统模型为 $x(n+1) = 0.6x(n) + w(n)$，观测方程为 $z(n) = x(n) + v(n)$，其中 $w(n)$ 为方差 $\sigma_w^2 = 0.82$ 的白噪声，$v(n)$ 为方差 $\sigma_v^2 = 1$ 的白噪声，$v(n)$ 与 $x(n)$ 互不相关。试求其离散维纳滤波器。

6.21 设信号 $s(n)$ 的自相关函数 $R_{ss}(m) = 0.7^{|m|}$，$m = 0, \pm 1, \pm 2, \cdots$，被零均值方差 $\sigma^2 v = 0.4$ 的白噪声 $v(n)$ 所淹没，$s(n)$ 与 $v(n)$ 统计独立。

(1) 试设计一长度为 3 的 FIR 数字滤波器，其输出 $y(n)$ 将 $E[(y(b) - s(n))^2]$ 最小化。

(2) 试设计一非因果最优滤波器。

6.22 设定常系统模型为

$$x(k+1) = 2x(k) + w(k)$$
$$z(k+1) = x(k+1) + v(k+1)$$

满足 $E[w(k)] = 0$，$E[w^2(k)] = 4$，$E[v(k)] = 0$，$E[v^2(k)] = 8$。试给出卡尔曼滤波器中 $P(k)$ 的变化规律。

6.23 设有数量系统

$$x(k+1) = \frac{1}{2}x(k) + w(k)$$

$$z(k+1) = x(k+1) + v(k+1)$$

满足下列条件：

$$E[w(k)] = 0, \ \mathrm{Cov}[w(k), w(j)] = E[w(k)w(j)] = Q_k\delta_{kj}$$
$$E[v(k)] = 0, \ \mathrm{Cov}[v(k), v(j)] = E[v(k)v(j)] = R_k\delta_{kj}$$
$$E[x(0)] = \overline{x}(0), \ \mathrm{Var}[x(0)] = P_0, \ \mathrm{Cov}[x(0), w(k)] = 0$$
$$\mathrm{Cov}[w(k), v(j)] = 0, \ \mathrm{Cov}[x(0), v(k)] = 0$$

并且已知 $\overline{x}(0) = 0$，$P_0 = 1$，$Q_k = 1$，$R_k = 2$。已知前两次观测值为 $z(1) = 2$，$z(2) = 1$。试求：最优滤波值 $\hat{x}$ 和 $\hat{x}(2)$。

第7章 自适应滤波

本章系统地介绍自适应滤波器的基本概念、基本原理及其在生物医学信号分析与处理中的应用，主要包括：自适应滤波器的基本概念，横向自适应滤波器结构与随机梯度法，最小均方（LMS）算法与递归最小二乘（RLS）算法，以及自适应滤波器的多种结构形式和在医学信号噪声抑制、信号提取与生理状态控制等方面的应用。

7.1 自适应滤波的基本概念

自适应滤波（adaptive filtering）或自适应滤波器（adaptive filter）是信号处理领域的一个非常重要的分支。自 1959 年维德罗（Widrow）提出自适应的概念以来，自适应滤波理论与方法一直受到广泛的重视，并得到不断的发展和完善。尤其是近年来，随着超大规模集成电路技术和计算机技术的迅速发展，出现了许多性能优异的高速信号处理专用芯片和高性能的通用计算机，为信号处理特别是自适应滤波器的发展和应用提供了重要的物质基础。同时，信号处理理论和应用的发展，也为自适应滤波理论的进一步发展提供了必要的理论基础。可以这样说，自适应滤波理论和信号处理技术正在日益受到重视，并且已经并将继续在诸如通信、雷达、声呐、自动控制、图像与语音处理、模式识别、生物医学和地震勘探等领域得到进一步的广泛应用，并推动这些领域的进步。

所谓"自适应"（adaptive），具有主动去适应外部环境的含义。顾名思义，所谓自适应滤波器，是指根据环境的改变，使用自适应算法来改变系统参数和结构的滤波器。自适应滤波器的系数是由自适应算法更新的时变系数，其最本质的特点就是具有自学习和自调整的能力，使之能够跟踪输入信号的时变特征，在未知环境中有效地工作。总体来说，自适应滤波器能够依据某种预先确定的准则，在迭代过程中自动调整自身的参数和/或结构，去适应变化的环境，以实现在这种最优准则下的最优滤波。

自适应滤波器的原理框图如图 7.1 所示。

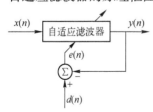

图 7.1 自适应滤波器原理框图

图 7.1 中，$x(n)$、$y(n)$ 和 $d(n)$ 分别表示在 n 时刻的输入信号、输出信号和参考信号（或称为期望响应信号）。$e(n)$ 表示在时刻 n 的误差信号。自适应滤波器的系统参数受误差信号控制，并根据 $e(n)$ 的值而自动调整，使之适合下一时刻 $n+1$ 的输入 $x(n+1)$，以使输出信号 $y(n+1)$ 更加接近期望信号 $d(n+1)$，并使误差信号 $e(n+1)$ 进一步减小。

7.2　横向自适应滤波器结构与随机梯度法

7.2.1　横向自适应滤波器的结构及其性能函数

1. 横向自适应滤波器

横向自适应滤波器是一类基本的自适应滤波器形式，一般分为单输入和多输入两种结构，分别如图 7.2 和图 7.3 所示。

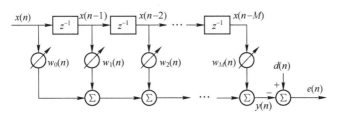

图 7.2　单输入横向自适应滤波器结构图

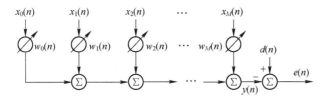

图 7.3　多输入横向自适应滤波器结构图

在图 7.2 和图 7.3 中，自适应滤波器的权系数向量（简称权向量，weight vector）为

$$\boldsymbol{w}(n) = \left[w_0(n) \ w_1(n) \cdots w_M(n) \right]^{\mathrm{T}} \tag{7.1}$$

式中，T 表示转置运算。对于单输入结构，输入信号向量 $\boldsymbol{x}(n)$ 来自单一的信号源，表示为

$$\boldsymbol{x}(n) = \left[x(n) x(n-1) \cdots x(n-M) \right]^{\mathrm{T}} \tag{7.2}$$

而多输入结构的输入信号向量来自 $M+1$ 个不同的信号源，表示为

$$\boldsymbol{x}(n) = \left[x_0(n) x_1(n) \cdots x_M(n) \right]^{\mathrm{T}} \tag{7.3}$$

图中的 z^{-1} 表示一个采样间隔的延迟；$d(n)$ 为自适应滤波器的期望响应信号；$y(n)$ 为输出信号；$e(n)$ 为期望响应 $d(n)$ 与输出信号 $y(n)$ 之差，称为误差信号（error signal）。

输入信号向量 $\boldsymbol{x}(n)$ 与滤波器权向量 $\boldsymbol{w}(n)$ 相乘，形成了时刻 n 的输出信号 $y(n)$，表示为

$$y(n) = \boldsymbol{x}^{\mathrm{T}}(n)\boldsymbol{w}(n) = \boldsymbol{w}^{\mathrm{T}}(n)x(n) \tag{7.4}$$

自适应系统的误差信号表示为

$$\begin{aligned} e(n) &= d(n) - y(n) \\ &= d(n) - \boldsymbol{w}^{\mathrm{T}}(n)\boldsymbol{x}(n) = d(n) - \boldsymbol{x}^{\mathrm{T}}(n)\boldsymbol{w}(n) \end{aligned} \tag{7.5}$$

误差信号被反馈回来用作调整自适应滤波器权系数的控制信号。实际上，自适应滤波器

的所谓自适应能力，就是依靠这种误差控制或结构调整来实现的。当输入信号为平稳随机序列时，将式（7.5）两边平方，并取数学期望，得到

$$E[e^2(n)] = E[d^2(n)] + \boldsymbol{w}^{\mathrm{T}}(n)E[\boldsymbol{x}(n)\boldsymbol{x}^{\mathrm{T}}(n)]w(n) - 2E[d(n)\boldsymbol{x}^{\mathrm{T}}(n)\boldsymbol{w}(n)] \quad (7.6)$$

定义输入信号的自相关矩阵 $\boldsymbol{R}$ 为

$$\boldsymbol{R} = E[x(n)\boldsymbol{x}^{\mathrm{T}}(n)] = E \begin{bmatrix} x^2(n) & x(n)x(n-1) & \cdots & x(n)x(n-M) \\ x(n-1)x(n) & x^2(n-1) & \cdots & x(n-1)x(n-M) \\ \vdots & \vdots & \ddots & \vdots \\ x(n-M)x(n) & x(n-M)x(n-1) & \cdots & x^2(n-M) \end{bmatrix} \quad (7.7)$$

或

$$\boldsymbol{R} = E[\boldsymbol{x}(n)\boldsymbol{x}^{\mathrm{T}}(n)] = E \begin{bmatrix} x_0^2(n) & x_0(n)x_1(n) & \cdots & x_0(n)x_M(n) \\ x_1(n)x_0(n) & x_1^2(n) & \cdots & x_1(n)x_M(n) \\ \vdots & \vdots & \ddots & \vdots \\ x_M(n)x_0(n) & x_M(n)x_1(n) & \cdots & x_M^2(n) \end{bmatrix} \quad (7.8)$$

其中，式（7.7）对应于单输入的情况，式（7.8）对应于多输入的情况。定义输入信号与期望响应的互相关向量 $\boldsymbol{p}$ 为

$$\boldsymbol{p} = E[d(n)\boldsymbol{x}(n)] = E[d(n)x(n)d(n)x(n-1)\cdots d(n)x(n-M)]^{\mathrm{T}} \quad (7.9)$$

或

$$\boldsymbol{p} = E[d(n)\boldsymbol{x}(n)] = E[d(n)x_0(n)d(n)x_1(n)\cdots d(n)x_M(n)]^{\mathrm{T}} \quad (7.10)$$

这样，式（7.6）变为

$$E[e^2(n)] = E[d^2(n)] + \boldsymbol{w}^{\mathrm{T}}(n)\boldsymbol{R}w(n) - 2\boldsymbol{p}^{\mathrm{T}}(n)\boldsymbol{w}(n) \quad (7.11)$$

2. 自适应滤波器的性能函数

习惯上常称均方误差 $E[e^2(n)]$ 为自适应滤波器的性能函数（performance function），并记为 ξ、J 或 MSE，即

$$\mathrm{MSE} = \xi = J = E[e^2(n)] \quad (7.12)$$

由式（7.11）可知，当输入信号 $x(n)$ 与期望响应 $d(n)$ 为平稳随机过程时，性能函数 ξ 精确地为权向量 $w(n)$ 的二次函数。二维均方误差函数的曲面形式为碗状抛物面，当权向量的维数大于2时，性能函数为超抛物面形式。由于自相关阵是正定的，故此超抛物面向上凹（即碗口朝上），表示均方误差函数有唯一的最小值。该最小值所对应的权向量为自适应滤波器的最佳权向量 $\boldsymbol{w}_{\mathrm{opt}}$，即等于维纳滤波器的权向量 $\boldsymbol{h}_{\mathrm{opt}}$。

图 7.4 所示为典型的二维均方误差函数的示意图，通常称性能函数的曲面为自适应滤波器的性能表面。如果自适应滤波器的权系数个数大于2，则其性能表面的超抛物面仍有唯一的全局最优点。

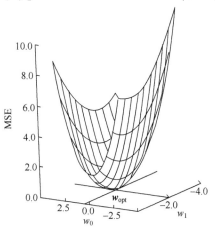

图 7.4　二维均方误差函数示意图

7.2.2　二次型性能表面的搜索

所谓在性能表面上搜索，就是要找出性能函数的最小值，并由此得到该最小值所对应的最佳权向量。因此，在二次型性能表面搜索最小值的问题，在数学上便是利用导数求取曲线和曲面极值的问题。对于性能函数来说，需要求其梯度，再根据二次型的性质，当梯度值为 0 时，即对应着性能函数的最小值。

对式（7.11）所示的均方误差函数求梯度，有

$$\nabla = \frac{\partial \xi}{\partial \boldsymbol{w}} = \frac{\partial E\left[e^2(n)\right]}{\partial \boldsymbol{w}} = \left[\begin{array}{cccc} \dfrac{\partial \xi}{\partial w_1} & \dfrac{\partial \xi}{\partial w_2} & \cdots & \dfrac{\partial \xi}{\partial w_M} \end{array}\right]^{\mathrm{T}} = 2\boldsymbol{R}\boldsymbol{w} - 2\boldsymbol{p} \tag{7.13}$$

令上式等于 0，即可求得最佳权向量为

$$\boldsymbol{w}_{\mathrm{opt}} = \boldsymbol{R}^{-1}\boldsymbol{p} \tag{7.14}$$

式（7.14）称为维纳-霍夫方程。显然，式（7.14）与第 6 章中式（6.37）所示的维纳滤波器具有相同的形式和意义。因此，自适应滤波器的最佳权向量又称为维纳权系数向量。将式（7.14）代入式（7.11），即可得到自适应滤波器的最小均方误差为

$$\xi_{\min} = E\left[e^2(n)\right]_{\min} = E\left[d^2(n)\right] + \boldsymbol{w}_{\mathrm{opt}}^{\mathrm{T}}\boldsymbol{R}\boldsymbol{w}_{\mathrm{opt}} - 2\boldsymbol{p}^{\mathrm{T}}\boldsymbol{w}_{\mathrm{opt}}$$

$$= E\left[d^2(n)\right] + \left[\boldsymbol{R}^{-1}\boldsymbol{p}\right]^{\mathrm{T}}\boldsymbol{R}\boldsymbol{R}^{-1}\boldsymbol{p} - 2\boldsymbol{p}^{\mathrm{T}}\boldsymbol{R}^{-1}\boldsymbol{p} \tag{7.15}$$

利用矩阵运算规则，可以将上式简化为

$$\xi_{\min} = E\left[d^2(n)\right] + \boldsymbol{p}^{\mathrm{T}}\boldsymbol{R}^{-1}\boldsymbol{p} = E\left[d^2(n)\right] - \boldsymbol{p}^{\mathrm{T}}\boldsymbol{w}_{\mathrm{opt}} \tag{7.16}$$

由式（7.14）可知，只要知道了输入信号的自相关矩阵 $\boldsymbol{R}$ 和期望响应与输入信号的互相关向量 $\boldsymbol{p}$，就可以由该式直接得出最佳权向量 $\boldsymbol{w}_{\mathrm{opt}}$。但是在实际应用中，这种方法往往是难以实现的。一方面，通常难以得到有关信号和噪声的统计先验知识；另一方面，当 $\boldsymbol{R}$ 的阶数较高时，直接计算 $\boldsymbol{R}$ 的逆矩阵有一定的困难。因此，最佳权向量的实现，一般都采用迭代的方法，一步一步地在性能表面上搜索，并最终达到最小均方值和实现最佳权向量。

常用的性能表面搜索方法为梯度下降的迭代算法，如牛顿法、共轭梯度法和最速下降法等。本节简要介绍牛顿法和最速下降法。

1. 牛顿法

牛顿法是一种通过迭代寻找函数 $f(x)$ 的过零点的数学方法，即求 $f(x) = 0$ 的解。假定 $f(x)$ 为变量 x 的一元函数，牛顿法的求解过程为：由初始估值 x_0 开始，利用 $f(x)$ 的一阶导数在 x_0 点的值 $f'(x_0)$ 来计算新值 x_1，即

$$x_1 = x_0 - \frac{f(x_0)}{f'(x_0)} \tag{7.17}$$

然后，再利用 x_1 点的导数值 $f'(x_1)$ 和 $f(x_1)$ 来计算下一步的估值 x_2。其一般的迭代公式为

$$x_{k+1} = x_k - \frac{f(x_k)}{f'(x_k)}, \quad k = 0, 1, \cdots \tag{7.18}$$

牛顿法的收敛与初始估值 x_0 和函数 $f(x)$ 本身的性质有关，不过已经知道，对于一大类函数，牛顿法的收敛是相当快的。另一方面，往往需要对导数值加以估计。通常采用下式对导数值进行估计：

$$f'(x_k) = \frac{f(x_k) - f(x_{k-1})}{x_k - x_{k-1}} \tag{7.19}$$

这样，牛顿法可以表示为

$$x_{k+1} = x_k - \frac{x_k - x_{k-1}}{f(x_k) - f(x_{k-1})} f(x_k), \quad k = 0, 1, \cdots \tag{7.20}$$

还需要注意的是，牛顿法在使用时，要保证每次计算时分母不能为零。

利用牛顿法对性能表面进行搜索，实际上是寻找性能函数的最小值，即其一阶导数（或梯度）为零的点。定义 $\xi'(w_m)$，$m = 0, 1, \cdots, M$ 为性能函数第 m 个权系数的一阶导数，于是，权系数的迭代公式为

$$w_m(n+1) = w_m(n) - \frac{\xi'(w_m(n))}{\xi''(w_m(n))}, \quad m = 0, 1, \cdots, M \tag{7.21}$$

式中，$\xi'(w_m(n))$ 和 $\xi''(w_m(n))$ 分别为均方误差函数相对于第 m 个权系数的一阶和二阶导数。

考虑向量形式，性能函数的梯度可以表示为

$$\nabla(n) = \xi'(\boldsymbol{w}(n)) = \left[\frac{\partial \xi}{\partial w_0} \ \frac{\partial \xi}{\partial w_1} \ \cdots \ \frac{\partial \xi}{\partial w_M} \right]^{\mathrm{T}} \tag{7.22}$$

其性能函数的二阶导数为

$$\nabla'(n) = \xi''(\boldsymbol{w}(n)) = \left[\frac{\partial^2 \xi}{\partial w_0^2} \ \frac{\partial^2 \xi}{\partial w_1^2} \ \cdots \ \frac{\partial^2 \xi}{\partial w_M^2} \right]^{\mathrm{T}} \tag{7.23}$$

另一方面，已知均方误差性能函数的梯度表示为

$$\nabla(n) = 2\boldsymbol{R}\boldsymbol{w}(n) - 2\boldsymbol{p} \tag{7.24}$$

用 $\frac{1}{2}\boldsymbol{R}^{-1}$ 左乘上式两边，并根据 $\boldsymbol{w}_{\mathrm{opt}} = \boldsymbol{R}^{-1}\boldsymbol{p}$，可以得到

$$\boldsymbol{w}_{\mathrm{opt}} = \boldsymbol{w}(n) - \frac{1}{2}\boldsymbol{R}^{-1}\nabla(n) \tag{7.25}$$

将上式写为自适应迭代的形式，有

$$\boldsymbol{w}(n+1) = \boldsymbol{w}(n) - \frac{1}{2}\boldsymbol{R}^{-1}\nabla(n) \tag{7.26}$$

这表明，当性能函数为二次型函数时，牛顿法经过一步迭代就可以达到最佳解 $\boldsymbol{w}_{\mathrm{opt}}$。

在实际应用中，牛顿法的计算要复杂得多。这是因为一方面，由于缺少关于信号噪声的统计先验知识，必须对矩阵 $\boldsymbol{R}$ 和向量 $\boldsymbol{p}$ 进行估计；另一方面，性能函数还有可能是非二次型的。这些因素都直接影响牛顿法的性能。通常，需要引入一个收敛因子 μ 来调节牛顿自适应迭代的速度，于是，式（7.26）变为

$$\boldsymbol{w}(n+1) = \boldsymbol{w}(n) - \mu\boldsymbol{R}^{-1}\nabla(n), \quad 0 < \mu < 1 \tag{7.27}$$

2. 最速下降法

最速下降法（method of steepest descent）是一种古老而又非常有用的通过迭代寻找极值的方法。从几何意义上来说，迭代调整权向量的结果，是使系统的均方误差沿其梯度的反方向下降，并最终达到最小均方误差 $\xi_{\min}$。当最小均方误差实现时，权向量变为最佳权向量 w_{opt}。

最速下降法可以用反馈系统来表示，从这个意义上来说，最速下降法是递归的。把最速下降法应用于维纳滤波时，可以得到一种能够跟踪信号的统计量随时间变化的算法，而不必在每次统计量变化时都求解维纳-霍夫方程。

在自适应滤波器的性能表面搜索过程中，最速下降法沿性能表面最速下降的方向，即负梯度方向，或性能函数 $\xi(w(n))$ 的梯度 $\nabla(n)$ 的反方向，连续调整滤波器的权向量 $w(n)$。梯度向量可以表示为

$$\nabla(n) = \frac{\partial\, \xi(w(n))}{\partial\, w(n)} \tag{7.28}$$

从而，最速下降法可以表示为

$$w(n+1) = w(n) - \mu\, \nabla(n) \tag{7.29}$$

式中，μ 是正值常数，称为收敛因子（convergent factor），用于调整自适应迭代的步长，故又称为自适应算法的迭代步长（step size）。

为了证明最速下降法满足 $\xi(w(n+1)) < \xi(w(n))$，即在迭代的每一步都满足在性能表面上下降，将性能函数在 $w(n)$ 处进行一阶泰勒展开，并利用式（7.29），得到

$$\xi(w(n+1)) \approx \xi(w(n)) - \mu \parallel \nabla(n) \parallel^2 \tag{7.30}$$

由于收敛因子 μ 是正值常数，因此，随着迭代次数 n 的增加，性能函数 $\xi(w(n))$ 不断减小，当 $n \to \infty$ 时，性能函数趋于最小值 $\xi_{\min}$。

最速下降法的自适应迭代公式可以通过把式（7.24）代入式（7.29）得到，即

$$w(n+1) = w(n) + 2\mu[p - Rw(n)] \tag{7.31}$$

最速下降法的稳定性取决于两个因素，一是收敛因子 μ 的取值，二是自相关矩阵 R 的特性。定义权误差向量 $c(n)$ 为

$$c(n) = w(n) - w_{\mathrm{opt}} \tag{7.32}$$

利用上式和 $w_{\mathrm{opt}} = R^{-1}p$，消去式（7.31）中的互相关向量 p，有

$$c(n+1) = (I - 2\mu R)c(n) \tag{7.33}$$

式中，I 为单位矩阵。式（7.33）再次强调了最速下降法的稳定性是由 μ 和 R 控制的。利用正交相似变换，可以将自相关矩阵 R 表示为

$$R = Q\Lambda Q^{-1} \tag{7.34}$$

式中，Q 为正交矩阵，满足

$$Q^{-1} = Q^{\mathrm{T}} \tag{7.35a}$$

和

$$QQ^{-1} = I \tag{7.35b}$$

矩阵 Q 的各个列向量为自相关矩阵 R 的特征值所对应的特征向量。Λ 为对角阵，其对

角元素为矩阵 $\boldsymbol{R}$ 的特征值。通常将这些特征值表示为 $\lambda_0, \lambda_1, \cdots, \lambda_M$，且均为正的实值。每一个特征值对应矩阵 $\boldsymbol{Q}$ 中一列特征向量。将式（7.34）代入式（7.33），有

$$c(n+1) = [\boldsymbol{I} - 2\mu\boldsymbol{Q}\boldsymbol{\Lambda}\boldsymbol{Q}^{-1}]c(n) \tag{7.36}$$

令上式两边左乘 $\boldsymbol{Q}^{-1}$，并利用正交矩阵的性质，有

$$\boldsymbol{Q}^{-1}c(n+1) = [\boldsymbol{I} - 2\mu\boldsymbol{\Lambda}]\boldsymbol{Q}^{-1}c(n) \tag{7.37}$$

定义

$$c'(n) = \boldsymbol{Q}^{-1}c(n) = \boldsymbol{Q}^{-1}[w(n) - w_{\text{opt}}] \tag{7.38}$$

有

$$c'(n+1) = [\boldsymbol{I} - 2\mu\boldsymbol{\Lambda}]c'(n) \tag{7.39}$$

设 $c'(n)$ 的初始值为

$$c'(0) = \boldsymbol{Q}^{-1}[w(0) - w_{\text{opt}}] \tag{7.40}$$

再假定自适应滤波器权向量的初始值为 $w(0) = 0$，则上式化简为

$$c'(0) = -\boldsymbol{Q}^{-1}w_{\text{opt}} \tag{7.41}$$

考虑 $c'(n)$ 向量的第 m 个模式，则式（7.39）所示最速下降法的迭代公式变为

$$c'_m(n+1) = [1 - 2\mu\lambda_m]c'_m(n), \quad m = 0, 1, \cdots, M \tag{7.42}$$

式中，λ_m 为自相关矩阵 $\boldsymbol{R}$ 的第 m 个特征值，$c'_m(n)$ 为向量 $c'(n)$ 的第 m 个元素。上式为 $c'_m(n)$ 的一阶齐次方程。若设 $c'_m(n)$ 的初始值为 $c'_m(0)$，则该差分方程的解为

$$c'_m(n) = [1 - 2\mu\lambda_m]^n c'_m(0), \quad m = 0, 1, \cdots, M \tag{7.43}$$

由于矩阵 $\boldsymbol{R}$ 为正定阵，其特征值均为正实值。因此，$c'_m(n), n = 0, 1, \cdots\cdots$ 构成了一个等比级数，其公比为 $1 - 2\mu\lambda_m$。为了保证最速下降法稳定收敛，必须有

$$-1 < 1 - 2\mu\lambda_m < 1, \quad m = 0, 1, \cdots, M \tag{7.44}$$

即保证 $1 - 2\mu\lambda_m$ 的幅值小于 1。当迭代次数 $n \to \infty$ 时，最速下降法的各个模式均趋于 0，而与初始状态无关。这意味着当 $n \to \infty$ 时，自适应滤波器的权向量趋于最佳权向量 w_{opt}。将式（7.42）写成向量形式，有

$$c'(n) = [\boldsymbol{I} - 2\mu\boldsymbol{\Lambda}]^n c'(0) \tag{7.45}$$

由式（7.44），可以得到最速下降法收敛因子 μ 的限制条件为

$$0 < \mu < \frac{1}{\lambda_{\max}} \tag{7.46}$$

式中，$\lambda_{\max}$ 为自相关矩阵 $\boldsymbol{R}$ 的最大的特征值。

最速下降法的主要优点是它的简单性，然而，这种方法却需要大量的迭代，才能使算法收敛于充分接近最优解的点。该性能是由于最速下降法是以围绕当前点的性能表面的一阶近似为基础的。在实际应用中，如果计算的简单性相对重要，则选择最速下降法是合适的。然而，如果收敛速度更为重要，则应该选用牛顿法及其改进方法。

7.3 自适应滤波器的最小均方（LMS）算法

7.3.1 LMS算法

在最速下降法中，如果能够在迭代过程中的每一步得到梯度 $\nabla(n)$ 的准确值，并且

适当地选择了收敛因子 μ，则最速下降法肯定会收敛于最佳维纳解。然而，在迭代的每一步准确地测量梯度向量是难以做到的。因为这需要具有关于自相关矩阵 $\boldsymbol{R}$ 和互相关向量 $\boldsymbol{p}$ 的先验知识。在实际应用中，梯度向量需要在迭代的每一步依据数据进行估计。换句话说，自适应滤波器的权向量是根据输入数据在最优准则的控制下不断更新的。Widrow 等人提出的最小均方（least mean square，LMS）算法就是一种以期望响应和滤波器输出信号之间误差的均方值最小为准则的，依据输入信号在迭代过程中估计梯度向量，并更新权系数以达到最优的自适应迭代算法。LMS 算法是一种梯度最速下降算法，其显著特点和优点是它的简单性。这种算法不需要计算相应的相关矩阵，也不需要进行矩阵运算。

　　LMS 算法是一种线性自适应滤波算法。一般来说，LMS 算法包括两个基本过程：一个是滤波过程，另一个是自适应过程。在滤波过程中，自适应滤波器计算其对输入的响应，并且通过与期望响应相比较，得到估计的误差信号。在自适应过程中，系统估计误差自动调整滤波器自身的参数。这两个过程共同组成一个反馈环，如图 7.5 所示。

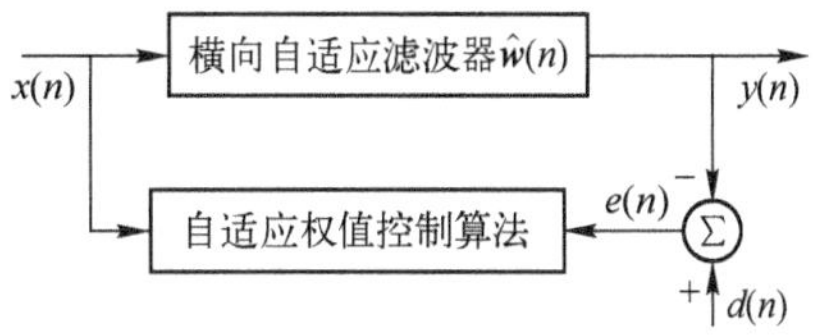

　　图中，横向自适应滤波器部分用于完成滤波过程，自适应权值控制算法用于实现对滤波器权系数的自适应调整。由图 7.5，并将图 7.2 和图 7.3 所示的单输入和多输入两种结构的横向自适应滤波器一并考虑，得到自适应滤波器的误差信号为

图 7.5　横向自适应滤波器原理框图

$$e(n) = d(n) - y(n) \qquad (7.47)$$

式中，$y(n)$ 为自适应滤波器的输出信号，表示为

$$y(n) = \boldsymbol{x}^{\mathrm{T}}(n)\boldsymbol{w}(n) = \boldsymbol{w}^{\mathrm{T}}(n)\boldsymbol{x}(n) \qquad (7.48)$$

式中，$\boldsymbol{x}(n)$ 为输入信号向量，其定义为 $\boldsymbol{x}(n) = [x(n)x(n-1)\cdots x(n-M)]^{\mathrm{T}}$（单输入结构）或 $\boldsymbol{x}(n) = [x_0(n)x_1(n)\cdots x_M(n)]^{\mathrm{T}}$（多输入结构）。

　　现在的任务是采用一种方法来估计均方误差函数 $\xi = E[e^2(n)]$ 的梯度 $\nabla(n)$，并以此梯度估值 $\hat{\nabla}(n)$ 来替代最速下降法中理论情况下的梯度真值。LMS 算法进行梯度估计的方法，是以误差信号每一次迭代的瞬时平方值替代其均方值，并以此来估计梯度，即

$$\hat{\nabla}(n) = \left[\frac{\partial e^2(n)}{\partial w_0(n)} \ \frac{\partial e^2(n)}{\partial w_1(n)} \ \cdots \ \frac{\partial e^2(n)}{\partial w_M(n)} \right]^{\mathrm{T}} \qquad (7.49\mathrm{a})$$

若写成向量形式，有

$$\hat{\nabla}(n) = \frac{\partial e^2(n)}{\partial \boldsymbol{w}(n)} \qquad (7.49\mathrm{b})$$

将式（7.47）和式（7.48）代入式（7.49b），得到

$$\hat{\nabla}(n) = 2e(n)\frac{\partial e(n)}{\partial \boldsymbol{w}(n)} = -2e(n)\boldsymbol{x}(n) \qquad (7.50)$$

用梯度估值 $\hat{\nabla}(n)$ 替代最速下降法中的梯度真值 $\nabla(n)$，有

$$\boldsymbol{w}(n+1) = \boldsymbol{w}(n) + \mu(-\hat{\nabla}(n)) = \boldsymbol{w}(n) + 2\mu e(n)\boldsymbol{x}(n) \qquad (7.51)$$

式中，μ 为自适应滤波器的收敛因子。式（7.51）即为著名的 LMS 算法的滤波器权向

量迭代公式。可以看出，自适应迭代下一时刻的权系数向量，可以由当前时刻的权系数向量加上以误差函数为比例因子的输入向量得到。图 7.6 给出了实现 LMS 算法的流程图。

例 7.1 试利用 MATLAB 编程设计实现一个 2 阶自适应滤波器，对给定的输入信号进行滤波处理。

解： MATLAB 程序如下：

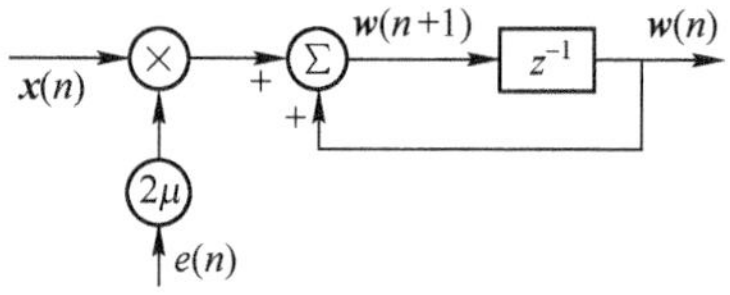

图 7.6　实现 LMS 算法的流程图

```
% 初始化与参数设置
clear all; clc; clear; t=0:1/10000:1-0.0001; f=4;
% 产生正弦信号和噪声污染的信号
s=cos(2*pi*f*t)+sin(2*pi*f*t); n=randn(size(t)); x=s+0.5*n;
w=[0 0.5]; u=0.0002;
% 自适应滤波
for i=1:9999
    y(i+1)=n(i:i+1)*w'; e(i+1)=x(i+1)-y(i+1); w=w+2*u*n(i:i+1);
end
% 绘图
figure(1);
subplot(311); plot(t,s); axis([0 1 -5 5]);xlabel('时间'); ylabel('幅度');
   text(0.93,3.4,'(a)');
subplot(312); plot(t,x); axis([0 1 -5 5]);xlabel('时间'); ylabel('幅度');
   text(0.93,3.4,'(b)');
subplot(313); plot(t,e); axis([0 1 -5 5]);xlabel('时间'); ylabel('幅度');
   text(0.93,3.4,'(c)');
```

图 7.7 给出了采用自适应滤波去除信号中噪声的结果。显然，经过自适应滤波器处理之后，含噪信号中的噪声被显著削弱了，而原始正弦信号得到了较好的恢复。

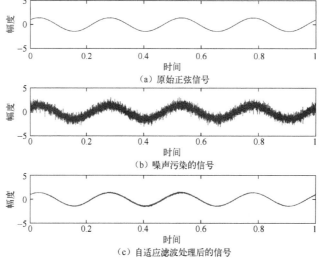

（a）原始正弦信号

（b）噪声污染的信号

（c）自适应滤波处理后的信号

图 7.7　自适应滤波器消除噪声的处理结果

7.3.2　LMS 算法的性能分析

1. LMS 算法的收敛性

收敛性是自适应滤波器的一个非常重要的指标。为了检验 LMS 算法的收敛性，首先需要证明式 (7.50) 所示的梯度估计是无偏的。

对式 (7.50) 的两边求取数学期望，并利用式 (7.47) 和式 (7.48)，有

$$\begin{aligned} E[\hat{\nabla}(n)] &= -2E[e(n)\boldsymbol{x}(n)] = -2E[(d(n)-y(n))\boldsymbol{x}(n)] \\ &= -2E[d(n)\boldsymbol{x}(n)-\boldsymbol{x}(n)\boldsymbol{x}^{\mathrm{T}}(n)w(n)] = 2[\boldsymbol{R}w(n)-\boldsymbol{p}] \\ &= \nabla(n) \end{aligned} \tag{7.52}$$

由此可见，LMS 算法对性能函数梯度的估值是无偏的。

为了研究方便起见，假设 LMS 算法的连续两次迭代时间足够长，以保证输入信号 $\boldsymbol{x}(n)$ 和 $\boldsymbol{x}(n+1)$ 互不相关。由式 (7.51) 可知，权向量 $\boldsymbol{w}(n)$ 只是输入向量 $\boldsymbol{x}(n-1)$，$\boldsymbol{x}(n-2),\cdots,\boldsymbol{x}(0)$ 的函数，由于这些输入向量是互不相关的，故 $\boldsymbol{w}(n)$ 与 $\boldsymbol{x}(n)$ 也是互不相关的。这样，对式 (7.51) 取数学期望，有

$$\begin{aligned} E[\boldsymbol{w}(n+1)] &= E[\boldsymbol{w}(n)] + 2\mu E[e(n)\boldsymbol{x}(n)] \\ &= E[\boldsymbol{w}(n)] + 2\mu\{E[d(n)\boldsymbol{x}(n)] - E[\boldsymbol{x}(n)\boldsymbol{x}^{\mathrm{T}}(n)\boldsymbol{w}(n)]\} \end{aligned} \tag{7.53}$$

利用 $\boldsymbol{R}$ 和 $\boldsymbol{p}$ 的定义及 $\boldsymbol{x}(n)$ 与 $\boldsymbol{w}(n)$ 的互不相关性，有

$$\begin{aligned} E[\boldsymbol{w}(n+1)] &= E[\boldsymbol{w}(n)] + 2\mu\{\boldsymbol{p} - \boldsymbol{R}E[\boldsymbol{w}(n)]\} \\ &= (\boldsymbol{I} - 2\mu\boldsymbol{R})E[\boldsymbol{w}(n)] + 2\mu\boldsymbol{p} \end{aligned} \tag{7.54}$$

式中，$\boldsymbol{I}$ 为与 $\boldsymbol{R}$ 具有相同维数的单位阵。设权系数向量的初始值为 $\boldsymbol{w}(0)$，则经过 $n+1$ 次迭代，得到

$$E[\boldsymbol{w}(n+1)] = (\boldsymbol{I} - 2\mu\boldsymbol{R})^{n+1}\boldsymbol{w}(0) + 2\mu\sum_{j=0}^{n}(\boldsymbol{I} - 2\mu\boldsymbol{R})^{j}\boldsymbol{p} \tag{7.55}$$

利用矩阵的正交相似变换，并参考式 (7.39)，有

$$E[\boldsymbol{c}'(n+1)] = [\boldsymbol{I} - 2\mu\boldsymbol{\Lambda}]^{n}\boldsymbol{c}'(0) \tag{7.56}$$

式中，$\boldsymbol{c}'(n)$ 为权向量 $\boldsymbol{w}(n)$ 的主轴坐标形式，即经过平移和旋转变换后的 $\boldsymbol{w}(n)$。$\boldsymbol{\Lambda}$ 为自相关矩阵 $\boldsymbol{R}$ 的对角阵形式，其对角元素为 $\boldsymbol{R}$ 的特征值，即

$$\boldsymbol{\Lambda} = \begin{bmatrix} \lambda_0 & & & 0 \\ & \lambda_1 & & \\ 3 & & \ddots & \\ 0 & & & \lambda_M \end{bmatrix} \tag{7.57}$$

由于 $\boldsymbol{R}$ 是正定的，故所有特征值均为正实值。对于对角阵 $(\boldsymbol{I} - 2\mu\boldsymbol{\Lambda})$，只要它的所有对角元素的值小于 1，即有

$$\lim_{n\to\infty}[\boldsymbol{I} - 2\mu\boldsymbol{\Lambda}]^{n} = 0 \tag{7.58}$$

于是，主轴坐标下的权向量 $\boldsymbol{c}'(n)$ 的期望值达到最佳权向量，即

$$\boldsymbol{c}'_{\mathrm{opt}} = E[\boldsymbol{c}'(n)] = 0 \tag{7.59}$$

收敛因子应该满足下列收敛条件：

$$0<\mu<\frac{1}{\lambda_{\max}} \tag{7.60}$$

式中，$\lambda_{\max}$ 是自相关矩阵 $\boldsymbol{R}$ 的最大特征值，也是 $\boldsymbol{\varLambda}$ 阵中最大的对角元素。由于

$$\lambda_{\max} \leqslant \mathrm{tr}[\boldsymbol{\varLambda}] = \mathrm{tr}[\boldsymbol{R}] \tag{7.61}$$

因此，式（7.60）所示收敛因子的限制条件可以改写为

$$0<\mu<\frac{1}{\mathrm{tr}[\boldsymbol{R}]} \tag{7.62}$$

或

$$0<\mu<\frac{1}{(M+1)P_{\mathrm{in}}} \tag{7.63}$$

式中，$\mathrm{tr}[\,\cdot\,]$ 表示矩阵的迹，P_{in} 为输入信号的功率。通常，式（7.63）比式（7.62）更便于使用。这是因为输入信号的功率比其自相关矩阵的特征值更容易估计。

由式（7.59）可知，当收敛条件 $0<\mu<\dfrac{1}{\lambda_{\max}}$ 得到满足时，自适应滤波器的主轴坐标权向量 $\boldsymbol{c}'(n)$ 最终将收敛为 0 向量。将 $\boldsymbol{c}'(n)$ 变回到原始坐标系下，由 $\boldsymbol{c}'(n)$ 的定义式（7.38）可知，$\boldsymbol{c}'_{\mathrm{opt}}=0$ 对应于

$$\boldsymbol{w}_{\mathrm{opt}} = \boldsymbol{R}^{-1}\boldsymbol{p} \tag{7.64}$$

即 LMS 算法最终收敛为维纳滤波器。

在上面的讨论过程中，对于两输入样本互不相关的假设是十分苛刻的。实际上，这类自适应滤波器的具体实现表明，即使在输入样本之间有较大相关性时，权向量的数学期望值也能收敛到维纳解，但是这时所得到的均方误差值比不相关时要大。

2. 自适应时间常数与学习曲线

由均方误差函数和最小均方误差表达式（7.11）和式（7.16），可以得到均方误差函数的另一种表达形式

$$\xi=\xi_{\min}+(\boldsymbol{w}(n)-\boldsymbol{w}_{\mathrm{opt}})^{\mathrm{T}}\boldsymbol{R}(\boldsymbol{w}(n)-\boldsymbol{w}_{\mathrm{opt}}) \tag{7.65}$$

按照式（7.32）的定义，将上式改写为

$$\xi=\xi_{\min}+\boldsymbol{c}^{\mathrm{T}}(n)\boldsymbol{R}\boldsymbol{c}(n) \tag{7.66}$$

再经过正交相似变换，将坐标轴旋转至主轴坐标系，得到

$$\xi=\xi_{\min}+\boldsymbol{c}'^{\mathrm{T}}(n)\boldsymbol{\varLambda}\boldsymbol{c}'(n) \tag{7.67}$$

将式（7.45）代入上式，有

$$\begin{aligned}\xi&=\xi_{\min}+\left[(\boldsymbol{I}-2\mu\boldsymbol{\varLambda})^{n}\boldsymbol{c}'(0)\right]^{\mathrm{T}}\boldsymbol{\varLambda}\left[(\boldsymbol{I}-2\mu\boldsymbol{\varLambda})^{n}\boldsymbol{c}'(0)\right]\\&=\xi_{\min}+\boldsymbol{c}'^{\mathrm{T}}(0)\left[(\boldsymbol{I}-2\mu\boldsymbol{\varLambda})^{n}\right]^{\mathrm{T}}\boldsymbol{\varLambda}(\boldsymbol{I}-2\mu\boldsymbol{\varLambda})^{n}\boldsymbol{c}'(0)\end{aligned} \tag{7.68}$$

由于矩阵 $(\boldsymbol{I}-2\mu\boldsymbol{\varLambda})$ 和矩阵 $\boldsymbol{\varLambda}$ 为对角阵，因此有

$$\xi=\xi_{\min}+\boldsymbol{c}'^{\mathrm{T}}(0)(\boldsymbol{I}-2\mu\boldsymbol{\varLambda})^{2n}\boldsymbol{\varLambda}\boldsymbol{c}'(0) \tag{7.69}$$

或写为标量形式

$$\xi=\xi_{\min}+\sum_{m=0}^{M}c_{m}'^{2}(0)\lambda_{m}(1-2\mu\lambda_{m})^{2n} \tag{7.70}$$

式中，$c_{m}'(0)$ 为向量 $\boldsymbol{c}'(0)$ 的第 m 个分量，λ_{m} 为对角阵 $\boldsymbol{\varLambda}$ 中的第 m 个对角元素。

式（7.70）即为 LMS 算法的自适应学习曲线，可见均方误差函数 ξ 是迭代次数 n 的指数函数。只要收敛条件式（7.62）得到满足，均方误差将随着迭代的进行而呈指数下降，并最终收敛为最小均方误差 $\xi_{\min}$。图 7.8 给出了 LMS 算法的学习曲线示意图。

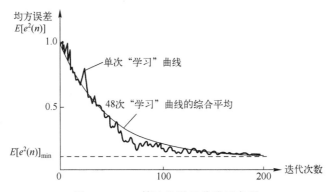

图 7.8　LMS 算法的学习曲线示意图

定义

$$r_m = 1 - 2\mu\lambda_m, \quad m = 0,1,\cdots,M \tag{7.71}$$

实际上，r_m 为式（7.43）所示等比级数的公比。若用指数包络曲线拟合这个等比级数，则可以得到时间常数如下：

$$r_m = \exp\left(-\frac{1}{\tau_m}\right), \quad m = 0,1,\cdots,M \tag{7.72}$$

$$r_m = 1 - \frac{1}{\tau_m} + \frac{1}{2!}\frac{1}{\tau_m^2} - \frac{1}{3!}\frac{1}{\tau_m^3} + \cdots, \quad m = 0,1,\cdots,M \tag{7.73}$$

取式（7.73）的前两项，有

$$r_m \approx 1 - \frac{1}{\tau_m}, \quad m = 0,1,\cdots,M \tag{7.74}$$

比较式（7.71）和式（7.74），有

$$\tau_m = \frac{1}{2\mu\lambda_m}, \quad m = 0,1,\cdots,M \tag{7.75}$$

式（7.75）即为 LMS 算法的第 m 个权系数的时间常数。由公比 r_m 的定义及自适应学习曲线式（7.70），可以得到均方误差时间常数 τ_{mse} 与权系数时间常数 τ 的关系如下：

$$(r_{\mathrm{mse}})_m = r_m^2, \quad m = 0,1,\cdots,M \tag{7.76a}$$

$$(\tau_{\mathrm{mse}})_m = \frac{\tau_m}{2}, \quad m = 0,1,\cdots,M \tag{7.76b}$$

因此，第 m 模式的均方误差时间常数为

$$(\tau_{\mathrm{mse}})_m \approx \frac{1}{4\mu\lambda_m}, \quad m = 0,1,\cdots,M \tag{7.77}$$

上面各式中，τ_m 和 $(\tau_{\mathrm{mse}})_m$ 分别表示第 m 个权系数的时间常数和第 m 个模式的均方误差时间常数。$(r_{\mathrm{mse}})_m$ 为式（7.70）所示学习曲线的公比，定义为

$$(r_{mse})_m = (1-2\mu\lambda_m)^2, \quad m=0,1,\cdots,M \tag{7.78}$$

由于在 LMS 算法中，每次梯度估计是基于一个输入数据样本进行的，这样关于输入数据的时间常数$(T_{mse})_m$就与算法均方误差的时间常数$(\tau_{mse})_m$相等，即

$$(T_{mse})_m = (\tau_{mse})_m \approx \frac{1}{4\mu\lambda_m}, \quad m=0,1,\cdots,M \tag{7.79}$$

时间常数的大小决定自适应学习过程的长短或收敛的快慢。一般来说，各$\lambda_m, m=0,1,\cdots,M$并不一定都相等。这样，各个权系数或各个模式的收敛速度并不相等。只有当各个权系数都收敛了，整个自适应滤波器才能收敛。如果所有的$\lambda_m, m=0,1,\cdots,M$均相等，则各个权系数的时间常数也相等，这种情形相当于全部输入信号不相关且具有相等的功率。此时的学习曲线为真正的指数函数曲线。

3. LMS 自适应算法中的权失调

由于 LMS 自适应算法是用梯度估计$\hat{\nabla}(n)$代替梯度真值$\nabla(n)$，这样会产生梯度估计噪声，即

$$\boldsymbol{v}(n) = \hat{\nabla}(n) - \nabla(n) \tag{7.80}$$

梯度估计噪声的存在，会造成权失调，从而影响自适应滤波器的性能，使滤波器的权向量不能达到维纳权向量，并且不能达到最小均方误差。定义失调系数为

$$M_d = \frac{\xi_{ss} - \xi_{min}}{\xi_{min}} \tag{7.81}$$

式中，

$$\xi_{ss} = \lim_{n\to\infty} E[e^2(n)] \tag{7.82}$$

为稳态均方误差。

（1）梯度估计噪声

在 LMS 算法中，梯度估计为

$$\hat{\nabla}(n) = -2e(n)\boldsymbol{x}(n) = \nabla(n) + \boldsymbol{v}(n) \tag{7.83}$$

式中，$\boldsymbol{v}(n)$为梯度估计噪声。由式（7.52）可知，梯度估计噪声是零均值的。此外，当n足够大时，梯度估计噪声的方差阵为

$$\text{Var}[\boldsymbol{v}(n)] = E[\boldsymbol{v}(n)\boldsymbol{v}^{T}(n)] \approx 4E[e^2(n)\boldsymbol{x}(n)\boldsymbol{x}^{T}(n)] = 4E[e^2(n)]E[\boldsymbol{x}(n)\boldsymbol{x}^{T}(n)]$$

$$\approx 4\xi_{ss}\boldsymbol{R} \tag{7.84}$$

将梯度估计噪声$\boldsymbol{v}(n)$进行正交坐标变换，有

$$\boldsymbol{v}'(n) = \boldsymbol{Q}\boldsymbol{v}(n) \tag{7.85}$$

$\boldsymbol{v}'(n)$的方差阵为

$$\text{Var}[\boldsymbol{v}'(n)] = E[\boldsymbol{Q}\boldsymbol{v}(n)\boldsymbol{v}^{T}(n)\boldsymbol{Q}^{T}] = \boldsymbol{Q}\{\text{Var}[\boldsymbol{v}(n)]\}\boldsymbol{Q}^{-1} \tag{7.86}$$

由上述研究，可以得出以下三点结论。

① 当n足够大时，梯度估计噪声$\boldsymbol{v}(n)$可以近似地看成广义平稳随机序列。因为其平均值$E[\boldsymbol{v}(n)] = 0$，与时间无关；其二阶矩$\text{Var}[\boldsymbol{v}(n)] \approx 4\xi_{ss}\boldsymbol{R}$，也与时间无关。

② 当n足够大时，梯度估计噪声$\boldsymbol{v}(n)$在各个迭代时刻上是互不相关的，即

$$E[\boldsymbol{v}(n)\boldsymbol{v}(n+k)] = 0, \quad k\neq0 \tag{7.87}$$

③ 当 n 足够大时，经正交坐标变换后的梯度估计噪声的方差为对角阵。

（2）权噪声向量

当考虑梯度估计噪声 $v(n)$ 时，LMS 算法可以表示为

$$w(n+1) = w(n) - \mu \hat{\nabla}(n) = w(n) - \mu[\nabla(n) + v(n)] \tag{7.88}$$

令第 n 次迭代所用的权向量 $w(n)$ 与最佳权向量 w_{opt} 之差为 $c(n)$，并称 $c(n)$ 为权误差向量。由梯度的表达式（7.13），有

$$\nabla(n) = -2p + 2Rw(n) = -2p + 2R[w_{\text{opt}} + c(n)]$$
$$= 2Rc(n) \tag{7.89}$$

将式（7.88）两边同时减去 w_{opt}，并将式（7.89）代入，得到

$$c(n+1) = c(n) - 2\mu Rc(n) - \mu v(n) = (I - 2\mu R)c(n) - \mu v(n) \tag{7.90}$$

式（7.90）是一个具有激励函数 $[-\mu v(n)]$ 的关于 $c(n)$ 的一阶向量差分方程。由于激励函数是随机的，因此响应也是随机的。这说明了权系数向量的随机性来源于梯度估计的随机性。此外，当 n 足够大时，由于 $v(n)$ 是平稳的，故可推知 $c(n)$ 也是平稳的。对式（7.90）进行正交坐标变换，有

$$c'(n+1) = Qc(n+1) = Q[Q^{-1}Q - 2\mu Q^{-1}\Lambda Q]c(n) - \mu Qv(n)$$
$$= (I - 2\mu \Lambda)c'(n) - \mu v'(n) \tag{7.91}$$

将上式写为分量形式，有

$$c'_m(n+1) = (1 - 2\mu \lambda_m)c'_m(n) - \mu v'_m(n), \quad m = 0, 1, \cdots, M \tag{7.92}$$

当 n 足够大时，不同的 $v'_m(n)$ 是彼此互不相关的，故 $c'_m(n)$ 也是彼此互不相关的。方差阵 $\text{Var}[c'(n)]$ 也是一对角阵。由于当 n 足够大时 $c'(n)$ 是平稳的，故

$$\text{Var}[c'(n)] = E[c'(n)c'^{\text{T}}(n)] = E[c'(n+1)c'^{\text{T}}(n+1)] \tag{7.93}$$

这样，由式（7.91），有

$$\text{Var}[c'(n)] = (I - 2\mu \Lambda)\text{Var}[c'(n)](I - 2\mu \Lambda) + \mu^2 \text{Var}[v'(n)] \tag{7.94}$$

由于 $\text{Var}[c'(n)]$ 是对角阵，故上式右边第一项各因子相乘的次序是没有任何关系的，由此得出

$$\text{Var}[c'(n)] = \mu^2 [4\mu \Lambda - \mu^2 \Lambda^2]^{-1} \text{Var}[v'(n)] \tag{7.95}$$

在实际应用中，LMS 算法总是取最小的 μ 值，而有 $\mu \Lambda \ll I$。因此，式（7.95）中的 $\mu \Lambda$ 的平方项可以忽略不计。于是，得到

$$\text{Var}[c'(n)] = \frac{\mu}{4}\Lambda^{-1}\text{Var}[v'(n)] \tag{7.96}$$

将式（7.86）代入上式，有

$$\text{Var}[c'(n)] = \frac{\mu}{4}\Lambda^{-1}(4\xi_{\text{ss}}\Lambda) = \mu \xi_{\text{ss}} I \tag{7.97}$$

由于 $c'(n) = Qc(n)$，$Q^{\text{T}}Q = I$，故上式对原坐标系的误差向量 $c(n)$ 也成立，即

$$\text{Var}[c(n)] = \mu \xi_{\text{ss}} I \tag{7.98}$$

其分量形式为

$$E[c_m^2(n)] = \mu \xi_{\text{ss}}, \quad m = 0, 1, \cdots, M \tag{7.99}$$

由上式可见，权向量的噪声分量有相等的方差，且互不相关。

（3）由梯度估计噪声引起的失调

若权向量无噪声并收敛于维纳解，则均方误差达到最小，即 ξ_{min}。当权向量出现随机噪声时，权向量稳态解将平均"失调"于其维纳解，并造成过量均方误差，使稳态均方误差 ξ_{ss} 大于最小均方误差 ξ_{min}。由式（7.67），可以得到过量平均均方误差为

$$\xi_{ss} - \xi_{min} = \lim_{n\to\infty} E[\boldsymbol{c}'^{\mathrm{T}}(n)\boldsymbol{\Lambda}\boldsymbol{c}'(n)] = \lim_{n\to\infty} \sum_{m=0}^{M} \lambda_m E[c'^2_m(n)]$$
$$= \mu\xi_{ss}\mathrm{tr}[\boldsymbol{R}] \tag{7.100}$$

由式（7.100），可得

$$\xi_{ss} = \frac{\xi_{min}}{1-\mu\mathrm{tr}[\boldsymbol{R}]} \tag{7.101}$$

将上式代入失调系数的定义式（7.81），有

$$M_d = \frac{\xi_{ss} - \xi_{min}}{\xi_{min}} = \frac{\mu\mathrm{tr}[\boldsymbol{R}]}{1-\mu\mathrm{tr}[\boldsymbol{R}]} \tag{7.102}$$

由上式可见，为了使失调系数 M_d 保持较小的数值，应选择 $\mu\mathrm{tr}[\boldsymbol{R}] \ll 1$。而由前述权向量数学期望值收敛的要求，应取 $0 < \mu < \dfrac{1}{\lambda_{max}}$，故

$$0 < \mu < \frac{1}{\mathrm{tr}[\boldsymbol{R}]} \tag{7.103}$$

在这种小 μ 值条件下，失调系数 M_d 可以表示为

$$M_d = \mu\mathrm{tr}[\boldsymbol{R}] = \mu\sum_{m=0}^{M}\lambda_m \tag{7.104}$$

式中，求和上限 M 表示权向量的维数。将 LMS 算法中的失调系数表示成自适应速度与权系数的函数是很有用的。由式（7.77），有

$$\mu\lambda_m = \frac{1}{4(\tau_{mse})_m}, \quad m = 0,1,\cdots,M \tag{7.105}$$

将上式代入式（7.104），有

$$M_d = \sum_{m=0}^{M}\frac{1}{4(\tau_{mse})_m} = \frac{M+1}{4}\left[\frac{1}{(\tau_{mse})_m}\right]_{av} \tag{7.106}$$

式中，

$$\left[\frac{1}{(\tau_{mse})_m}\right]_{av} = \frac{1}{M+1}\sum_{m=0}^{M}\frac{1}{(\tau_{mse})_m} \tag{7.107}$$

当 $\boldsymbol{R}$ 的所有特征值相等时，各时间常数相等，记为 τ_{mse}，从而，失调系数变为

$$M_d = \frac{M+1}{4\tau_{mse}} \tag{7.108}$$

即失调系数与权系数数目成正比。上式表明，选择大的自适应时间常数，可以使失调系数减小，而对于给定的时间常数，失调系数随权系数数目成正比例增加。

LMS 自适应滤波器自问世以来，受到了人们普遍的重视，得到了广泛的应用。这种滤波器的主要优点是其收敛性能稳定，且算法较为简单。然而，作为梯度算法的一

种，LMS 算法也有其固有的缺点。首先，这种方法一般来说不能从任意初始点出发通过最短的路径到达极值点。其次，当输入信号自相关矩阵 $\boldsymbol{R}$ 的特征值在数值上分散性较大时，这种方法的性能趋于恶化，可能出现收敛缓慢甚至发散的问题。事实上，已经出现了许多关于自适应滤波器的改进算法。不过，LMS 自适应滤波器仍然具有十分重要的理论意义和应用价值。

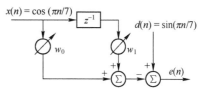

图 7.9　给定的自适应滤波器结构

例 7.2　给定的自适应滤波器结构如图 7.9 所示。（1）写出其性能函数表达式；（2）确定其收敛因子的范围；（3）写出 LMS 算法的迭代式。

解：（1）由 $e(n)=d(n)-y(n)$，且 $y(n)=\boldsymbol{w}^{\mathrm{T}}(n)\boldsymbol{x}(n)=w_0(n)x(n)+w_1(n)x(n-1)$，有

$$\xi=E[e^2(n)]=E[d^2(n)]-2w_0E[d(n)x(n)]-2w_1E[d(n)x(n-1)]+w_0^2E[x^2(n)]$$
$$+2w_0w_1E[x(n)x(n-1)]+w_1^2E[x^2(n-1)]$$

式中，

$$E[d^2(n)]=E[\sin^2(\pi n/7)]=0.5$$
$$E[d(n)x(n-1)]=E[\sin(\pi n/7)\cos(\pi n/7)]=0$$
$$E[d(n)x(n-1)]=E[\sin(\pi n/7)\cos(\pi(n-1)/7)]=0.2169$$
$$E[x^2(n)]=E[\cos^2(\pi n/7)]=0.5$$
$$E[x(n)x(n-1)]=E[\cos(\pi n/7)\cos(\pi(n-1)/7)]=0.4505$$
$$E[x^2(n-1)]=E[\cos^2(\pi(n-1)/7)]=0.5$$

故有

$$\xi=E[e^2(n)]=0.5(w_0^2+w_1^2)+0.901w_0w_1-0.4338w_1+0.5$$

（2）由于 $\boldsymbol{R}=E\begin{bmatrix} x^2(n) & x(n)x(n-1) \\ x(n-1)x(n) & x^2(n-1) \end{bmatrix}=\begin{bmatrix} 0.5 & 0.4505 \\ 0.4505 & 0.5 \end{bmatrix}$，有 $\mathrm{tr}[\boldsymbol{R}]=0.5+0.5=1$，故

$$0<\mu<1/\mathrm{tr}[\boldsymbol{R}]=1$$

（3）LMS 算法的迭代式为

$$\boldsymbol{w}(n+1)=\boldsymbol{w}(n)+2\mu e(n)\boldsymbol{x}(n)$$

式中，$e(n)=d(n)-y(n)=d(n)-[w_0x(n)+w_1x(n-1)]$。

例 7.3　试利用 MATLAB 编程实现 LMS 自适应滤波器，并给出系统均方误差随迭代过程而逐步减小的收敛曲线。

解：MATLAB 程序如下：

```
clear all;  N1=1000;N=1000;M=15;
for k=1:N
    x=randn(1,N1);noise=0.1*randn(1,N1);d=filter(b,1,x)+noise;
    ha1=adaptfilt.lms(M,mu1);[y1,e1]=filter(ha1,x,d);e21(k,:)=e1;
    ha2=adaptfilt.lms(M,mu2);[y2,e2]=filter(ha2,x,d);e22(k,:)=e2;
end
```

```
E_mu1 = sum(e21.^2,1)./N; E_mu2 = sum(e22.^2,1)./N;
figure(2);
plot(E_mu1);grid;hold on;plot(E_mu2);xlabel('迭代次数');ylabel('均方误差');
```

图 7.10 给出了自适应滤波器在两种不同收敛因子条件下的收敛曲线。显然，当收敛因子数值较大时，自适应系统收敛较快。

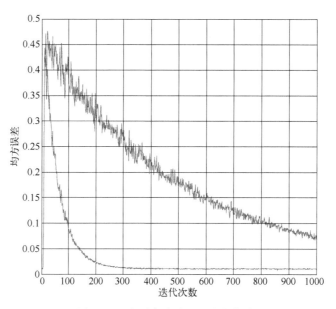

图 7.10　自适应滤波器的收敛曲线

7.3.3　LMS 自适应滤波器的改进形式

有文献已经提出了许多基于 LMS 算法的改进的自适应算法。这些改进算法的共同特点是从 LMS 算法出发，试图改进 LMS 算法的某些性能，包括改进 LMS 算法的收敛特性，减小稳态均方误差，减小计算复杂度，等等。

1. 归一化 LMS 算法（NLMS）

我们知道，LMS 算法的稳定性、收敛性和稳态性均与自适应滤波器权向量的权系数数目和输入信号的功率直接相关。为了确保自适应滤波器的稳定收敛，提出了对收敛因子 μ 进行归一化的 NLMS 算法。这种算法的归一化收敛因子表示为

$$\mu' = \frac{\mu}{\sigma_x^2} \tag{7.109}$$

式中，σ_x^2 为输入信号 $x(n)$ 的方差。通常，用下列时间平均来代替上式中的统计方差

$$\hat{\sigma}_x^2(n) = \sum_{i=0}^{M} x^2(n-i) = \boldsymbol{x}^{\mathrm{T}}(n)\boldsymbol{x}(n) \tag{7.110}$$

式中，$\hat{\sigma}_x^2(n)$ 表示在 n 时刻对信号方差的估值。对平稳随机输入信号 $x(n)$ 来说，$\hat{\sigma}_x^2(n)$ 是 σ_x^2 的无偏一致估计。将归一化收敛因子代入 LMS 算法，有

$$w(n+1) = w(n) + 2\frac{\mu}{x^{\mathrm{T}}(n)x(n)} e(n)x(n) \tag{7.111}$$

为了避免上式中分式的分母为 0，通常给分母加上一个小的正常数 c。这样，NLMS 算法的迭代公式变为

$$w(n+1) = w(n) + 2\frac{\mu}{c+x^{\mathrm{T}}(n)x(n)} e(n)x(n) \tag{7.112}$$

这样，只要满足收敛条件

$$0 < \mu < 1 \tag{7.113}$$

就能够保证经过足够大的 n 次迭代，自适应滤波器能够稳定收敛。由于式（7.112）中的归一化收敛因子 $\mu' = \dfrac{\mu}{c+x^{\mathrm{T}}(n)x(n)}$ 是在迭代过程中随时间变化的，因此实际上这是一种归一化变步长算法。在这类算法中，关于输入信号方差的估计，还可以采用不同的方法，由此构成不同的归一化变步长算法。例如，为了减小信号波动对信号方差估计的影响，可以对当前时刻及其之前若干时刻的信号样本进行加权平均从而估计信号方差。还可以采用一阶 AR 模型的形式在自适应迭代过程中进行递推估计，即

$$\hat{\sigma}_x^2(n) = \beta\hat{\sigma}_x^2(n-1) + (1-\beta)x^2(n) \tag{7.114}$$

式中，β 称为平滑参数，通常取很接近 1 的正值。

2. 泄漏 LMS 算法

泄漏 LMS 算法的迭代公式如下：

$$w(n+1) = \gamma w(n) + 2\mu e(n)x(n) \tag{7.115}$$

式中，γ 为正值常数，需要满足

$$0 < \gamma < 1 \tag{7.116}$$

通常取 γ 近似为 1。若 $\gamma = 1$，则泄漏 LMS 算法变为 LMS 算法。对于常规的 LMS 算法，当 μ 值突然变为 0 时，权向量的权系数将不再发生变化而保持 μ 变为 0 时的值。而对于泄漏 LMS 算法，当 μ 值变为 0 值之后，滤波器的权向量将逐渐变化，并最终变为 0 向量。这个过程称为泄漏。泄漏 LMS 算法在通信系统的自适应差分脉冲编码调制（AD-PCM）中被用来减小或消除信道误差。另一方面，泄漏 LMS 算法也常用于在自适应阵列中消除旁瓣效应。

实际上，在无噪声的条件下，泄漏 LMS 算法的性能并没有常规 LMS 算法的好。以下分析可以说明这一点。由式（7.115），有

$$\begin{aligned}
w(n+1) &= \gamma w(n) + 2\mu x(n)\left(d(n) - x^{\mathrm{T}}(n)\right) \\
&= \left[\gamma I - 2\mu x(n)x^{\mathrm{T}}(n)\right]w(n) + 2\mu d(n)x(n)
\end{aligned} \tag{7.117}$$

假定输入信号与权向量是相互独立的，则

$$E[w(n+1)] = (\gamma I - 2\mu R)E[w(n)] + 2\mu p \tag{7.118}$$

或者

$$E[w(n+1)] = \left[I - 2\mu\left(R + \frac{1-\gamma}{2\mu}I\right)\right]E[w(n)] + 2\mu p \tag{7.119}$$

要保证上述算法的稳定，需要有

$$\lim_{n \to \infty} \{ E[\boldsymbol{w}(n)] \} = \left[\boldsymbol{R} + \frac{1-\gamma}{2} \boldsymbol{I} \right]^{-1} \boldsymbol{p} \tag{7.120}$$

显然，上式明显与最佳权向量 $\boldsymbol{w}_{\text{opt}} = \boldsymbol{R}^{-1} \boldsymbol{p}$ 有偏差。因此，泄漏 LMS 算法是一种有偏的 LMS 算法。γ 越接近于 1，偏差越小。可以证明，泄漏 LMS 算法的稳定性条件为

$$1 < \mu < \frac{1}{\lambda_{\min} + \dfrac{1-\gamma}{2\mu}} \tag{7.121}$$

由于矩阵 $\left[\boldsymbol{R} + \dfrac{1-\gamma}{2} \boldsymbol{I} \right]$ 是严格正定的，故没有零值的特征值。此外，泄漏 LMS 算法的第 m 个权系数的时间常数为

$$\tau_m^{(L)} = \frac{1}{2\mu\lambda_m + (1-\gamma)} < \tau_m \tag{7.122}$$

式中，$\tau_m^{(L)}$ 表示泄漏 LMS 算法第 m 个权系数的时间常数。显然，$\tau_m^{(L)}$ 比 LMS 算法的时间常数 τ_m 小，即可能以更快的速度收敛。

3. 极性 LMS 算法

在有些应用领域，尤其是在高速通信领域，实际问题对算法的计算量有很严格的要求。于是，产生了一类称为极性（或符号）算法的自适应算法。这种算法可以显著地减小自适应滤波器的计算量，有效地简化相应的硬件电路和程序计算。这类极性算法可以分为三种不同的实现方式，即对误差取符号的误差极性算法（SE）、对输入信号取符号的信号极性算法（SR）和对误差和输入信号二者均取符号的简单极性算法（SS）。这三种算法的权向量迭代公式分别为

$$\boldsymbol{w}(n+1) = \boldsymbol{w}(n) + 2\mu \text{sgn}[e(n)] \boldsymbol{x}(n)$$
$$\boldsymbol{w}(n+1) = \boldsymbol{w}(n) + 2\mu e(n) \text{sgn}[\boldsymbol{x}(n)] \tag{7.123}$$
$$\boldsymbol{w}(n+1) = \boldsymbol{w}(n) + 2\mu \text{sgn}[e(n)] \text{sgn}[\boldsymbol{x}(n)]$$

式中，符号函数 $\text{sgn}[\cdot]$ 定义为

$$\text{sgn}(t) = \begin{cases} 1, & t > 0 \\ 0, & t = 0 \\ -1, & t < 0 \end{cases} \tag{7.124}$$

极性 LMS 算法的主要优点是计算量小。显然，这种算法把一个数据样本的 N 比特运算简化为 1 比特的运算，即符号或极性的运算。另一方面，与基本 LMS 算法相比，这种算法在梯度估计性能上有所退化，这是由于其较粗的量化精度所引起的，并由此引起了收敛速度的下降和稳态误差的增加。

4. LMS 算法梯度估计的平滑

在迭代方程中用含噪的瞬时梯度估值 $\hat{\nabla}(n)$ 来替代梯度真值 $\nabla(n)$，是 LMS 算法的一个显著缺点。如果使用连续几次梯度估值的平滑结果来替代这个瞬时值，则有可能改善 LMS 算法的性能。有许多方法可以用于对一个时间序列进行平滑，归纳起来，可以分为线性平滑和非线性平滑两类。

设平滑 LMS 梯度估计的自适应迭代算法为

$$w(n+1) = w(n) + 2\mu b(n) \tag{7.125}$$

式中，

$$b(n) = \begin{bmatrix} b_0(n) & b_1(n) & \cdots & b_M(n) \end{bmatrix}^{\mathrm{T}} \tag{7.126}$$

对于线性平滑，一种有效的平滑方法是邻域平均法，即

$$b(n) = \frac{1}{N} \sum_{j=n-N+1}^{n} e(j)x(j) \tag{7.127}$$

式中，N 表示参加平滑的梯度估值的样本点数。另一种有效的平滑方法是低通滤波法，即利用低通滤波器来进行线性平滑：

$$b_i(n) = \mathrm{LPF}\{e(n)x(n-i)e(n)x(n-i+1)\cdots e(n)x(n-i+N)\} \tag{7.128}$$

式中，$\mathrm{LPF}\{\cdot\}$ 表示低通滤波器。

对于非线性平滑的处理，常采用中值滤波技术。$b(n)$ 向量中的第 i 个元素 $b_i(n)$ 为

$$b_i(n) = \mathrm{Med}\left[e(n)x(n-i)\right]_N \tag{7.129}$$

或者

$$b_i(n) = \mathrm{Med}\left[e(n)x(n-i)\cdots e(n-N+1)x(n-i-N+1)\right] \tag{7.130}$$

式中，$\mathrm{Med}[\cdot]$ 表示取中值运算。中值平滑除了像线性平滑一样可以用于消除梯度估计的噪声，对信号的"边缘"成分影响不大。图 7.11 给出了基于中值平滑的 LMS 算法在自适应滤波中应用的结果。

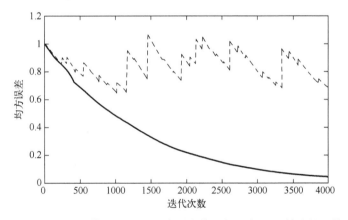

图 7.11　基于中值平滑的 LMS 自适应算法与基本 LMS 算法的比较
（实线：中值平滑 LMS 算法；虚线：基本 LMS 算法）

显然，由于脉冲状噪声的影响，基本 LMS 算法不能很好地收敛，而中值滤波器平滑的 LMS 算法得到很好的结果。

5. 解相关 LMS 算法

LMS 算法的一个主要缺点是其收敛速度较慢，这主要是由于算法的输入信号向量的各元素具有一定的相关性。研究表明，对输入信号向量解相关可以有效地加快 LMS 算法的收敛速度。

定义 $x(n)$ 与 $x(n-1)$ 在 n 时刻的相关系数为

$$c(n) = \frac{\boldsymbol{x}^{\mathrm{T}}(n)\boldsymbol{x}(n-1)}{\boldsymbol{x}^{\mathrm{T}}(n-1)\boldsymbol{x}(n-1)} \qquad (7.131)$$

根据定义，若 $c(n)=1$，则称 $\boldsymbol{x}(n)$ 是 $\boldsymbol{x}(n-1)$ 的相干信号；若 $c(n)=0$，则称 $\boldsymbol{x}(n)$ 与 $\boldsymbol{x}(n-1)$ 不相关；若 $0<c(n)<1$，则称 $\boldsymbol{x}(n)$ 与 $\boldsymbol{x}(n-1)$ 相关。$c(n)$ 值越大，$\boldsymbol{x}(n)$ 与 $\boldsymbol{x}(n-1)$ 之间的相关性就越强。

实际上，$c(n)\boldsymbol{x}(n-1)$ 代表了信号 $\boldsymbol{x}(n)$ 中与 $\boldsymbol{x}(n-1)$ 相关的部分。从 $\boldsymbol{x}(n)$ 中减去这一部分，相当于一种解相关运算。定义解相关方向向量为

$$\boldsymbol{v}(n) = \boldsymbol{x}(n) - c(n)\boldsymbol{x}(n-1) \qquad (7.132)$$

另一方面，考虑自适应迭代的收敛因子满足下列最小化问题的解：

$$\mu(n) = \arg\min_{\mu} J\big[\boldsymbol{w}(n-1) + \mu\boldsymbol{v}(n)\big] \qquad (7.133)$$

由此得到时变收敛因子为

$$\mu(n) = \frac{e(n)}{\boldsymbol{x}^{\mathrm{T}}(n)\boldsymbol{v}(n)} \qquad (7.134)$$

于是，解相关 LMS 自适应算法的迭代公式为

$$\boldsymbol{w}(n+1) = \boldsymbol{w}(n) + \mu(n)\boldsymbol{v}(n) \qquad (7.135)$$

上述解相关 LMS 算法可以看作一种自适应辅助变量法，其中的辅助变量由 $\boldsymbol{v}(n) = \boldsymbol{x}(n) - c(n)\boldsymbol{x}(n-1)$ 给出。一般来说，辅助变量的选取原则是，它应该与滞后的输入和输出强相关，而与干扰不相关。

7.3.4　应用中需要注意的问题

由于 LMS 自适应滤波器具有简单易于实现且对干扰和模型误差具有一定韧性的特点，因此，这种滤波器在许多领域得到了广泛的应用。在具体应用 LMS 自适应滤波器时，需要注意以下几个问题。

1. 信号的有限字长问题

自适应数字滤波器的实现包含了有限字长的运算，从而造成实际的自适应滤波器（有限精度）与理想的自适应滤波器（无限精度）之间的性能差别。引起这种性能差别的主要因素包括：输入信号与期望信号的量化、滤波器系数的量化，以及滤波器运算过程中的舍入误差等。由于自适应滤波器本身的非线性与有限字长运算引起的非线性相互耦合，使得对自适应滤波器性能的分析与估计相当困难。一般来说，理论分析是有效的，但是如果进行理论分析有困难，那么可以通过计算机仿真来分析和测量自适应滤波器的性能。

假定使用 $\boldsymbol{w}_{\mathrm{ip}}$ 和 $\boldsymbol{w}_{\mathrm{fp}}$ 分别表示无限精度和有限精度自适应滤波器的权向量。如果这两个向量的差向量 $\boldsymbol{w}_{\mathrm{ip}} - \boldsymbol{w}_{\mathrm{fp}}$ 总是保持有界，即舍入误差传播系统总是稳定的，则认为自适应滤波器是数值稳定的。数值稳定性是自适应算法的固有特性，不能通过提高数字精度来改变，增加字长或重新组织运算只会延缓自适应滤波器的发散。只有通过改进舍入误差传播系统的性能，使算法产生实质性的变化，才能实现自适应滤波器的稳定。

自适应数字滤波器的数值准确性可以用来度量稳态下由于舍入误差引起的实际值与理论值的偏差。数值准确性达不到要求，会导致系统输出的误差增大。通过增加字长，

可以减小这种误差。然而，在数值稳定性不够的情况下，如果舍入误差的积累得不到有效的抑制，则可能产生灾难性的后果，即导致算法发散或崩溃。上述两个问题都与数值准确性相关，但是二者并不互相包含。

2. LMS 自适应滤波器的韧性

自适应滤波器的韧性可以表示为自适应系统对于初始条件 $w(0)$、系统最优残差及其他误差 $e_0(n)$ 的敏感程度。分别定义干扰的能量 $E_d(n)$ 和估计误差的能量 $E_e(n)$ 为

$$E_d(n) = \frac{1}{2\mu} \parallel w(0) \parallel^2 + \sum_{j=0}^{n} \mid e_0(n) \mid^2$$

$$E_e(n) = \frac{1}{2\mu} \parallel w(n) \parallel^2 + \sum_{j=0}^{n} \mid y(n) \mid^2 \tag{7.136}$$

假定收敛因子满足 $0 < 2\mu \leq \parallel x(n) \parallel^2$，则可以证明 LMS 算法确定的系数向量满足条件

$$E_e(n) \leq E_d(n) \tag{7.137}$$

上式表示系统残差的能量以干扰的能量为上限，由此表明了 LMS 算法的韧性。另一方面，对于所有的有限能量干扰，LMS 算法能够使这两种能量之间最大可能的区别最小化，根据极大极小化准则，这种算法是最优的。

3. 收敛因子与系统误差

收敛因子 μ 是 LMS 自适应滤波器的重要参数，它控制着收敛速度与稳态失调的平衡。一般来说，较小的收敛因子会导致较慢的收敛速度和较小的稳态失调。然而，在数字自适应系统中，当迭代增量（即修正项）的大小比数字量的最低有效位（LSB）的一半还小时，即

$$\mid 2\mu e(n)x(n-i) \mid \leq \frac{\text{LSB}}{2} \tag{7.138}$$

LMS 算法的自适应迭代将停止。因此，μ 的减小将导致系统性能的下降。由式（7.139）可以看出迭代因子与系统误差的关系为

$$\mid e(n) \mid \leq \frac{\text{LSB}}{4\mu X_{\text{rms}}} \triangleq \text{DRE} \tag{7.139}$$

式中，X_{rms} 为输入信号幅度的均方根值，DRE 为数字化残差。对于给定的字长，如果减小收敛因子 μ，则 DRE 将显著增大。因此在实际应用中，LMS 算法的收敛因子不能无限制地减小，其下界由量化和有限精度运算对系统的影响程度来决定。

当输入信号自相关矩阵的一个或多个特征值为 0 时，由于非线性量化的影响，自适应滤波器有可能不收敛。通常采用泄漏技术来防止这一现象的发生。关于泄漏 LMS 算法，可参见 7.3.3 节的介绍。

在自适应滤波器权系数的更新中引入一定的非线性变换，可以在一定程度上简化权系数更新过程中的乘法运算，并因此简化 LMS 自适应滤波器的硬件或程序实现。7.3.3 节介绍的极性 LMS 自适应算法就是典型的这种算法。符号函数的引入，简化了自适应滤波器的计算，但是由于信号或系统精度的降低，导致系统性能的下降，因此在使用这种非线性变换时，需要综合考虑运算量和系统其他特性的关系。

4. 块 LMS 算法

在有些应用中，实际问题要求自适应滤波器具有很高的阶数。例如，在电话会议系统中，用于回波抵消的自适应滤波器的阶数可能高达 8000 阶，在这种情况下，要实时实现自适应回波抵消是相当困难的。如果采用块 LMS 自适应算法，则可以有效地降低上述应用问题的计算复杂度，同时具有较好的性能。

所谓块自适应滤波器，就是在自适应迭代中，每次处理一个数据块，滤波器的系数每块更新一次，而在每块的处理过程中保持不变。LMS 块自适应滤波器的结构框图如图 7.12 所示。这种滤波器主要具有以下特点：较高的数值准确性，易于实现并行计算和数据传送，可以利用 FFT 计算卷积和相关矩阵，从而降低计算复杂度。

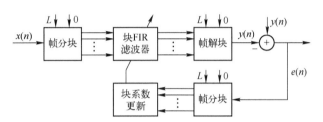

图 7.12　LMS 块自适应滤波器结构框图

另一种降低计算复杂度的方法是采用子带自适应滤波器。这种方法把输入信号和期望信号的响应分为若干较小的频带，对得到的信号进行二次采样，用不同的 LMS 滤波器对每个子带进行处理，最后对子带进行内插和重组，得到滤波器的输出。由于子带的频谱动态范围小于全频带的动态范围，因此将使收敛速度得到提升。但是由于相邻的子带间存在串扰，因此会使子带滤波器的性能有所下降。

5. 变换域 LMS 算法

影响 LMS 自适应滤波器收敛速度的主要因素是输入信号自相关矩阵 $\boldsymbol{R}$ 的最大特征值与最小特征值之比（$\lambda_{max}/\lambda_{min}$）。当输入信号自相关矩阵为对角阵、且有相等的特征值时，LMS 算法将取得最快的收敛速度。在 FIR 类滤波器的情况下，这意味着输入信号是白噪声过程。因此，提高系统收敛速度的有效方法之一是设法白化输入信号。变换域 LMS 自适应滤波器正是基于这一概念提出的。

图 7.13 所示为变换域 LMS 自适应滤波器的原理框图。其中，N 维输入向量 $\boldsymbol{x}(n)$ 先经过 $N \times N$ 正交归一化变换矩阵 $\boldsymbol{T}$ 变换成另一 N 维向量 $z(n) = [\, z_0(n) \quad z_1(n) \quad \cdots \quad z_{N-1}(n)\,]^{\mathrm{T}}$，即

$$z(n) = \boldsymbol{T}\boldsymbol{x}(n) \tag{7.140}$$

其中，

$$\boldsymbol{T}\boldsymbol{T}^{\mathrm{T}} = \boldsymbol{I} \tag{7.141}$$

设变换域权向量 $\boldsymbol{b}(n)$ 为

$$\boldsymbol{b}(n) = [\, b_0(n) \quad b_1(n) \quad \cdots \quad b_{N-1}(n)\,]^{\mathrm{T}} \tag{7.142}$$

$z(n)$ 经 $\boldsymbol{b}(n)$ 加权后形成自适应滤波器的输出为

238

$$y(n) = \boldsymbol{z}^{\mathrm{T}}(n)\boldsymbol{b}(n) = \boldsymbol{b}^{\mathrm{T}}(n)\boldsymbol{z}(n) \tag{7.143}$$

若 $d(n)$ 为期望响应信号，则输出误差为

$$e(n) = d(n) - y(n) = d(n) - \boldsymbol{b}^{\mathrm{T}}(n)\boldsymbol{z}(n) \tag{7.144}$$

变换域 LMS 自适应算法为

$$b_i(n+1) = b_i(n) + 2\mu_i e(n) z_i(n), \quad i = 0, 1, 2, \cdots, N-1 \tag{7.145}$$

其中，收敛因子

$$\mu_i = \frac{\mu}{E\left[z_i^2(n)\right]} \tag{7.146}$$

变换域 LMS 算法的迭代式还可以写为向量形式

$$\boldsymbol{b}(n+1) = \boldsymbol{b}(n) + 2\mu\boldsymbol{\Lambda}^{-2}e(n)\boldsymbol{z}(n) \tag{7.147}$$

式中，

$$\boldsymbol{\Lambda}^2 = \mathrm{diag}\left[E\left[z_0^2(n)\right], E\left[z_1^2(n)\right], \cdots, E\left[z_{N-1}^2(n)\right]\right] \tag{7.148}$$

在实际应用中，变换域自适应滤波器常用的正交变换为傅里叶变换和离散余弦变换。

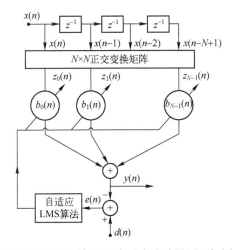

图 7.13 变换域 LMS 自适应滤波器原理框图

采用与研究普通 LMS 自适应滤波器类似的方法，可以得到变换域 LMS 自适应滤波器的权向量维纳解 $\boldsymbol{b}_{\mathrm{opt}}$ 与相应的最小均方误差 $e_{\min}^{\mathrm{TR}}(n)$ 分别为

$$\boldsymbol{b}_{\mathrm{opt}} = \boldsymbol{R}_{zz}^{-1}\boldsymbol{p}_{zd} \tag{7.149}$$

和

$$e_{\min}^{\mathrm{TR}}(n) = E\left[d^2(n)\right] - \boldsymbol{p}_{zd}^{\mathrm{T}}\boldsymbol{b}_{\mathrm{opt}} \tag{7.150}$$

式中，

$$\boldsymbol{R}_{zz} = E\left[\boldsymbol{z}(n)\boldsymbol{z}^{\mathrm{T}}(n)\right] = \boldsymbol{T}\boldsymbol{R}_{xx}\boldsymbol{T}^{\mathrm{T}} \tag{7.151a}$$

$$\boldsymbol{p}_{zd} = E\left[\boldsymbol{z}(n)d(n)\right] = \boldsymbol{T}\boldsymbol{p}_{xd} \tag{7.151b}$$

分别为正交变换后信号 $z(n)$ 的自相关矩阵及其与期望信号 $d(n)$ 的互相关向量。式中矩阵 $\boldsymbol{T}$ 为正交变换矩阵。将式（7.150）分别代入式（7.148）和式（7.149），有

$$\boldsymbol{h}_{\mathrm{opt}} = \left(\boldsymbol{T}\boldsymbol{R}_{xx}\boldsymbol{T}^{\mathrm{T}}\right)^{-1}\boldsymbol{T}\boldsymbol{p}_{xd} = \boldsymbol{T}\boldsymbol{R}_{xx}^{-1}\boldsymbol{p}_{xd} = \boldsymbol{T}\boldsymbol{w}_{\mathrm{opt}} \tag{7.152}$$

和

$$
\begin{aligned}
e_{\min}^{\mathrm{TR}}(n) &= E\left[d^2(n)\right] - \boldsymbol{p}_{xd}^{\mathrm{T}} \boldsymbol{T}^{\mathrm{T}} \boldsymbol{T} \boldsymbol{w}_{\mathrm{opt}} \\
&= E\left[d^2(n)\right] - \boldsymbol{p}_{xd}^{\mathrm{T}} \boldsymbol{w}_{\mathrm{opt}} = e_{\min}(n)
\end{aligned}
\tag{7.153}
$$

式中，$\boldsymbol{w}_{\mathrm{opt}} = \boldsymbol{R}_{xx}^{-1} \boldsymbol{p}_{xd}$ 和 $e_{\min}(n)$ 分别为普通 LMS 自适应滤波器的权向量维纳解和相应的最小均方误差。式（7.152）和式（7.153）表明，变换域 LMS 算法中权向量维纳解与普通 LMS 算法中权向量维纳解之间的关系与所采用的正交变换有关；不论采用何种正交变换，只要加权系数数目相同，则变换域 LMS 算法的最小均方误差与普通 LMS 算法的最小均方误差总是相等的。

关于变换域 LMS 算法的收敛特性，可以证明，只要适当地选择正交变换矩阵 $\boldsymbol{T}$，即可以使变换域 LMS 自适应算法具有比普通 LMS 自适应算法更好的收敛性能。

例 7.4 眩晕是人体不能适应运动刺激时发生的应激反应之一，衡量眩晕的主要指标之一是血流量的变化。在采用激光多普勒系统测量血流量时，由于有效散射光信号很弱，且受人体肌肉组织组成的复杂性等因素的影响，使得测量得到信号的信噪比较低。试设计自适应滤波器，改善测量信号的信噪比。

解： 由于时域 LMS 算法的收敛速度取决于自相关矩阵特征值的分散程度，因此采用一种变换域变步长 LMS 算法，通过对输入信号的正交化来提高收敛速度，并期望得到较好的信号处理结果。采用离散余弦变换（DCT）对输入信号进行正交变换并用作自适应滤波器的原始输入信号，选择一个与输入信号中噪声相关的信号作为参考输入信号。依据变换域 LMS 算法对含噪的输入信号进行滤波处理，处理前后的信号波形如图 7.14 所示。显然，原始信号中的噪声被有效去除了。

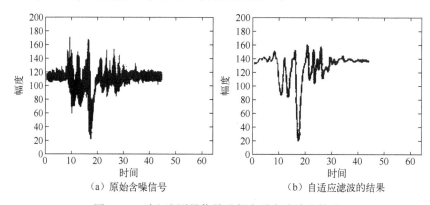

（a）原始含噪信号　　　　　　（b）自适应滤波的结果

图 7.14　对血流测量信号进行自适应滤波的结果

7.4　自适应滤波器的递归最小二乘（RLS）算法

最小二乘（LS）算法是一种典型的根据观测数据推断未知参量的数据处理方法。其基本思想是使实际观测值与计算值之差的平方和为最小。自 1795 年由著名数学家高斯提出以来，LS 算法在许多领域得到了广泛的应用，并成为系统辨识、参数估计和自适应信号处理等领域的基本算法之一。

在前面介绍的 LMS 自适应滤波器算法中，为了便于其实现，均采用输出误差的瞬时平方（即瞬时功率）$e^2(n)$ 的梯度来近似代替均方误差 $E[e^2(n)]$ 的梯度。实际上，我们可以直接考查一个由平稳信号作为输入的自适应系统在一段时间内输出误差信号的平均功率（在时间上求平均）。例如，以使该平均功率达到最小作为测量自适应系统性能的准则。这就是本节将要介绍的递归最小二乘（RLS）算法。

7.4.1　线性最小二乘原理

设线性组合器的结构如图 7.15 所示。

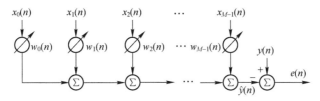

图 7.15　线性组合器结构图

现在的问题是利用线性组合器来估计期望响应 $y(n)$：

$$\hat{y}(n) = \sum_{k=0}^{M-1} w_k(n) x_k(n) = \boldsymbol{w}^{\mathrm{T}}(n) \boldsymbol{x}(n) \tag{7.154}$$

定义上式的估计误差为

$$e(n) = y(n) - \hat{y}(n) = y(n) - \boldsymbol{w}^{\mathrm{T}}(n) \boldsymbol{x}(n) \tag{7.155}$$

误差 $e(n)$ 的平方和为

$$E = \sum_{n=0}^{N-1} |e(n)|^2 \tag{7.156}$$

设系数向量在整个测量期间保持恒定，即线性时不变系统，则当平方误差最小时所得到的系数向量为 LS 准则下估计期望响应 $y(n)$ 的最佳向量 $\boldsymbol{w}_{\mathrm{LS}}$。在上面各式中，$\boldsymbol{w}(n)$ 又称为回归向量，$e(n)$ 称为残差。式（7.155）所示的回归方程可以写为向量形式

$$\boldsymbol{e} = \boldsymbol{y} - \boldsymbol{X}\boldsymbol{w} \tag{7.157}$$

式中，$\boldsymbol{e} = [e(0) \quad e(1) \quad \cdots \quad e(N-1)]^{\mathrm{T}}$ 和 $\boldsymbol{y} = [y(0) \quad y(1) \quad \cdots \quad y(N-1)]^{\mathrm{T}}$ 分别为 $N \times 1$ 维误差向量和期望响应，$\boldsymbol{X} = [\boldsymbol{x}(0) \quad \boldsymbol{x}(1) \quad \cdots \quad \boldsymbol{x}(N-1)]^{\mathrm{T}}$ 为 $N \times M$ 维输入数据矩阵，$\boldsymbol{w} = [w_0 \quad w_1 \quad \cdots \quad w_{M-1}]^{\mathrm{T}}$ 为线性组合器的参数向量。

利用向量形式的回归方程，误差信号的能量可以写为

$$\begin{aligned}
E &= \boldsymbol{e}^{\mathrm{T}}\boldsymbol{e} = (\boldsymbol{y}^{\mathrm{T}} - \boldsymbol{w}^{\mathrm{T}}\boldsymbol{X}^{\mathrm{T}})(\boldsymbol{y} - \boldsymbol{X}\boldsymbol{w}) \\
&= \boldsymbol{y}^{\mathrm{T}}\boldsymbol{y} - \boldsymbol{w}^{\mathrm{T}}\boldsymbol{X}^{\mathrm{T}}\boldsymbol{y} - \boldsymbol{y}^{\mathrm{T}}\boldsymbol{X}\boldsymbol{w} + \boldsymbol{w}^{\mathrm{T}}\boldsymbol{X}^{\mathrm{T}}\boldsymbol{X}\boldsymbol{w} \\
&= E_y - \boldsymbol{w}^{\mathrm{T}}\hat{\boldsymbol{p}} - \hat{\boldsymbol{p}}^{\mathrm{T}}\boldsymbol{w} + \boldsymbol{w}^{\mathrm{T}}\hat{\boldsymbol{R}}\boldsymbol{w}
\end{aligned} \tag{7.158}$$

其中，

$$E_y = \boldsymbol{y}^{\mathrm{T}}\boldsymbol{y} = \sum_{n=0}^{N-1} |y(n)|^2 \tag{7.159}$$

$$\hat{\boldsymbol{R}} = \boldsymbol{X}^{\mathrm{T}}\boldsymbol{X} = \sum_{n=0}^{N-1} \boldsymbol{x}(n)\boldsymbol{x}^{\mathrm{T}}(n) \tag{7.160}$$

$$\hat{\boldsymbol{p}} = \boldsymbol{X}^{\mathrm{T}}\boldsymbol{y} = \sum_{n=0}^{N-1} \boldsymbol{x}(n)y(n) \tag{7.161}$$

显然，LS 算法与最小均方误差（MMSE）算法都是基于二次代价函数的，如果用时间平均算子 $\sum_{n=0}^{N-1}$ 代替期望算子 $E[\cdot]$，则二者的导出公式是一致的。如果时间平均的相关矩阵 $\hat{\boldsymbol{R}}$ 是正定的，则最小二乘估计 $\boldsymbol{w}_{\mathrm{LS}}$ 可以通过求解下列正则方程得到

$$\hat{\boldsymbol{R}}\boldsymbol{w}_{\mathrm{LS}} = \hat{\boldsymbol{p}} \tag{7.162}$$

平方误差的最小值为

$$E_{\mathrm{LS}} = E_y - \hat{\boldsymbol{p}}^{\mathrm{T}}\hat{\boldsymbol{R}}^{-1}\hat{\boldsymbol{p}} = E_y - \hat{\boldsymbol{p}}^{\mathrm{T}}\boldsymbol{w}_{\mathrm{LS}} \tag{7.163}$$

关于正则方程的求解，有多种方法，例如，可以采用 Cholesky 分解法、奇异值分解法等，请读者参见有关参考文献。

7.4.2 递归最小二乘自适应滤波器

1. LS 自适应滤波器

LS 自适应滤波器是一种基于最小二乘准则、在滤波器运行的每一个时刻都使系数的平方误差达到最小的滤波器，其迭代价函数为

$$E(n) = \sum_{j=0}^{n} \lambda^{n-j}|e(j)|^2 = \sum_{j=0}^{n} \lambda^{n-j}|y(j) - \boldsymbol{w}^{\mathrm{T}}(j)\boldsymbol{x}(j)|^2 \tag{7.164}$$

式中，$y(j)$ 和 $\hat{y}(j) = \boldsymbol{w}^{\mathrm{T}}(j)\boldsymbol{x}(j)$ 分别为自适应滤波器的期望响应和输出信号，$e(j)$ 为瞬时误差信号，λ 是一个不大于 1 的正值常数，称为遗忘因子。遗忘因子的作用是确保滤波器能够仅保留"最近的"数据而忘记"过去的"数据，从而使算法适用于非平稳的环境。图 7.16 给出了遗忘因子作用的示意图。

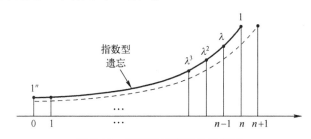

图 7.16　遗忘因子作用的示意图

由式（7.164）可以得到以下三个结论：第一，代价函数 $E(n)$ 是 n 的函数，即在迭代的每一步均发生变化，以反映新数据样本的影响；第二，使 $E(n)$ 最小的最优准则为加权最小二乘法；第三，当 $\lambda = 1$ 时，使 $E(n)$ 最小的最优准则为普通最小二乘法。

对式（7.164）相对于自适应滤波器权系数向量求导，并令导数为 0，可以得到正则方程为

$$\hat{\boldsymbol{R}}(n)\boldsymbol{w}(n) = \hat{\boldsymbol{p}}(n) \tag{7.165}$$

式中，

$$\hat{\boldsymbol{R}}(n) = \sum_{j=0}^{n} \lambda^{n-j} \boldsymbol{x}(j) \boldsymbol{x}^{\mathrm{T}}(j)$$

$$\hat{\boldsymbol{p}}(n) = \sum_{j=0}^{n} \lambda^{n-j} \boldsymbol{x}(j) y(j) \tag{7.166}$$

如果 $\hat{\boldsymbol{R}}(n)$ 是满秩的，则式（7.165）可以采用矩阵求逆的方法进行求解，进而得到自适应系统的权向量 $\boldsymbol{w}(n)$。但是，这种方法非常耗时，并且随着新观测数据的不断输入，计算要反复进行，非常麻烦。实际上，$\hat{\boldsymbol{R}}(n)$ 是可以通过迭代来递推计算的，即

$$\hat{\boldsymbol{R}}(n) = \lambda \hat{\boldsymbol{R}}(n-1) + \boldsymbol{x}(n) \boldsymbol{x}^{\mathrm{T}}(n) \tag{7.167}$$

上式表明，用遗忘因子 λ 对上一次迭代得到的相关矩阵进行加权，然后加入新的信息，就得到了新的相关矩阵。类似地，也可以得到互相关向量的迭代式为

$$\hat{\boldsymbol{p}}(n) = \lambda \hat{\boldsymbol{p}}(n-1) + \boldsymbol{x}(n) y(n) \tag{7.168}$$

这样，利用以上两个递推公式和新观测数据，无须解式（7.165）所示的正则方程，便可以递推求出自适应滤波器的权系数向量 $\boldsymbol{w}(n)$。将式（7.167）和式（7.168）代入式（7.165），有

$$\left[\hat{\boldsymbol{R}}(n) - \boldsymbol{x}(n) \boldsymbol{x}^{\mathrm{T}}(n) \right] \boldsymbol{w}(n-1) = \hat{\boldsymbol{p}}(n) - \boldsymbol{x}(n) y(n) \tag{7.169}$$

经过简单的整理，有

$$\hat{\boldsymbol{R}}(n) \boldsymbol{w}(n-1) + \boldsymbol{x}(n) e(n) = \hat{\boldsymbol{p}}(n) \tag{7.170}$$

其中，估计误差为

$$e(n) = y(n) - \boldsymbol{w}^{\mathrm{T}}(n-1) \boldsymbol{x}(n) \tag{7.171}$$

如果相关矩阵 $\hat{\boldsymbol{R}}(n)$ 是可逆的，那么用 $\hat{\boldsymbol{R}}^{-1}(n)$ 左乘式（7.170）的两边，再根据式（7.165），有

$$\boldsymbol{w}(n+1) + \hat{\boldsymbol{R}}^{-1}(n) \boldsymbol{x}(n) e(n) = \hat{\boldsymbol{R}}^{-1}(n) \hat{\boldsymbol{p}}(n) = \boldsymbol{w}(n) \tag{7.172}$$

定义自适应增益向量 $\boldsymbol{g}(n)$ 为

$$\hat{\boldsymbol{R}}(n) \boldsymbol{g}(n) \triangleq \boldsymbol{x}(n) \tag{7.173}$$

这样，式（7.172）可以写为

$$\boldsymbol{w}(n) = \boldsymbol{w}(n-1) + \boldsymbol{g}(n) e(n) \tag{7.174}$$

2. 递归最小二乘算法

式（7.174）中的自适应增益向量 $\boldsymbol{g}(n)$ 一般采用递推方式计算。其基本思路是：寻找一个递归公式，对自相关矩阵的逆 $\boldsymbol{P}(n) = \hat{\boldsymbol{R}}^{-1}(n)$ 进行递归修正，从而可以有效简化求解 $\boldsymbol{g}(n)$ 的计算。根据矩阵求逆引理

$$(\boldsymbol{A} + \boldsymbol{u} \boldsymbol{v}^{\mathrm{T}})^{-1} = \boldsymbol{A}^{-1} - \frac{\boldsymbol{A}^{-1} \boldsymbol{u} \boldsymbol{v}^{\mathrm{T}} \boldsymbol{A}^{-1}}{1 + \boldsymbol{v}^{\mathrm{T}} \boldsymbol{A}^{-1} \boldsymbol{u}} \tag{7.175}$$

式中，$\boldsymbol{A}$ 为 $N \times N$ 阶可逆阵，$\boldsymbol{u}$ 和 $\boldsymbol{v}$ 均为 $N \times 1$ 阶向量，可以得到 $\boldsymbol{P}(n)$ 的递推公式如下：

$$\boldsymbol{P}(n) = \lambda^{-1} \boldsymbol{P}(n-1) - \boldsymbol{g}(n) \overline{\boldsymbol{g}}^{\mathrm{T}}(n) \tag{7.176}$$

实际上，根据前一时刻的矩阵 $\boldsymbol{P}(n-1)$ 以及当前时刻的新观测数据 $x(n)$ 和 $y(n)$，通过

下列步骤可以计算得到新矩阵 $\boldsymbol{P}(n)$：

$$\bar{\boldsymbol{g}}(n) = \lambda^{-1}\boldsymbol{P}(n-1)\boldsymbol{x}(n)$$

$$\alpha(n) = 1 + \bar{\boldsymbol{g}}^{\mathrm{T}}(n)\boldsymbol{x}(n)$$

$$\boldsymbol{g}(n) = \frac{\bar{\boldsymbol{g}}(n)}{\alpha(n)} \tag{7.177}$$

$$\boldsymbol{P}(n) = \lambda^{-1}\boldsymbol{P}(n-1) - \boldsymbol{g}(n)\bar{\boldsymbol{g}}^{\mathrm{T}}(n)$$

式（7.177）给出的算法常称为常规的递归最小二乘算法。式（7.177）与式（7.171）和式（7.174）相结合，构成了完整的 RLS 算法的自适应增益计算、滤波和权系数更新算法。

3. RLS 算法的性能

RLS 算法最主要的优点是收敛速度明显快于 LMS 算法。此外，RLS 算法总是收敛的，不存在超量均方误差问题。但是，RLS 算法有两个主要的缺点：一是其算法较复杂，二是其对舍入误差较为敏感。针对以上缺点，提出了许多改进的 RLS 算法。在实际应用中究竟选择哪一类算法，需要根据实际应用问题的要求来确定。

7.4.3 应用中需要注意的问题

1. 计算复杂度问题

式（7.177）、式（7.171）和式（7.174）构成的 RLS 算法的计算复杂度主要取决于进行一次修正所需的运算量（一次乘法和一次加法）。由于 $\boldsymbol{P}(n)$ 是厄米特阵，实施算法时每次迭代需要的计算量为 $2M^2 + 4M$。计算 $\bar{\boldsymbol{g}}(n)$ 和修正 $\boldsymbol{P}(n)$ 的计算量为 $O(M^2)$。而包括点积及向量与标量相乘的计算量为 $O(M)$。

2. 算法的初始化

在实际应用中，通常采用下列方法确定 $\boldsymbol{P}(n)$ 的初值 $\boldsymbol{P}(-1)$ 和 $\boldsymbol{w}(n)$ 的初值 $\boldsymbol{w}(-1)$：即令 $\boldsymbol{P}(-1) = \delta^{-1}\boldsymbol{I}$，$\boldsymbol{w}(-1) = 0$。其中，$\delta$ 是很小的正数（与 $0.001\sigma_x^2$ 为同一数量级）。

3. 有效字长效应

在实际应用中，由于受到有限字长效应的影响，RLS 算法原有的准确的数学关系受到影响，可能会导致数值的不稳定性。例如，由式（7.177）、式（7.171）和式（7.174）表示的 RLS 算法的关键部分是利用式（7.176）对 $\boldsymbol{P}(n)$ 进行更新。当 $\boldsymbol{P}(n)$ 由于有限字长效应而失去对称性或正定性时，将导致算法的不稳定性。实际上，可以只计算式（7.176）的上三角（或下三角）部分，然后根据其对称性补充其余部分，从而保持 $\boldsymbol{P}(n)$ 的厄米特对称性。另一种方法是，在将 $\boldsymbol{P}(n-1)$ 修正为 $\boldsymbol{P}(n)$ 之后，用 $[\boldsymbol{P}(n) + \boldsymbol{P}^{\mathrm{T}}(n)]/2$ 来代替 $\boldsymbol{P}(n)$。

例 7.5 给定一含噪正弦信号，试利用 MATLAB 编程设计一个 RLS 自适应滤波器，从含噪信号中提取正弦信号。

解：根据题目要求，给出 MATLAB 程序如下：

```
% 初始化与参数设置
```

```
clear all; clc; clear;
N=1000; Fs=500; n=0:N-1;t=n/Fs; xs=(sin(2*pi*3*t))'; xn=(0.5
*randn(1,length(t)))';
d=xs; x=xs+xn; N=10; w=(zeros(1,N))'; M=length(x); p=0.1*eye(N,
N);  a=0.1;
y=(zeros(1,M))'; e=(zeros(1,M))';  sum1=zeros(N,N); sum2=zeros(N,1);
%自适应迭代
for n=N:M
    x1=x(n:-1:n-N+1); juzhen=x1*x1'; k=((1/a)*p*x1)/(1+(1/a)*x1'
*p*x1); e(n)=d(n)-w'*x1;
    w=w+k*conj(e(n)); p=(1/a)*p-(1/a)*k*x1'*p; y(n)=w'*x1;
end
%绘图
figure(1);
subplot(311); plot(t,x);grid; axis([0 2 -1.5 1.5]);ylabel('幅度'); xla-
bel('时间'); text(1.9,0.85,'(a)');
subplot(312); plot(t,xs);grid; axis([0 2 -1.5 1.5]);ylabel('幅度'); xla-
bel('时间');  text(1.9,0.85,'(b)');
subplot(313); plot(t,y);grid; axis([0 2 -1.5 1.5]);ylabel('幅度'); xla-
bel('时间'); text(1.9,0.85,'(c)');
```

图 7.17 给出了 RLS 自适应滤波器对含噪正弦信号处理的结果。显然，经过 RLS 自适应滤波器处理之后，信号中的噪声基本上被消除了。

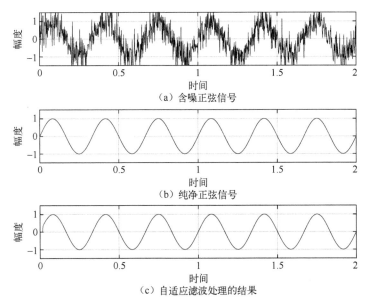

图 7.17 RLS 自适应滤波器对含噪正弦信号处理的结果

7.5　自适应滤波器的主要结构及其在医学信号处理中的应用

由于具有自适应和自学习的能力，且无须通过复杂的计算而进行滤波器的设计，因而自适应滤波技术在雷达、声呐、导航、通信、目标定位、地震勘探和生物医学等领域得到了广泛的应用。总的来说，凡是在信号的统计特性未知或信号随时间变化的非平稳过程场合，自适应滤波器都可以找到其用武之地。

从应用的角度来划分，自适应滤波器大体上可以分为 4 种基本结构，即自适应预测器结构、自适应系统辨识或建模结构、自适应逆滤波或均衡结构、自适应噪声抵消系统结构。图 7.18 给出了这 4 种结构的原理框图。

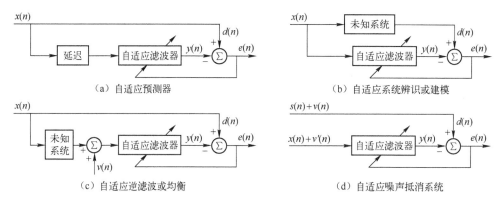

图 7.18　自适应滤波器的 4 种基本结构

如图 7.18（a）所示，自适应预测器（adaptive prediction）根据输入信号 $x(n)$ 的过去值 $x(n-1)$，$x(n-2)$，$\cdots$，$x(n-M)$ 对输入信号的当前值进行预测，常用于信号编码和噪声抑制。

如图 7.18（b）所示，自适应系统辨识（adaptive system identification）又称为自适应建模（adaptive modeling）。其中的自适应滤波器与未知系统二者有共同的输入信号，自适应滤波器试图模仿未知系统的传输特性，若误差信号 $e(n) \to 0$，则认为自适应系统与未知系统有相同的特性，因此可以用自适应系统收敛时的传递函数表示未知系统的传递函数，从而实现对未知系统的辨识。

如图 7.18（c）所示，自适应逆滤波（adaptive inverse filtering）又称为自适应均衡（adaptive equalization）。自适应滤波器的任务是将其自身的传递函数模拟为未知系统传递函数的逆，以便恢复被未知系统和加性噪声影响的信号。自适应逆滤波在通信、地震勘探和控制等领域得到广泛应用。这种结构又称为自适应解卷积。

如图 7.18（d）所示，自适应噪声抵消（adaptive noise cancellation）系统中的期望信号 $d(n)$ 是受噪声污染的信号，而自适应滤波器的输入是与 $d(n)$ 中噪声 $v(n)$ 相关的噪声 $v'(n)$。当自适应滤波器收敛时，其输出 $y(n)$ 会尽可能地与 $v(n)$ 逼近，使整个系统的输出 $e(n)$ 尽可能地逼近纯净信号 $s(n)$。

7.5.1　自适应谱线增强及其在医学信号处理中的应用

1. 自适应谱线增强的基本原理

自适应谱线增强（adaptive line enhancement，ALE）是一种在宽带噪声中检测较弱正弦信号或窄带信号的自适应方法。图 7.19 给出了自适应谱线增强器的原理框图。

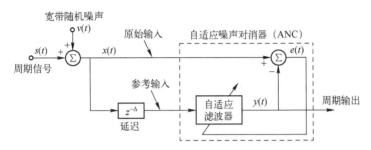

图 7.19　自适应谱线增强器的原理框图

由图 7.19 可见，ALE 实际上是由自适应预测器构成的。其作用是抑制宽带随机噪声，尽可能地增强或突出窄带或正弦信号，以便进行谱分析等后续处理。设图中虚线框部分的原始输入信号为 $x(t)=s(t)+v(t)$，其中，$s(t)$ 为窄带或周期性信号，$v(t)$ 表示宽带随机噪声。将 $x(t)$ 延迟 Δ 个采样间隔后再送入虚线框中的自适应滤波器，设自适应滤波器按照最小均方准则进行调整。为使误差信号 $e(t)$ 的均方值 $E\left[e^2(t)\right]$ 达到最小，应使自适应滤波器的输出 $y(t)$ 尽量抵消 $x(t)$ 中的 $s(t)$ 成分，使得误差信号 $e(t)$ 中仅剩下 $x(t)$ 中的宽带随机噪声成分 $v(t)$。因此，当自适应算法收敛时，$y(t)$ 是 $s(t)$ 的最优逼近，即可获得所要提取的窄带或正弦信号。

ALE 系统能够正常工作的关键是要保证延迟 Δ 后信号 $x(t-\Delta)$ 中的 $v(t-\Delta)$ 与 $v(t)$ 不相关，并同时保证 $s(t-\Delta)$ 与 $s(t)$ 仍然相关。由于正弦或周期信号具有周期性的相关性，其延迟 Δ 之后仍然保持很好的相关性，而宽带噪声因延迟 Δ 而失去相关性，因此自适应谱线增强器可以有效地增强含噪信号中的窄带或正弦信号，而抑制宽带噪声的影响。还需要说明的是，合理地选择延迟 Δ，对于改善谱线增强效果具有重要的意义。一般来说，一个较好的选择是使正弦波经过滤波后所产生的相移再加上 Δ 的等效相移恰好等于 $360°$。

2. 自适应谱线增强的应用

例 7.6　试采用自适应滤波技术对白噪声、有色噪声背景下正弦信号的频谱进行增强和提取，并与经典的傅里叶变换方法进行对比。

解：按照要求，采用自适应谱线增强器对给定信号进行处理，图 7.20 给出了正弦信号频谱增强的结果。图中，左边部分表示傅里叶变换进行谱估计的结果，右边部分表示自适应谱线增强的结果。图（a）表示输入信号为单一正弦波加上白噪声；图（b）或图（c）均表示噪声总功率中一半为白噪声，另一半为有色噪声。

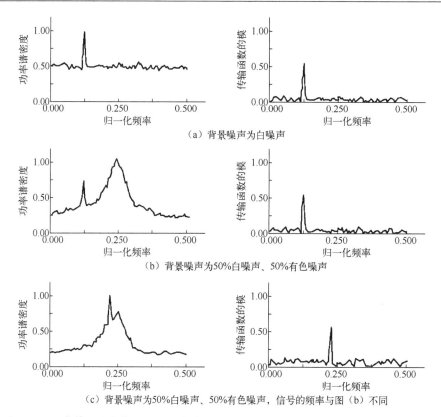

（a）背景噪声为白噪声

（b）背景噪声为50%白噪声、50%有色噪声

（c）背景噪声为50%白噪声、50%有色噪声，信号的频率与图（b）不同

图 7.20　经典傅里叶变换（左图）与自适应谱线增强（右图）进行谱估计的结果对比

　　在这三种情况下，用自适应谱线增强器得到的正弦波频谱均较好地去除了背景噪声的影响，而傅里叶变换得到的谱估计则有较强的背景噪声谱。显然，自适应谱线增强有效抑制了白色和有色噪声的谱峰，达到了信号谱线增强的目的。

　　自适应谱线增强方法可以与 AR 谱估计相结合而用于对超声多普勒回波进行动态谱估计，即对非平稳随机信号随时间动态地进行功率谱估计。这种做法比用常规的分段傅里叶变换求周期图的方法可以更好地反映信号功率谱随时间变化的特性。

　　例 7.7　给定被高斯白噪声污染的两个正弦信号的线性组合。试编写 MATLAB 程序实现自适应谱线增强算法来消除正弦组合信号中的白噪声。

　　解：MATLAB 程序如下：

```
clear; delay=1; N=5000;
s=0.5*sin(2*pi*0.05*[0:N+delay-1])+sin(2*pi*0.1*[0:N+delay-1]);
noise=2*randn(1,N+delay); x=s(1:N);
d=s(1+delay:N+delay)+noise(1+delay:N+delay);
mu=0.001; ha=adaptfilt.lms(32,mu); [y,e]=filter(ha,x,d);
[pdd,w]=pwelch(d(N-1000:N)); [pyy,w]=pwelch(y(N-1000:N)); [pss,w]=
pwelch(s(N-1000:N));
subplot(321); plot(N-100:N,s(N-100:N)); axis([4900,5000,-3,3]); title
('纯净正弦信号'); ylabel('幅度');
```

```
subplot(323);plot(N-100:N,d(N-100:N));axis([4900,5000,-8,8]);title
('纯净正弦信号');ylabel('幅度');
subplot(325);plot(N-100:N,y(N-100:N));
axis([4900,5000,-3,3]);title('谱线增强后的信号');ylabel('幅度');xlabel('样
本数');
subplot(322);plot(w/pi/2,10 * log10(pss));axis([0,0.5,-50,50]);ylabel
('幅度');title('纯净正弦信号功率谱');
subplot(324);plot(w/pi/2,10 * log10(pdd));axis([0,0.5,-50,50]);ylabel
('幅度');title('含噪信号功率谱');
subplot(326);plot(w/pi/2,10 * log10(pyy));
axis([0,0.5,-50,50]);ylabel('幅度');xlabel('频率');title('谱线增强后信号功
率谱');
```

图 7.21 给出了程序运行的结果。

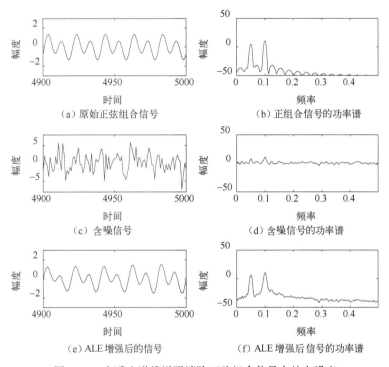

(a) 原始正弦组合信号　　　　　　(b) 正组合信号的功率谱

(c) 含噪信号　　　　　　　　　(d) 含噪信号的功率谱

(e) ALE 增强后的信号　　　　　(f) ALE 增强后信号的功率谱

图 7.21　自适应谱线增强消除正弦组合信号中的白噪声

7.5.2　自适应系统辨识及其在医学信号分析与处理中的应用

1. 自适应系统辨识的基本原理

所谓系统辨识（system identification），就是根据系统的输入-输出特性来确定描述系统行为的方法，而自适应系统辨识（adaptive system identification），是采用自适应滤波器来实现对系统的辨识。自适应系统辨识又称为自适应模拟或自适应建模。自适应系统辨识的原理框图如图 7.18（b）所示。

图 7.18（b）中，假设未知系统的系统函数用 $P(z)$ 表示，自适应滤波器达到稳态后的系统函数用 $H(z)$ 来表示。在自适应迭代过程中，当误差信号 $e(n) \to \min$ 时，表明 $d(n)$ 与 $y(n)$ 之间的误差达到最小，即 $y(n) \approx d(n)$。由于未知系统 $P(z)$ 与自适应系统 $H(z)$ 有相同的输入信号 $x(n)$ 和近似相同的输出信号，因此可以认为 $H(z)$ 是对 $P(z)$ 的一个很好的近似，称 $H(z)$ 为对 $P(z)$ 的模拟或辨识。

2. 自适应系统辨识的应用

例 7.8　血压的自适应控制。血压的自适应调节或控制对于术后监测病人或长期休克病人具有重要的临床意义。试采用自适应系统辨识技术实现对血压的自适应控制。

解：依据自适应系统辨识结构，构造血压自适应控制系统，如图 7.22 所示。采用血压计连续监测血压的变化，并以平均血压作为系统的输出；以调节血管收缩药物的注射量作为系统的输入，通过控制图中所示阀门来实现药物注射量的调节。自适应系统辨识的作用是通过对生理系统的监测和对自适应系统的调节来逼近生理系统的模型，当所模拟得到的系统与真实生理系统基本一致时，可以使血压的测量值大致等于期望的血压值，从而使血压自动保持在给定的期望值附近。

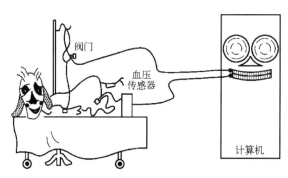

图 7.22　血压自适应控制系统示意图

7.5.3　自适应噪声抵消及其在医学信号噪声抑制中的应用

1. 自适应噪声抵消的基本原理

自适应噪声抵消（adaptive noise cancellation，ANC）系统是一种借助噪声的相关性在噪声中提取有用信号的自适应方法，图 7.18（d）所示为典型的自适应噪声抵消系统的原理框图。图中，原始输入信号 $d(n)$ 为有用信号 $s(n)$ 与噪声 $v(n)$ 之和，参考输入信号 $v'(n)$ 是与 $v(n)$ 相关的噪声。假定 $s(n)$、$v(n)$ 和 $v'(n)$ 均为零均值平稳随机过程，且满足信号 $s(n)$ 与两个噪声 $v(n)$ 及 $v'(n)$ 均互不相关。由图 7.18（d）可见，自适应滤波器的输出 $y(n)$ 为噪声 $v'(n)$ 的滤波信号。因此，整个自适应噪声抵消系统的输出 $e(n)$ 为

$$e(n) = s(n) + v(n) - y(n) \tag{7.178}$$

而

$$e^2(n) = s^2(n) + [v(n) - y(n)]^2 + 2s(n)[v(n) - y(n)] \tag{7.179}$$

对式（7.179）两边取数学期望，由于信号 $s(n)$ 与噪声 $v(n)$ 及 $v'(n)$ 均互不相关，且 $s(n)$ 与 $y(n)$ 也不相关，故有

$$E[e^2(n)] = E[s^2(n)] + E[(v(n)-y(n))^2] \qquad (7.180)$$

由于信号功率 $E[s^2(n)]$ 与自适应滤波器的调节无关，因此，自适应滤波器的调节使 $E[e^2(n)]$ 最小，等价于使 $E[(v(n)-y(n))^2]$ 最小。这样，由式（7.178），有

$$v(n) - y(n) = e(n) - s(n) \qquad (7.181)$$

由此可见，当 $E[(v(n)-y(n))^2]$ 最小时，$E[(e(n)-s(n))^2]$ 也达到最小，即自适应噪声抵消系统的输出信号 $e(n)$ 与有用信号 $s(n)$ 的均方误差最小。

在理想情况下，当 $v(n) = y(n)$ 时，有 $e(n) = s(n)$。这时，自适应滤波器自动地调节其权系数，将 $v'(n)$ 加工成 $y(n)$，与原始输入信号 $d(n)$ 中的 $v(n)$ 相减，使输出信号 $e(n)$ 的噪声完全被抵消，只保留有用信号 $s(n)$。

自适应滤波器能够完成上述任务的必要条件为：参考输入信号 $v'(n)$ 必须与被抵消的噪声 $v(n)$ 相关。这种必要性证明如下。

由自适应滤波器的基本理论可知，如果自适应滤波器的自适应过程是收敛的，且最小均方误差存在，则自适应滤波器与维纳滤波器等效。该维纳滤波器的物理不可实现最优传递函数为

$$W_{\text{opt}}(z) = \frac{P_{xd}(z)}{P_{xx}(z)} \qquad (7.182)$$

式中

$$P_{xd}(z) = \sum_{j=-\infty}^{\infty} E[x(n)d(n+j)]z^{-j} \qquad (7.183)$$

$$P_{xx}(z) = \sum_{j=-\infty}^{\infty} E[x(n)x(n+j)]z^{-j} \qquad (7.184)$$

令 $d(n) = s(n) + v(n)$，且 $x(n) = v'(n)$，由于 $s(n)$ 与 $v'(n)$ 互不相关，故有

$$P_{xd}(z) = P_{v'v}(z) = \sum_{j=-\infty}^{\infty} E[v'(n)v(n+j)]z^{-j} \qquad (7.185)$$

如果 $v'(n)$ 与 $v(n)$ 不相关，则 $P_{xd}(z) = 0$，于是 $W_{\text{opt}}(z) = 0$，滤波器没有意义。因此，$v'(n)$ 与 $v(n)$ 必须相关。

为了进一步说明自适应噪声抵消系统的原理，以图 7.23 来说明其工作原理和工作过程。

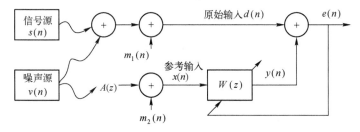

图 7.23　常用的自适应噪声抵消系统工作原理和工作过程

在图 7.23 中，原始输入 $d(n)$ 由有用信号 $s(n)$ 与两噪声 $v(n)$ 和 $m_1(n)$ 之和组成，参考输入 $x(n)$ 由另外两个噪声 $v'(n) = v(n) * a(n)$ 和 $m_2(n)$ 之和组成。其中，$a(n)$ 为

传输通道的单位冲激响应，其对应的传递函数为 $A(z)$。由于 $v(n)$ 与 $v'(n) = v(n) * a(n)$ 共源，因此二者是相关的。另一方面，$v(n)$ 与 $s(n)$ 是不相关的。噪声 $m_1(n)$ 与 $m_2(n)$ 也互不相关，且二者与 $s(n)$、$v(n)$、$v'(n)$ 均不相关。$d(n) = s(n) + v(n) + m_1(n)$ 为期望响应。$e(n)$ 为误差信号，等于自适应噪声抵消系统的输出。若自适应过程是收敛的，并且有最小均方解，则自适应滤波器与维纳滤波器等效，其最优传递函数等于维纳滤波器的传递函数，与式（7.182）完全相同。这时，自适应滤波器的输入功率谱为

$$P_{xx}(z) = P_{m_2 m_2}(z) + P_{vv}(z) \mid A(z) \mid^2 \tag{7.186}$$

滤波器输入与期望响应之间的互功率谱 $P_{xd}(z)$ 仅与其原始输入及参考输入的相关分量有关，即

$$P_{xd}(z) = P_{vv}(z) A(z^{-1}) \tag{7.187}$$

于是，式（7.182）变为

$$W_{\mathrm{opt}}(z) = \frac{P_{vv}(z) A(z^{-1})}{P_{m_2 m_2}(z) + P_{vv}(z) \mid A(z) \mid^2} \tag{7.188}$$

由此可见，$W_{\mathrm{opt}}(z)$ 与原始输入中有用信号的功率谱 $P_{ss}(z)$ 及非相关噪声功率谱 $P_{m_1 m_1}(z)$ 无关。若参考输入中的加性噪声 $m_2(n)$ 为零，则 $P_{m_2 m_2}(z)$ 为零，滤波器最优传递函数变为

$$W_{\mathrm{opt}}(z) = \frac{1}{A(z)} \tag{7.189}$$

上式表明，自适应滤波器的最优传递函数 $W_{\mathrm{opt}}(z)$ 等于参考输入传输通道传递函数 $A(z)$ 的逆。这时，自适应滤波器可以使噪声 $v(n)$ 在自适应噪声抵消系统的输出为零，但原始不相关噪声 $m_1(n)$ 完全不能抵消。

2. 自适应噪声抵消的应用

下面举例说明自适应噪声抵消系统在医学信号噪声抑制中的应用。

例 7.9 试采用 MATLAB 编程，利用自适应噪声抵消系统提取被噪声污染的正弦信号。

解： 按照要求，编程实现自适应噪声抵消系统，并提取被噪声污染的正弦信号。MATLAB 程序如下：

```
% 初始化与参数设置
clear; N=1000; M=15; s=sin(2*pi*0.02*[0:N-1]'); noise=0.5*randn(1,N);
g=fir1(M-1,0.4); fnoise=filter(g,1,noise); d=s.'+fnoise; mu = 0.015;
ha = dsp.LMSFilter(M+1,'StepSize',mu);  [y,e] = ha(noise',d');
figure(1)
subplot(221);plot(800:999,s(801:1000)); axis([800,1000,-2,2]); ylabel
('幅度'); xlabel('时间'); text(970,1.5,'(a)');
subplot(222);plot(800:999,d(801:1000)); axis([800,1000,-2,2]); ylabel
('幅度'); xlabel('时间'); text(970,1.5,'(b)');
subplot(223);plot(800:999,e(801:1000)); axis([800,1000,-2,2]); ylabel
('幅度'); xlabel('时间'); text(970,1.5,'(c)');
```

```
subplot(224);plot(800:999,s(801:1000),'-.',800:999,e(801:1000)); axis
([800,1000,-2,2]);
ylabel('幅度'); xlabel('时间'); text(970,1.5,'(d)');
```

图 7.24 给出了 MATLAB 程序运行的结果。显然，经过自适应噪声抵消系统的处理，信号中的噪声被显著去除了。

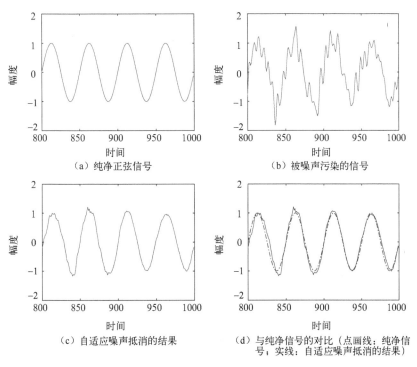

（a）纯净正弦信号   （b）被噪声污染的信号

（c）自适应噪声抵消的结果   （d）与纯净信号的对比（点画线：纯净信号；实线：自适应噪声抵消的结果）

图 7.24   自适应噪声抵消系统去除噪声的结果

例 7.10   母腹电极上胎儿心电信号的提取。胎儿的心电监护是孕妇怀孕期间保证母子安全的重要技术手段之一。借助胎儿心电图的观测，临床医生可以了解疑难胎位，单胎、双胎，以及分娩期间心率是否正常等情况。在优生学方面，在孕妇怀孕的中、后期，可以借助胎儿心电图的检查，了解并预测胎儿在子宫内的生理状况。试以胎儿心电信号的提取为例，说明自适应噪声抵消系统的应用。

解：胎儿的心电图是在孕妇母体腹壁测量得到的，称为腹壁胎儿心电图，简称为胎儿心电图。从母体腹壁测量得到的信号 $x(t)$ 可以表示为

$$x(t) = s(t) + m(t) + v(t) \tag{7.190}$$

式中，$s(t)$ 为胎儿心电图信号，$m(t)$ 为母体心电信号，$v(t)$ 为噪声干扰。图 7.25 给出了胎儿心电图信号测量的示意图。

图 7.26 给出了一个典型的由母体腹壁测量得到的胎儿心电图。显然，胎儿心电信号基本上被母体心电信号和噪声干扰所淹没，医生很难直观地鉴别出胎儿的心电信号。

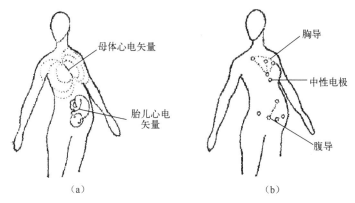

（a） （b）

图 7.25 胎儿心电图信号测量示意图

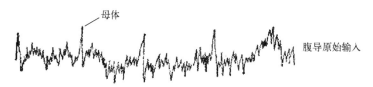

图 7.26 由母体腹壁测量得到的胎儿心电图，胎儿心电信号被母体心电信号和噪声干扰淹没

如果采用自适应噪声抵消系统，以母体胸导得到的母体心电信号 $m(t)$ 作为参考信号，以母体腹壁信号 $x(t)$ 作为原始信号输入，则可以有效消除母体心电信号对胎儿心电信号的影响，从而提取出较为纯净的胎儿心电信号。图 7.27 给出了采用自适应噪声抵消方法提取胎儿心电信号的结果。

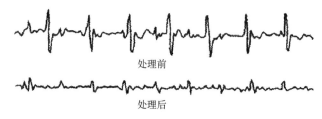

图 7.27 采用自适应噪声抵消方法提取胎儿心电信号的结果。上图：处理前的腹壁信号；下图：采用自适应噪声抵消系统提取得到的胎儿心电信号

例 7.11 心电图中工频干扰的消除。所谓工频干扰，一般指由供电电网所产生的 50Hz 干扰。在心电测量时，如果心电图机的屏蔽或接地处理不当，则有可能在心电图中引入一定的工频干扰，如图 7.28（a）所示。工频干扰的存在，对于正确判读心电图信号，并正确进行临床诊断具有很大的危害，应该尽力消除。试采用自适应噪声抵消系统来消除心电信号中的工频干扰。

解： 如果工频干扰的频率比较稳定，一般可以采用具有固定中心频率的窄带带阻滤波器（称为陷波器）来消除。但是在很多情况下，可能不易准确知道工频干扰的频率，另一方面，工频干扰可能存在一定的频率漂移，在这种情况下，自适应噪声抵消系统是一个很好的选择。图 7.28（b）和图 7.29 分别给出了采用自适应噪声抵消系统消除工频干扰后的心电图信号波形和在临床上进行工频干扰消除的示意图。

254

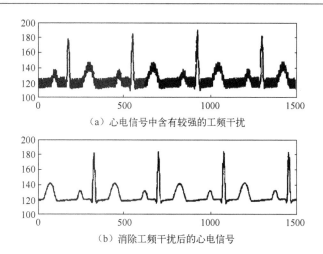

（a）心电信号中含有较强的工频干扰

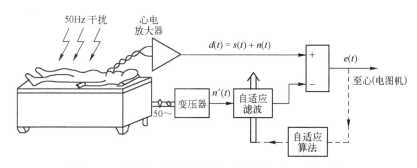

（b）消除工频干扰后的心电信号

图 7.28　采用自适应噪声抵消系统消除心电图中工频干扰的结果

图 7.29　采用自适应噪声抵消系统消除工频干扰示意图

　　如图 7.29 所示，在心电图机的输入端引入自适应噪声抵消系统，图中 $d(t) = s(t) + n(t)$ 是心电放大器的输出，其中，包含纯净心电信号 $s(t)$ 和工频干扰 $n(t)$。参考信号 $n'(t)$ 取自工频电源，经降压变压器送入自适应滤波器。自适应滤波器的作用是调节工频正弦信号的幅度和相位，使之与心电放大器输出的信号 $d(t)$ 的误差信号 $e(t)$ 达到最小，从而保证 $d(t)$ 中的工频干扰被抵消，而纯净心电信号 $s(t)$ 被保留在 $e(t)$ 中。

　　另一方面，由于工频干扰的频率相对较固定，因此可以设计一个 90° 移相网络，使图 7.30 中取得的两路参考信号 $n'_s(t)$ 和 $n'_c(t)$ 相互正交。由于采用多个正交分量经加权组合来进行自适应处理，每路只需一个权重的一阶处理器，且每路可以单独调节，从而使系统收敛速度提高，算法也相对简单。

　　例 7.12　心电图中高频电刀干扰的去除。当高频电流通过人体组织时，由于每个振荡的电脉冲时间极短，很难引起离子迁移，故

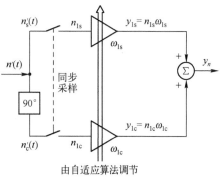

图 7.30　带有移相网络的自适应系统

255

仅在富有黏滞性的体液中振动，从而产生热量。高频电刀就是利用高频电流通过机体的这种热效应而制成的，是一种取代机械手术刀进行组织切割的电外科器械。它通过有效电极尖端产生的高频高压电流与肌体接触时对组织进行加热，实现对肌体组织的分离和凝固，从而起到切割和止血的目的。由于高频电刀的工作频率一般为 0.3~5MHz，且工作时的功率较大，有可能对其周边医疗仪器产生高频干扰，从而影响这些仪器的正常使用。试设计自适应噪声抵消系统，用于消除高频电刀的高频信号对其他医疗仪器的干扰。

解： 采用自适应噪声抵消系统用来消除高频电刀对心电监护波形的干扰。如图 7.31 所示，主输入信号 $d(t)$ 取自一段心电图导联，其中既含有心电信号，又含有高频电刀所引入的干扰。参考输入信号 $x(t)$ 取自臂上相距不远的两点，因此只含有高频电刀干扰。

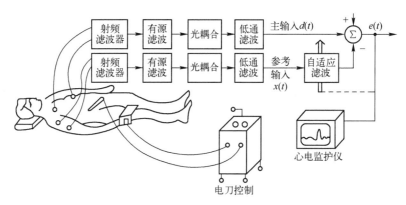

图 7.31　采用自适应噪声抵消系统去除高频电刀对心电监护仪的干扰

图 7.31 中，射频滤波器用来消除来自高频电刀高频信号的直接干扰，其前级是无源滤波，以提高输入阻抗为目的；后级是有源滤波。光耦合的作用是避免共地等共模干扰的产生。低通滤波器用于消除 600Hz 以上的频率分量。图 7.32 给出了自适应噪声抵消系统处理前后的信号波形。显然，经过自适应噪声抵消系统处理之后，信号中的高频干扰显著降低了。

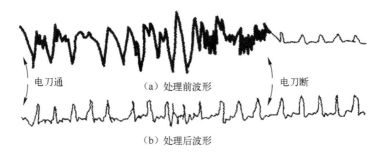

图 7.32　自适应噪声抵消系统处理前后的信号波形

思考题与习题

7.1　说明自适应滤波器的概念与基本原理。

7.2　说明自适应滤波器性能函数的概念。

7.3　说明性能表面搜索的方法。

7.4　解释牛顿法与最速下降法。

7.5　说明自适应滤波器 LMS 算法的基本原理。

7.6　概括说明 LMS 算法的性能。

7.7　总结归纳 LMS 算法的改进形式及各自的特点。

7.8　说明块 LMS 算法与变换域 LMS 算法。

7.9　说明自适应滤波器的 RLS 算法。

7.10　说明自适应噪声抵消系统的基本原理与应用。

7.11　说明自适应谱线增强的基本原理与应用。

7.12　说明自适应系统辨识的基本原理与应用

7.13　如图 P7.13 所示的自适应线性组合器，令 $N = 10$。

　　（1）求最佳权向量。

　　（2）用（1）的解导出 $y(n)$ 的表达式。

　　（3）用（2）的结果证明 $y(n) = d(n)$

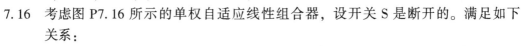

图 P7.13

7.14　试证明白噪声自相关矩阵的所有特征值都相等。

7.15　在习题 7.13 中的性能表面上，若 $w_1 = 0$，$N = 8$，且 $\varepsilon(n)$ 的均方值为 2.0，求系统的梯度向量。

7.16　考虑图 P7.16 所示的单权自适应线性组合器，设开关 S 是断开的。满足如下关系：

$E[x^2(n)] = 1$，$E[x(n)x(n-1)] = 0.5$，$E[d^2(n)] = 4$，$E[d(n)x(n)] = -1$，$E[d(n)x(n-1)] = 1$。试导出性能函数表达式，并画出性能函数的图形。

7.17　若图 P7.16 中的开关 S 闭合，按照习题 7.16 的条件和要求再做一次。

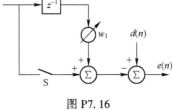

图 P7.16

7.18　设一自适应系统的收敛因子为 $\mu = 0.1$，权向量初值为 $w(0) = [5 \quad 2]^T$，性能函数如下：

$$\xi = 2w_0^2 + 2w_1^2 + 2w_0 w_1 - 14w_0 - 16w_1 + 42$$

试利用修正的牛顿法 $w(n+1) = w(n) - \mu R^{-1} \nabla(n)$ 求前 5 个权向量的值，并求出 $w(20)$。

7.19　设自适应系统的条件与习题 7.18 相同。

　　（1）试利用最速下降法求前 5 个权向量的值，并求出 $w(20)$。

　　（2）试给出最速下降法的学习曲线。

7.20 试证明当参与自适应处理的各分量相互正交时，各系数的调节可以独立进行。此时，一个 p 阶的滤波器可以分解成 p 个一阶的滤波器。

7.21 考查如图 P7.21 所示的自适应系统：

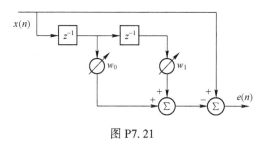

图 P7.21

（1）若给定 $R_{xx}(m) = E[x(n)x(n+m)]$，试写出该系统的性能函数表达式。

（2）当 $x(n) = \sin\dfrac{\pi n}{5}$ 时，给出性能表面表达式。

（3）当 $x(n) = \sin\dfrac{\pi n}{5}$，且 μ 取其最大值的 $1/5$ 时，写出 LMS 算法。

7.22 对于 2 阶递归自适应滤波器，试证明权系数 w_0 和 w_1 必须处于图 P7.22 所示的三角形 $\triangle ABC$ 内才能保证滤波器稳定，即该三角形相当于 z 平面上的单位圆。

7.23 如图 P7.23 所示的自适应系统，已知 $x(n) = \sin\dfrac{2\pi}{15}$，$L=1$。试求系统的性能函数。

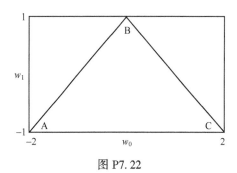

图 P7.22

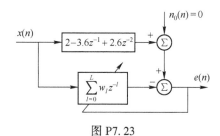

图 P7.23

第8章 非平稳生物医学信号分析与处理

8.1 概述

非平稳随机信号是相对于平稳随机信号而言的。对于一个信号 $x(t)$，如果其均值与时间 t 无关，其自相关函数 $r_x(t_1, t_2)$ 与 t_1、t_2 的选取起点无关，而仅与 t_1、t_2 的时间差有关，那么称 $x(t)$ 是一个宽平稳随机信号或广义平稳随机信号。即

$$\mu_x(t) = \mu_x = E\{x(t)\} \tag{8.1}$$

$$r_x(t_1, t_2) = r_x(\tau) = E\{x^*(t)x(t+\tau)\} \tag{8.2}$$

式中，$\tau = t_2 - t_1$。式（8.1）表示信号 $x(t)$ 的均值是一个常数，与时间 t 无关。式（8.2）表示信号 $x(t)$ 的自相关函数只与 t_1、t_2 的时间差有关，与 t_1、t_2 的起始时刻无关。对一个未知信号，可根据式（8.1）和式（8.2）进行分析，判断该未知信号是否宽平稳。

例 8.1 随机相位正弦信号

$$x(t) = A\sin(2\pi ft + \varphi)$$

式中，A、f 均为常数，φ 是一随机变量，在区间 $[0, 2\pi]$ 内均匀分布，其概率密度函数服从

$$p(\varphi) = \begin{cases} 1/(2\pi), & 0 \leqslant \varphi \leqslant 2\pi \\ 0, & \text{其他} \end{cases}$$

分析 $x(t)$ 的平稳特性。

解： 题中 φ 是一个随机变量，每变化一次，$x(t)$ 就是一条不同的正弦曲线。因为 φ 在区间 $[0, 2\pi]$ 内变化，所以每一个样本 $x(t)$ 都是一条正弦曲线。根据平稳随机信号的定义，求 $x(t)$ 的均值和自相关函数，判断其平稳特性。

均值为

$$\mu_x(t) = E\{A\sin(2\pi ft + \varphi)\} = \int_0^{2\pi} A\sin(2\pi ft + \varphi)\frac{1}{2\pi}\mathrm{d}\varphi = 0$$

自相关函数为

$$r_x(t_1, t_2) = E\{x^*(t_1)x(t_2)\}$$

$$= E\{A^2\sin(2\pi ft_1 + \varphi)\sin(2\pi ft_2 + \varphi)\}$$

$$= \int_0^{2\pi} A^2\sin(2\pi ft_1 + \varphi)\sin(2\pi ft_2 + \varphi)\frac{1}{2\pi}\mathrm{d}\varphi$$

$$= \frac{A^2}{2}\cos[2\pi f(t_2 - t_1)]$$

$$= \frac{A^2}{2}\cos(2\pi f\tau)$$

式中，$\tau = t_2 - t_1$。

可见，$x(t)$ 的均值是常数 0，且自相关函数只与 t_1、t_2 的时间差有关，与 t_1、t_2 的起始时刻无关，符合宽平稳随机信号的定义。本题的 $x(t)$ 是平稳随机信号。

一般地，对于没有任何先验知识的信号，可以先假设信号是各态遍历的、平稳的，即信号的一个样本可以代表信号的全体，且信号的均值为常数、相关函数与时间的起始点无关，再利用第 4~7 章介绍的方法进行分析。如果分析结果不能令人满意，则考虑运用本章的非平稳信号分析方法进一步分析。

非平稳随机信号的统计特征是时间的函数，例如信号具有时变均值、时变方差，相关函数与时间起始点有关等。生物医学信号一般为非平稳信号。以常见的心电信号为例进行说明。心电信号是心脏电活动在体表的宏观体现，是诊断心脏疾病的重要手段。心电信号源自心肌周期性的去极化和复极化，具有显著的周期性。因此，心电信号的均值是时变的。心电的周期性也导致了自相关函数不仅与 t_1、t_2 的时间差有关，而且与 t_1、t_2 的起始时刻有关。可见心电信号不是平稳信号。除了心电信号，还有其他生物医学信号，如脑电、心音、脉搏、血压、肌电、胃电、肠鸣音等，都是非平稳信号。

时频分析是分析非平稳信号的重要方法，包括线性变换的时频分析和非线性变换的时频分析。线性变换的时频分析包括短时傅里叶变换、Gabor 变换、小波变换等；非线性变换的时频分析包括 Wigner-Ville 分布、Cohen 类时频分布等。时频分析可用于提取生物医学信号中各种对临床诊断和研究有用的特征信息。注意，不同的时频分析方法具有各自的特点和局限性，不要指望使用一种分析方法就能有效地提取生物医学信号中的所有特征信息。例如，短时傅里叶变换具有明确的物理意义，可以给出与直观感知相符的时频构造。但是，由于测不准原理对窗函数时频分辨能力的制约，不可能同时在时域和频域获得较高的分辨率。小波变换具有可变的时频分辨率，"既可以看到森林，又可以看到树木"。但是，小波变换只对信号的"粗节"分量进行分解，而没有对"细节"分量做进一步分解。该限制可能影响对生物医学信号特征频带的划分，从而错过了信号中的某些特征信息。线性变换的时频分析表示了信号的频谱随时间变换的情况，而非线性变换的时频分析可表示信号的功率谱随时间变换的情况，如 Wigner-Ville 分布、Cohen 类时频分布等。Wigner-Ville 分布具有很高的时频聚集性和很好的边缘特性，但是 Wigner-Ville 分布对多分量信号会引入干扰项，以至于影响对信号时频特征的理解。通过对核函数的优化设计，可抑制交叉项。可见，针对特定的生物医学信号，要从应用角度出发，根据信号自身的特征，综合运用不同的时频分析方法进行分析和处理。

8.2　短时傅里叶变换

8.2.1　短时傅里叶变换的定义

对于慢变的非平稳信号，为了分析信号的频谱随时间的变化关系，可以近似认为在

较短时间内信号是平稳的，从而借用平稳信号的分析方法。一种直观的方法是引入
"局部频谱"概念：使用一个很窄的窗函数提取信号，并求其傅里叶变换。由于这一频
谱是信号在窗函数一个窄区间内的频谱，剔除了窗函数以外的信号频谱，故称其为信号
的局部频谱。使用窄窗函数的傅里叶变换习惯上称为短时傅里叶变换，是加窗傅里叶变
换的一种形式。加窗傅里叶变换最早由 Gabor 于 1946 年提出。

　　信号 $x(t)$ 是慢变的非平稳信号，$w(t)$ 是一窗函数，沿时间轴滑动。信号 $x(t)$ 的短
时傅里叶变换（short time fourier transform，STFT）表示为

$$\text{STFT}_x(t, f) = \int_{-\infty}^{+\infty} x(u) w^*(u - t) e^{-j2\pi f u} du \tag{8.3}$$

式中，* 表示共轭。显然，如果窗函数 $w(t)$ 是一无穷长的矩形窗，即 $w(t) = 1, \forall t$，则短
时傅里叶变换退化为传统的傅里叶变换。

　　式（8.3）中，由于信号 $x(u)$ 乘以一个窗函数 $w(u-t)$ 等价于取出当前 t 时刻附近
的一个切片信号，因此 $\text{STFT}_x(t, f)$ 可以理解为信号 $x(u)w(u-t)$ 在 t 时刻附近的傅里叶
变换（称为局部频谱）。这一过程可参见图 8.1。窗函数沿着时间轴滑动，可得信号
$x(t)$ 在任意时刻附近的频谱。可见短时傅里叶变换是 t 和 f 的二维函数，表示了 $x(t)$ 的
频谱随时间的变化情况。

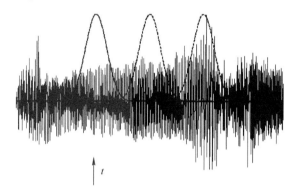

图 8.1　短时傅里叶变换是加窗的傅里叶变换

　　例 8.2　假设 $x(t)$ 由 3 段频率不同的余弦信号构成，$x(t) = \cos(2\pi f(t)t)$，余弦信
号的频率是时间的函数，表示为

$$f(t) = \begin{cases} 10, 0 \leqslant t < 1 \\ 20, 1 \leqslant t < 2 \\ 30, 2 \leqslant t < 3 \end{cases}$$

$x(t)$ 的理想时频谱用等高线表示，如图 8.2（a）所示，$x(t)$ 的时域波形如图 8.2（b）
所示。分别用傅里叶变换、短时傅里叶变换分析 $x(t)$ 的频谱及时频谱，从中体会两者
的区别与联系。

　　对 $x(t)$ 进行傅里叶变换，其频谱如图 8.3（a）所示。从该图中可以看出，$x(t)$ 中
包含了 3 个不同频率的谐波，分别是 10Hz、20Hz、30Hz；但没有指示出这 3 个谐波在
何时出现、何时消失。选取长度为 0.2s 的矩形窗，对 $x(t)$ 进行短时傅里叶变换，如
图 8.3（b）所示。可见，短时傅里叶变换不仅指示出 $x(t)$ 包含了 3 个不同频率的谐波，

还指出每个谐波的出现时刻和结束时刻。例 8.2 说明，短时傅里叶变换可用于分析慢变的非平稳信号，并能表示信号的频谱随时间的变化关系。

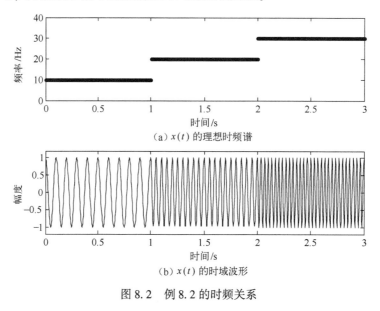

（a）$x(t)$ 的理想时频谱

（b）$x(t)$ 的时域波形

图 8.2　例 8.2 的时频关系

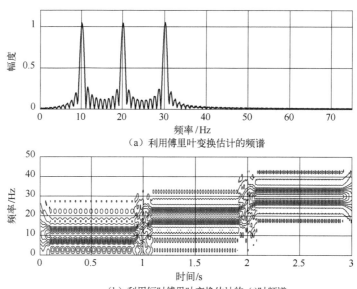

（a）利用傅里叶变换估计的频谱

（b）利用短时傅里叶变换估计的 $x(t)$ 时频谱

图 8.3　例 8.2 的傅里叶变换与短时傅里叶变换

STFT 的基本性质。作为加窗的傅里叶变换，STFT 具有类似傅里叶变换的一些基本性质。

性质 1　STFT 具有线性特性。

如果 $x(t)$ 的 STFT 表示为 $\text{STFT}_x(t,f)$，$y(t)$ 的 STFT 为 $\text{STFT}_y(t,f)$，那么 $ax(t)+by(t)$ 的 STFT 可表示为 $a\text{STFT}_x(t,f)+b\text{STFT}_y(t,f)$，其中，$a$，$b$ 为实数。

性质 2 STFT 具有频移特性。

$$\tilde{x}(t) = x(t)\mathrm{e}^{\mathrm{j}2\pi f_0 t} \Rightarrow \mathrm{STFT}_{\tilde{x}}(t, f) = \mathrm{STFT}_x(t, f-f_0) \tag{8.4}$$

性质 3 STFT 具有时移特性。

$$\tilde{x}(t) = x(t-t_0) \Rightarrow \mathrm{STFT}_{\tilde{x}}(t, f) = \mathrm{STFT}_x(t-t_0, f)\mathrm{e}^{-\mathrm{j}2\pi f t_0} \tag{8.5}$$

在信号处理中，传统的傅里叶变换称为傅里叶分析，而傅里叶逆变换称为傅里叶综合，因为傅里叶逆变换利用傅里叶频谱来重构或综合出原信号。类似地，STFT 也有分析和综合之分。STFT 的正变换称为短时傅里叶分析，STFT 的逆变换称为短时傅里叶综合。既然，STFT 是一种实用的非平稳信号分析工具，那么原信号 $x(t)$ 也应该能够由 $\mathrm{STFT}_x(t, f)$ 重构出来。与傅里叶逆变换不同的是，STFT 逆变换是二维变换：

$$z(u) = \int_{-\infty}^{+\infty} \int_{-\infty}^{+\infty} \mathrm{STFT}_x(t, f)g(u-t)\mathrm{e}^{\mathrm{j}2\pi f u}\mathrm{d}t\mathrm{d}f \tag{8.6}$$

式中，$g(u)$ 称为综合窗函数。将式（8.3）代入上式，得到

$$z(u) = \int_{-\infty}^{+\infty} \int_{-\infty}^{+\infty} \left[\int_{-\infty}^{+\infty} x(t')w^*(t'-t)\mathrm{e}^{-\mathrm{j}2\pi f t'}\mathrm{d}t' \right] g(u-t)\mathrm{e}^{\mathrm{j}2\pi f u}\mathrm{d}t\mathrm{d}f$$

交换积分顺序后得到

$$z(u) = \int_{-\infty}^{+\infty} \int_{-\infty}^{+\infty} \left[\int_{-\infty}^{+\infty} \mathrm{e}^{-\mathrm{j}2\pi f(t'-u)}\mathrm{d}f \right] x(t')w^*(t'-t)g(u-t)\mathrm{d}t\mathrm{d}t'$$

注意，方括号里的积分可表示为

$$\int_{-\infty}^{+\infty} \mathrm{e}^{-\mathrm{j}2\pi f(t'-u)}\mathrm{d}f = \delta(t'-u)$$

于是

$$z(u) = \int_{-\infty}^{+\infty} \int_{-\infty}^{+\infty} \delta(t'-u)x(t')w^*(t'-t)g(u-t)\mathrm{d}t\mathrm{d}t'$$

可见，仅当 $t'=u$ 时，$z(u)$ 存在，并且二维积分变成一维积分。上式可进一步简化为

$$\begin{aligned}
z(u) &= x(u)\int_{-\infty}^{+\infty} w^*(u-t)g(u-t)\mathrm{d}t \\
&= x(u)\int_{-\infty}^{+\infty} w^*(t)g(t)\mathrm{d}t
\end{aligned} \tag{8.7}$$

在重构结果中，如果 $z(u)$ 等于 $x(u)$，则称式（8.7）为"完全重构"。可以看出，要实现完全重构，只需窗函数满足下列条件即可：

$$\int_{-\infty}^{+\infty} w^*(t)g(t)\mathrm{d}t = 1 \tag{8.8}$$

这就是 STFT 的完全重构条件。

对于一个给定的分析窗函数 $w(t)$，满足完全重构条件的 $g(t)$ 有无穷多个可能的选择。最简单的一种选择是，令 $g(t)=w(t)$。完全重构条件变成

$$\int_{-\infty}^{+\infty} |w(t)|^2\mathrm{d}t = 1 \tag{8.9}$$

于是，短时傅里叶逆变换重写为

$$x(t) = \int_{-\infty}^{+\infty} \int_{-\infty}^{+\infty} \mathrm{STFT}_x(t', f')w(t-t')\mathrm{e}^{\mathrm{j}2\pi f' t'}\mathrm{d}t'\mathrm{d}f' \tag{8.10}$$

8.2.2 短时傅里叶分析的时间分辨率与频率分辨率

在例8.2中，对比图8.2（a）与图8.3（b），发现短时傅里叶分析所得的分析结果与信号 $x(t)$ 的理想时频关系是有区别的。图8.3（b）的时间分辨率和频率分辨率都降低了。对于这样的联合时频分析，能否同时得到理想的时间分辨率和频率分辨率？答案是否定的。

不相容原理（也称为测不准原理） 对于能量有限的任意信号 $w(t)$（也就是窗函数 $w(t)$），其时宽和带宽的乘积总是满足下面的不等式：

$$时宽和带宽乘积 = T_w B_w \geqslant \frac{1}{2} \tag{8.11}$$

式中，T_w 是信号的时间宽度，B_w 是信号的频率带宽。不相容原理表明，时间分辨率和频率分辨率是一对矛盾的物理量，不能同时提高时间分辨率和频率分辨率。一个极端的例子是：假设窗函数是一冲激函数 $w(t) = \delta(t)$，它的时宽为零，其带宽为无穷大（频谱恒等于1）；另一个极端例子是，窗函数是单位直流函数（常数1）$w(t) = 1$，时宽无穷大，其带宽为零（频谱为冲激函数）。当窗函数为高斯函数 $e^{-\pi t^2}$ 时，式（8.11）取等号。

可见，窗函数在非平稳信号分析中起着重要作用。窗函数的选择应当同时考虑时间分辨率和频率分辨率，折中选择窗函数。如果用冲激函数作为窗函数，则相当于仅取出非平稳信号在 t 时刻的值进行分析。此时，时间分辨率最高，却完全丧失了频率分辨率；相反，如果取无限宽的窗函数，像傅里叶变换那样对无穷长的信号进行分析，则频率分辨率最高，却完全丧失了时间分辨率。另外，值得注意的是，窗函数的时宽应当与非平稳信号的局部平稳性相适应，即窗函数内的信号必须是基本平稳的。因此，分析非平稳信号所能获得的频率分辨率与信号的"局部平稳长度"有关。根据信号的"局部平稳长度"选择的窗函数时宽，才能获得最佳的频率分辨率。窗函数的时宽与信号的局部平稳长度关系表明，短时傅里叶时频适于分析慢变非平稳信号。对于快变的非平稳信号，短时傅里叶分析的频率分辨率很低。选择不同时宽的窗函数，重做例8.2，如图8.4所示。其中，图8.4（a）所用的窗函数为0.3s的矩形窗，图8.4（b）所用的窗函数为0.4s的矩形窗。可见，随着窗宽的增加，频率分辨率增加了，但时间分辨率下降了。本例中，信号的局部平稳长度最多到1s，所以时宽超过1s的窗函数是不适宜的。

8.2.3 不同类型的窗函数对短时傅里叶变换的影响

基于短时傅里叶变换计算的局部频谱，不仅与窗函数的宽度有关，还跟窗函数的类型有关。为了说明选择窗函数类型的必要性，不妨回忆一下卷积定理：两个函数在时域的乘积 $x(t)w(t)$ 等价于它们在频域的卷积 $X(f) * W(f)$。如果窗函数 $w(t)$ 的傅里叶变换 $W(f)$ 在频域有较大的带宽，则 $X(f)$ 通过卷积后，在很宽的频率范围内将受到 $W(f)$ 的作用。$W(f)$ 的频宽越大，作用越显著。对于矩形窗函数来说，0.3s 窗函数的带宽比 0.4s 窗函数的带宽大，所以利用 0.3s 的窗函数进行时频分析，频域有较大的扩展，与图 8.4 所示的结论一致。另外，矩形窗的频谱旁瓣较大，导致基于矩形窗的时频分析存在频谱泄漏问题。为了尽可能地避免窗函数的影响，除了选择适当的窗函数时宽，还应该选择适当类型的窗函数。根据不相容原理，窗函数 $w(t)$ 的有效时宽和带宽不可能任意小，因为它们服从不等式 $T_w B_w \geq 1/2$，并且当窗函数取高斯函数时等号成立。也就是说，高斯窗函数具有最小的时宽-带宽乘积。所以，当窗函数选取为高斯函数时，窗函数在时频点 (t, f) 附近有高度的聚集性，此时的短时傅里叶分析可获得最佳的时间分辨率和频率分辨率。

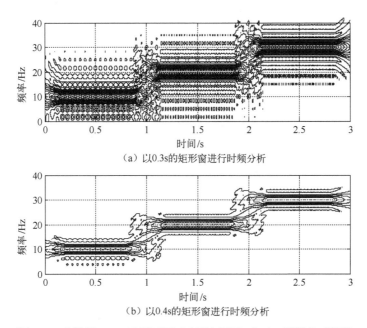

（a）以0.3s的矩形窗进行时频分析

（b）以0.4s的矩形窗进行时频分析

图 8.4　重做例 8.2，选用不同时宽的矩形窗对 $x(t)$ 所做的时频谱

　　分别选择时宽为 0.2s（即高斯函数的 $\sigma = 0.2/6$）和 0.3s 的高斯窗函数，重做例 8.2，如图 8.5 所示。图 8.5（a）是 0.2s 高斯窗函数的时频分析结果，图 8.5（b）是 0.3s 高斯窗函数的时频分析结果。与相应矩形窗函数的分析结果对比发现，利用高斯窗函数的时频分析的频谱泄漏减少了，时频分析在聚集程度上有改善。可选择的窗函数，除矩形窗、高斯窗外，还有 bartlett 窗、blackman 窗、Chebyshev 窗、Hamming 窗、Hanning 窗、Kaiser 窗、三角窗等。感兴趣的读者，可以尝试不同时宽的各种窗函数的频谱情况，进而导出各种窗函数对短时傅里叶时频分析的影响。

　　实际上，对短时傅里叶变换的定义式（8.3）还可以做另一种形式的讨论。把 $\mathrm{STFT}_x(t, f)$ 看作信号 $x(u)$ 与 $w_{t,f}(u)$ 的内积，即

$$\mathrm{STFT}_x(t, f) = \langle x, w_{t,f} \rangle \tag{8.12}$$

式中，$w_{t,f}(u)$ 是窗函数的时间平移-频率调制形式

$$w_{t,f}(u) = w(u-t)\,\mathrm{e}^{\mathrm{j}2\pi f u} \tag{8.13}$$

而内积定义为

$$\langle x, w_{t,f} \rangle = \int_{-\infty}^{+\infty} x(u) w_{t,f}^{*}(u)\,\mathrm{d}u$$

把 $w_{t,f}(u)$ 称为基函数。当基函数为高斯窗的频率调制形式 $\mathrm{e}^{-\pi u^2}\mathrm{e}^{\mathrm{j}2\pi f u}$ 时，称为 Gabor 基函数。8.3 节将要介绍的 Gabor 变换可看作另一种典型的加窗傅里叶变换。

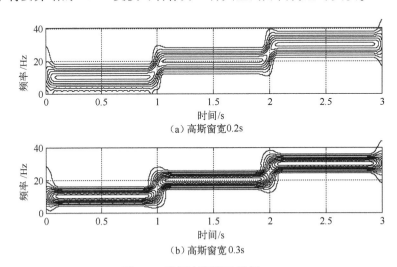

（a）高斯窗宽0.2s

（b）高斯窗宽0.3s

图 8.5　选用高斯窗重做例 8.2

8.2.4　离散短时傅里叶变换

以上讨论的是连续时间的短时傅里叶变换。如果利用计算机进行短时傅里叶分析，需要将 $\mathrm{STFT}_x(t,f)$ 离散化，即在时频域 (t,f) 内进行等间隔采样得到 (mT, kF)。这里 T、F 分别是时间、频率的采样间隔。为了方便表示，通常将 $\mathrm{STFT}_x(mT, kF)$ 简化为 $\mathrm{STFT}_x(m,k)$。对于离散信号 $x(n)$，很容易将短时傅里叶变换式（8.3）离散化为

$$\mathrm{STFT}_x(m,k) = \sum_{n=0}^{N-1} x(n) w^{*}(n-m)\,\mathrm{e}^{-\mathrm{j}2\pi(kF)(nT)} \tag{8.14}$$

而短时傅里叶逆变换式（8.6）的离散化形式为

$$x(n) = \mathrm{ISTFT}(\mathrm{STFT}_x(m,k)) = \sum_{m=0}^{M-1}\sum_{k=0}^{K-1} \mathrm{STFT}_x(m,k) g(n-m)\,\mathrm{e}^{\mathrm{j}2\pi(kF)(mT)} \tag{8.15}$$

逆变换的过程如图 8.6 所示。图 8.6 的上图表示窗函数取出了原信号的一部分。中图的阴影表示该部分的短时傅里叶变换。下图表示对阴影进行傅里叶逆变换，恢复出的时域信号。

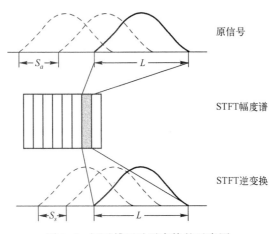

图 8.6　短时傅里叶逆变换的示意图

8.2.5　离散短时傅里叶变换的 MATLAB 程序

为了便于读者参考，这里给出 MATLAB 计算离散短时傅里叶变换及逆变换的函数。

程序 8.1：离散短时傅里叶变换的函数

```
function [tfr, t, f] = tfrstft(x, nfft, h, fs)
% 离散短时傅里叶正变换
%    x:列向量,待分析的时域信号
%    nfft:傅里叶变换的频域采样数
%    h:列向量,长度为奇数,窗函数的时域序列
%    fs:采样率(赫兹)
%    tfr:输出的时频谱(复数矩阵)
%    f:频域向量(赫兹)
%    t:时域向量(整数向量,表示样本下标)


N=nfft; [xrow, xcol] = size(x);
t=1: xrow; [trow, tcol] = size(t);
[hrow, hcol]=size(h); Lh=(hrow-1)/2;
h=h/norm(h);                     % 窗函数能量归一化
win_segment = zeros (N, tcol);   % 矩阵初始化
for icol=1: tcol
 ti = t(icol);
 tau=-min([round(N/2)-1, Lh, ti-1]):min([round(N/2)-1, Lh, xrow-ti]);
% 当前滑动窗所在的下标
 indices= rem(N+tau, N)+1;
% 滑动窗取出时域信号,作为列向量存入矩阵
 win_segment(indices, icol)=x(ti+tau, 1).* conj(h(Lh+1+tau));
end;
tfr=fft(win_segment, nfft);      % 按列进行快速傅里叶变换
```

267

```
f = fs * (0:nfft-1)/nfft';          % 频率向量
```

程序 8.2：离散短时傅里叶逆变换的函数

```
function x = tfristft(tfr, h, nfft)
% 离散短时傅里叶逆变换
%    x:重构的时域信号,列向量
%    h:进行正变换所用的窗函数时域序列,列向量,长度为奇数
%    nfft:正变换所采用的频域采样数
%    TFR:时频谱(复数矩阵)

[N, NbPoints]=size(tfr);
[hrow, hcol]=size(h); Lh=(hrow-1)/2;
h=h/norm(h);               % 窗函数能量归一化

tfr=ifft(tfr, nfft);    % 按列进行快速傅里叶逆变换

x=zeros(NbPoints, 1);% 初始化
for icol=1:NbPoints
  % 滑动窗所在的时域下标
  valuestj = max([1, icol-N/2, icol-Lh]):min([NbPoints, icol+N/2, icol+Lh]);
  for tj=valuestj        % 恢复窗内信号
   tau=icol-tj;
   indices = rem(N+tau, N)+1;
   x(icol, 1)=x(icol, 1)+tfr(indices, tj)*h(Lh+1+tau);
  end;
  % 调整因窗函数引起的幅值变化
  x(icol, 1)=x(icol, 1)/sum(abs(h(Lh+1+icol-valuestj)).^2);
end;
```

要完成图 8.2（b）所示的短时傅里叶变换及逆变换，所用的 MATLAB 程序如下：

程序 8.3：图 8.2（b）的程序

```
clc; clear; close all
f = [10 20 30];   fs=10*max(f);            % 设置频率和采样率
T=3; t=1/fs:1/fs:T;                        % 设置信号的时间和时域采样向量
fn=[f(1)*ones(1,fs) f(2)*ones(1,fs) f(3)*ones(1,fs)];     % 频率向量
x=cos(2*pi*fn.*t);                         % 模拟产生信号
h=ones(31,1);                              % 矩形窗函数,可自行修改为其他窗函数
nfft=1e3;                                  % 频域采样数
[tfr,t,f]=tfrstft(x', nfft, h, fs);        % 进行短时傅里叶变换
ti=t/fs;                                   % 时域向量,单位秒
[fv,tv]=meshgrid(ti, f);                   % 生成时频网格
figure('unit','inch','position',[1 1 4 3])  % 作图,设置图形窗口属性
```

268

```
contour(fv,tv,abs(tfr)),grid on
axis([0 3 0 100])
rx = tfristft(tfr, h, nfft);              % 进行短时傅里叶逆变换,返回重构信号
figure('unit', 'inch', 'position', [1 5 4 3])% 作图对比原信号和重构信号,发现它们
                                                完全重合
plot(t, x, 'k', 'linewidth', 2), grid on, hold on
plot(t, rx, 'r', 'linewidth', 2)
```

说明:本例中时域信号长 3s,采样率为 300Hz,因此离散序列 x 为 900×1 的列向量。窗函数 h 为 31×1 的列向量,每次滑动 1 个样本。频域采样 1000 个样本。所以,得到的时频谱 tfr 为 1000×900 的复矩阵。做逆变换时,输入 tfr、h、nfft,返回重构信号 rx 也是 900×1 的列向量。

8.2.6　短时傅里叶变换的应用

短时傅里叶变换作为经典的非平稳信号分析方法,在信号分析与处理中有广泛的应用。下面以谱减法(spectral substraction)降噪声为例介绍它的应用。假设有一个非平稳信号 $d(t)$,受到独立随机噪声 $n(t)$ 影响,根据加性模型,含噪声信号表示为

$$s(t) = d(t) + n(t) \tag{8.16}$$

因为信号与噪声是不相关的,功率谱的交叉项不存在,所以含噪声信号的时变功率谱表示为

$$P_{ss}(t,f) = P_{dd}(t,f) + P_{nn}(t,f) \tag{8.17a}$$

式中, $P_{dd}(t,f)$ 表示信号的功率谱, $P_{nn}(t,f)$ 表示噪声的功率谱。如果能已知噪声的功率谱 $P_{nn}(t,f)$ 或能估计出噪声的功率谱 $\hat{P}_{ss}(t,f)$,则信号的功率谱可以通过功率谱相减进行估计,即

$$\hat{P}_{dd}(t,f) = \hat{P}_{ss}(t,f) - \hat{P}_{nn}(t,f) \tag{8.17b}$$

获得噪声的功率谱并不难。一般地,当信号发射方停止发射信号时,接收方收到的信号被认为是噪声。记录下这些噪声,并做功率谱,就得到估计的噪声功率谱 $\hat{P}_{ss}(t,f)$。仅知道信号的估计功率谱,缺少相位信息,尚不能恢复出原信号。鉴于傅里叶逆变换对相位不够敏感,可以借用含噪声信号的相位。原信号的短时傅里叶变换可以被估计为

$$\text{STFT}_d(t,f) = \sqrt{\hat{P}_{dd}(t,f)}\, e^{\text{jphase}(\text{STFT}_s(t,f))} \tag{8.18}$$

再采用短时傅里叶逆变换恢复出信号 $\hat{d}(t)$,即

$$\hat{d}(t) = \text{ISTFT}(\text{STFT}_d(t,f)) \tag{8.19}$$

谱减法降噪声的操作步骤总结如图 8.7 所示。

　　例 8.3　假设有一个扫频信号,其频率从 50Hz 到 100Hz 线性变化,信号的持续时间为 2s,受到高斯白噪声的影响。信号采样率为 1000Hz。因为信号的频率是随时间变化的,是典型非平稳信号。基于带通滤波器的降噪声性能就下降了,采用谱减法能获得较好的效果。相应的 MATLAB 代码由程序 8.4 给出,降噪声效果如图 8.8 所示。理想情况下,白噪声的功率谱是常数。所以,在代码中设定了门限,用于估计噪声的功率谱。

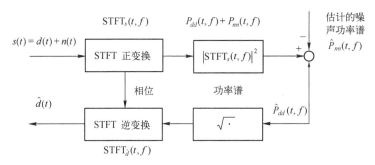

图 8.7 谱减法降噪声的流程

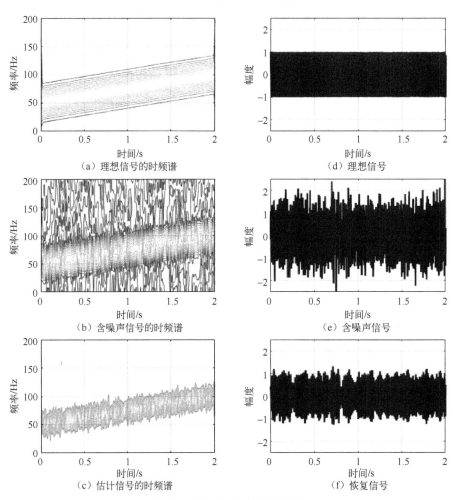

图 8.8 例 8.3 的降噪声效果

程序 8.4：例 8.3 的程序

```
clear;clc;close all
ti=0:0.001:2;d=chirp(ti,50,2,100);    % 产生线性调频信号
n=randn(1,length(d));                  % 产生噪声
s=d+0.5*n;                             % 加性模型,可自行调整系数,改变噪声强度
```

270

```
fs=1e3; h=window(@ gausswin,51); nfft=1e3;
[tfr_d, t, f]=tfrstft(d', nfft, h, fs);   % 理想信号的短时傅里叶变换
[tfr_s, t, f]=tfrstft(s', nfft, h, fs);   % 含噪声信号的短时傅里叶变换
t=t/fs; [fv, tv]=meshgrid(t, f);

th=1.4;                                  % 噪声功率门限,可以进一步调整以获得最佳效果
[nrow, ncol]=size(tfr_s);
est_tfr_n=zeros(nrow, ncol);             % 初始化
est_tfr_n(abs(tfr_s)<th)=tfr_s(abs(tfr_s)<th);
est_psd_n=(abs(est_tfr_n)).^2;           % 估计噪声的功率谱
est_psd_d=abs((abs(tfr_s)).^2-est_psd_n);   % 功率谱相减
est_tfr_d=sqrt(est_psd_d).*exp(j*angle(tfr_s));
                                         % 估计出信号的功率谱,并借用相位信息

rd = tfristft(est_tfr_d, h, nfft);       % 采用短时傅里叶逆变换恢复出信号

figure('unit', 'inch', 'position', [1 1 8 8])
subplot(3,2,1)
contour(fv,tv,abs(tfr_d),10),grid on
axis([0 2 0 200])
ylabel('频率/Hz','fontsize',12), xlabel('(a) 时间/s','fontsize',12)
text(0.4,-65,'理想信号的时频谱','fontsize',12);

subplot(3,2,3)
contour(fv,tv,abs(tfr_s),10), grid on
axis([0 2 0 200]), ylabel('频率/Hz','fontsize',12), xlabel('(b) 时间/s','fon-
tsize',12)
text(0.4,-65,'含噪声信号的时频谱','fontsize',12);

subplot(3,2,5)
contour(fv,tv,abs(est_tfr_d),20), grid on
axis([0 2 0 200]), ylabel('频率/Hz','fontsize',12), xlabel('(c) 时间/s','fon-
tsize',12)
text(0.4,-65,'估计信号的时频谱','fontsize',12);

subplot(3,2,2)
plot(t/fs,d,'k','linewidth',2),grid on, hold on
ylabel('幅度','fontsize',12), xlabel('(d) 时间/s ','fontsize',12)
axis([0 2 -2.5 2.5]), text(0.8,-4.2,'理想信号','fontsize',12);

subplot(3,2,4)
plot(t/fs,s,'k','linewidth',2),grid on, hold on
ylabel('幅度','fontsize',12), xlabel('(e) 时间/s ','fontsize',12)
axis([0 2 -2.5 2.5]), text(0.8,-4.2,'含噪声信号','fontsize',12);
```

```
subplot(3,2,6)
plot(t/fs,real(rd),'k','linewidth',2),grid on,hold on
ylabel('·幅度','fontsize',12),xlabel('(f) 时间/s','fontsize',12)
axis([0 2 -2.5 2.5]),text(0.8,-4.2,'恢复信号','fontsize',12);
```

8.3　Gabor 变换

在信号处理中常常利用级数对信号进行分解。例如，在傅里叶分析中，利用傅里叶级数对信号进行分解。傅里叶级数的基函数是正交的，这样的分解称为正交分解。利用非正交的基函数对信号进行分解，称为非正交分解。本节将要介绍的 Gabor 分解，就是一种非正交分解。与傅里叶变换相似，把计算 Gabor 系数的过程称为 Gabor 变换，而把由 Gabor 系数重构信号的过程称为 Gabor 综合。

由 Gabor 系数重构信号（Gabor 综合），可表示为

$$x(t) = \sum_{m=-\infty}^{\infty} \sum_{k=-\infty}^{\infty} a_{mk} g_{mk}(t) \tag{8.20}$$

式中，

$$g_{mk}(t) = g(t - mT) e^{j2\pi kFt} \tag{8.21}$$

式（8.20）中的系数 a_{mk} 称为 Gabor 分解系数。式（8.21）中的 T 和 F 分别是时间采样间隔和频率采样间隔。窗函数 $g(t)$ 称为 Gabor 基函数。$g_{mk}(t)$ 是由 $g(t)$ 平移和调制两种运算构造的，称为(m,k)阶 Gabor 基函数或(m,k)阶 Gabor 原子。观察式（8.20），可知信号 $x(t)$ 实际上被分解成 $m \times k$ 个 Gabor 原子之和，每个原子具有特定的时间平移和调制频率。图 8.9 给出了 Gabor 原子的构造过程。图（a）是一个高斯窗，图（b）是一个没有时间平移但有 5Hz 频率调制的原子，图（c）是一个有 1.5s 时间平移且有 15Hz 频率调制的原子，图（d）是一个矩形窗，图（e）是一个没有时间平移但有频率 5Hz 调制的原子，图（f）是一个有 1.5s 时间平移且有 15Hz 频率调制的原子。信号 $x(t)$ 就是原子叠加而成的。a_{mk} 表示每个原子的幅度。若 $g(t)$ 是非正交函数，Gabor 原子 $g_{mk}(t)$ 也是非正交的。因此，Gabor 分解是一种非正交分解。

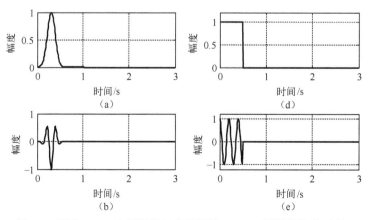

图 8.9　两个 Gabor 窗函数及相应的原子（Gabor 原子的构造过程）

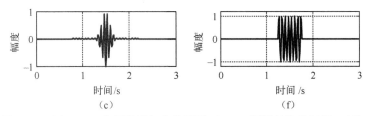

图 8.9　两个 Gabor 窗函数及相应的原子（Gabor 原子的构造过程）（续）

根据时间采样间隔 T 与频率采样间隔 F 之间的关系，Gabor 分解有两种不同的形式：

（1）临界采样 Gabor 分解，即 $TF=1$；

（2）过采样 Gabor 分解，即 $TF<1$。

当 $TF>1$ 时，称为欠采样 Gabor 分解，会导致 Gabor 分解数值不稳定，是一种没有实用意义的分解，不作讨论。

8.3.1　临界采样 Gabor 分解

对信号进行 Gabor 分解，其重要步骤是确定 Gabor 系数 a_{mk}。虽然早在 1946 年 Gabor 就提出了 Gabor 分解，但一直未能解决系数 a_{mk} 的求解问题。直到 1981 年 Bastiaans 提出了一种简单而有效的方法。从此，Gabor 分解广泛应用于信号与图像处理。不加证明地给出，Gabor 系数 a_{mk} 的求解公式为

$$a_{mk} = \int_{-\infty}^{+\infty} x(t)\, w_{mk}^*(t)\,\mathrm{d}t \tag{8.22}$$

式中，

$$w_{mk}(t) = w(t-mT)\,\mathrm{e}^{\mathrm{j}2\pi kFt} \tag{8.23}$$

$w(t)$ 是一个辅助窗函数（分析窗函数），而 $w_{mk}(t)$ 是 $w(t)$ 经过式（8.23）平移和调制构造而成的。式（8.22）称为信号 $x(t)$ 的 Gabor 变换。

从式（8.20）和式（8.22）看出，对信号 $x(t)$ 进行 Gabor 变换或 Gabor 分解，要解决分析窗函数和综合窗函数的选择问题，即：

（1）选择窗函数 $w(t)$，按照式（8.22）计算出 Gabor 系数；

（2）选择窗函数 $g(t)$，按照式（8.20）重构出信号 $x(t)$。

可见，Gabor 分解的关键是选择适当的窗函数 $w(t)$ 和 $g(t)$。不加证明地给出，$w(t)$ 和 $g(t)$ 应当满足下列关系：

$$\int_{-\infty}^{+\infty} g(t)\, w^*(t-mT)\,\mathrm{e}^{-\mathrm{j}2\pi kFt}\,\mathrm{d}t = \delta(m)\delta(k) \tag{8.24}$$

这一关系称为 $w(t)$ 和 $g(t)$ 之间的双正交关系，即只要 m、n 中任意一个不为零，$w(t)$ 便与 $g(t)$ 正交。

有趣的是，$w(t)$ 与 $g(t)$ 互换以后，双正交关系式（8.24）仍然成立。从而推广到式（8.20）和式（8.22）中的 $w(t)$ 与 $g(t)$ 互换，等式依然成立，即

$$x(t) = \sum_{m=-\infty}^{\infty} \sum_{k=-\infty}^{\infty} a_{mk} w_{mk}(t) \tag{8.25}$$

$$a_{mk} = \int_{-\infty}^{+\infty} x(t)\, g_{mk}^*(t)\,\mathrm{d}t \tag{8.26}$$

8.3.2　过采样 Gabor 分解

在过采样的情况下，令时间采样间隔为 T'，频率采样间隔为 F'，满足 $T'F'<1$。过采样 Gabor 变换及过采样 Gabor 综合公式与临界 Gabor 变换及综合公式相同，即

$$x(t) = \sum_{m=-\infty}^{\infty} \sum_{k=-\infty}^{\infty} a_{mk} g_{mk}(t) \tag{8.27}$$

$$a_{mk} = \int_{-\infty}^{+\infty} x(t) w_{mk}^{*}(t)\,\mathrm{d}t \tag{8.28}$$

相应地，基函数分别为

$$g_{mk}(t) = g(t-mT')\,\mathrm{e}^{\mathrm{j}2\pi kF't} \tag{8.29}$$

$$w_{mk}(t) = w(t-mT')\,\mathrm{e}^{\mathrm{j}2\pi kF't} \tag{8.30}$$

只不过，此时两个窗函数的双正交关系修正为

$$\int_{-\infty}^{+\infty} g(t) w^{*}(t-mT_0)\,\mathrm{e}^{-\mathrm{j}2\pi kF_0 t}\,\mathrm{d}t = \frac{T'}{T_0}\delta(m)\delta(k) \tag{8.31}$$

式中，$T_0 = 1/F'$，$F_0 = 1/T'$。

临界采样 Gabor 分解不含冗余，因为对于给定的 $g(t)$，满足完全重构条件式（8.24）的 $w(t)$ 是唯一确定的。然而，过采样 Gabor 分解会带来冗余，对于给定的 $g(t)$，满足完全重构条件式（8.31）的 $w(t)$ 具有多个可能的解。这将在离散 Gabor 变换中进行更详细的分析。

可见，选择适当的基函数 $g(t)$ 后，Gabor 分解主要有两个步骤：

（1）根据双正交式（8.24）或式（8.31）得到分析窗函数 $w(t)$；

（2）由式（8.22）或式（8.28）得到 Gabor 分解系数，进而由式（8.20）或式（8.27）重构出 $x(t)$。

8.3.3　离散 Gabor 变换

连续 Gabor 分析和连续 Gabor 综合不适于计算机处理，很自然需要把连续 Gabor 分析和连续 Gabor 综合推广到离散时间和离散频率的情况，由此会带来新的问题。在连续傅里叶变换的离散化过程中，时间变量的离散化会导致频域的周期性，而对频率变量的离散化会导致时域的周期性。连续 Gabor 变换的离散化需要同时对时间变量和频率变量离散化，因此离散 Gabor 变换只适用于离散时间周期信号。下面用 $\tilde{x}(n)$ 表示离散时间周期信号，相应的分析窗函数、综合窗函数分别表示为 $\tilde{g}(n)$ 和 $\tilde{w}(n)$。对于现实实验中采集的一段离散信号，怎样进行离散 Gabor 变换？把这一段离散信号进行周期性延拓，人为地构造出周期信号即可。

假设离散时间周期信号 $\tilde{x}(n)$ 的周期为 L，即 $\tilde{x}(n) = \tilde{x}(n+L)$，则 $\tilde{x}(n)$ 的离散 Gabor 分解表示为

$$\tilde{x}(n) = \sum_{m=0}^{M-1} \sum_{k=0}^{K-1} \tilde{a}_{mk}\,\tilde{g}(n-m\Delta_M)\,\mathrm{e}^{\mathrm{j}2\pi nk\Delta_K} \tag{8.32}$$

式中，Gabor 分解系数 $\tilde{a}_{mk}$ 为

$$\widetilde{a}_{mk} = \sum_{n=0}^{L-1} \widetilde{x}(n)\, \widetilde{w}^*(n - m\Delta_M)\, \mathrm{e}^{-\mathrm{j}2\pi nk\Delta_K} \tag{8.33}$$

式中，Δ_M、Δ_K 分别是 Gabor 变换在时间和频率的采样间隔，M、K 分别为时间和频率采样个数。于是，过采样率定义为

$$\alpha = \frac{L}{\Delta_M \Delta_K} \tag{8.34}$$

同时有 $M\Delta_M = K\Delta_K = L$。过采样率变为

$$\alpha = \frac{MK}{L} \tag{8.35}$$

可见，对临界 Gabor 变换而言，周期信号 $\widetilde{x}(n)$ 的一个周期被分解成 MK 个 Gabor 原子。换言之，如果离散 Gabor 分解是临界采样的，则 $MK=L$；如果离散 Gabor 分解是过采样的，则 $MK>L$。过采样的情况说明原子个数比 $\widetilde{x}(n)$ 的一个周期的样本数还多。也就是说，此时的离散 Gabor 分解含有冗余。

临界采样的 Gabor 分解。若选择 $MK=L$，则离散 Gabor 分解表示为

$$\widetilde{x}(n) = \sum_{m=0}^{M-1} \sum_{k=0}^{K-1} \widetilde{a}_{mk}\, \widetilde{g}_{mk}(n) \tag{8.36}$$

$$\widetilde{a}_{mk} = \sum_{n=0}^{L-1} \widetilde{x}(n)\, \widetilde{w}_{mk}^*(n) \tag{8.37}$$

式中，

$$\widetilde{g}_{mk}(n) = \widetilde{g}(n - mK)\, \mathrm{e}^{\mathrm{j}2\pi nk/K}$$
$$\widetilde{w}_{mk}(n) = \widetilde{w}(n - mK)\, \mathrm{e}^{\mathrm{j}2\pi nk/K}$$

$\widetilde{g}(n)$ 是周期的 Gabor 基函数，周期与 $\widetilde{x}(n)$ 的周期同为 L。而 $\widetilde{w}(n)$ 也是周期序列，式（8.24）的双正交关系变成

$$\sum_{n=0}^{L-1} \left[\widetilde{g}^*(n + mK)\, \mathrm{e}^{\mathrm{j}2\pi nk/K} \right] \widetilde{w}(n) = \delta(m)\delta(k) \tag{8.38}$$

式中，$0 \leqslant m \leqslant M-1$，$0 \leqslant k \leqslant K-1$。给定 $\widetilde{g}(n)$ 后，根据式（8.38）计算出 $\widetilde{w}(n)$。为了实现这一目的，对式（8.38）进行改写。

当 $m=0$，$k=0$ 时，式（8.38）成为

$$\widetilde{g}_{00}^* \widetilde{w} = 1 \tag{8.39}$$

式中，$\widetilde{g}_{00}^* = \{ \widetilde{g}^*(n)\mathrm{e}^{\mathrm{j}0},\ 0 \leqslant n \leqslant L-1 \}$ 为行向量，$\widetilde{w} = [\widetilde{w}(0)\ \ \widetilde{w}(1)\ \ \cdots\ \ \widetilde{w}(L-1)]^{\mathrm{T}}$ 为列向量。

当 $m=0$、$k=1$ 时，式（8.38）成为

$$\widetilde{g}_{01}^* \widetilde{w} = 0 \tag{8.40}$$

式中，$\widetilde{g}_{01}^* = \{ \widetilde{g}^*(n)\mathrm{e}^{\mathrm{j}2\pi n/K},\ 0 \leqslant n \leqslant L-1 \}$ 为行向量，$\widetilde{w} = [\widetilde{w}(0)\ \ \widetilde{w}(1)\ \ \cdots\ \ \widetilde{w}(L-1)]^{\mathrm{T}}$ 为列向量。类似地，当 $m=M-1$、$k=K-1$ 时，式（8.35）成为

$$\widetilde{g}_{(M-1)(K-1)}^* \widetilde{w} = 0 \tag{8.41}$$

式中，$\widetilde{g}_{(M-1)(K-1)}^* = \{ \widetilde{g}^*(n+(M-1)*K)\,\mathrm{e}^{\mathrm{j}2\pi n(K-1)/K},\ 0 \leqslant n \leqslant L-1 \}$ 为行向量。于是，式（8.38）可以改写成矩阵乘积

$$G\widetilde{w} = b \tag{8.42}$$

式中，

$$G = \left[\widetilde{g}_{00}^* ; \widetilde{g}_{01}^* ; \cdots ; \widetilde{g}_{0(K-1)}^* ; \widetilde{g}_{10}^* ; \widetilde{g}_{11}^* ; \cdots ; \widetilde{g}_{1(K-1)}^* ; \cdots ; \widetilde{g}_{(M-1)0}^* ; \widetilde{g}_{(M-1)1}^* ; \cdots ; \widetilde{g}_{(M-1)(K-1)}^* \right]_{L \times L}$$

$$\widetilde{w} = \left[\widetilde{w}(0) \quad \widetilde{w}(1) \quad \cdots \quad \widetilde{w}(L-1) \right]_{L \times 1}^{\mathrm{T}}$$

$$b = \left[1 \quad 0 \quad \cdots \quad 0 \right]_{L \times 1}^{\mathrm{T}}$$

分析可知，G 是块 Hankel 矩阵（交叉对角线上的块矩阵相等），所以 G 是可逆矩阵。于是分析窗序列的解为

$$\widetilde{w} = G^{-1} b \tag{8.43}$$

一旦得到 $\widetilde{w}$，便可根据式（8.36）和式（8.37）计算 Gabor 分解系数，并完成 Gabor 综合。为了方便读者参考，这里给出临界采样 Gabor 变换和综合的 MATLAB 函数。

程序 8.5：临界 Gabor 变换的程序

```
function [amk,w]=critical_amk_est(x,g,M,K)
% 进行 Gabor 变换
% x:待分析的时域信号,实数行向量
% g:综合窗函数的序列,实数行向量
% M:时域离散采样数,整数
% K:频域离散采样数,整数
% amk:Gabor 变换系数,是复数矩阵
% w:分析窗函数,行向量

    G=[];    L=length(x);

if L-M*K~=0                                    % 不是临界 Gabor 变换
    amk=[];    w=[];
else                                           % 是临界 Gabor 变换
    % 以下代码用于计算分析窗函数序列
    for mi=0:M-1
        for ki=0:K-1
            ind=(0:L-1)+mi*K;    tL=find(ind>L-1);
            if ~isempty(tL)
                ind(tL)=ind(tL)-L;             % 根据周期性,进行周期平移
            end
            ti=find(ind<0);
            if ~isempty(ti)
                ind(ti)=ind(ti)+L;             % 根据周期性,进行周期平移
            end
            G(mi*K+ki+1,:)=conj(g(ind+1)).*exp(j*2*pi*ki*(0:L-1)/K);
        end
    end

    b=[1 zeros(1,L-1)]';    w=real(inv(G)*b);% 求分析窗函数
    %% 以下代码用于计算 Gabor 系数
    amk=[];
```

```
for mi = 0 : M-1
    for ki = 1 : K
            ind = (0 :L-1)-mi * K;
            tL = find(ind>L-1);
            if ~ isempty(tL)
                ind(tL) = ind(tL)-L;              % 根据周期性,进行周期平移
            end
            ti = find(ind<0);
            if ~ isempty(ti)
                ind(ti) = ind(ti)+L;              % 根据周期性,进行周期平移
            end
            wmk = w(ind+1,1)'. * exp(j * 2 * pi * ki * (0 :L-1)/K);
                                                  % 窗函数平移和调制
            amk(mi+1,ki) = sum(x. * conj(wmk));
    end
    end
end
```

程序 8.6：临界 Gabor 逆变换的程序

```
function x = critical_synthesize(amk,g,M,K)
% amk :Gabor 系数,复数矩阵
% g : 综合窗函数序列,实数行向量
% M : 时域离散采样数,整数
% K : 频域离散采样数,整数
% x : 恢复出的时域信号,实数行向量
    L = length(g);      x(1 :L) = 0;
    for mi = 0 : M-1
        for ki = 1 : K
                ind = (0 :L-1)-mi * K;   tL = find(ind>L-1);
                if ~ isempty(tL)
                    ind(tL) = ind(tL)-L;
                end
                ti = find(ind<0);
                if ~ isempty(ti)
                    ind(ti) = ind(ti)+L;
                end
            gmk = g(ind+1). * exp(j * 2 * pi * (0 :L-1) * ki /K); % 窗函数平移和调制
            x = x+real(amk(mi+1, ki) * gmk);
        end
    end
```

例 8.4　利用 Gabor 变换对例 8.2 中的信号进行时频分析。信号的频率变化和时域波形如图 8.2 所示。信号的持续时间为 3s，假设采样率为 300Hz，因此信号共有 900 个

样本。选择 $M=15$、$K=60$，有 $MK=900$，即临界 Gabor 变换。选择 $\tilde{g}(n)$ 为一高斯序列，周期为 3s（900 个样本），其中的一个周期如图 8.10（a）所示。

这段信号有 900 个样本，根据式（8.43）计算得到的 $\tilde{w}(n)$ 的一个周期（即 Gabor 分析中的 $\tilde{w}_{00}(n)$），如图 8.10（b）所示。对 $\tilde{w}(n)$ 进行平移和调制得到 $\tilde{w}_{mk}(n)$。例如，当 $m=0$、$k=1$ 时的 $\tilde{w}_{01}(n)$ 和 $m=0$、$k=2$ 时的 $\tilde{w}_{02}(n)$ 分别如图 8.11（a）、（b）所示。根据式（8.37）计算出 Gabor 分解系数 $\tilde{a}_{mk}$，从而根据式（8.36）重构出信号 $\tilde{x}(n)$。图 8.12 给出了 $\tilde{a}_{mk}$ 和重构信号。可见，$\tilde{a}_{mk}$ 表示了信号的频谱随时间的变化关系。由图 8.12（b）看出，Gabor 分解准确地重构了原信号（图中只给出了部分重构信号，重构信号与原信号完全重合）。

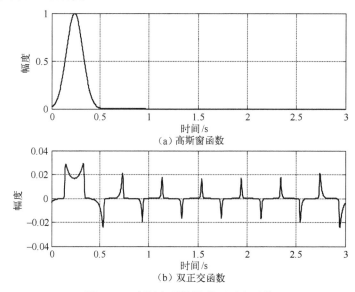

（a）高斯窗函数

（b）双正交函数

图 8.10　高斯窗函数及其双正交函数

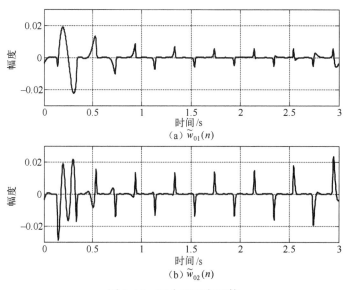

（a）$\tilde{w}_{01}(n)$

（b）$\tilde{w}_{02}(n)$

图 8.11　两个双正交函数

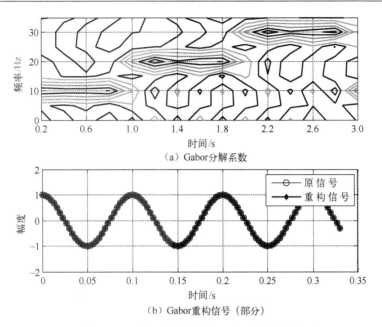

（a）Gabor 分解系数

（b）Gabor 重构信号（部分）

图 8.12　Gabor 分解系数与 Gabor 重构信号

过采样的 Gabor 分解。在过采样情况下，$MK > L$，定义新的变量 $K' = L/M$、$M' = L/K$，因此有 $K' < K$、$M' < M$，且 $K'M = KM' = L$。过采样的周期信号 Gabor 分解表示为

$$\widetilde{x}(n) = \sum_{m=0}^{M-1} \sum_{k=0}^{K-1} \widetilde{a}_{mk}\, \widetilde{g}_{mk}(n) \tag{8.44}$$

而 Gabor 分解系数 $\widetilde{a}_{mk}$ 表示为

$$\widetilde{a}_{mk} = \sum_{n=0}^{L-1} \widetilde{x}(n)\, \widetilde{w}_{mk}^{*}(n) \tag{8.45}$$

式中，

$$\widetilde{g}_{mk}(n) = \widetilde{g}(n - mK')\, \mathrm{e}^{\mathrm{j}2\pi nk/K} \tag{8.46}$$

$$\widetilde{w}_{mk}(n) = \widetilde{w}(n - mK')\, \mathrm{e}^{\mathrm{j}2\pi nk/K} \tag{8.47}$$

而双正交条件式（8.31）变成

$$\sum_{n=0}^{L-1} \left[\widetilde{g}^{*}(n + mK)\, \mathrm{e}^{\mathrm{j}2\pi nk/K'} \right] \widetilde{w}(n) = \frac{L}{MK} \delta(m)\delta(k) \tag{8.48}$$

$0 \leqslant m \leqslant M'-1$，$0 \leqslant k \leqslant K'-1$。因此，给定 $\widetilde{g}(n)$ 后，根据式（8.48）计算出过采样条件下的 $\widetilde{w}(n)$。按照类似于式（8.39）~式（8.42）的分析，式（8.48）可改写为矩阵的形式

$$\boldsymbol{G}\widetilde{\boldsymbol{w}} = \boldsymbol{b} \tag{8.49}$$

式中，

$$\boldsymbol{G} = \left[\widetilde{\boldsymbol{g}}_{00}^{*}; \widetilde{\boldsymbol{g}}_{01}^{*}; \cdots; \widetilde{\boldsymbol{g}}_{0(K'-1)}^{*}; \widetilde{\boldsymbol{g}}_{10}^{*}; \widetilde{\boldsymbol{g}}_{11}^{*}; \cdots; \widetilde{\boldsymbol{g}}_{1(K-1)}^{*}; \cdots; \widetilde{\boldsymbol{g}}_{(M'-1)0}^{*}; \widetilde{\boldsymbol{g}}_{(M'-1)1}^{*}; \cdots; \widetilde{\boldsymbol{g}}_{(M'-1)(K'-1)}^{*} \right]_{M'K' \times L}$$

$$\widetilde{\boldsymbol{w}} = \left[\widetilde{w}(0) \quad \widetilde{w}(1) \quad \cdots \quad \widetilde{w}(L-1) \right]_{L \times 1}^{\mathrm{T}}$$

$$\boldsymbol{b} = \left[L/MK \quad 0 \quad \cdots \quad 0 \right]_{M'K' \times 1}^{\mathrm{T}}$$

G 是一个扁矩阵（行数小于列数），因此式（8.49）是一个欠定方程，有无穷多组解，其最小范数解为

$$\widetilde{\boldsymbol{w}} = \boldsymbol{G}^H \left(\boldsymbol{G} \boldsymbol{G}^H \right)^{-1} \boldsymbol{b} \tag{8.50}$$

一旦得到 $\widetilde{\boldsymbol{w}}$，便可根据式（8.47）构造 $\widetilde{w}_{mk}(n)$，并根据式（8.45）计算 $\widetilde{a}_{mk}$，进而根据式（8.44）重构出信号 $\widetilde{x}(n)$。

例8.5 利用过采样 Gabor 变换对例 8.2 中的信号进行时频分析。信号共有 900 个样本，选择 $M = 20$、$K = 90$，有 $MK = 1800 > 900$，是过采样 Gabor 变换，分解所得的原子数是信号长度的一倍，且选择 $M' = 10$、$K' = 45$。按照式（8.46）构造矩阵 $\boldsymbol{G}$，是一个 450×900 的矩阵。如果选择 $\widetilde{g}(n)$ 是一个矩形窗，则根据式（8.50）计算的双正交窗如图 8.13（b）所示。根据式（8.45）计算得到的 $\widetilde{a}_{mk}$ 和重构的信号如图 8.14 所示。

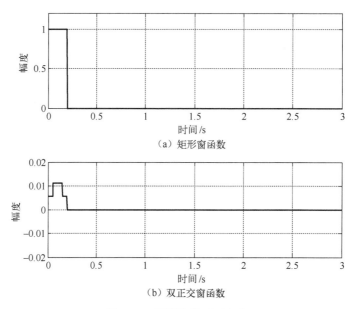

图 8.13　矩形窗及双正交窗

值得注意的是，在信号特征提取与分类中，Gabor 分解系数 $\widetilde{a}_{mk}$ 常常作为信号的特征。这样，只用到 Gabor 正变换，而无须对信号进行 Gabor 综合。应用中只需选择一个分析窗函数即可，而无须计算综合窗函数。图 8.12（b）和图 8.14（b）的目的是为了验证 Gabor 综合可以完全重构原信号。

8.2 节和 8.3 节分别讨论了短时傅里叶变换和 Gabor 变换，它们在形式上有相似之处，有必要对它们进行比较。

（1）短时傅里叶变换的窗函数 $w(t)$ 必须是窄窗，而 Gabor 变换的 $w(t)$ 却没有此要求。从这个意义上看，Gabor 变换可被看作一种加窗傅里叶变换，它的适用范围比短时傅里叶变换更广。

（2）短时傅里叶变换 $\mathrm{STFT}_x(t, f)$ 是信号的时频二维表示，而 Gabor 变换系数 a_{mk} 是信

号时间平移-频率调制的二维表示，参数 m 表示信号 $x(n)$ 时间平移，而 k 表示信号 $x(n)$ 被指数函数调制。

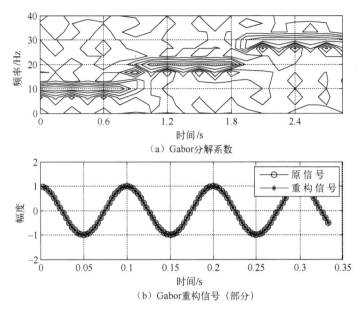

（a）Gabor分解系数

（b）Gabor重构信号（部分）

图 8.14　过采样的分解系数和重构信号

8.4　小波分析基础

8.2 节的短时傅里叶变换和 8.3 节的 Gabor 变换都属于"加窗傅里叶变换"。它们都是以固定宽度的滑动窗对信号进行分析，表征出信号的局部频谱特性。固定的滑动窗导致了时频平面内固定的时频分辨率。如果希望以可变的时频分辨率来分析信号，那么这种等时宽的滑动窗处理就不再适用了。在生物医学信号非平稳信号处理中，希望在时频平面内的不同位置具有不同的分辨率，加窗傅里叶变换就无能为力了。有必要采用多分辨率分析方法，其目的是"既能看到森林（信号的概貌），又能看到树木（信号的细节）"。小波变换就是这样一种多分辨率分析方法，它被称为"信号显微镜"。

8.4.1　加窗傅里叶变换与小波变换的时频网格

加窗傅里叶变换（包括短时傅里叶变换和 Gabor 变换）可以表示成信号 $x(t)$ 与基函数 $w_{mk}(t) = w(t-mT)\mathrm{e}^{\mathrm{j}2\pi kFt}$ 的内积 $\langle x(t), w_{mk}(t)\rangle_t$。一旦窗函数 $w(t)$、时间采样间隔 T、频率采样间隔 F 选定，则基函数在时域具有固定的时宽、在频域具有固定的带宽。也就是说，加窗傅里叶变换在时频平面内的任意位置都具有相同的时间分辨率和频率分辨率。例如，选择高斯窗函数的 3 个基函数，如图 8.15（a）、（c）、（e）所示，它们的时间平移是 0.5s，时宽都是 0.5s。它们的频带如图 8.15（b）、（d）、（f）所示，频率范围分别是 $[0,20]$、$[20,40]$、$[40,60]$，带宽都是 20Hz。于是，这 3 个基函数在时频平面内表示为 3 个方格，如图 8.15（g）所示。

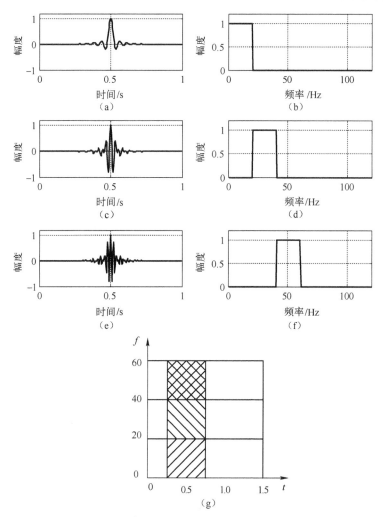

图 8.15　加窗傅里叶变换的 3 个基函数及其时频平面

而小波变换具有多分辨率分析能力。一个平方可积函数 $x(t)$ 的连续小波变换定义为

$$\mathrm{WT}_x(a,b) = \frac{1}{\sqrt{a}} \int_{-\infty}^{+\infty} x(t) \varphi^* \left(\frac{t-b}{a} \right) \mathrm{d}t = \langle x(t), \varphi_{a,b}(t) \rangle_t, \ a > 0 \qquad (8.51)$$

小波的基函数 $\varphi_{a,b}(t)$ 是窗函数 $\varphi(t)$ 经过时间平移 b 和尺度伸缩 a 变换而来的。a、b 常被称为尺度参数和平移参数。尺度参数 a 使得基函数 $\varphi_{a,b}(t)$ 的包络随 a 而变化。具体地讲，$a>1$ 使得基函数展宽，即窗口的时宽增大；$a<1$ 使得基函数压缩，即窗口的时宽减小。参数 b 对基函数进行平移。可见，a 的变化导致小波变换的时间分辨率和频率分辨率都改变了。为了区分加窗傅里叶变换与小波变换，与图 8.15 对应，图 8.16 给出 3 个小波基函数及它们在时频平面内的网格。它们的频带范围分别为 $[10,20]$、$[20,40]$、$[40,80]$，带宽分别是 10Hz、20Hz、40Hz。它们在时频平面的网格如图 8.16（g）所示，可见小波变换在时频平面的不同位置具有不同的时频分辨率，即多分辨率分析能力。从时频平面的网格划分看，较大的尺度参数 a 对应于低频部分，频率分辨率较高，

时间分辨率较低；较小的尺度参数 a 对应于高频部分，频率分辨率较低，而时间分辨率较高。可见，由基小波 $\varphi(t)$ 生成的小波 $\varphi_{a,b}(t)$ 在小波变换中起着对被分析信号加窗的作用。该窗在时频平面上随位置不同，时宽和频宽相应地改变。

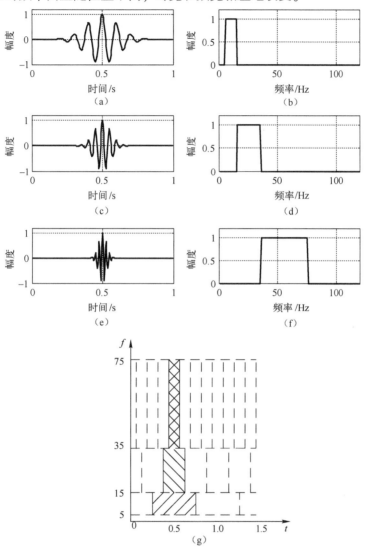

图 8.16　3 个小波基函数及其时频平面

从概念上讲，所谓"小波"就是一段小的波。说它"小"，是因为它是有限时宽；说它是"波"，因为它是振荡的，并且衰减很快。小波 $\varphi(t)$ 应满足容许条件

$$\int_{-\infty}^{+\infty} \varphi(t)\,\mathrm{d}t = 0 \tag{8.52}$$

小波 $\varphi(t)$ 还应该具有单位能量

$$\int_{-\infty}^{+\infty} |\varphi(t)|^2\,\mathrm{d}t = 1 \tag{8.53}$$

除满足以上条件外，作为小波基函数还应满足 3 个基本要求：（1）能够完成对一般函数（信号）进行小波级数展开。（2）具有良好的时频聚集性，即小波的大部

分能量聚集在一个有限区间内。理想情况下，小波基函数在该区间外的能量为零。
（3）为便于计算机实现，由该小波作为基函数的小波变换，应该有快速算法。怎样构造和选择小波基函数呢？这是小波分析的重要内容之一，而且与被分析信号有关。构造适合特定应用的小波基函数不仅需要较深的理论基础，还需要较多的研究经验。对于一般的应用者或初学者来说，采用经典小波基函数即可。常见的经典小波基函数有：Haar小波、高斯小波、墨西哥草帽小波、Gabor小波等。它们的表达式和波形分别如下。

（1）Haar小波

Haar小波函数表示为

$$\varphi(t)=\begin{cases} 1, & 0\leqslant t<1/2 \\ -1, & 1/2\leqslant t<1 \\ 0, & \text{其他} \end{cases} \tag{8.54}$$

它的波形如图8.17（a）所示。

（2）高斯小波

高斯小波为高斯函数，表示为

$$\varphi(t)=\mathrm{e}^{-t^2/2} \tag{8.55}$$

高斯小波的波形如图8.17（b）所示。

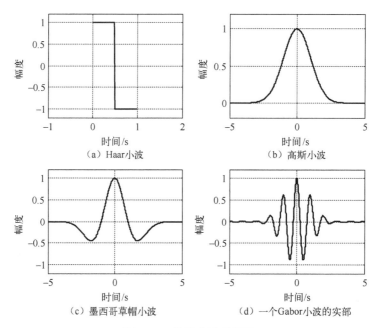

图8.17　各种小波基函数

（3）墨西哥草帽小波

因形似墨西哥草帽而得名，表示为

$$\varphi(t)=(1-t^2)\mathrm{e}^{-t^2/2} \tag{8.56}$$

墨西哥草帽小波的波形如图8.17（c）所示。

（4）Gabor 小波

定义为加窗傅里叶变换的核函数，表示为

$$\varphi(t) = g(t)\,\mathrm{e}^{j\omega t} \tag{8.57}$$

式中，$g(t)$ 为一窗函数。若 $g(t)$ 为高斯函数，则其中一个 Gabor 小波的实部如图 8.17（d）所示。在 MATLAB 中，所用的小波信息可用函数 waveinfo 进行查询。关于其他小波基函数的表达式，请参考小波分析的著作。

选定小波基函数 $\varphi(t)$ 后，按照式（8.51）的定义，自然可计算出小波变换系数 $\mathrm{WT}_x(a,b)$。这样的计算称为连续小波变换。对 a 和 b 进行离散采样，分别计算出系数 $\mathrm{WT}_x(a,b)$。

例 8.6　利用连续小波变换分析例 8.2 中的信号。

选用 gaus8 小波，计算出小波系数 $\mathrm{WT}_x(a,b)$。把尺度参数 a 转换成对应的频率，转换关系为

$$f = f_c/(aT)$$

式中，f_c 是小波的拟合中心频率，T 是采样间隔。例如，当 $a = [1,2,\cdots,150]$ 时，尺度参数与频率的对应关系如图 8.18 所示。b 是平移参数，无须转换。于是，小波系数 $\mathrm{WT}_x(a,b)$ 被转换到时频平面了，如图 8.19 所示。可见，小波分析表现出了良好的时频聚集特性。

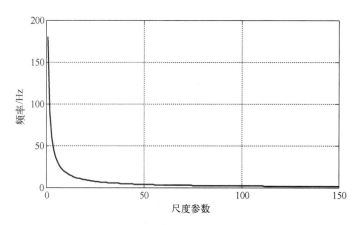

图 8.18　尺度参数与频率的对应关系

MATLAB 计算连续小波变换的函数是 cwt，其用法简介如下：

```
coefs = cwt(s, scales, wname)
% s：被分析的时域信号,实数向量
% scales：尺度参数,实数向量
% wname：所用基小波的名称,字符串
% coefs：返回的连续小波系数,实数矩阵
例如,例 8.5 的核心代码为
wname = 'gaus8';                    % 指定小波基函数,可自行更换
```

```
scales = 1:1:150;                              % 指定尺度参数
coefs = cwt(x, scales, wname);                 % 进行连续小波变换
TAB_Sca2Frq = scal2frq(scales,wname,1/fs);     % 将尺度参数转换为频率向量,fs 是采样率
```

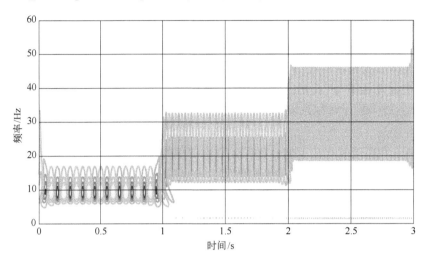

图 8.19　连续小波变换对例 8.2 的分析

8.4.2　连续小波的离散化

连续小波的离散化不是对时间的离散化，而是对尺度参数 a 和平移参数 b 的离散化。通常，尺度参数 a 和平移参数 b 分别取 $a = a_0^j$ 和 $b = ka_0^j b_0$。$\varphi_{a,b}(t)$ 对应的离散小波变为

$$\varphi_{j,k}(t) = a_0^{-j}\varphi(a_0^{-j}t - kb_0) \tag{8.58}$$

式中，系数 a_0^{-j} 是为了使变换结果归一化而引入的。于是，离散小波 $\mathrm{WT}_x(a_0^i, ka_0^j b_0)$ 简记为 $\mathrm{WT}_x(j,k)$，并称

$$c_{j,k} \triangleq \mathrm{WT}_x(j,k) = \int_{-\infty}^{+\infty} x(t)\varphi_{j,k}^*(t)\,\mathrm{d}t = \langle x(t), \varphi_{j,k}(t)\rangle_t \tag{8.59}$$

为离散小波系数。利用小波系数重构信号 $x(t)$ 的公式表示为

$$x(t) = \sum_{j=-\infty}^{+\infty}\sum_{k=-\infty}^{+\infty} c_{j,k}\varphi_{j,k}(t) \tag{8.60}$$

上式表明，信号 $x(t)$ 被分解成无穷个小波之和，即信号 $x(t)$ 由无穷个小波重构。可见，小波分析的重要步骤是求解给定信号 $x(t)$ 的小波系数 $c_{j,k}$。这也是本节的主要内容。

为了使得小波变换具有可变化的时间和频率分辨率，很自然地需要改变尺度参数 a 和平移参数 b 的大小。也就是说，在时频平面上有动态的采样网格。最常用的二进制动态采样网络，即 $a_0 = 2$、$b_0 = 1$。于是，时频平面上的每个网格对应的尺度为 2^j，而对应的平移为 $2^j k$，此时的离散小波表示为

$$\varphi_{j,k}(t) = 2^{j/2}\varphi(2^j t - k) \tag{8.61}$$

这样的小波称为二进小波基函数。注意，j 的符号改变了，其目的是与小波快速 Mallat 算法的符号保持一致，差别在于小波对信号的作用相反了。二进小波对信号的分析具有可变分辨率，分辨率每次变化 2 倍。如果想观看信号的更小细节，就需增大放大倍数，即减小 j；反之，如果想观看信号的轮廓部分，可减小放大倍数，即增大 j。

如果小波 $\varphi(t)$ 生成的离散小波族 $\{\varphi_{j,k}(t):j,k\in Z\}$ 满足正交条件

$$\langle \varphi_{j,k}, \varphi_{m,l}\rangle = \delta(j-m)\delta(k-l)，\quad \forall j,k,m,l\in Z \tag{8.62}$$

则称 $\varphi(t)$ 为正交小波。

如果小波 $\varphi(t)$ 生成的离散小波族 $\{\varphi_{j,k}(t):j,k\in Z\}$ 与对偶小波生成的小波族 $\{\widetilde{\varphi}_{m,l}(t):m,l\in Z\}$ 满足双正交条件

$$\langle \varphi_{j,k}, \widetilde{\varphi}_{m,l}\rangle = \delta(j-m)\delta(k-l)，\quad \forall j,k,m,l\in Z \tag{8.63}$$

则称 $\varphi(t)$ 为双正交小波。一个正交小波一定是双正交小波，但双正交小波一般不是正交小波。因此正交小波是双正交小波的特例。

8.4.3　多分辨率分析

多分辨率分析的基本思想如下：非平稳信号的统计特征是随时间变化的，这种变化可分为慢变部分 a_{-1}（称为信号的粗节）和快变部分 d_{-1}（称为信号的细节）。粗节 a_{-1} 对应非平稳信号的低频部分，代表信号的主体轮廓；而细节 d_{-1} 对应于信号的高频部分。对信号的粗节 a_{-1}，可再进一步分为粗节 a_{-2} 和细节 d_{-2}。如此重复，如图 8.20（a）所示。按照二进小波进行分析，若原信号的采样率为 f_s，则 d_{-1} 的带宽为 $[f_s/4\ f_s/2]$，d_{-2} 的带宽为 $[f_s/8\ f_s/4]$，d_{-3} 的带宽为 $[f_s/16\ f_s/8]$，a_{-3} 的带宽为 $[0\ f_s/16]$。可见这些带宽是按 2 的幂指数变化的，即实现了对信号进行多分辨率分析。沿着相反的方向，可逐步重构出原信号，如图 8.20（b）所示，原信号表示为 $a_{-3}+d_{-3}+d_{-2}+d_{-1}$。这就是 Mallat 提出的塔式分解与塔式综合算法。

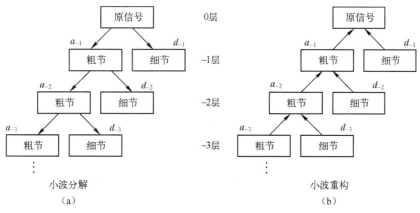

图 8.20　小波分解的基本思想

与此相似，任何一幅图像也可以分解成两部分：轮廓边缘（低频部分）和细部纹理（高频部分）。从而应用塔式算法对医学图像进行小波分析。本节重点对一维信号进行小波分析。对医学图像的小波分析感兴趣的读者，请参考其他书籍。

怎样才能把信号分解成粗节和细节呢？由两个滤波器来完成，一个进行粗节分解，归一化频带为 [0 0.5]，另一个进行细节分解，归一化频带为 [0.5 1]。这两个滤波器称为滤波器组。于是小波分解和重构的问题，变成了设计合适的滤波器组。信号通过低通滤波器，输出信号中的低频部分；通过高通滤波器，输出信号中的高频部分。低频部分与高频部分之和，就是重构出的原信号。

假设被分析信号 $x(t)$ 是严格平方可积的，即 $x(t) \in L^2(R)$。由上述定性分析发现，"用分辨率 2^j 对信号进行分析"也可等价地叙述为"用可变分辨率 2^j 去逼近"。因此，多分辨率分析等价于多分辨率逼近。从空间的角度看，多分辨率逼近是在 $L^2(R)$ 空间内构造一个子空间链 $\{V_j : j \in Z\}$，并具有下列性质。

（1）包容性

$$\cdots \subset V_{-2} \subset V_{-1} \subset V_0$$

或简写为 $V_j \subset V_{j+1}$，$\forall j \in Z$。包容性说明原信号中较低分辨率的部分对应于信号的粗节，从而对应更大的子空间，即低一级的空间 V_j 包含于高一级的空间 V_{j+1}。

（2）逼近性

$$\lim_{j \to +\infty} V_j = L^2(R) \ \text{和} \ \lim_{j \to -\infty} V_j = 0$$

逼近性说明，所有分辨率的子空间的并集代表整个平方可积空间。

（3）平移不变性

$$s(t) \in V_j \Longleftrightarrow s(t-k) \in V_j, \ \forall k \in Z$$

平移不变性说明函数 $s(t)$ 的平移不改变其形状，时间分辨率也保持不变，因此 $s(t)$ 和 $s(t-k)$ 属于同一子空间。

（4）伸缩性

$$s(t) \in V_j \Longleftrightarrow s(2t) \in V_{j+1}$$

伸缩性说明，时间尺度的增大意味着信号 $s(t)$ 被展宽，时间分辨率降低；反之，时间尺度减小，意味着信号 $s(t)$ 被压缩，时间分辨率增大。因此，子空间也有类似的伸缩性，即 $s(t) \in V_j \Longleftrightarrow s(2t) \in V_{j+1}$。

（5）Riesz 基的存在性。存在一个函数 $\phi(t) \in V_0$，及其平移 $\{\phi(t-k), k \in Z\}$ 构成参考子空间 V_0 的 Riesz 基。

Riesz 基的存在性说明，由函数 $\phi(t)$ 及其平移可逼近原信号 $x(t)$。函数 $\phi(t)$ 称为多分辨率分析的生成元。由于多分辨率分析又称为多尺度分析，因此 $\phi(t)$ 也称为尺度函数。

由伸缩性及包容性可知 $\phi(t/2) \in V_{-1} \subset V_0$，即 $\phi(t/2) \in V_0$。可见，$\phi(t/2)$ 可以用 V_0 子空间的基函数 $\phi(t)$ 展开。令展开公式为

$$\phi(t/2) = \sqrt{2} \sum_{k=-\infty}^{+\infty} h(k) \phi(t-k)$$

通过变量替换可等价地写为

$$\phi(t) = \sqrt{2} \sum_{k=-\infty}^{+\infty} h(k) \phi(2t - k) \tag{8.64}$$

上式称为尺度函数的"双尺度方程"，表明了相邻两级空间的尺度函数关系。实际上，$\{h(k)\}$ 为一个滤波器。如果尺度函数和小波基函数是紧支撑的（即使它们不是紧支撑

的，也希望它们是快速衰减的），则该滤波器可以用有限冲激响应的滤波器合理近似。对式（8.61）做傅里叶变换，得到尺度函数的频谱

$$\Phi(\omega) = H(\omega/2)\Phi(\omega/2) \tag{8.65}$$

当 $\omega = 0$ 时，可得 $\Phi(0) = H(0)\Phi(0)$。只要 $\Phi(0) \neq 0$，则必有 $H(0) = 1$。这说明 $H(\omega)$ 是一个低通滤波器。做变量替换，如 $\omega' = \omega/2$，则式（8.65）表示为

$$\Phi(\omega/2) = H(\omega/4)\Phi(\omega/4) \tag{8.66}$$

以此类推，得到

$$\Phi(\omega) = \prod_{k=1}^{+\infty} H(\omega/2^k)\Phi(0) \tag{8.67}$$

如果令 $\Phi(0) = 1$，则上式变为

$$\Phi(\omega) = \prod_{k=1}^{+\infty} H(\omega/2^k) \tag{8.68}$$

这表明，尺度函数 $\phi(t)$ 的频谱完全由滤波器 $H(\omega)$ 决定。也就是说，如果给定 $H(\omega)$，可求出 $\Phi(\omega)$，等同于得到 $\phi(t)$。由式（8.65）还可得到

$$H(\omega/2) = \Phi(\omega)/\Phi(\omega/2) \tag{8.69}$$

可见，给定 $\Phi(\omega)$，也可得到 $H(\omega)$，等同于得到 $\{h(k)\}$。

定义小波子空间 W_j 为 V_{j+1} 在 V_j 里的正交补。根据包容性及 W_j 的定义，可得

$$V_{j+1} = V_j \oplus W_j \text{ 和 } V_j \perp W_j,\ j \in Z \tag{8.70}$$

式中，$\oplus$ 表示子空间的直接和，即子空间 V_{j+1} 的每一个元素可以用唯一的形式写为子空间 W_j 的一个元素与子空间 V_j 的一个元素之和。上式表明，二进小波分析不仅是多分辨率分析，而且是正交多分辨率分析。定义 $\varphi_{j,k}(t) = 2^{j/2}\varphi(2^j t - k)$，且 $\varphi_{0,k}(t) = \varphi(t-k)$ 张成小波子空间 W_0。由式（8.67）可知，当 $j = 0$ 时，有 $V_0 = V_{-1} \oplus W_{-1}$，因此 $\varphi(t) = \varphi_{0,0}(t) \in W_0 \subset V_{-1}$，即 $\varphi(t) \subset V_{-1}$。这意味着小波函数 $\varphi(t)$ 可以用 V_{-1} 子空间的正交基 $\phi_{-1,k}(t) = 2^{1/2}\phi(2t-k)$ 展开为

$$\varphi(t) = \sqrt{2}\sum_{k=-\infty}^{+\infty} g(k)\varphi(2t - k) \tag{8.71}$$

上式被称为小波函数的"双尺度方程"，表明了尺度函数与小波函数的关系。对上式做傅里叶变换，得到

$$\Psi(\omega) = G(\omega/2)\Phi(\omega/2) \tag{8.72}$$

当 $\omega = 0$ 时，有 $\Psi(0) = G(0)\Phi(0)$。由小波函数的容许条件，$\int_{-\infty}^{+\infty} \varphi(t)\mathrm{d}t = 0$，可导出 $\Psi(0) = \int_{-\infty}^{+\infty} \varphi(t)\mathrm{e}^{-\mathrm{j}\omega t}\mathrm{d}t = 0$。在式（8.69）中已经令 $\Phi(0) = 1$，于是可导出 $G(0) = 0$。可见，$G(\omega)$ 实际上是一个高通滤波器。

低通滤波器 H 和高通滤波器 G 组成滤波器组，使用共轭滤波器 (H^*, G^*) 对原始信号进行分解，然后用 (H,G) 重构信号，即得到正交多分辨率分析的信号分解与重构方法，如图 8.21 和图 8.22 所示。

图 8.21 和图 8.22 中的 ⨁ 表示 2 倍下采样，即每两个样本数据取一个；⨁ 表示 2 倍上采样，即在两个样本数据之间插入 "0"。H^* 和 G^* 分别表示 H 和 G 的共轭滤波器。

不加证明地给出滤波器 H 和 G 应该满足的关系

$$|H(\omega)|^2 + |H(\omega+\pi)|^2 = 1 \tag{8.73}$$

$$|G(\omega)|^2 + |G(\omega+\pi)|^2 = 1 \tag{8.74}$$

根据尺度函数与小波函数的正交性，可得 H 与 G 之间的关系

$$H(\omega)G^*(\omega) + H(\omega+\pi)G^*(\omega+\pi) = 0 \tag{8.75}$$

式（8.73）~式（8.75）一起组成了构造标准正交小波时，滤波器组 H 和 G 应该满足的条件，它们分别来自尺度函数 $\varphi(t)$ 的标准正交性、小波函数 $\varphi(t)$ 的标准正交性、尺度函数与小波函数之间的正交性。研究发现

$$G(\omega) = \pm e^{-j\omega}H^*(\omega+\pi) \tag{8.76}$$

是同时满足以上三个条件的解。通过傅里叶逆变换，可得时域关系

$$g(k) = \pm(-1)^k h^*(1-k), \quad \forall k \in Z \tag{8.77}$$

具有式（8.76）形式的滤波器称为镜像滤波器。给出式（8.64）~式（8.76）的目的是，在已知尺度函数的情况下，可求解出相应的低通滤波器和高通滤波器。

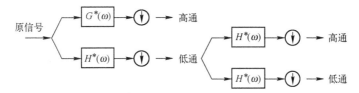

图 8.21　正交多分辨率分析的信号分解

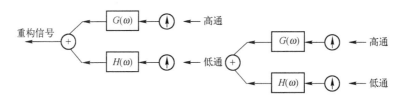

图 8.22　正交多分辨率分析的信号重构

以上分析可见，尺度函数、小波函数和滤波器组之间有唯一的确定关系。经过多年的研究，学者们已经把常见的尺度函数对应的滤波器组编制成手册，以便查询。对于一般的应用者或初学者来说，可直接应用这些滤波器组，无须自己设计。或者由 MATLAB 函数 wfilters 生成指定小波基函数对应的滤波器组。例如，选用 db8 小波时，对应的低通滤波器和高通滤波器如图 8.23 所示。

注意到，算法有下采样过程，每经过一次分解，粗节序列就被分解为低一级的粗节序列和低一级的细节序列，但两者的长度均为上一级粗节序列的一半，即数据总量保持不变。这样，如果从 $j=0$ 级开始经过 J 分解，那么最后得到的是 $\boldsymbol{a}_{-J}, \boldsymbol{d}_{-J}, \cdots, \boldsymbol{d}_{-1}$，共 $J+1$ 个序列，其中每一级的"细节"序列较之低一级的"细节"序列长 1 倍，而这 $J+1$ 个序列长度的总和仍等于原始数据的长度，如图 8.21 所示。这一数据结构称为金字塔式结构。

在以上的研究中，总是假设数据是双向无限长的。但是，实际上信号总是以有限长

序列的形式给出的。为了解决这一问题，通常采用以下方式将原始数据延拓。（1）补零延拓，即假定边界之外的信号全部为零；（2）简单周期延拓，即以原始数据的长度为周期，进行周期性延拓；（3）以边界点为对称中心的对称周期延拓。

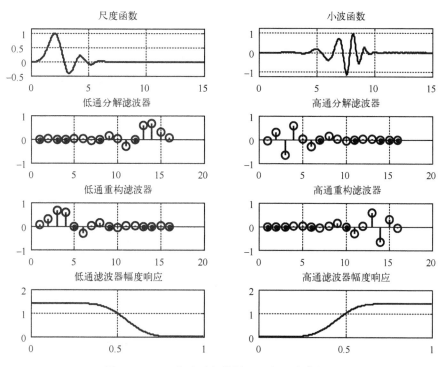

图 8.23　db8 小波对应的低通、高通滤波器组

在 MATLAB 中，进行一层小波分解的函数是 dwt，$[ca, cd] = dwt(x, 'wname')$，x 是被分析信号，'wname' 指定小波名称，返回粗节系 ca 数、细节系数 cd。进行多层小波变换的函数是 wavedec，$[c, L] = wavedec(x, N, 'wname')$，c 是返回的小波系数，N 是拟进行分解的层数。提取粗节系数的函数是 detcoef，$d = detcoef(c, L, N)$。提取细节系数的函数是 appcoef。

例 8.7　利用小波变换检测例 8.2 中信号频率的突变时刻。傅里叶分析一般用于分析平稳信号，不具有检测信号突变的能力，而小波变换具有检测信号突变的能力。

选择 haar 小波，对原信号进行 1 层分解，画出细节序列 d_{-1}，如图 8.24 所示。细节序列的长度是原信号的一半。为了与原信号在时域对齐，图 8.24 所示的细节序列是 2 倍插值后的序列。从图中可见，原信号分别在 1s、2s、3s 发生了突变。

本例所用的核心代码如下。

```
level = 1;                          % 设定分解层数,本例只进行了一层分解
[c, l] = wavedec(x, level,'haar');  % 进行小波分解
d1 = detcoef(c, l, level);          % 提取粗节系数
```

例 8.8　利用小波多分辨率分析，检测信号非连续点。原信号如图 8.25 所示。该信号实际上是两段指数函数连接而成的，但从视觉上看不出任何非连续点。选用 db4

小波，对原信号进行 2 层分解。分别画出 d_{-1} 和 d_{-2}，如图 8.25 所示。从细节序列看出，原信号在第 500 个采样点附近存在一个高频分量，即信号在第 500 个采样点附近发生了突变。

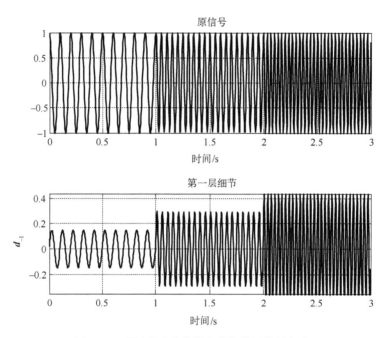

图 8.24　利用小波多分辨率分析检测信号突变

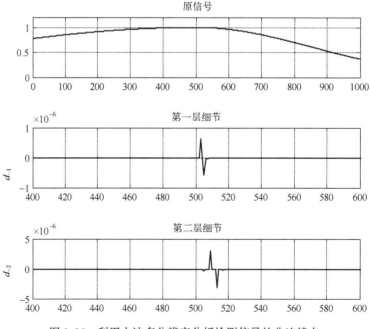

图 8.25　利用小波多分辨率分析检测信号的非连续点

8.5 经验模式分解与希尔伯特-黄变换

8.5.1 经验模式分解

已经知道，傅里叶分解是把信号分解成若干谐波（三角函数）之和，每个谐波在全时间域上有定义，因此傅里叶分解用于分析平稳信号；Gabor 分解将信号分解成若干 Gabor 原子之和，Gabor 原子具有有限的时间支撑，因此 Gabor 分解可分析非平稳信号；小波分解将信号分解成若干小波之和，每个小波也具有有限的时间支撑，因此小波分解也可用于分析非平稳信号。以上这些信号分解方法都有严格的数学定义，分解出的每一个分量（谐波、Gabor 原子、小波）都有明确的数学解析表达式。而下面要学习的经验模式分解有一个显著的不同之处，即分解出的每一个分量没有明确的数学解析表达式。

经验模式分解（empirical model decomposition，EMD）是 1998 年 Huang 等人提出的，用于分析非线性、非平稳信号的分解方法。EMD 基于信号自身的时间尺度（相邻峰值之间的时延）特征，自适应地把复杂的信号分解为有限的基本模式分量（intrinsic mode function，IMF）之和。满足以下两个条件的分量才能称为 IMF 分量：

（1）在分量的整个波形中，极值点（包括极大值点和极小值点）数量与过零点的数量必须相等，或至多相差 1；

（2）由分量的局部极大值构成的曲线为上包络；由分量的局部极小值构成的曲线为下包络。在任一时刻，上包络和下包络的均值为零。

之所以称这样的分量为基本模式分量，是因为它表示了信号中振荡的模式。图 8.26（a）给出了典型的基本模式分量。图中极大值点和极小值点共 13 个，而过零点共 13 个，所以图示信号满足条件（1）。上包络 $v_1(t)$ 和下包络 $v_2(t)$ 关于 t 轴是对称的，所以上下包络的均值为零，满足条件（2）。图 8.26（b）给出了非基本模式分量的示意图。图中上包络 $v_1(t)$ 与下包络 $v_2(t)$ 显然不关于时间轴对称，其均值不为零；极大值点与极小值点共有 12 个，而过零点只有 7 个。这个信号不满足条件（1）和条件（2），所以它不能作为基本模式分量。

EMD 通过多次筛选实现信号的分解，设原信号为 $x(t)$，其具体的筛选步骤如下。

（1）确定 $x(t)$ 的所有局部极大值点和局部极小值点。

（2）对所有局部极大值用三次样条拟合成上包络 $e_{max}(t)$；同理，对所有局部极小值用三次样条拟合成下包络 $e_{min}(t)$。

（3）计算上下包络的均值：$m(t) = (e_{max}(t) + e_{min}(t))/2$。

（4）原信号减去均值 $m(t)$，得到一个初步的模式函数，$z_i(t) = x(t) - m(t)$。

（5）判断 $z_i(t)$ 是否满足 IMF 条件，如果不满足条件，则对 $z_i(t)$ 循环执行（1）至（4）步；如果满足，则 $z_i(t)$ 是一个 IMF 分量，令 $r_i(t) = x(t) - z_i(t)$ 表示余项，对 $r_i(t)$ 循环执行（1）至（5）步。当 $r_i(t)$ 小于预先设定的阈值或者成为单调函数不能再从中提取满足 IMF 条件的分量时，整个筛选过程结束。按照发明者本人的建议，当余项的相对标准差达到 0.2~0.3 时，筛选结束。

这样，便将信号 $x(t)$ 分解为 n 个 IMF 分量和余项 $r_n(t)$ 的和，如下式：

$$x(t) = \sum_{i=1}^{n} z_i(t) + r_n(t) \tag{8.78}$$

式中，$z_i(t)$ 是各 IMF 分量，$r_n(t)$ 表示信号的趋势项。从分解过程中可以看出，EMD 主要利用待分解信号自身的特点，算法比较简单，自适应性强，而且不需要对信号做任何假设，因而可以实现对多种不同信号自适应的分解。

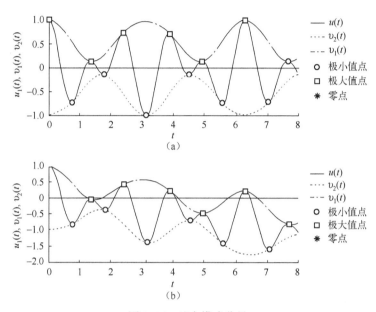

图 8.26　基本模式分量

为了给读者参考，这里给出 EMD 分解的 MATLAB 函数如下：

```
function imf = emd(x)
% 本函数进行 EMD 分解,输入待分解信号 x,输出基本模式分量 imf
% x:待分解信号,实数向量
% imf:基本模式分量,元胞数组


x = transpose(x(:));                  % 转换为列向量
imf = [];                             % 初始化
while ~ismonotonic(x)                 % 判断输入信号是否单调
  x1 = x;     sd = Inf;
  while (sd > 0.1) | ~isimf(x1)       % 如果剩余能量超过门限或不是基本模式分量
    s1 = getspline(x1);       s2 = -getspline(-x1);     % 取上下包络
    x2 = x1-(s1+s2)/2;
    sd = sum((x1-x2).^2)/sum(x1.^2);  % 剩余能量比值
    x1 = x2;
```

```
end
    imf{end+1} = x1;                              % 找到一个基本模式分量
    x          = x-x1;                            % 残差
end
imf{end+1} = x;


% 所用的其他函数
function u = ismonotonic(x)
% 判断信号是否单调
u1 = length(findpeaks(x)) * length(findpeaks(-x));
if u1 > 0, u = 0;
else,      u = 1; end


function u = isimf(x)
% 判断输入信号是否为一个基本模式分量
N  = length(x);
u1 = sum(x(1:N-1).*x(2:N) < 0);
u2 = length(findpeaks(x))+length(findpeaks(-x));
if abs(u1-u2) > 1, u = 0;
else,              u = 1; end


function s = getspline(x)
% 提取信号的上包络
N = length(x);  p = findpeaks(x);
s = spline([0 p N+1],[0 x(p) 0],1:N);% 样条插值,拟合包络
```

例 8.9　本例的原信号分别由频率为 2Hz、幅度为 0.5 的正弦波，频率为 5Hz、幅度为 0.5 的三角波，频率为 0.3Hz、幅度为 1 的三角波复合而成。采样频率为 100Hz，共 2200 个样本点，如图 8.27 （a）所示。按照以上分解过程，对原信号进行分解，图 8.27 给出了 EMD 分解的实验结果。分解得到的第 1 个分量 IMF1 包含了原信号中 5Hz 的三角波，然后依次提取出 2Hz 的正弦波和 0.3Hz 的三角波。余项是信号的最低频率成分，表示信号的中心趋势，可以看出其幅度几乎为零。3 个 IMF 分量与原信号的相关系数都超过了 0.99。分解结果准确地反映了信号的自身特点。

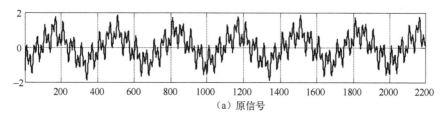

(a) 原信号

图 8.27　EMD 的分解过程

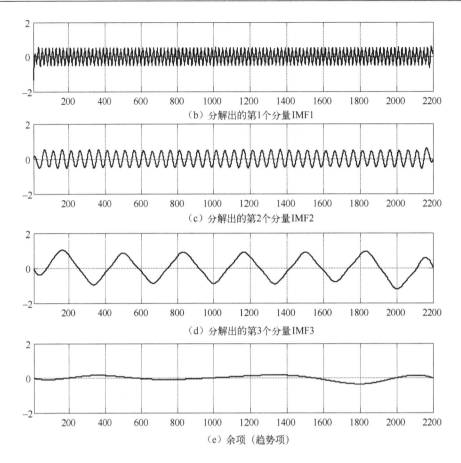

（b）分解出的第1个分量IMF1

（c）分解出的第2个分量IMF2

（d）分解出的第3个分量IMF3

（e）余项（趋势项）

图 8.27　EMD 的分解过程（续）

　　如果利用 db5 小波对以上信号做 5 层分解，其结果如图 8.28 所示。第 5 层的粗节出现了频率为 0.3Hz 的三角波，而频率为 2Hz 的正弦波和 5Hz 的三角波均未独立出现（选用其他小波基函数，效果没有明显改变）。可见，小波分解的效果与EMD 分解的效果相差较大。从实验结果看出，在某些情况下，EMD 分解具有明显的优势。

　　实践经验表明，经验模式分解自适应地将信号分解到不同的频域区间，表现出滤波器的特性。分解出的基本模式分量的带宽逐渐减小，中心频率逐渐降低，各个频带从高到低有序排列，带宽自适应调节。有人曾经用 EMD 对高斯白噪声进行分解，分解结果充分说明以上结论。因为白噪声的功率谱是常数，所含各频率成分是均匀分布的。分析各基本模式分量的功率谱就能得知 EMD 的滤波特性。研究发现，在高斯白噪声的分解中，EMD 相当于带通滤波器组，第一个基本模式分量类似于高通滤波器的输出，分离出信号的高频部分。从第二个基本模式分量开始，其带宽依次为前一个基本模式分量带宽的一半。可以说，EMD 分解像一个自适应二进制滤波器组。

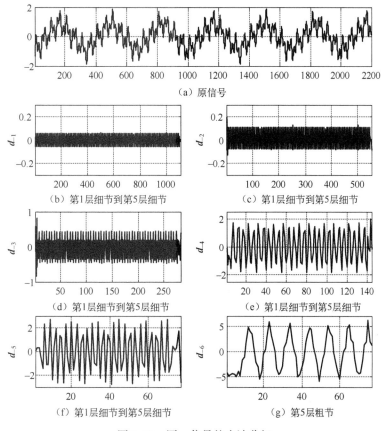

图 8.28　同一信号的小波分解

8.5.2　希尔伯特–黄变换

Huang 等人在 1998 年提出经验模式分解方法后，引入了希尔伯特谱概念和希尔伯特谱分析方法。美国国家航空和宇航局（NASA）将这一方法命名为希尔伯特–黄变换（Hilbert–Huang transform，HHT）。

HHT 包含两部分，第一部分是 EMD 分解；第二部分是希尔伯特谱分析（Hilbert spectrum analysis）。简单地讲，HHT 分析非平稳信号的过程是：首先利用 EMD 方法将信号分解为若干 IMF 分量；然后，对每一个 IMF 分量进行希尔伯特变换，得到相应的希尔伯特谱，即将每个 IMF 分量表示在联合的时频域中；最后，汇总所有 IMF 分量的希尔伯特谱就得到原信号的希尔伯特谱。

假设 $y_i(t)$ 是某一个 IMF 分量。对其进行希尔伯特变换

$$\boldsymbol{H}[y_i(t)] = \frac{1}{\pi}\int_{-\infty}^{+\infty}\frac{y_i(t)}{t-\tau}\mathrm{d}\tau \tag{8.79}$$

进而得到该分量的解析信号

$$z_i(t) = y_i(t) + \mathrm{j}\boldsymbol{H}[y_i(t)] = a_i(t)\mathrm{e}^{\mathrm{j}\theta_i(t)} \tag{8.80}$$

这里 j 是虚数单位。$a_i(t)$ 是该分量的瞬时幅度，$\theta_i(t)$ 是该分量的瞬时相位。它们分别表示为

$$a_i(t) = \sqrt{|y_i(t)|^2 + |\boldsymbol{H}[y_i(t)]|^2}, \quad \theta_i(t) = \arctan(\boldsymbol{H}[y_i(t)]/y_i(t))$$

从而得到该分量在 t 时刻的瞬时频率为

$$\omega_i(t) = \frac{\mathrm{d}\theta_i(t)}{\mathrm{d}t} \tag{8.81}$$

将每个 IMF 分量的幅度表示成时间和瞬时频率的函数，如 $S(t, \omega(t)) = a(t)$。并把这种关系表示在三维平面中，这种时频关系的表示方式被称为希尔伯特幅度谱，简称为希尔伯特谱。习惯上用幅度的平方来表示能量密度，如 $S(t, \omega(t)) = a^2(t)$，即得到希尔伯特能量谱。

例 8.10 本例中的信号与例 8.9 中的相同。按照本节介绍的方法，计算该信号的希尔伯特谱，如图 8.29 所示。这里采样频率为 400Hz。希尔伯特谱是三维的，本例采用等高线图表示。从图中看出，信号包含了两个低频信号，频率分别为 2Hz 和 0.3Hz。而 10Hz 分量的频率估计不准确，仅在 10Hz 附近波动。这是因为该分量的相位对干扰较敏感，从而导致估计频率在真值附近波动。

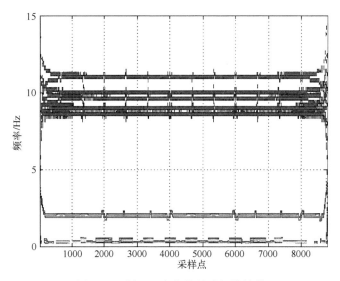

图 8.29　例 8.9 中信号的希尔伯特谱

从以上分析可以看出，与短时傅里叶变换、小波变换相比，HHT 具有如下特点。

（1）HHT 具有完全自适应性

HHT 能够根据信号自身特点自适应地产生"基"，即由"筛选"过程产生的 IMF。这样的"基"没有明确的解析表达式。这点不同于傅里叶变换和小波变换。傅里叶变换的基是三角函数，小波变换的基是满足"可容性条件"的小波基，小波基也是预先选定的。在实际工程中，如何选择小波基不是一件容易的事，选择不同的小波基可能产生不同的处理结果。例如，在例 8.7 中，选择不同的小波基，分解结果会有区别。一般

地，根据经验或多次尝试选择适当的小波基对信号进行小波变换。而 HHT 具有对信号的自适应性。

（2）HHT 适合突变信号

傅里叶变换、短时傅里叶变换、小波变换都受到测不准原理的制约，即时间分辨率与频率分辨率的乘积为一个常数。这就意味着，要提高时间分辨率就必须牺牲频率分辨率，反之亦然，故不能在时间域和频率域同时达到很高的分辨率。这给信号分析带来一定的不便。而 HHT 不受测不准原理的制约，可以在时间域和频率域都达到很高的分辨率。HHT 非常适用于分析突变信号。

（3）HHT 的瞬时频率是采用相位求导得到的

傅里叶变换、短时傅里叶变换、小波变换有一个共同的特点，就是预先选择基函数，其计算方式是通过与基函数的卷积产生的。HHT 不同于这些方法，它借助希尔伯特变换求得相位函数，再对相位函数求导产生瞬时频率。这样求出的瞬时频率是局部性的，而傅里叶变换的频率是全局性的，小波变换的频率是区域性的。HHT 的缺点是，高频区的瞬时频率容易受到干扰的影响。

8.6　总体经验模式分解（EEMD）

EMD 作为一种经验性的自适应分解，已经在信号处理的各领域获得了广泛应用。随着应用的深入，人们认识到 EMD 也存在如下一些缺陷。

（1）IMF 分量筛选的停止准则

发明者本人指出，IMF 分量筛选过程中，连续两个"筛分"由标准差来决定。当标准差介于 0.2~0.3 之间，就可以定制"筛分"。筛分门限的取值不同，获得的 IMF 分量是有差异的，有时甚至差异较大，影响了分解结果的一致性。

（2）包络线的拟合方法

在 EMD 分解中，用信号的极大值拟合上包络，用极小值拟合下包络，进而求上下包络的均值。因此，包络拟合是 EMD 分解过程中的重要步骤，不同的拟合方法直接关系到 EMD 的分解结果。发明者本人采用的是三次样条插值进行包络拟合。其优点是，包络具有良好的二阶光滑性；缺点是，容易造成过冲和欠冲现象。原则上，一个好的拟合方法，不仅能根据信号自身特点自适应地拟合出上下包络将信号包含其中，还能具有良好的光滑性，抑制过冲和欠冲。

（3）端点效应

造成端点效应的原因是包络平均并不完全等于局部平均。这样，有些非对称的波形无论经过多少次筛分，总是在筛分结果中存在。另外，三次样条插值的端点处极值不确定，产生很大的摆动。这些摆动还可能传递下去，引起分解出来的低频分量不一致。

（4）模式混叠

按照 EMD 分解的初衷，一个 IMF 分量表征信号的一个时间尺度。然而，分解结果可能是，一个时间尺度出现在两个 IMF 分量中，或者一个 IMF 分量中存在多个时间尺度。例如，针对几个频率共存的混合信号，EMD 或许不能正确分离。

针对以上 4 个问题，研究者们提出了各种改进方法。这里主要介绍对模式混叠的改进，也就是著名的总体经验模式分解（ensemble empirical mode decomposition，EEMD）。它利用了高斯白噪声在频域具有均匀分布的统计特性。在信号中加入高斯白噪声，使得信号在尺度上具有连续性，从而避免模式混叠。具体操作过程如下。

（1）信号 $x(t)$ 是待分解的信号。分解前，在 $x(t)$ 中加入零均值高斯白噪声 $n(t)$，得到含噪声混合信号

$$s(t) = x(t) + k\sigma_x n(t) \tag{8.82}$$

式中，$n(t)$ 是标准高斯白噪声，标准差为 1，均值为零；σ_x 是信号 $x(t)$ 的标准差；k 是比例系数，用来调整 $x(t)$ 与 $n(t)$ 标准差的相对比例。

（2）对 $s(t)$ 进行正常的 EMD 分解，得到分解后的组合为

$$s(t) = \sum_{j=1}^{M} c_j(t) + r(t) \tag{8.83}$$

（3）产生另一组独立同分布的高斯白噪声，重复步骤（1）和（2）。假设第 i 次的分解表示为

$$s_i(t) = \sum_{j=1}^{M} c_{i,j}(t) + r_i(t) \tag{8.84}$$

共重复了 I 次，则对各 IMF 取平均，得到最终的 IMF 分量

$$c_j(t) = \frac{1}{I} \sum_{i=1}^{I} c_{i,j}(t) \tag{8.85}$$

对各余量取平均，得到最终的余量

$$r(t) = \frac{1}{I} \sum_{i=1}^{I} r_i(t) \tag{8.86}$$

于是，信号 $x(t)$ 的分解结果是

$$x(t) = \sum_{j=1}^{M} c_j(t) + r(t) \tag{8.87}$$

由于加入的白噪声是零均值的，经过平均以后，噪声几乎被全部抵消了，总体上的平均结果仍然是原信号。可见，加入的白噪声仅仅起到辅助作用，并没有改变原信号。但是，有两个问题需要解决，一是加入多大功率的白噪声，二是步骤（1）和（2）需要重复多少遍。

有文献建议，添加辅助白噪声的标准差为 $x(t)$ 标准差的 0.2 倍。一般情况下，如果 $x(t)$ 是以高频信号为主的，那么需要适当减小辅助白噪声的标准差；如果 $x(t)$ 以低频信号为主，则建议适当增大辅助白噪声的标准差。关于总体平均的次数，在考虑分解效果和计算量的条件下，文献建议选择 100~300 次。

8.7 完备总体经验模式分解（CEEMD）

EEMD 利用白噪声频谱均匀分布的统计特性，在信号中加入不同的白噪声，使得信号在不同尺度上具有连续性，但是该分解方法不具有完备性，存在重构误差。虽然提高

平均次数可以降低重构误差，但增加了大量的计算成本。为了解决这个问题，研究者在 2010 年提出了完备总体经验模式分解（complete ensemble empirical mode decomposition，CEEMD）。

CEEMD 的步骤描述如下。

（1）假设 CEEMD 获得的第一个基本模式分量表示为 $\widetilde{IMF}_1(t)$。$\widetilde{IMF}_1(t)$ 的提取方法与 EEMD 相同，即使用不同的白噪声通过 EMD 重复分解 I 次，计算平均值得到 $\widetilde{IMF}_1(t)$。用公式表示为

$$\widetilde{IMF}_1(t) = \frac{1}{I}\sum_{i=1}^{I} E_1\big[x(t) + \sigma_0 n_i(t)\big] \tag{8.88}$$

式中，$E_1(\cdot)$ 是一个算子，表示用 EMD 对给定的信号提取第一个分量。这里的 $n_i(t)$ 是标准高斯白噪声，标准差为 1，均值为零；σ_0 是一个比例常数。

（2）计算残差

$$r_1(t) = x(t) - \widetilde{IMF}_1(t) \tag{8.89}$$

（3）对 $r_1(t)$ 使用 EEMD 方法，提取第一个基本模式分量

$$\widetilde{IMF}_2(t) = \frac{1}{I}\sum_{i=1}^{I} E_1\big[r_1(t) + \sigma_1 E_1(n_i(t))\big] \tag{8.90}$$

（4）计算下一次残差

$$r_k(t) = r_{k-1}(t) - \widetilde{IMF}_k(t) \tag{8.91}$$

（5）类似第（3）步，按照 EEMD 提取总体平均作为 $\widetilde{IMF}_{k+1}(t)$

$$\widetilde{IMF}_{k+1}(t) = \frac{1}{I}\sum_{i=1}^{I} E_1\big[r_k(t) + \sigma_k E_k(n_i(t))\big] \tag{8.92}$$

这里的 $E_k(\cdot)$ 是 EMD 的第 k 个分量。

（6）重复第（4）、（5）步，直到残差不能再被分解为止，最终的残差为

$$R(t) = x(t) - \sum_{k=1}^{K} \widetilde{IMF}_k(t) \tag{8.93}$$

这里的 K 是 CEEMD 分量的基本模式分量总数。可见，CEEMD 方法对目标信号分解可表示为

$$x(t) = R(t) + \sum_{k=1}^{K} \widetilde{IMF}_k(t) \tag{8.94}$$

这说明 CEEMD 分解是完备的，可对目标信号精确重构。

在 MATLAB 环境下，参考 EMD 分解，可以容易地写出 EEMD 和 CEEMD 的程序。

下面做一个仿真来体验一下三种分解方法。图 8.30 显示了待分解的原始信号，由 3 个信号组合而成，分别是 20Hz 的余弦信号 0~1s，10Hz 的余弦 1~2s，50Hz 的短时信号 1.4~1.6s。图 8.30 的上图是组合信号。用 EMD、EEMD 和 CEEMD 分别进行分解，结果如图 8.31、图 8.32 和图 8.33 所示，其中，EEMD 的白噪声方差为 0.2，1000 次平均，而 CEEMD 使用了相同强度的白噪声和平均次数。从图 8.31 可看出，EMD 有显著

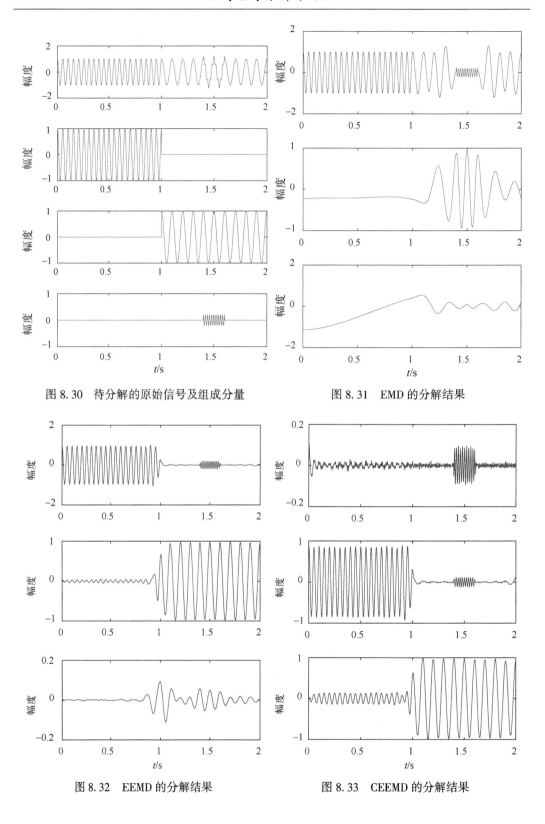

图 8.30 待分解的原始信号及组成分量

图 8.31 EMD 的分解结果

图 8.32 EEMD 的分解结果

图 8.33 CEEMD 的分解结果

的模式混叠现象，分解出的第一个分量包含了多个频率成分；EEMD 的模式混叠有所减轻，10Hz 的分量未能很好地分离；CEEMD 对 3 个分量实现了很好的分离，较好地克服了频率模式混叠，体现了 CEEMD 的优势。CEEMD 的缺点是计算量较大，后来有学者提出了自适应噪声的 CEEMD，在保留优势的同时降低了计算量。

思考题与习题

8.1　举例说明常见的生物医学信号，哪些医学信号是非平稳信号，为什么？

8.2　选定一线性调频信号，分别练习使用 STFT、Gabor 变换、小波变换、HHT 对信号进行分析。总结分析过程中的体会。

8.3　请说明 STFT、Gabor 变换、小波变换、HHT 各有什么特点和区别。

8.4　分别选取几种窗函数，求 Gabor 变换中这些窗函数的双正交函数。

8.5　查阅相关资料，写出常见的小波基函数、相应的尺度函数、高通滤波器和低通滤波器。

8.6　尝试自行编写 EEMD 和 CEEMD 的程序，体会分解效果。

8.7　尝试自学自适应噪声的 CEEMD 分解，体会分解效果。

8.8　肺音和呼吸音也是非平稳信号。请找出一例肺音或呼吸音信号，尝试用本章介绍的非平稳信号分析方法进行分析。

第9章 非高斯生物医学信号分析与处理

9.1 概述

9.1.1 非高斯信号处理的发展

非高斯信号处理是近 30 年来迅速发展起来的信号处理新领域。传统的信号处理理论和技术基本上是基于高斯分布和二阶统计量的。这是因为高斯分布比较简单,在许多应用场合是适用的。在高斯模型基础上设计的信号处理算法易于进行理论上的解析分析。由于高斯过程的三阶及三阶以上累积量均为零,因此使用二阶统计量对信号和噪声进行分析处理就显得理所当然。实质上,传统信号处理采用高斯分布模型,并利用二阶统计量进行分析和处理,主要还是因为缺乏对非高斯信号进行分析和处理的工具。这种缺乏包括两个方面:一是计算机的计算速度和能力还不足以支持对复杂信号模型的大量计算;二是传统信号处理的理论和算法没有提供对非高斯信号进行分析和处理的有力工具。这样,人们往往将工程中遇到的各种信号和噪声近似作为高斯分布来处理。

随着计算机技术和信号处理理论的迅速发展,人们已经有能力对非高斯信号和噪声采用更复杂的算法来进行分析处理。自 20 世纪 80 年代中期以来,非高斯信号处理的理论和技术受到信号处理学术界日益广泛的关注,并在短短十几年中得到了迅速的发展和广泛的应用。与基于二阶统计量的传统信号处理不同,非高斯信号处理主要使用高阶统计量和分数低阶统计量作为信号分析与处理的工具。高阶统计量和分数低阶统计量在诸如非高斯、非线性、非因果、非最小相位和盲信号处理等领域有非常重要的应用,其应用范围包括雷达、声呐、地球物理、语音及生物医学等信号处理、机械故障诊断、阵列处理、盲反卷积、盲均衡、盲估计、盲信号分离等。非高斯信号处理的迅速发展及大量新理论、新算法的涌现,使人们可以解决过去不能解决的问题。

高阶统计理论本身属于传统数学的范畴,从皮尔逊(Pearson)研究矩的方法起,已经有一百余年的历史。20 世纪 20 年代左右,随着费舍尔(Fisher)提出的最大似然方法的出现,高阶统计量方法受到人们的冷落。20 世纪 60 年代初,美国加州大学的一批统计学家又重新开始研究高阶统计量的应用问题。但是,信号处理领域的研究人员并没有及时注意到这种研究的进展。直到 20 世纪 80 年代之后,美国南加州大学的 Mendel 及其合作者开始研究基于高阶统计量的系统辨识技术,并将研究成果应用于地震信号的反卷积问题,取得了显著的效果。不过,受限于当时计算机的计算能力,要想实时实现这种技术是很困难的。此外,较短的观测数据导致算法的韧性欠佳。在信号处理研究领域,高阶统计量的迅速发展是从 20 世纪 80 年代中期开始的。随着计算机技术和数字信号处理技术的发展，特别是 DSP 技术的进步，高阶统计量信号处理的理论和技术得到了应用。从那时起，几乎所有关于信号处理的学术会议中都含有关于高阶统计量的研究论文。自 1989 年起，IEEE（美国电气电子工程师学会）每两年就举行一次关于高阶统计量的专题研讨会，许多国际著名的期刊几乎都出版了有关高阶统计量的专刊。

在非高斯信号处理的理论工具中除了高阶统计量外，还有分数低阶统计量。在分数低阶统计量的研究历程中，α 稳定分布起到了重要作用。α 稳定分布的概念最先是由利维（Levy）于 1925 年在研究广义中心极限定理时给出的，当时这个概念几乎没有引起信号处理研究者的关注。变量 α 是该分布的一个参数。当 $\alpha=2$ 时，该分布等同于一个高斯分布；当 $\alpha=1$ 时，该分布等同于一个柯西分布；当 $\alpha=1/2$ 时，该分布等同于一个 Pearson 分布。α 越接近 2，α 稳定分布越接近高斯分布。α 越小，其概率密度函数的拖尾越厚。α 稳定分布在信号处理中的应用主要受到两个因素的限制：首先，除了 α 等于 2、1、1/2 等少数几种情况外，其他 α 稳定分布的概率密度函数和分布函数均没有显式的表达式。因此，在进行信号检测、信号估计时会遇到困难。其次，由于服从 α 稳定分布的随机变量的 p 阶矩仅当 $p<\alpha$ 时存在，这样，所有的 α 稳定分布随机过程均没有有限的二阶矩；当 $\alpha<1$ 时，甚至没有有限的一阶矩。由于二阶矩或方差通常与功率的概念密切相关，不存在二阶矩意味着相关函数、功率谱密度也不存在，这在信号处理中是不适当的。这些局限性进一步限制了 α 稳定分布在信号处理中的应用。

非高斯 α 稳定分布最重要的特性是概率密度函数有较厚的拖尾现象。α 越小，其概率密度函数的拖尾越厚。近年来，人们发现了越来越多的物理随机过程具有比高斯分布更厚的拖尾。α 稳定分布随机过程为不同领域的许多物理现象提供了非常有用的模型，并且已经开始应用于物理学、经济学、水文学、生物学及电子信息工程中。

最早将 α 稳定分布用于随机过程建模的是丹麦天文学家 Holtsmark。他于 1919 年发现星际间引力场的随机波动在某些假设条件下服从特征指数为 $\alpha=1.5$ 的 α 稳定分布。20 世纪 60 年代，Mandelbrot 等人将 α 稳定分布应用于经济学和金融学中。由于高斯假设和最小均方准则无法描述经济学中的时间序列问题，Mandelbrot 提出了一种基于 α 稳定分布的方法来描述股票指数变动问题。有些经济学中的随机过程，如常见的股票指数、利率、期货指数、汇率等，与 α 稳定分布随机过程有一致的分布特性。在信号处理和通信领域，α 稳定分布也得到了许多重要的应用。例如，α 稳定分布在脉冲状信号噪声的建模方面受到了更加广泛的关注。在通信技术领域，传统上常采用加性高斯模型来描述信道噪声。实际上这种假定是不准确的，因为通信信号在传输过程中常常引入一些出现概率较低、幅度较大的噪声。这类随机噪声的分布与高斯分布比较接近，但是其统计概率密度有较厚的拖尾。研究发现，大气噪声、水声噪声等具有与高斯噪声很相似的分布特性，例如，具有相似对称性、光滑程度、单峰特性，但是前者有较厚的拖尾。

研究表明，基于 α 稳定分布随机过程而导出的信号处理算法对信号的模型误差具有较好的韧性。即使信号噪声为高斯分布时，其性能也与高斯算法相当。作为一般结论，可以确切地说，在噪声的统计特性不确定的情况下或在脉冲噪声环境中，基于非高斯 α 稳定分布而设计的信号处理算法，比基于高斯分布的算法有更好的韧性。

9.1.2　矩与统计量的概念

从前面几章的内容可以看出，包括数学期望、方差和相关函数等概念在内的统计矩是研究随机信号的有效工具。对于随机信号，统计矩函数为信号的分析和处理提供了丰富的信息。随机信号统计矩的整个分布范围可以从 0 阶一直到∞阶。图 9.1 给出了随机信号统计矩分布的示意图。

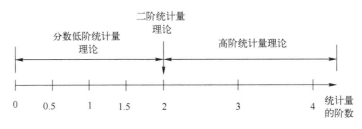

图 9.1　随机信号统计矩的分布示意图

根据图 9.1，二阶矩以上的统计矩称为高阶矩或高阶统计量，其范围为$(2,+\infty)$，一般取整数阶。而二阶矩以下的统计矩称为分数低阶矩或分数低阶统计量，其范围为$(0,2)$，可以取这个范围内的任意值。

直到 20 世纪 80 年代中期，包括信号分析、系统辨识、信号估计等问题在内的统计信号处理基本上是建立在二阶矩或二阶统计量基础上的，例如，对随机信号的均值、方差、相关函数和功率谱密度等的分析，以及基于信号二阶统计量的滤波、预测、检测与估值等。自相关函数和互相关函数是得到广泛应用的两个二阶统计量的例子。由于功率谱密度函数是相关函数的傅里叶变换，因此，功率谱也是建立在二阶统计量基础上的。众所周知，高斯分布（或正态分布）是统计信号处理所普遍采用的描述随机信号的模型。高斯随机信号的概率密度函数可以完全由两个统计矩参数来描述，即数学期望和方差。这样，在统计信号处理领域采用基于二阶矩的信号处理方法就成为顺理成章的事情。到目前为止，基于二阶统计量的方法对随机信号及其通过线性系统的分析，在很多情况下都是有效的。然而，基于二阶统计量的方法会受到信号分布模型假设的限制，例如，通常假设信号或噪声满足高斯分布，系统满足线性和最小相位特性等。

如果随机信号不是高斯分布的，其概率密度函数就不能仅由均值和方差这两个矩确定，那么高阶矩或高阶统计量就可能比单独使用二阶统计量揭示出信号中更多的信息。严格来说，非高斯随机信号需要利用其概率密度函数才能对其进行完整的刻画。但是在实际应用中，要获得随机信号的概率密度函数往往是非常困难的，甚至是不可实现的。不过幸运的是，概率密度函数的特征往往可以由信号的统计矩来描述。这样，在非高斯信号处理中，高阶矩或高阶统计量（特别是三阶和四阶统计量）受到了普遍的重视并得到了广泛的应用。

分数低阶矩或分数低阶统计量是另一种非高斯信号分析处理的有力工具，该理论的出现使得统计量理论的框架统一起来。而 α 稳定分布是广义的高斯分布，它比高斯分布具有更广泛的适用性。根据广义中心极限定理，α 稳定分布是唯一的一类构成独立同分布（independent identical distribution，IID）随机变量之和的极限分布。若随机信号的特征指数为 α，则只有阶数小于 α 的统计矩是存在的。即若随机信号或噪声的特征指数满足 $0 < \alpha < 2$，则其高阶统计量、二阶统计量均不存在。在这种情况下，基于二阶统计量和基于高阶统计量的信号分析处理方法都不能有效地工作，并且算法性能出现显著的退化，甚至会给出错误的结果。这样，分数低阶矩或分数低阶统计量成为这类非高斯信号或噪声条件下的重要信号分析处理手段。分数低阶统计量自 20 世纪 90 年代中期以来，受到了信号处理学术界的广泛重视。

9.1.3　二阶统计量及基于二阶统计量的信号处理

设 $X(n) = \{x(n)\}$ 表示零均值的平稳随机过程。在不引起混淆的情况下，以 $x(n)$ 表示该随机过程的一次离散随机信号。$x(n)$ 的二阶统计矩（自相关序列）定义为

$$R_x(m) = E[x(n+m)x(n)] \tag{9.1}$$

$R_x(m)$ 的傅里叶变换称为随机信号的功率谱密度函数，即

$$P_x(\omega) = \sum_{m=-\infty}^{\infty} R_x(m) e^{-j\omega m} \tag{9.2}$$

相关函数和功率谱密度函数一起构成基于二阶统计量的统计信号建模、分析与处理的基础。在过去的半个世纪中，相关函数和功率谱密度函数为信号处理提供了许多重要的概念和结构，如随机信号的频域表示、自适应滤波和线性预测理论等。

9.1.4　高阶统计量及基于高阶统计量的信号处理

在非高斯环境中，若采用高斯分布模型来描述信号和噪声，所得到的信号处理结果在精度和分辨率方面会产生较大的误差。当非高斯模型的代价太高时，人们往往选择较简单的高斯模型来近似。但是，如果由这种近似引入的误差不能被容忍时，则需要采用较复杂的非高斯分布模型。目前，在权衡信号处理算法的计算复杂性与信号、噪声模型的适应性方面，为了取得更好的信号处理效果，一般倾向于选择较为适合的信号模型，而不过多计较计算的复杂性。

在非高斯信号处理问题中，鉴于二阶统计量无法提供理解信号非高斯特性所需的足够信息，应该关注高于二阶的统计量即高阶统计量，由信号的高阶统计量提取信号可能存在的相位信息、偏态信息等。随机信号的高阶统计量是指高于二阶的统计量，在实际应用中，通常使用三阶累积量和四阶累积量以及它们的傅里叶变换（称为双谱和三谱）。

众所周知，相关函数和功率谱密度函数是随机信号的二阶统计量，其显著缺点是抑制了信号的相位信息。然而，信号的双谱和三谱则保留了相位信息。这样，在那些需要相位信息的应用中，高阶统计量或高阶谱受到普遍的重视。高阶统计量的这一特性对于必须保留信号相位的地球物理和电信领域中的解卷积问题尤为重要。高阶统计量和高阶谱的另一重要特性是其能够有效地抑制高斯噪声，并能够检测和确定时间序列的非线性。

虽然高阶统计量和高阶谱分析是非高斯信号处理的有力工具，但它也具有局限性。

首先，只有当信号的高阶统计量存在时，才有可能采用高阶谱分析的方法。这看起来似乎不是关键问题，不过在本章的后半部分会看到，有的信号甚至连二阶统计量也不存在，更不用说高阶统计量了。其次，目前仍缺少有韧性的基于含噪观测信号来估计高阶统计量的方法。最后，目前还没有统一的理论可以使高阶谱成为覆盖信号滤波、估计、检测和提取等方面的完整的理论体系。与二阶统计量的情况显著不同的是，基于高阶统计量的信号处理方法几乎没有适当的优化准则。正因为如此，对基于高阶统计量的信号处理算法进行理论分析和比较也显得困难。

9.1.5　分数低阶统计量及基于分数低阶统计量的信号处理

对于不具有高阶或二阶统计量的非高斯随机信号，可采用分数低阶统计量对其进行分析和处理。服从 α 稳定分布的随机信号是此类随机信号的典型代表。研究表明，即使数据中仅有少量远离其正常值的样本，最小二乘准则也会显著退化。这样，分数低阶统计量成为非高斯 α 稳定分布信号条件下信号分析与处理的重要工具。

在高斯分布的假定下，通常采用二阶统计量作为信号分析与处理的最优准则，如最小二乘准则和最小均方误差准则等。在 α 稳定分布的条件下，由于信号或噪声不存在有限的二阶统计量，上述基于二阶统计量的最优准则均不能实现最优。但是，缺乏有限的方差并不意味着不能借用上述最优准则的思想。在本书的后续章节中会看到，在基于 α 稳定分布过程的线性理论中，最小均方误差准则被推广为最小分散系数准则，即采用 α 稳定分布信号的分散系数来代替方差的作用。对于 α 稳定分布过程，分散系数值越大，它围绕其中值的分散程度越显著。因此，在 α 稳定分布信号处理问题中，最小分散系数准则成为一个顺理成章且有数学意义的最优准则。通过使估计误差的分散系数最小化，能够实现估计误差的最小化。已经证明，使分散系数最小化等价于使较大估计误差的概率最小化，并且最小分散系数准则在 α 稳定分布条件下得到了很好的验证和应用。另一方面，最小分散系数准则是最小均方误差准则的直接推广。在高斯分布条件下，二者是一致的。

可以证明，使估计误差的分散系数最小化，又等价于使估计误差的分数低阶矩最小化。估计误差的分数低阶矩可用于评估误差的估计值与其真值之间的距离测度 L_p，$0 < p < \alpha \leqslant 2$。在 $p < 2$ 的情况下，L_p 的范数具有出色的抑制尖峰脉冲的能力；另一方面，一个 α 稳定分布随机变量的所有分数低阶矩是等价的，即任意两个分数低阶矩仅差一个独立于该随机变量的常数。为方便起见，一般取 L_1 范数。

基于分数低阶矩的信号处理不可避免地会对线性问题引入非线性，从而导致信号处理算法的复杂化。引入非线性的基本原因是在巴拿赫（Banach）空间或度量空间来解决线性估计问题，而不是在希尔伯特空间。众所周知，由高斯随机变量张成的线性空间是希尔伯特空间，而 α 稳定分布过程的线性空间为巴拿赫空间（当 $1 \leqslant \alpha < 2$ 时）或度量空间（当 $0 < \alpha < 1$ 时）。然而，巴拿赫空间或度量空间不具有希尔伯特空间的一些良好特性，因此，分数低阶信号处理常常遇到种种问题和困难。但是，作为一种具有良好韧性的信号分析和处理工具，分数低阶统计量理论及方法仍然在某

些领域中有重要应用。

9.2　高阶矩与高阶累积量

9.2.1　高阶矩与高阶累积量的定义

对一连续随机变量 x，若它的概率密度函数为 $f(x)$，则该随机变量的期望表示为

$$E\{x\} = \int_{-\infty}^{+\infty} f(x)x\mathrm{d}x \tag{9.3}$$

该随机变量的第一特征函数定义为

$$\Phi(\omega) = \int_{-\infty}^{+\infty} f(x)\mathrm{e}^{\mathrm{j}\omega x}\mathrm{d}x \tag{9.4}$$

可见，概率密度函数与特征函数为一对傅里叶变换。对特征函数的变量 ω 求 k 阶导数，

$$\Phi^{(k)}(\omega) = \frac{\mathrm{d}^k\Phi(\omega)}{\mathrm{d}\omega^k} = \mathrm{j}^k E\{x^k\mathrm{e}^{\mathrm{j}\omega x}\} \tag{9.5}$$

随机变量 x 的 k 阶原点矩表示为

$$m_k = (-\mathrm{j})^k \frac{\mathrm{d}^k\Phi(\omega)}{\mathrm{d}\omega^k}\bigg|_{\omega=0} = (-\mathrm{j})^k \Phi^{(k)}(0) = E\{x^k\} \tag{9.6}$$

第一特征函数的自然对数称为第二特征函数，即

$$\Psi(\omega) = \ln\Phi(\omega) \tag{9.7}$$

与 k 阶矩的定义类似，定义随机变量 x 的 k 阶累积量为

$$c_k = (-\mathrm{j})^k \frac{\mathrm{d}^k\ln\Phi(\omega)}{\mathrm{d}\omega^k}\bigg|_{\omega=0} = (-\mathrm{j})^k \Psi^{(k)}(0) \tag{9.8}$$

上述讨论的单随机变量可推广到多随机变量。令 $x_1(t)$，$x_2(t)$，$\cdots$，$x_k(t)$ 是 k 个连续的随机变量，则这 k 个变量的 k 阶矩表示为

$$m_{1,\cdots,k} = E\{x_1(t)x_2(t)\cdots x_k(t)\} \tag{9.9}$$

特别地，令 $x_1(t) = x(t)$，$x_2(t) = x(t+\tau_1)$，$\cdots$，$x_k(t) = x(t+\tau_{k-1})$，则式（9.9）变成单变量随机信号 $x(t)$ 的 k 阶矩

$$m_k(\tau_1,\cdots,\tau_{k-1}) = E\{x(t)x(t+\tau_1)\cdots x(t+\tau_{k-1})\} \tag{9.10}$$

类似地，随机信号 $x(t)$ 的高阶累积量用符号表示为

$$c_k(\tau_1,\cdots,\tau_{k-1}) = \mathrm{cum}[x(t),x(t+\tau_1),\cdots,x(t+\tau_{k-1})] \tag{9.11}$$

注意，式（9.11）只是高阶累积量形式上的定义，没有给出累积量的计算表达式（高阶累积量可用高阶矩来表示，见 9.4 节）。一般地，也不利用式（9.10）计算高阶矩，因为该式的计算依赖于概率密度函数，而随机变量的概率密度函数通常是未知的。

9.2.2　高斯信号的高阶矩和高阶累积量

已经知道，高阶统计量是研究非高斯信号的有力工具。为了体会高阶统计量的这一

重要特性，有必要先研究高斯随机信号的高阶统计量。设 x 是一个高斯随机变量，均值为零，方差为 σ^2，其概率密度函数表示为

$$f(x) = \frac{1}{\sqrt{2\pi}\sigma} \mathrm{e}^{-\frac{x^2}{2\sigma^2}} \tag{9.12}$$

则第一特征函数为

$$\Phi(\omega) = \int_{-\infty}^{+\infty} f(x) \mathrm{e}^{\mathrm{j}\omega x} \mathrm{d}x = \frac{1}{\sqrt{2\pi}\sigma} \int_{-\infty}^{+\infty} \mathrm{e}^{(-x^2/(2\sigma^2)+\mathrm{j}\omega x)} \mathrm{d}x \tag{9.13}$$

根据积分公式

$$\int_{-\infty}^{+\infty} \mathrm{e}^{-Ax^2 \pm 2Bx - C} \mathrm{d}x = \sqrt{\frac{\pi}{A}} \mathrm{e}^{-\frac{AC-B^2}{A}}$$

从对应关系上看，有 $A = 1/(2\sigma^2)$，$B = \mathrm{j}\omega/2$，$C = 0$，则式 (9.13) 的积分结果为

$$\Phi(\omega) = \mathrm{e}^{-\sigma^2\omega^2/2} \tag{9.14}$$

相对于 ω 求 $\Phi(\omega)$ 的各阶导数，

$$\Phi'(\omega) = -\sigma^2\omega \mathrm{e}^{-\sigma^2\omega^2/2}$$

$$\Phi''(\omega) = (\sigma^4\omega^2 - \sigma^2) \mathrm{e}^{-\sigma^2\omega^2/2}$$

$$\Phi^{(3)}(\omega) = (3\sigma^4\omega - \sigma^6\omega^3) \mathrm{e}^{-\sigma^2\omega^2/2}$$

$$\Phi^{(4)}(\omega) = (3\sigma^4 - 6\sigma^6\omega^2 + \sigma^8\omega^4) \mathrm{e}^{-\sigma^2\omega^2/2}$$

根据式 (9.6) 指出的高阶矩与第一特征函数的关系，把 $\omega = 0$ 代入，可得到高斯随机变量的高阶矩计算结果

$$m_1 = 0, \ m_2 = \sigma^2, \ m_3 = 0, \ m_4 = 3\sigma^4$$

根据 $\Phi(\omega)$ 各阶导数的规律，高斯随机变量的任意高阶矩可统一表示为

$$m_k = \begin{cases} 0, & k \text{ 为奇数} \\ 1 \cdot 3 \cdots (k-1)\sigma^k, & k \text{ 为偶数} \end{cases} \tag{9.15}$$

式 (9.14) 的自然对数是高斯随机变量的第二特征函数

$$\Psi(\omega) = \ln\Phi(\omega) = -\sigma^2\omega^2/2 \tag{9.16}$$

其各阶导数为

$$\Psi'(\omega) = -\sigma^2\omega$$

$$\Psi''(\omega) = -\sigma^2$$

$$\Psi^{(k)}(\omega) = 0, \ k = 3, 4, \cdots$$

把 $\omega = 0$ 代入，可得到高斯变量的各阶累积量

$$c_1 = 0, \ c_2 = \sigma^2, \ c_k = 0, \ k = 3, 4, \cdots$$

由上述分析可得出结论：任意零均值的高斯随机过程的二阶矩和二阶累积量相等，均等于其方差；奇数阶矩恒为零，偶数阶矩不为零；三阶及以上各阶累积量恒等于零。从这个意义上讲，称高阶累积量对高斯随机过程是"盲的"。这等同于说明高阶累积量适用于处理非高斯信号。

9.3　非高斯信号

9.3.1　非高斯信号的定义

概率密度函数为非高斯函数的随机信号统称为非高斯信号。已经知道，高斯信号的高阶累积量恒等于零，而非高斯信号一定存在某个高阶累积量不为零，从而使得高阶累积量成为非高斯信号的有力分析和处理工具。根据斜度和峰度的定义，非高斯信号又分为亚高斯（sub-Gaussian）信号和超高斯（super-Gaussian）信号。

斜度（skewness）　实信号 $x(t)$ 的斜度定义为

$$S_x = E\{x^3(t)\} \tag{9.17}$$

可见，斜度就是该信号的三阶矩在 $\tau_1 = \tau_2 = 0$ 的特殊切片。斜度实际上是衡量一个随机信号偏离对称分布的歪斜程度。对于一个随机信号，若其斜度等于零，则表明该随机信号服从对称分布；斜度不等于零，表明该随机信号服从非对称分布。

峰度（kurtosis）　实信号 $x(t)$ 的峰度定义为

$$K_x = E\{x^4(t)\} - 3E^2\{x^2(t)\} \tag{9.18}$$

有的书籍也将 Kurtosis 译为峭度。峰度还有另外两种定义，分别是

$$K_x = \frac{E\{x^4(t)\}}{E^2\{x^2(t)\}} - 3 \text{ 和 } K_x = \frac{E\{x^4(t)\}}{E^2\{x^2(t)\}}$$

前者称为归零化峰度，后者称为归一化峰度。

峰度不仅可用于区分高斯信号和非高斯信号，而且可进一步将非高斯信号分为亚高斯信号和超高斯信号。

（1）基于归零化峰度的信号分类。峰度等于零的信号为高斯信号；峰度小于零的信号为亚高斯信号；峰度大于零的信号为超高斯信号。

（2）基于归一化峰度的信号分类。归一化峰度等于 3 的信号为高斯信号；归一化峰度小于 3 的信号为亚高斯信号；归一化峰度大于 3 的信号为超高斯信号。

当数据量较大时，随机信号的直方图可逼近概率密度函数。根据上述分析，也可从随机信号的直方图直观地区分出高斯信号、超高斯信号、亚高斯信号，如图 9.2 所示。

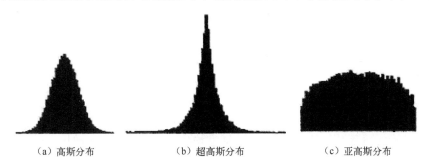

　（a）高斯分布　　　　　　　　（b）超高斯分布　　　　　　　（c）亚高斯分布

图 9.2　不同概率分布的随机信号的直方图

9.3.2 矩和累积量的转换关系

9.2 节从概率密度函数出发介绍了高阶累积量的定义，但是它的计算很不方便。实际上，无须同时计算高阶矩和高阶累积量，它们之间有转换关系。

若 $\{x(t),x(t+\tau_1),\cdots,x(t+\tau_{k-1})\}$ 是 k 个随机变量组成的集合，其符号集为 $I=\{0,\cdots,k-1\}$。现将集合 I 分割成若干子集合，要求子集合中没有空集合，任意两个子集合也没有共同的元素，子集合没有顺序之分。这种集合的分割方式称为无交连的非空分割，即它是一种满足 $\cup I_p=I$ 的无交连的非空子集合 I_p 的无序组合。用 $m(I)$ 和 $c(I)$ 分别表示随机信号 $x(t)$ 的 k 阶矩和 k 阶累积量，用 $m(I_p)$ 和 $c(I_p)$ 分别表示其符号集为 I_p 的矩和累积量。例如，$I_p=\{2\}$，则 $m(I_p)=E\{x(t+\tau_2)\}$ 和 $c(I_p)=\mathrm{cum}\{x(t+\tau_2)\}$；又如，$I_p=\{0,2\}$，则 $m(I_p)=E\{x(t)x(t+\tau_2)\}$ 和 $c(I_p)=\mathrm{cum}\{x(t),\ x(t+\tau_2)\}$。根据以上定义，不加证明地给出矩与累积量的关系

$$c(I) = \sum_{\underset{p=1}{\overset{q}{\cup}} I_p = I} (-1)^{q-1}(q-1)! \prod_{p=1}^{q} m(I_p) \tag{9.19}$$

这一关系称为矩-累积量转换公式。

矩也可以用累积量表示为

$$m(I) = \sum_{\underset{p=1}{\overset{q}{\cup}} I_p = I} \prod_{p=1}^{q} c(I_p) \tag{9.20}$$

这一关系称为累积量-矩转换公式。

以三阶累积量为例，讨论如何利用矩-累积量转换关系。

(1) 当 $q=1$ 时，集合 $I=\{1,2,3\}$ 被分割成一个子集合，即 $I_1=\{1,2,3\}$。

(2) 当 $q=2$ 时，集合 $I=\{1,2,3\}$ 被分割成两个子集合，有三种分割方法：$I_1=\{1\}$，$I_2=\{2,3\}$；$I_1=\{3\}$，$I_2=\{1,2\}$；$I_1=\{2\}$，$I_2=\{1,3\}$。

(3) 当 $q=3$ 时，集合 $I=\{1,2,3\}$ 被分割成三个子集合，仅有一种分割方法：$I_1=\{1\}$，$I_2=\{2\}$，$I_3=\{3\}$。

于是，随机信号 $x(t)$ 的三阶累积量按照式 (9.19) 表示为

$$\begin{aligned} c_3(\tau_1,\tau_2) = & E\{x(t)x(t+\tau_1)x(t+\tau_2)\} - E\{x(t)\}E\{x(t+\tau_1)x(t+\tau_2)\} - \\ & E\{x(t+\tau_1)\}E\{x(t)x(t+\tau_2)\} - E\{x(t+\tau_2)\}E\{x(t)x(t+\tau_1)\} + \\ & 2E\{x(t)\}E\{x(t+\tau_1)\}E\{x(t+\tau_2)\} \end{aligned} \tag{9.21}$$

若 $x(t)$ 是平稳随机信号，均值为 $\mu=E\{x(t)\}$，相关函数为 $R(\tau)=E\{(x(t)x(t+\tau)\}$，则上式可表示为

$$c_3(\tau_1,\tau_2) = E\{x(t)x(t+\tau_1)x(t+\tau_2)\} - \mu R(\tau_2-\tau_1) - \mu R(\tau_2) - \mu R(\tau_1) + 2\mu^3 \tag{9.22}$$

可见，三阶累积量的表达式较复杂。类似地，四阶累积量也可用一阶、二阶和三阶矩表示，不过其形式更复杂。然而，当 $x(t)$ 是零均值的平稳随机信号时，高阶累积量的表达式可大大简化。为了使用方便，对于零均值的平稳随机信号，二阶、三阶和四阶累积量的表达式归纳为

$$c_2(\tau) = E\{x(t)x(t+\tau)\} = R(\tau) \tag{9.23}$$

$$c_3(\tau_1,\tau_2) = E\{x(t)x(t+\tau_1)x(t+\tau_2)\} \tag{9.24}$$

$$c_4(\tau_1,\tau_2,\tau_3) = E\{x(t)x(t+\tau_1)x(t+\tau_2)x(t+\tau_3)\} - R(\tau_1)R(\tau_3-\tau_2) -$$
$$R(\tau_2)R(\tau_3-\tau_1) - R(\tau_3)R(\tau_2-\tau_1) \tag{9.25}$$

在实际应用中，需要根据已知的数据样本估计各阶累积量。为了获得 k 阶累积量的一致样本估计，通常需要假定随机信号 $x(t)$ 的 $2k$ 阶累积量是绝对可和的。这样，由数据样本 $x(1),\cdots,x(N)$ 估计高阶累积量的方法如下：

$$\hat{R}(\tau) = \frac{1}{N}\sum_{n=1}^{N}\left[x(n)x(n+\tau)\right] \tag{9.26}$$

$$\hat{c}_3(\tau_1,\tau_2) = \frac{1}{N}\sum_{n=1}^{N}\left[x(n)x(n+\tau_1)x(n+\tau_2)\right] \tag{9.27}$$

$$\hat{m}_4(\tau_1,\tau_2,\tau_3) = \frac{1}{N}\sum_{n=1}^{N}\left[x(n)x(n+\tau_1)x(n+\tau_2)x(n+\tau_3)\right] \tag{9.28}$$

$$\hat{c}_4(\tau_1,\tau_2,\tau_3) = \hat{m}_4(\tau_1,\tau_2,\tau_3) - \hat{R}(\tau_1)\hat{R}(\tau_3-\tau_2) -$$
$$\hat{R}(\tau_2)\hat{R}(\tau_3-\tau_1) - \hat{R}(\tau_3)\hat{R}(\tau_2-\tau_1) \tag{9.29}$$

在以上计算公式中，均假设数据样本有限，即当 $n \leqslant 0$ 或 $n > N$ 时，$x(n)=0$。

9.3.3　矩和累积量的性质

为进一步了解高阶累积量，不加证明地给出累积量的一些重要性质。感兴趣的读者可参考相关文献中的证明过程。

为叙述方便，用 $\mathrm{mon}(x_1,\cdots,x_k)$ 和 $\mathrm{cum}(x_1,\cdots,x_k)$ 分别表示 k 个随机变量 $x_1,\cdots,x_k$ 的矩和累积量。

性质 1：设 λ_i 为常数，x_i 为随机变量，其中，$i=1,\cdots,k$，则

$$\mathrm{mon}(\lambda_1 x_1,\cdots,\lambda_k x_k) = \prod_{i=1}^{k}\lambda_i\mathrm{mon}(x_1,\cdots,x_k) \tag{9.30}$$

$$\mathrm{cum}(\lambda_1 x_1,\cdots,\lambda_k x_k) = \prod_{i=1}^{k}\lambda_i\mathrm{cum}(x_1,\cdots,x_k) \tag{9.31}$$

性质 2：矩和累积量关于它们的变元是对称的，即

$$\mathrm{mon}(x_1,\cdots,x_k) = \mathrm{mon}(x_{i_1},\cdots,x_{i_k}) \tag{9.32}$$

$$\mathrm{cum}(x_1,\cdots,x_k) = \mathrm{cum}(x_{i_1},\cdots,x_{i_k}) \tag{9.33}$$

式中，$(i_1,\cdots,i_k)$ 是 $(1,\cdots,k)$ 的一个排列。

性质 3：矩和累积量相对其变元具有可加性，即

$$\mathrm{mon}(x_1,\cdots,x_i+y_i,\cdots,x_k) = \mathrm{mon}(x_1,\cdots,x_i,\cdots,x_k) + \mathrm{mon}(x_1,\cdots,y_i,\cdots,x_k) \tag{9.34}$$

$$\mathrm{cum}(x_1,\cdots,x_i+y_i,\cdots,x_k) = \mathrm{cum}(x_1,\cdots,x_i,\cdots,x_k) + \mathrm{cum}(x_1,\cdots,y_i,\cdots,x_k) \tag{9.35}$$

这一性质意味着，和的累积量等于累积量的和，术语"累积量"因此而得名。由性质 1 和性质 3 可知，累积量相对其变元是线性的。

性质 4：若随机变量 $\{x_i\}$ 和随机变量 $\{y_i\}$ 统计独立，则累积量具有"半不变性"，即

$$\mathrm{cum}(x_1+y_1,\cdots,x_k+y_k) = \mathrm{cum}(x_1,\cdots,x_k) + \mathrm{cum}(y_1,\cdots,y_k) \tag{9.36}$$

性质5：若随机变量$\{x_i\}$中的一个子集与其余部分独立，则

$$\mathrm{cum}(x_1,\cdots,x_k) = 0 \tag{9.37}$$

性质6：若α是常数，则

$$\mathrm{cum}(\alpha+x_1,\cdots,x_k) = \mathrm{cum}(x_1,\cdots,x_k) \tag{9.38}$$

注意，高阶矩并不具有性质4、5和6。高斯随机变量的高阶（三阶或三阶以上）累积量为零。正是这一特点使得用高阶累积量作为数学工具在理论上可完全抑制高斯有色噪声的影响。高阶矩却无此优点，高斯随机变量的奇数阶高阶矩等于零，而偶数阶高阶矩不等于零。这也是实际工程中使用高阶累积量而非高阶矩作为非高斯信号处理的数学工具的原因之一。由性质4还可以得到一个非常重要的结论：如果一个非高斯信号在与之独立的加性高斯有色噪声中被观测，那么观测信号的高阶累积量将与该非高斯信号的高阶累积量恒等。

在工程实践中，使用高阶累积量而不使用高阶矩作为非高斯信号处理的数学工具，主要原因有以下几条。

（1）理论上，高阶累积量可避免高斯有色观测的影响，而高阶矩不能。

（2）如同白噪声的协方差函数是冲激函数，其功率谱是平坦的直线一样，白噪声的高阶累积量是多维冲激函数，该噪声的谱是多维平坦的。这使得容易建立非高斯信号与线性系统传递函数之间的关系。但是，白噪声的高阶矩及其谱却无此优点。

（3）考虑矩问题解的唯一性问题。简言之，不同分布函数可能具有相同的矩。累积量问题的解具有唯一性。

（4）两个统计独立的随机过程的累积量等于各个随机过程的累积量之和，而这一结论对高阶矩却不成立。这使得累积量非常适合作为一种算子来使用。

此外，高阶累积量还具有以下特点：首先，高阶累积量能够很好地克服二阶矩的"相盲"问题。可以根据线性系统输出的高阶累积量识别非最小相位系统。其次，可用于分析由于"偏离高斯性"引起的各种特性。

9.3.4 高阶谱

高阶矩、高阶累积量、高阶矩谱和高阶累积量谱是主要的4种高阶统计量。正如上述分析一样，一般情况下多使用高阶累积量。鉴于此，常常将高阶累积量谱简称为高阶谱，尽管高阶谱是高阶矩谱和高阶累积量谱的合称。

在定义功率谱时，要求自相关函数是绝对可和的。同样，为了保证高阶累积量的傅里叶变换的存在性，也要求高阶累积量绝对可和。假定随机信号$x(t)$的高阶累积量$c_k(\tau_1,\cdots,\tau_{k-1})$是绝对可和的，则$k$阶累积量谱定义为$k$阶累积量的$(k-1)$维离散傅里叶变换

$$S_k(\omega_1,\cdots,\omega_{k-1}) = \sum_{\tau_1=-\infty}^{+\infty}\cdots\sum_{\tau_{k-1}=-\infty}^{+\infty} c_k(\tau_1,\cdots,\tau_{k-1})\mathrm{e}^{-\mathrm{j}(\omega_1\tau_1+\cdots+\omega_{k-1}\tau_{k-1})} \tag{9.39}$$

高阶谱也称多谱，意为多个频率的谱。特别地，三阶谱$S_3(\omega_1,\omega_2)$称为双谱（bispectrum），而四阶谱$S_4(\omega_1,\omega_2,\omega_3)$称为三谱（trispectrum），因为它们分别是两个和三

个频率的谱。习惯上，用 $B(\omega_1,\omega_2)$ 表示双谱，用 $T(\omega_1,\omega_2,\omega_3)$ 表示三谱。

在高阶谱的应用中，双谱具有重要地位。本节主要研究双谱的性质和估计方法。

（1）双谱与功率谱不一样，功率谱是实数，而双谱一般为复数，可表示为幅值与相位的乘积

$$B(\omega_1,\omega_2)=|B(\omega_1,\omega_2)|\,\mathrm{e}^{\mathrm{j}\varphi(\omega_1,\omega_2)} \tag{9.40}$$

（2）双谱是双周期函数，两个周期均为 2π。

$$B(\omega_1,\omega_2)=B(\omega_1+2\pi,\ \omega_2+2\pi) \tag{9.41}$$

（3）双谱具有对称性。

$$\begin{aligned}
B(\omega_1,\ \omega_2)&=B(\omega_2,\ \omega_1)\\
&=B^*(-\omega_1,\ -\omega_2)=B^*(-\omega_2,\ -\omega_1)\\
&=B(-\omega_1-\omega_2,\ \omega_2)=B(\omega_1,\ -\omega_1-\omega_2)\\
&=B(-\omega_1-\omega_2,\ \omega_1)=B(\omega_2,\ -\omega_1-\omega_2)
\end{aligned} \tag{9.42}$$

可见，双谱具有多种对称方式。作为一个例子，证明其中一个对称方式 $B(\omega_1,\omega_2)=B(-\omega_1-\omega_2,\omega_2)$。根据双谱的定义，有

$$\begin{aligned}
B(\omega_1,\omega_2)&=\sum_{\tau_1=-\infty}^{+\infty}\sum_{\tau_2=-\infty}^{+\infty}c_3(\tau_1,\ \tau_2)\,\mathrm{e}^{-\mathrm{j}(\tau_1\omega_1+\tau_2\omega_2)}\\
&=\sum_{\tau_1=-\infty}^{+\infty}\sum_{\tau_2=-\infty}^{+\infty}c_3(-\tau_1,\ \tau_2-\tau_1)\,\mathrm{e}^{-\mathrm{j}[\tau_1(\omega_1+\omega_2)+(\tau_2-\tau_1)\omega_2]}\\
&=\sum_{\tau_1=-\infty}^{+\infty}\sum_{\tau_2=-\infty}^{+\infty}c_3(\tau_1,\ \tau_2)\,\mathrm{e}^{-\mathrm{j}[(-\omega_1-\omega_2)\tau_1+\omega_2\tau_2]}\\
&=B(-\omega_1-\omega_2,\ \omega_2)
\end{aligned}$$

在二维平面 (ω_1,ω_2) 上，双谱的对称性如图 9.3 所示。由双谱的对称性可知，只要已知三角区内 $(\omega_2\geqslant0,\ \omega_1\geqslant\omega_2,\ \omega_1+\omega_2\leqslant\pi)$ 的双谱，即可根据对称性描述相应对称区域内的双谱。

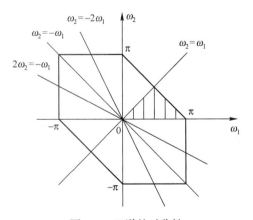

图 9.3　双谱的对称性

例 9.1 分别计算方波和余弦波的三阶累积量和双谱，并表示在 (ω_1,ω_2) 平面上，如图 9.4 和图 9.5 所示。

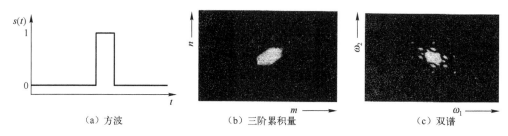

（a）方波　　　　　（b）三阶累积量　　　　　（c）双谱

图 9.4　方波的三阶累积量和双谱

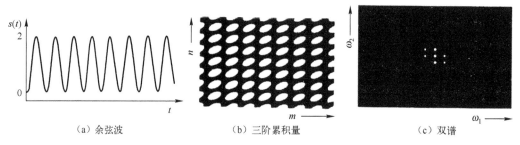

（a）余弦波　　　　　（b）三阶累积量　　　　　（c）双谱

图 9.5　余弦波的三阶累积量和双谱

在实际应用中，只能根据已知的数据样本估计双谱。双谱的估计方法是从功率谱的直接估计法和间接估计法推广而来的。

（1）直接法估计双谱

假设 $x(1),\cdots,x(N)$ 是零均值的观测数据样本，采样频率为 f_s。双谱的直接估计法可按照如下步骤计算。

第 1 步：将数据样本分成 K 段，每段数据含 M 个样本，记为 $x^{(k)}(0)$，$x^{(k)}(1)$，$\cdots$，$x^{(k)}(M-1)$，其中，$k=1,\cdots,K$。数据分段允许相邻段之间有重叠。

第 2 步：计算离散傅里叶变换系数

$$X^{(k)}(\lambda)=\frac{1}{M}\sum_{n=0}^{M-1}x^{(k)}(n)\mathrm{e}^{-\mathrm{j}2\pi n\lambda/M}$$

式中，$\lambda=0,1,\cdots,M-1$；$k=1,\cdots,K$。

第 3 步：计算离散傅里叶变换系数的三重相关

$$\hat{b}_k(\lambda_1,\lambda_2)=\frac{1}{\Delta_0^2}\sum_{i_1=-L_1}^{L_1}\sum_{i_2=-L_1}^{L_1}X^{(k)}(\lambda_1+i_1)X^{(k)}(\lambda_2+i_2)X^{(k)}(-\lambda_1-\lambda_2-i_1-i_2)$$

式中，$k=1,\cdots,K$；$0\leqslant\lambda_2\leqslant\lambda_1$；$\lambda_1+\lambda_2\leqslant f_s/2$；并且 $\Delta_0=f_s/N_0$，而 N_0 和 L_1 应该选择满足 $M=(2L_1+1)N_0$。

第 4 步：观测数据的双谱由 K 段双谱估计的平均值给出

$$\hat{B}(\omega_1,\omega_2)=\frac{1}{K}\sum_{k=1}^{K}\hat{b}_k(\omega_1,\omega_2)$$

式中，

$$\omega_1 = \frac{2\pi f_s}{N_0}\lambda_1, \quad \omega_2 = \frac{2\pi f_s}{N_0}\lambda_2$$

（2）间接法估计双谱

第1步：将数据样本分成 K 段，每段数据含 M 个样本。

第2步：记第 k 段数据为 $x^{(k)}(0)$，$x^{(k)}(1)$，$\cdots$，$x^{(k)}(M-1)$，其中，$k=1,\cdots,K$。计算各段的三阶累积量的估计值

$$c^{(k)}(i,j) = \frac{1}{M}\sum_{n=-M_1}^{M_2} x^{(k)}(n)x^{(k)}(n+i)x^{(k)}(n+j), \quad k=1,\cdots,K$$

式中，$M_1 = \max(0,-i,-j)$，$M_2 = \min(M-1, M-1-i, M-1-j)$。

第3步：取所有段的三阶累积量的平均值作为整个观测数据的三阶累积量估计值

$$\hat{c}(i,j) = \frac{1}{K}\sum_{k=1}^{K} c^{(k)}(i,j)$$

第4步：计算双谱估计

$$\hat{B}(\omega_1,\omega_2) = \sum_{i=-L}^{L}\sum_{l=-L}^{L} \hat{c}(i,l)\mathrm{e}^{-\mathrm{j}(i\omega_1+l\omega_2)}$$

式中，$L < M-1$。

9.4　高阶统计量在脑电信号处理中的应用

脑电信号是大量脑神经细胞的电活动在大脑皮层上的总体效应，且易受主观因素（如心理活动）及客观因素（如声、光刺激）的影响，因此脑电信号具有高度的随机性，波形极不规则。这一特征决定了脑电信号在时域分析的困难性。由于脑电信号功率谱相对稳定，并且能揭示脑电信号中所隐含的一些病理信息，因此学术界和临床医学界都在尝试利用脑电信号进行癫痫的预测或诊断。其中，基于脑电信号的癫痫诊断相对容易，但意义不大。因为癫痫发作时脑电信号中会出现异常棘波，相对容易检测；而此时癫痫患者的症状已经发作，表现为突发性的意识改变、抽搐、感觉障碍、植物神经功能紊乱以及精神异常等，给患者带来极大的痛苦。可见，仅仅对癫痫进行诊断和检测还不够，还不能在患者癫痫发作之前做好必要的护理和保护工作。因此，癫痫预测比癫痫检测具有更大的实用意义。学术界在努力尝试把一些新的、有效的信号处理方法引入脑电分析，在癫痫发作的预测方面做了一些有益的探索。其中的一个探索成果就是把高阶统计量的方法用于分析脑电信号。

虽然脑电信号在时域表现出极大的随机性，但其功率谱相对稳定。到目前为止，频谱分析仍然是目前脑电信号临床应用的主要方法，如脑电信号的功率谱分析、时-频分布、空域分析及脑地形图等。注意到功率谱分析是基于平稳随机信号的自相关函数，由于实信号的自相关函数具有对称性，功率谱为实数，因而失去了相位信息。这是以二阶统计量对平稳信号做频域分析的固有弱点。由于统计阶次大于2的高阶统计量具有能保留信号的相位信息、可识别非最小相位系统等一系列的优点，因而在过去十多年中引起了人们的广泛注意，例如，胡广书教授等人利用三阶累积量和双谱对癫痫患者的脑电信

号进行分析，尝试了癫痫预测。

其做法是用脑电信号的三阶累积量对平稳信号建立 AR 模型，并用该模型的参数作为脑电信号特征进行癫痫预测。假定 $x(n)$ 是零均值的脑电信号，其三阶累积量表示为

$$c_{3x}(m_1, m_2) = E\{x(n)x(n+m_1)x(n+m_2)\} \tag{9.43}$$

$x(n)$ 的双谱表示为三阶累积量的二维傅里叶变换

$$S_{3x}(\omega_1, \omega_2) = \sum_{m_2=-\infty}^{\infty} \sum_{m_1=-\infty}^{\infty} c_{3x}(m_1, m_2) \mathrm{e}^{-\mathrm{j}(\omega_1 m_1 + \omega_2 m_2)} \tag{9.44}$$

假设 $x_\mathrm{d}(n)$ 是三阶统计意义下强度为 r^3 的白噪声 $u(n)$ 激励的一个线性系统 $H(z)$ 的输出，如图 9.6 所示。$x_\mathrm{d}(n)$ 的双谱表示为 $S_{3\mathrm{d}}(\omega_1, \omega_2)$，$S_{3\mathrm{d}}(\omega_1, \omega_2)$ 与 $x_\mathrm{d}(n)$ 的关系如下：

$$S_{3\mathrm{d}}(\omega_1, \omega_2) = r^3 H(\omega_1) H(\omega_2) H^*(\omega_1 + \omega_2) \tag{9.45}$$

并且 $H(z)$ 具有全极点 AR 形式

$$H(z) = \frac{1}{1 + \sum_{k=1}^{p} a_k z^{-k}}$$

如果 $x_\mathrm{d}(n)$ 的三阶统计量 $c_{3\mathrm{d}}(m_1, m_2)$、双谱 $S_{3\mathrm{d}}(\omega_1, \omega_2)$ 与 $x(n)$ 的三阶统计量 $c_{3x}(m_1, m_2)$、双谱 $S_{3x}(\omega_1, \omega_2)$ 相匹配，则称 $x(n)$ 是三阶统计意义下的准确 AR 模型。换言之，$x(n)$ 是三阶统计意义下的准确 AR 模型输出。模型系数和三阶累积量满足下列正则方程：

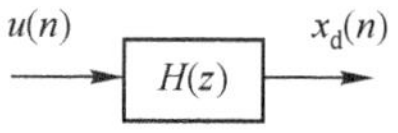

图 9.6　三阶统计意义下的参数模型

$$c_3(m, n) + \sum_{k=1}^{p} a_k c_3(m-k, n) = r^3 d(m, n) \tag{9.46}$$

式中，$d(m, n)$ 是二维冲激函数。由于三阶累积量的对称性，在实际工作中，可仅选择图 9.3 中阴影部分的高阶累积量来求解方程。将式（9.46）写成矩阵形式有

$$\boldsymbol{Ca} = \boldsymbol{b} \tag{9.47}$$

其中，各矩阵和向量表示为

$$\boldsymbol{a} = [1, a_1, \cdots, a_p]^\mathrm{T}, \qquad \boldsymbol{b} = [r^3, 0, \cdots, 0]^\mathrm{T}$$

$$\boldsymbol{C} = \begin{bmatrix} c_3(0,0) & c_3(1,1) & \cdots & c_3(p,p) \\ \hline c_3(1,0) & c_3(0,0) & \cdots & c_3(p-1,p-1) \\ \vdots & \vdots & \ddots & \vdots \\ c_3(p,p) & c_3(p,p-1) & \cdots & c_3(p,0) \end{bmatrix}$$

矩阵 $\boldsymbol{C}$ 是把式（9.46）中的各个方程按照 m 从小到大排列，当 m 相同时，n 由小到大排列而成的，其维数是 $[(p+1)(p+2)/2] * (p+1)$。显然，该矩阵不是方阵。为了求系数向量 $\boldsymbol{a}$ 及白噪声的强度 r^3，将矩阵 $\boldsymbol{C}$ 划分成 4 个块矩阵，如矩阵 $\boldsymbol{C}$ 中的虚线划分。具体表示为

$$\boldsymbol{C} = \begin{bmatrix} \boldsymbol{I}_1 & \boldsymbol{I}_2 \\ \boldsymbol{I}_3 & \boldsymbol{I}_4 \end{bmatrix} \tag{9.48}$$

其中

$$I_1 = c_3(0,0) , \quad I_2 = \left[\, c_3(1,1) \cdots c_3(p,p) \,\right]$$

$$I_3 = \left[\, c_3(1,0) \cdots c_3(p,p) \,\right]^{\mathrm{T}} , \quad I_4 = \begin{bmatrix} c_3(0,0) & \cdots & c_3(p-1,p-1) \\ \vdots & \ddots & \vdots \\ c_3(p,p-1) & \cdots & c_3(p,0) \end{bmatrix}$$

把矩阵 a 划分成

$$a = \begin{bmatrix} 1 \\ a_\phi \end{bmatrix} \tag{9.49}$$

式中，$a_\phi = \left[a_1,\cdots,a_p \right]^{\mathrm{T}}$。于是，矩阵方程（9.47）转换成下列两个方程组：

$$I_1 + I_2 a_\varphi = r^3 \tag{9.50}$$

$$I_3 + I_4 a_\varphi = 0 \tag{9.51}$$

式中，0 是零列向量。由于 I_4 不是方阵，AR 模型的系数向量只能在最小二乘意义得到求解。由式（9.50）求解白噪声的激励强度。

利用求出的模型系数向量和白噪声强度，可实现对脑电信号的双谱估计，也可用这些参数作为特征量实现对脑电信号的特征提取和模式识别。

由于癫痫发作往往是突发性的，无明显前兆，脑电图的临床表现也是如此。其中一例如图 9.7 所示。该图是某患者在癫痫发作前后的一段脑电记录，其中，图（a）是癫痫波之前约 1 分钟的脑电图，图（b）是癫痫波之前 3~6 秒的脑电图，图（c）是癫痫波。单纯从时域分析，看不出图（b）和图（a）有何区别，也看不出它们和正常脑电图有何明显区别。

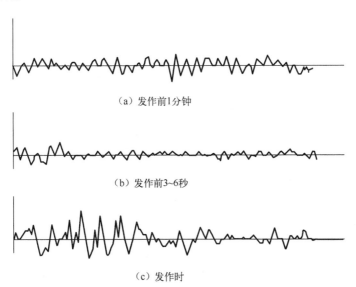

（a）发作前1分钟

（b）发作前3~6秒

（c）发作时

图 9.7　癫痫发作前后脑电波形

为了研究在癫痫发作前，脑电信号是否隐含着明显的变化，实验中采用了 20 例癫痫发作的脑电信号，顺序编号为 1~20。将每一例癫痫病例的脑电信号截取两段，一段在发作前 1 分钟，长度约为 5 秒；另一段在癫痫发作前 6 秒，长度也约为 5 秒。脑电信号采样率为 100Hz。这样，每一小段的数据长度约为 500 点。在这一段范围内，假定脑电信号是平稳的。取发作前约 1 分钟的一小段，称为正常段，共有 20 段，记为 EEG1，EEG3,…,EEG39，称为正常组。取发作前约 6 秒的一小段，称之为"预测段"，即想从这一段中找出癫痫将要发作的特征，记为 EEG2,EEG4,…,EEG40，称为预测组。这样，得到了两组共 20 对可用于比较的脑电信号。

对正常组与预测组的各 20 段脑电信号建立三阶统计意义下的 AR 模型，取 AR 模型的阶次 $p = 13$，并取 AR 模型的系数作为特征向量。记正常组为 $\boldsymbol{a}_i^n$，$\boldsymbol{a}_i^n = [a_{i1}^n, a_{i2}^n, \cdots, a_{i13}^n]$，$i = 1, \cdots, 20$，记预测组为 $\boldsymbol{a}_i^p$，$\boldsymbol{a}_i^p = [a_{i1}^p, a_{i2}^p, \cdots, a_{i13}^p]$，$i = 1, 2, \cdots, 20$。首先，分别求出正常组和预测组特征向量的均值向量

$$L_a^n = \frac{1}{20} \sum_{i=1}^{20} \boldsymbol{a}_i^n, \qquad L_a^p = \frac{1}{20} \sum_{i=1}^{20} \boldsymbol{a}_i^p$$

再求出正常组和预测组各自特征向量的协方差矩阵

$$\Sigma_{a^n} = \frac{1}{20} \sum_{i=1}^{20} \left[\boldsymbol{a}_i^n - L_a^n \right]^T \left[\boldsymbol{a}_i^n - L_a^n \right], \quad \Sigma_{a^p} = \frac{1}{20} \sum_{i=1}^{20} \left[\boldsymbol{a}_i^p - L_a^p \right]^T \left[\boldsymbol{a}_i^p - L_a^p \right]$$

根据模式识别中线性判别的原理，可分别求出正常组 $\boldsymbol{a}_i^n$ 和预测组 $\boldsymbol{a}_i^p$ 到均值向量 L_a^n 和 L_a^p 的"马氏距离"。并以此距离作为预测患者是否将要癫痫发作的判断指标，计算结果显示在表 9.1 中。

正常组向量到正常组均值向量的距离

$$d_{ai} = (\boldsymbol{a}_i^n - L_a^n)(\Sigma_{a^n})^{-1}(\boldsymbol{a}_i^n - L_a^n)^T \qquad (9.52)$$

正常组向量到预测组均值向量的距离

$$d_{api} = (\boldsymbol{a}_i^n - L_a^n)(\Sigma_{a^p})^{-1}(\boldsymbol{a}_i^p - L_a^p)^T \qquad (9.53)$$

预测组向量到正常组均值向量的距离

$$d_{pai} = (\boldsymbol{a}_i^p - L_a^p)(\Sigma_{a^n})^{-1}(\boldsymbol{a}_i^n - L_a^n)^T \qquad (9.54)$$

预测组向量到预测组均值向量的距离

$$d_{pi} = (\boldsymbol{a}_i^p - L_a^p)(\Sigma_{a^p})^{-1}(\boldsymbol{a}_i^p - L_a^p)^T \qquad (9.55)$$

表 9.1　正常组与预测组之间的各种距离指标

序号 i	距离 d_{ai}	距离 d_{api}	距离 d_{pai}	距离 d_{pi}
1	0.57768	1.56538	0.70051	0.38982
2	0.77352	2.23339	1.02498	0.64505
3	0.68435	0.88363	0.79988	0.43310
4	0.63518	2.08851	1.47330	0.87958
5	0.47911	0.87619	1.24139	0.42934

序号 i	距离 d_{ai}	距离 d_{api}	距离 d_{pai}	距离 d_{pi}
6	0.70739	1.04943	3.80470	0.67943
7	*0.42724	0.35678	3.92590	0.55150
8	0.40723	0.92987	0.57972	0.39419
9	0.78037	1.19427	0.52737	*0.88214
10	0.83719	2.14546	3.04704	0.69971
11	0.70067	0.73652	0.95516	0.81439
12	0.54883	0.61364	1.51918	0.56023
13	0.76150	2.49858	1.42917	0.79987
14	0.68803	2.49114	0.55029	0.29395
15	0.45428	1.44845	0.39213	*0.77462
16	0.76117	1.39171	0.63056	0.60356
17	0.75766	1.89119	1.39767	0.52061
18	0.64727	1.24790	3.82934	0.91720
19	0.66475	1.03288	1.53331	0.86364
20	0.70660	1.03792	4.91616	0.86802

表 9.1 的数据来自 1998 年《中国生物医学工程学报》第 17 卷第 2 期《癫痫发作前脑电的高阶统计量分析》。从表中数据可以看出，除第 7 病例（"*"标注）外，其余所有的正常组向量到正常均值向量的距离均小于到预测均值向量的距离；除第 9 病例（"*"标注）和第 15 病例（"*"标注）外，其余所有的预测组向量到预测均值向量的距离均小于到正常均值向量的距离。由于预测组的脑电信号是癫痫发作前 6 秒的信号，其"总体效应"是癫痫即将发作，因此，若某一段向量属于这一集合，说明癫痫要发作，若属于正常组，说明癫痫不发作。

9.5 高阶统计量在独立分量分析技术中的应用

独立分量分析是信号处理领域在 20 世纪 90 年代后期发展起来的一项新处理方法。顾名思义，它的含义是把信号分解成若干互相独立的成分。如果信号本来就是由若干独立信源混合而成的，自然希望恰好把这些信源分解开来。从原理上说，只靠单一通道观察不可能做这样的分解，必须借助于一组把这些信源按不同混合比例组合起来的多通道同步观察。换句话说，独立分量分析是一种多路信号处理的方法。

9.5.1 主分量分析

在统计信号处理中，主分量分析（principle component analysis，PCA）与独立分量分析、奇异值分解一样都是线性变换技术。其中主分量分析和奇异值分解都是基于信号二阶统计特性的分析方法，其目的都是用于去除信号分量之间的相关性，主要用于信号数据的压缩、分析，神经网络等领域。

在实际应用中，经常把采集到的多维数据（如脑电信号、阵列信号等）视为随机向量的一系列采样点，以便于把随机向量的数值统计分析方法应用到原数据，从而尽最大可能地利用信号间的统计特性。PCA 的任务是对这一随机向量做正交变换，利用其一阶、二阶统计特性，寻求对原数据的一个恰当的描述。经过 PCA 变换后得到的随机向量的各分量之间是不相关的，而且各分量按照能量的大小排序。这样，可以通过只保留少数几个能量较大的分量（即主分量），达到降低维数的目的，进而进行下一步的数据分析处理。

换言之，主分量分析的目的是寻找任意统计分布的数据，集合主要分量的子集。基向量满足相互正交性，且由它定义的空间最优地考虑了数据的相关性。将原始数据集合变换到主分量空间，使单一数据样本的互相关性（cross-correlation）降低到最低点。

PCA 可以通过特征值分解来实现。假设 m 维随机观测向量为 x，且均值为零，若不为零，可先去除均值。计算 x 的协方差矩阵（相关矩阵）

$$R = E[xx^T] \tag{9.56}$$

对协方差矩阵 R 进行特征值分解，即 $Rq_i = \lambda_i q_i$，然后对所得到的特征值 λ_i 重新进行排序

$$\lambda_1 > \lambda_2 > \cdots \lambda_j > \cdots > \lambda_m \tag{9.57}$$

再把 λ_i 对应的特征向量 q_i 经过标准正交化（施密特正交化）后也相应地重新进行排序，得到正交矩阵 Q

$$Q = [q_1, q_2, \cdots, q_j, \cdots, q_m] \tag{9.58}$$

注意，这里的 q_i 必须是与 λ_i 相对应的特征向量。最后估计源信号

$$\hat{x} = Q^T x \tag{9.59}$$

经过 PCA 处理后的信号 $\hat{x}$ 具有以下两个重要的特点：一是 $\hat{x}$ 的均值为零；二是它的协方差矩阵为各元素互不相关的对角阵。

主分量分析建立在协方差的基础之上，只利用了信号的一阶、二阶统计特性，只能做到各个主分量的互不相关，属于经典信号处理的范畴。但是在实际应用中，不相关往往是不够的。而 ICA 突破了传统方法的局限，利用高阶统计特性，实现了各分量之间的统计独立。在 ICA 算法中，PCA 经常被用来做数据的预处理，因而在此做了详细介绍。

9.5.2 独立分量分析原理

设 $s(t) = [s_1(t), \cdots, s_n(t)]^T$ 为 n 个源信号构成的 n 维向量；m 维观测数据向量用 $x(t) = [x_1(t), \cdots, x_m(t)]^T$ 表示，其元素是各个传感器得到的输出，观测信号可用下面的方程描述：

$$x(t) = As(t) \tag{9.60}$$

式中，$m \times n$ 维矩阵 A 称为混合矩阵，其元素表示信号的混合情况。式（9.60）的含义是 n 个源信号通过混合得到 m 维观测数据向量。ICA 方法的目的是：在混合矩阵 A 和源信号未知的情况下，只根据观测数据向量 $x(t)$ 确定分离矩阵 W，使得变换后的输出

$$y(t) = Wx(t) \tag{9.61}$$

是源信号向量 $s(t)$ 的估计。图 9.8 为 ICA 方法的原理图。用 ICA 方法分离出的信号的顺序是不确定的,信号的幅度与源信号也有差别,但在大多数情况下,更关心信号的形状。

在应用上述模型时,还需要做以下假设:

(1) 各源信号 $s_i(t)$ 为平稳随机过程,且相互独立。"独立"是 ICA 最基本的假设。

(2) 混合矩阵 A 是列满秩的。

(3) 在各个源信号中,最多只允许一个源信号服从高斯分布。对于多个高斯随机变量相混合的情况,用 ICA 方法只能估计到它们的一个正交变换。

(4) 源信号的数目不大于传感器的数目,即 $m \leqslant n$。为便于计算,一般的 ICA 算法常假设 $m = n$。

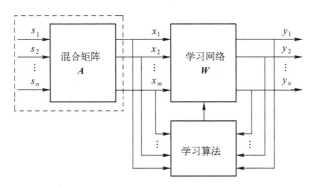

图 9.8 独立分量分析 (ICA) 原理图

9.5.3 不确定性

由于各个独立源信号和混合矩阵都是未知的,所以 ICA 具有不确定性。

(1) 幅度(或方差)的不确定性

式 (9.60) 可以写成

$$x(t) = As(t) = AD^{-1}Ds(t) \tag{9.62}$$

式中,D 为一对角阵。可以把 $Ds(t)$ 视为一个新的独立源向量,把 AD^{-1} 视为另一个混合矩阵,通过它们同样可以得到观测向量 $x(t)$。在 ICA 问题中,唯一可以利用的信息就是观测向量 $x(t)$,所以很难确定由 $x(t)$ 恢复出来的信号究竟是 $c(t)$ 还是 $Ds(t)$。不过好在关心的对象是源独立信号的波形,其幅度信息则是次要的。可以假设源独立信号 $s_i(t)$ 的方差为 1,把幅度信息转移到混合矩阵中去。

(2) 输出顺序的不确定性

式 (9.60) 还可以写成

$$x(t) = As(t) = AP^{-1}Ps(t) \tag{9.63}$$

式中,P 为一置换矩阵,即 P 的每一行每一列都只有一个元素为 1,其余元素为 0。同理,可以把 $Ps(t)$ 视为一新的独立源向量,把 AP^{-1} 视为另一个混合矩阵。由 $x(t)$ 恢复出来的信号也无法确定是 $c(t)$ 还是 $Ps(t)$。仅从"分离"的角度考虑,输出顺序的不确定是可以容忍的,但这种不确定性很可能会对信号的后续处理带来不便。

9.5.4　数据预处理

数据的预处理主要是去均值和白化。去均值可以简化计算，很多信号处理的算法都假设信号是零均值的。白化也称球化，对 N 维观测向量 $x(t)$ 进行白化

$$v(t) = Mx(t) \tag{9.64}$$

式中，M 为白化矩阵，$v(t)$ 为白化后的向量，满足 $E[v(t)v^{\mathrm{T}}(t)] = I$。即白化后的向量是互不相关的，且方差为 1。把式（9.60）代入式（9.64），可得

$$v(t) = Mx(t) = MAs(t) = Bs(t) \tag{9.65}$$

式中，$B = MA$。经过白化以后，任务从求解线性矩阵 A^{-1} 变为求解正交矩阵 B^{-1}，而 N 维正交矩阵的自由度为 $N(N-1)/2$。可见白化使问题得到了很大程度的简化。

可以利用主分量分析（PCA）对观测数据进行白化。当观测向量的维数高于源独立向量的维数时，PCA 还可以起到降维的作用。白化的方法如下。

白化矩阵 M 可以由下式得到：

$$M = \Lambda^{-1/2} U^{\mathrm{T}} \tag{9.66}$$

式中，$\Lambda = \mathrm{diag}[\lambda_1, \cdots, \lambda_m]$ 是一个对角阵，其对角元素是协方差矩阵 $E[x(t)x^{\mathrm{T}}(t)]$ 的特征值；U 是一个矩阵，它的列向量是 Λ 对应的特征向量。

一般而言，经白化处理后应用 ICA 可以得到更快的收敛速度，能获得更好的稳定性。但是需要指出的是，白化对于 ICA 算法并不是必需的，当某些源信号比其他源信号弱得多时，白化可能会使分离目的不能实现。

9.5.5　快速 ICA 算法（FastICA）

ICA 算法大体上可以分为两大类，一类是基于非高斯测度的算法，另一类是基于信息论的算法。

非高斯性是 ICA 的一个常用判据。根据中心极限定理，可以把非高斯性作为代价函数，通过非高斯性的最大化来达到提取独立分量的目的。非高斯性的测度函数主要有峰度和负熵。峰度的缺点是它的值要从观测数据中获得，如果观测数据的分布不能完全反映源独立分量的分布，则峰度的估计值不准确。负熵是信息论中的概念，它的定义涉及概率密度，所以需要对概率密度进行近似，常用非线性函数的线性混合来近似负熵。

基于信息论的算法一般不需要预先对数据进行白化处理，可以在线学习，能应用于非平稳的情况。这类算法的准则函数主要有 3 个：互信息最小化、信息最大化传输和极大似然。这 3 种准则函数都含有概率密度函数，需要引入非线性函数——激励函数对概率密度函数进行逼近。算法的性能在很大程度上依赖于激励函数的选取，多数算法都选用单调函数作为激励函数，但激励函数的选取还没有统一的准则。

ICA 的两类基本算法各有所长。基于非高斯测度的算法收敛快，但不能在线学习；基于信息论的算法可以在线学习，但是收敛较慢。下面具体介绍非高斯测度的算法。

1997 年芬兰学者 Hyvarinen 等人首先提出基于四阶累积量的固定点算法。由于这一算法比批处理甚至自适应处理具有更快的收敛速度，因此被称为"快速 ICA 算法"（FastICA）。

基于累积量的快速算法需要对观测数据进行白化处理，通过最大化峰度得到解混矩阵 W 的学习过程，其具体算法步骤如下：

① 对观测向量 x 进行白化处理，可利用 PCA 实现，使得 $E[vv^T]=I$，其中 $v=Mx$。M 为白化矩阵。

② 初始化权向量 w_0，并令序列号 $k=1$。

③ 权值迭代：$w_k=E[v(w_{k-1}^T v)^3]-3w_{k-1}$。

④ 归一化 w_k，$w_k=w_k/\|w_k\|$，令 $k=k+1$。

⑤ 重复第③、④步，直到 $\|w_k^T w_{k-1}\|$ 充分接近于 1 为止。

以上讨论是提取第一个独立分量的情况。为了满足正交化条件，当提取后续分量时，需要在第④步之前增加一个投影运算，然后进行归一化迭代，即 $w_k=w_{k-1}-BB^T w_{k-1}$，B 为所求得的列向量组成的矩阵。首次运行算法，满足第⑤步条件后，得到第一个独立分量；再次运行计算第二个独立分量时，B 就是首次得到的权向量；而计算第三个独立分量时，B 就是前两次权向量组成的列矩阵；依次类推，直到所有独立分量都分离出来。关于 FastICA 的 MATLAB 代码，可以到 MATLAB 的 file exchange 社区搜索并下载。

例 9.2　为了验证上述算法的性能。选用了 4 个独立信号源，分别是 3 个周期的诱发电位 EP 信号，每周期 128 点数据；超高斯信号，模拟实际信号中的眼动干扰；高斯噪声，模拟自发脑电信号 EEG；出于结果的直观考虑，选用周期为 50 的单位幅值的方波信号。如图 9.9 所示，左边一列为混合前的独立源信号，从上到下依次为 EP 信号、超高斯信号、高斯噪声和方波，中间一列为混合后的信号，右边一列为 FastICA 算法分离出来的各个独立分量，从上到下依次为超高斯信号、方波、EP 信号和高斯噪声。

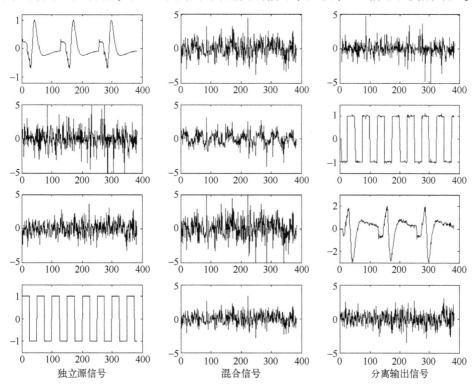

独立源信号　　　　　混合信号　　　　　分离输出信号

图 9.9　基于累积量的 FastICA 算法仿真实验结果

由于实际中可以利用的条件只有混合后的信号，所以在实验仿真中用随机数初始化权重 w_0，各个独立源信号随机混合，即混合矩阵 A 是随机产生的。本次实验为

$$A = \begin{bmatrix} 0.74771 & 0.31357 & 0.99729 & 0.064995 \\ 0.25321 & 0.49397 & 0.16429 & 0.49117 \\ 0.78078 & 0.69877 & 0.95752 & 0.14644 \\ 0.30794 & 0.26698 & 0.69074 & 0.085082 \end{bmatrix}$$

另外，实际的 EP 信号通常被淹没在很强的背景噪声中，信噪比为 -10dB 以下。本次实验所采用的 EP 信号与其他 3 路信号的信噪比为 -15dB。

从图 9.9 中可以定性地了解到分离提取出的各个独立分量与相应的源信号非常相似。定量地说，4 个输出分量与相应源信号相比，结果也是令人满意的，它们的相关系数分别如下：EP 信号为 -0.9897，超高斯信号为 0.9907，高斯噪声为 -0.9887，方波为 -0.9932。

但是也注意到，分离出来的信号与源信号相比在幅度、相位上有了一定的变化，输出的排列顺序和源信号的排列顺序也不相同。这也印证了该算法在理论上存在的不确定性。由于本算法是基于峰度函数最大化的，因而峰度较大的超高斯信号往往首先输出，高斯噪声一般最后输出。

该算法最大的优点是收敛速度非常快，理论上可以证明它是立方收敛的。实际上也是如此，提取 4 个独立分量的收敛步长分别为：EP 信号 11 次迭代，超高斯信号 6 次迭代，高斯噪声 2 次迭代，方波 5 次迭代。

9.6 α 稳定分布与分数低阶统计量信号处理

9.6.1 α 稳定分布的概念

1925 年 Levy 在研究广义中心极限定理时提出了 α 稳定分布的概念，但是当时信号处理处于较低的水平，这一概念没有引起人们的注意。直到 20 世纪 90 年代，信号处理技术向非高斯方向发展，才引起信号处理领域研究者的关注。特别是美国南加州大学 Nikias 教授及其领导的研究队伍把 α 稳定分布从数理统计领域引入信号处理领域，并在信号处理的各个方面进行了许多开创性的工作。

α 稳定分布没有统一的概率密度函数表达式，但是它具有统一的特征函数表达式

$$\varphi(t) = e^{\{jat - \gamma |t|^\alpha [1 + j\beta \mathrm{sgn}(t)\omega(t,\alpha)]\}} \tag{9.67}$$

其中

$$\omega(t,\alpha) = \begin{cases} \tan\dfrac{\alpha\pi}{2}, & \alpha \neq 1 \\ \dfrac{2}{\pi}\log|t|, & \alpha = 1 \end{cases} \tag{9.68}$$

$$\mathrm{sgn}(t) = \begin{cases} 1, & t > 0 \\ 0, & t = 0 \\ -1, & t < 0 \end{cases} \tag{9.69}$$

α 是特征指数（$0 < \alpha \leqslant 2$），控制着稳定分布过程的脉冲性程度，α 越小脉冲性越强；β 是对称系数，$\beta = 0$ 表示对称分布，这样的分布记为 SαS（symmetry α-stable）分布；γ 是分散系数（dispersion），类似于高斯分布的方差；a 为位置参数（location），对应于稳定分布的均值或中值。当 $\alpha = 2$，$\beta = 0$ 时，α 稳定分布对应于高斯分布，此时 $\gamma = \sigma^2/2$；当 $\alpha = 1$，$\beta = 0$ 时，对应于柯西（Cauchy）分布；当 $\alpha = 1/2$，$\beta = -1$ 时，对应于皮尔逊（Pearson）分布。以上这三种分布是 α 稳定分布的特例，只有它们存在显式的概率密度函数表达式。

如果 α 稳定分布中的位置参数 $a = 0$，分散系数 $\gamma = 1$，则称此 α 稳定分布为标准 α 稳定分布。如果一个 α 稳定分布 X 具有任意的位置参数 a、分散系数 γ、特征指数 α、对称系数 β，则

$$Y = \frac{X - a}{\gamma^{\frac{1}{\alpha}}} \tag{9.70}$$

是一个特征指数为 a、对称系数为 β 的标准稳定分布。也就是说，任意的对称 α 稳定分布可以通过式（9.70）进行标准化。按照此定义，α 稳定分布、高斯分布和柯西分布的标准化方法如表 9.2 所示。

表 9.2 α 稳定分布、高斯分布和柯西分布的标准化方法

	α 稳定分布	高斯分布	柯西分布
标准化	$\dfrac{X-a}{\gamma^{\frac{1}{\alpha}}}$	$\dfrac{X-a}{\sqrt{2\gamma}}$	$\dfrac{X-a}{\gamma}$

对 α 稳定分布的特征函数做傅里叶逆变换，就得到 α 稳定分布的概率密度函数表达式

$$f(x; \alpha, \beta) = \frac{1}{\pi} \int_0^\infty e^{-t^\alpha} \cos\left[xt + \beta t^\alpha \omega(t, \alpha)\right] dt \tag{9.71}$$

式（9.71）中存在 $f(x; \alpha, \beta) = f(-x; \alpha, -\beta)$。但是，式（9.71）的积分没有统一的表达式，除上述几个特例外。例如，高斯特例 $\alpha = 2$ 和 $\beta = 0$，式（9.71）的积分结果为

$$f(x; 2, 0) = \frac{1}{2\sqrt{\pi}} e^{\frac{-x^2}{4}} \tag{9.72}$$

柯西特例 $\alpha = 1$ 和 $\beta = 0$，式（9.71）的积分结果为

$$f(x; 1, 0) = \frac{1}{\pi(1 + x^2)} \tag{9.73}$$

此外，还有 Pearson 特例（$\alpha = 1/2$，$\beta = -1$）。有的研究者采用了不同的逼近方法来得到 α 稳定分布的近似概率密度函数，如指数级数展开、泰勒级数展开、多项式展开等。但是，这些逼近方法只能在某些局部区间上获得好的近似，目前还没有能在全部区间上获得良好近似的逼近方法。虽然不能得到封闭的概率密度函数表达式，但可以通过数值计算得到概率密度函数的数值解，如图 9.10 所示。

由图 9.10 可以看出，高斯分布的拖尾最轻，也就是说，高斯分布的数据比较集中。由数理统计知道，对于一个标准正态分布随机过程 $\{X\}$，均值 $\mu_X = 0$，方差 $\sigma_X = 1$，样本在区间 $[-3\sigma_X, +3\sigma_X]$ 的概率为 0.9973；而发生偏离均值 $\pm 10\sigma_X$ 的概率为 1.5×10^{-23}。可见，在高斯分布中出现较大幅度样本的概率是非常小的，可以忽略不计。然而，在许多工程中的信号和噪声会出现大量的偏离均值的样本，如音频信号、声呐信号、雷达信号、卫星通信信号，以及经济领域里各种股票指数、汇率等，较大幅度样本的发生概率显然要大得多，所以再用高斯过程来描述这些信号和噪声就不合适了。多年以来，经过众多学者的研究，发现 α 稳定分布有能力作为描述这些非高斯信号和噪声的模型，不仅仅因为 α 稳定分布包含了高斯分布，还因为 α 稳定分布具有一系列良好的甚至唯一的性质。

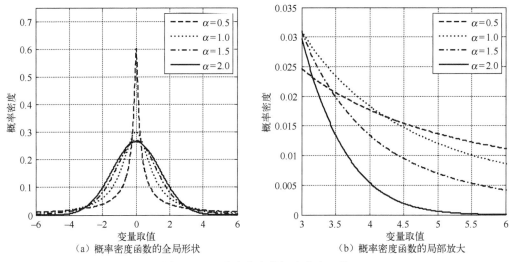

图 9.10　α 稳定分布的概率密度函数

9.6.2　α 稳定分布的性质

在 α 稳定分布的所有性质中，有两条性质是最重要的，即稳定性和服从广义中心极限定理。这两条性质是 α 稳定分布能够在信号处理领域中充当描述非高斯信号和噪声模型的最根本的原因。

定理 9.1　如果独立的 α 稳定分布随机变量 X_1 和 X_2 具有相同的特征指数 α 和对称系数 β，对于任意的常数 a_1 和 a_2，使得

$$a_1 X_1 + a_2 X_2 \stackrel{\mathrm{d}}{=} aX + b \tag{9.74}$$

成立，其中 a 和 b 为常数，则随机变量 X 是特征指数为 α、对称系数为 β 的稳定分布。符号 "$X \stackrel{\mathrm{d}}{=} Y$" 表示 X 和 Y 具有相同的分布。这就是 α 稳定分布所服从的稳定性。

根据定理 9.1 很容易得到更一般的表述：如果随机变量 $X_1, X_2, \cdots, X_n$ 都是具有相同特征指数 α 和对称系数 β 的 α 稳定分布，则这些随机变量的线性组合 $\sum\limits_{j=1}^{n} a_j X_j$ 也是特征指数为 α、对称系数为 β 的 α 稳定分布。

另外，作为稳定性的推论，α 稳定分布还是唯一的一类构成独立同分布随机变量之和的极限分布。这就是著名的广义中心极限定理，表述如下。

定理 9.2　如果 $X_1, X_2, \cdots, X_n$ 是独立同分布的随机变量，当 $n \to \infty$ 时，

$$X = \frac{X_1 + X_2 + \cdots + X_n}{a_n} - b_n$$

则 X 是服从 α 稳定分布的，其中，a_n 和 b_n 为常数。

在定理 9.2 中，如果 $X_1, X_2, \cdots, X_n$ 是独立同分布的并且具有有限方差，那么这个极限分布是高斯的。此时，广义中心极限定理也就成为一般的中心极限定理。

定理 9.3　若 X 是服从 α 稳定分布的随机变量，$0 < \alpha < 2$，则

$$E\{|X|^p\} = \infty, \quad p \geqslant \alpha$$

$$E\{|X|^p\} < \infty, \quad 0 \leqslant p < \alpha$$

如果 $\alpha = 2$，则

$$E\{|X|^p\} < \infty, \quad p \in \boldsymbol{R}$$

由定理 9.3 知道，α 稳定分布过程 $(0 < \alpha < 2)$ 不存在高于 α 阶的统计量，而高斯过程 $(\alpha = 2)$ 存在任意阶的统计量。为了验证定理 9.3，分别产生 $\alpha = 1.5$ 和 $\alpha = 2$ 的稳定分布随机序列并计算它们的动态 p 阶矩，如图 9.11 所示。可见，α 稳定分布样本的脉冲性是非常显著的。当 $p \geqslant \alpha$ 时，α 稳定分布样本的动态 p 阶矩是不收敛的，如图 9.11（b）所示。也就是说，此时的 p 阶矩不能作为 α 稳定分布的统计量，也不能反映任何 α 稳定分布过程的信息。而当 $p < \alpha$ 时，动态 p 阶矩收敛到一个稳定的值，如图 9.11（c）所示。对于高斯分布 $(\alpha = 2)$，无论 p 为多少，其动态 p 阶矩都是收敛的。

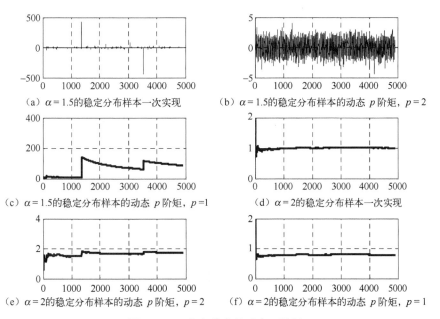

（a）$\alpha = 1.5$ 的稳定分布样本一次实现　　（b）$\alpha = 1.5$ 的稳定分布样本的动态 p 阶矩，$p = 2$

（c）$\alpha = 1.5$ 的稳定分布样本的动态 p 阶矩，$p = 1$　　（d）$\alpha = 2$ 的稳定分布样本一次实现

（e）$\alpha = 2$ 的稳定分布样本的动态 p 阶矩，$p = 2$　　（f）$\alpha = 2$ 的稳定分布样本的动态 p 阶矩，$p = 1$

图 9.11　α 稳定分布的动态 p 阶矩

9.6.3 α稳定分布的参数估计及样本产生

1. α稳定分布参数估计

采用α稳定分布对信号或噪声建模，首先遇到的问题就是如何估计α稳定分布的参数。实际上，对α稳定分布参数估计的研究在α稳定分布进入信号处理领域之前就已经开展了，只不过那时的研究是从数理统计的角度开展的。具体分为如下方法：

（1）最大似然法。

（2）样本分位数法。

（3）样本特征函数法。

此外，还有基于渐进极值理论的方法和分数低阶统计矩的方法。

2. α稳定分布的样本产生

为了方便计算机模拟仿真，需要相应的算法能在计算机上产生指定参数的α稳定分布样本。Chambers、Mallows 和 Stuck 等人提出了准确而实用的样本产生方法。其基本思想是：把两个独立的均匀分布随机变量进行一系列非线性变换，成为一个稳定分布的随机变量。从计算机模拟的角度看，该算法容易实现。下面给出一种用 MATLAB 函数书写的α稳定分布序列产生的方法。

```
function sas=genta(arpha,zl)
% 产生对称分布的α稳定分布序列
% 输入:arpha: 指定指数
%       zl: 指定序列长度
% 输出:sas 对称分布的α稳定分布序列

beta=0;  pi2=pi/2;          % 参数初始化
if arpha==2                 % 对应高斯分布
    sas=randn(zl,1);
else
    % -----产生-pi/2 到 pi/2 之间的均匀分布-----
    nuni=rand(zl,1);  nunip=(nuni*pi)-pi2;
    % -----产生均值为 1 的指数分布 -----
    zhi=rand(zl,1);
    zhi1=exprnd(1,zl,1);

    % -----产生 ARPHA 随机噪声------
    if arpha==1
        beta_a=beta;
        gamma_a=pi2;
        phi_0=0;
    else
        ka=1-abs(1-arpha);
```

```
        beta_a = 2 * atan(beta * tan(pi * arpha/2))/(pi * ka);
        gamma_b = cos(pi * beta_a * ka/2);
        phi_0 = -0.5 * pi * beta_a * (ka/arpha);
    end

    ee = 1-arpha;
    tau = -ee * tan(arpha * phi_0);
    a = tan(0.5 * nunip);
    b = tan(0.5 * ee * nunip);

    z = (cos(ee * nunip)-tan(arpha * phi_0) * sin(ee * nunip))./(zhi1. * cos
(nunip));
    if arpha == 1
        d = 0;
        B = 0;
    else
        d = (z.^(ee/arpha)-1)/ee;
        B = tan(b)./(0.5 * ee * nunip);
    end

    y1 = 2 * (a-b). * (1+a. * b)-tau * nunip. * B. * (b. * (1-a. * a)-2 * a);
    y2 = (1-a. * a). * (1+b. * b);
    sas = (y1./y2). * (1+ee * d)+tau. * d;
end
```

9.7　分数阶信号处理的基本理论

经过众多研究者在近十几年的研究，分数阶信号处理理论完成了从起步到发展的过程，但还没有建立起完整的理论体系。总的来说，分数阶信号处理的基本理论包括如下两个方面：（1）建立 α 稳定分布过程的分数阶统计量，如分数低阶矩、分数阶相关、共变（covariation）等，并分析这些统计量的性质；（2）建立 α 稳定分布随机变量的线性空间以及在线性空间的基础上发展的预测、滤波、估计与检测。下面将从这两个方面分别介绍。

9.7.1　分数低阶统计量

众所周知，统计量是随机信号处理的基石，是从随机信号中提取信息的最有力的工具，因此研究 α 稳定分布过程的统计量是研究分数阶信号处理的出发点。由定理 9.3 知道，α 稳定分布过程（高斯过程除外，本书以后如果没有特别指明，α 稳定分布过程均不包含高斯过程）的分数低阶矩是存在的。但定理 9.3 仅指明了其分数低阶矩的存在性，并没有指明如何计算。

定理 9.4 如果 X 是位置参数 $a=0$ 的 SαS 分布随机变量，分散系数为 γ，那么

$$E\left\{|X|^p\right\}=C(p,\alpha)\gamma^{\frac{p}{\alpha}}, \quad 0<p<\alpha \tag{9.75}$$

式中，$C(p,\alpha)$ 表示为

$$C(p,\alpha)=\frac{2^{p+1}\Gamma\left(\dfrac{p+1}{2}\right)\Gamma(-p/\alpha)}{\alpha\sqrt{\pi}\Gamma(-p/2)}$$

式中的伽马函数 $\Gamma(x)=\int_{-\infty}^x t^{x-1}\mathrm{e}^{-t}\mathrm{d}t$。这就是 α 稳定分布的分数低阶矩定理。除了定理 9.4 给出了 α 稳定分布的正分数低阶矩，α 稳定分布还具有负的分数低阶矩。

定理 9.5 如果 X 是位置参数 $a=0$ 的 SαS 分布随机变量，分散系数为 γ，那么

$$E\left\{|X|^p\right\}=C(p,\alpha)\gamma^{\frac{p}{\alpha}}, \quad -1<p<\alpha \tag{9.76}$$

式中，$C(p,\alpha)$ 与定理 9.4 中的相同。

观察式（9.75）和式（9.76）发现，一个 SαS 分布随机变量的所有分数低阶矩都是等价的，因为任意的 p 阶矩和 q 阶矩只相差一个与该随机变量无关的常数因子 $C(p,\alpha)$。

对应于二阶统计量中的自相关函数和互相关函数，这里有自共变、互共变、分数阶自相关函数和分数阶互相关函数。这些统计量刻画了两个 α 稳定分布随机过程之间的关系。对于联合 SαS 分布的随机过程 X 和 Y，其特征指数 $1<\alpha\leqslant2$，则 X 和 Y 的共变定义为

$$[X,Y]_\alpha=\int_S xy^{<\alpha-1>}\mu(\mathrm{d}s) \tag{9.77}$$

式中，S 表示单位圆，$\mu(\cdot)$ 表示 SαS 分布随机向量 (X,Y) 的谱测度。式（9.77）中的运算符号 $<\cdot>$ 表示为

$$z^{<a>}=|a|^a\mathrm{sgn}(z)$$

特别地，$z^{<0>}=\mathrm{sgn}(z)$。共变系数定义为

$$\lambda_{X,Y}=\frac{[X,Y]_\alpha}{[Y,Y]_\alpha} \tag{9.78}$$

由该定义注意到共变系数是非对称的，即 $\lambda_{X,Y}\neq\lambda_{Y,X}$，这与二阶统计量中的相关系数是完全不同的。由定义式（9.77）计算共变和共变系数是非常不方便的，因为定义中包含了谱测度 $\mu(\cdot)$ 的计算。为了方便计算，把共变和共变系数与分数低阶矩联系起来，这样的联系是由 Cambanis 和 Miller 等发现的，如下面的定理 9.6。

定理 9.6 若 X 和 Y 是联合 SαS 分布的，特征指数 $1<\alpha\leqslant2$，Y 的分散系数为 γ_y，则

$$[Y,Y]_\alpha=\|Y\|_\alpha^\alpha=\gamma_y \tag{9.79}$$

$$\lambda_{X,Y}=\frac{E\left\{XY^{<p-1>}\right\}}{E\left\{|Y|^p\right\}}, \quad 1\leqslant p<\alpha \tag{9.80}$$

$$[X,Y]_\alpha=\frac{E\left\{XY^{<p-1>}\right\}}{E\left\{|Y|^p\right\}}\gamma_y, \quad 1\leqslant p<\alpha \tag{9.81}$$

相应地，Cambanis 和 Miller 等还发现了共变的一些性质。这些性质在分数阶信号处理和分析中有十分重要的作用。

性质 9.1　如果 X 和 Y 是联合 SαS 分布的，共变 $[X,Y]_\alpha$ 对第一变元是线性的，即

$$[aX_1+bX_2,Y]=a[X_1,Y]_\alpha+b[X_2,Y]_\alpha \tag{9.82}$$

式中，a 和 b 是任意实数。

性质 9.2　当 $\alpha=2$ 时，即 X 和 Y 是零均值的联合高斯随机变量时，X 和 Y 的共变退化为协方差

$$[X,Y]_\alpha=E\{XY\} \tag{9.83}$$

性质 9.3　如果 Y_1 和 Y_2 是独立的，并且 X、Y_1 和 Y_2 是联合 SαS 分布的，则共变具有对第二变元伪线性

$$[X,aY_1+bY_2]_\alpha=a^{<\alpha-1>}[X,Y_1]_\alpha+b^{<\alpha-1>}[X,Y_2]_\alpha \tag{9.84}$$

式中，a 和 b 是任意实数。

性质 9.4　如果 X 和 Y 是独立 SαS 分布的，则

$$[X,Y]_\alpha=0 \tag{9.85}$$

但是，性质 9.4 的逆不存在。

性质 9.5　对于联合 SαS 分布的随机变量 X 和 Y，存在柯西-施瓦茨不等式

$$|[X,Y]_\alpha|\leqslant \|X\|_\alpha\|Y\|_\alpha^{<\alpha-1>} \tag{9.86}$$

如果 X 和 Y 具有单位分散系数，则

$$|[X,Y]_\alpha|\leqslant 1 \tag{9.87}$$

分数阶统计量除共变外，还有第一类分数阶协方差

$$r_{xy}^{c}=E\{XY^{<p-1>}\}, \quad 1\leqslant p<\alpha \tag{9.88}$$

显然第一类分数阶协方差也是非对称的，即 $r_{xy}^{c}\neq r_{yx}^{c}$。第二类分数阶协方差

$$r_{xy}^{d}=E\{X^{<a>}Y^{<b>}\}, \quad 0\leqslant a<\alpha/2, \quad 0\leqslant b<\alpha/2 \tag{9.89}$$

当 $a=b$ 时，第二类分数阶协方差 r_{xy}^{d} 是对称的，即 $r_{xy}^{d}=r_{yx}^{d}$。

9.7.2　α 稳定分布随机变量的线性空间

若 X 是 SαS 分布的随机变量，分散系数为 $\gamma>0$，位置参数为 $a=0$，则 X 的 α 范数定义为

$$\|X\|_\alpha=\begin{cases}\gamma^{\frac{1}{\alpha}}, & 1\leqslant\alpha\leqslant2 \\ \gamma, & 0<\alpha<1\end{cases} \tag{9.90}$$

若 X 和 Y 是联合 SαS 分布的，则 X 和 Y 之间的距离定义为

$$d_\alpha(X,Y)=\|X-Y\|_\alpha \tag{9.91}$$

结合式（9.76）和式（9.90），得到

$$d_\alpha(X,Y)=\begin{cases}\left[\dfrac{E\{|X-Y|^p\}}{C(p,\alpha)}\right]^{\frac{1}{p}}, & 0<p<\alpha,1\leqslant\alpha\leqslant2 \\[4mm] \left[\dfrac{E\{|X-Y|^p\}}{C(p,\alpha)}\right]^{\frac{\alpha}{p}}, & 0<p<\alpha,0<\alpha<1\end{cases} \tag{9.92}$$

由式（9.92）可见，对两个 SαS 随机变量距离的测度等同于对这两个随机变量之差的 p 阶矩的测度。这一结论非常重要，以后会多次使用到。

9.7.3 α 稳定分布过程的线性理论

统计信号处理的一个中心问题是：给定一组观测值 $\{X_i, 1 \leqslant i \leqslant N\}$，在某种准则下，从观测值 $\{X_i, 1 \leqslant i \leqslant N\}$ 张成的线性空间 $L(X_i, 1 \leqslant i \leqslant N)$ 中找到一个未知变量 y 的"最佳"估计 $\hat{y}$。首先来考查这里的"最佳"的含义。在二阶过程中，常使用的"最佳"估计准则是最小均方（MMSE）准则。在这个准则下，最佳估计使得估计误差的均方最小。如果这个过程是高斯过程，则最小化估计误差的均方值也等价于最小化最大误差的概率。对于 α 稳定分布过程，MMSE 准则就不再适用，因为估计误差不再具有有限方差。但是可以把 MMSE 准则推广到 α 稳定分布过程中。由式（9.91）知道，最佳估计 $\hat{y}$ 与未知变量 y 的距离表示为 $d_\alpha(y, \hat{y}) = \| y - \hat{y} \|_\alpha$。当 $\hat{y}$ 是 y 的最佳估计时，$\hat{y}$ 与 y 的距离达到最小。若令 $e = y - \hat{y}$，由 α 稳定分布的稳定性定理 9.1 知道，e 也是 α 稳定分布的。令 e 的分散系数为 γ_e，由式（9.90）可知，$\min\{\| e \|_\alpha\}$ 等价于 $\min\{\gamma_e\}$。也就是说，当估计误差的分散系数到达最小时，$\hat{y}$ 就是 y 的"最佳"估计。这个准则被称为最小分散（minimum dispersion，MD）系数准则，简称为 MD 准则。MD 准则是 MMSE 准则在 α 稳定分布过程中的直接推广。由式（9.92）还可以看出，最小化分散系数也等价于最小化分数低阶矩。于是，可以得到如下三种等价关系：

$$\min\{\gamma_e\} \Leftrightarrow \min\{\| e \|_\alpha\} \Leftrightarrow \min\{E\{|e|^p\}\}, \quad 0 < p < \alpha \tag{9.93}$$

9.7.4 分数阶过程的时域自适应滤波

自适应滤波理论和技术是统计信号处理和非平稳信号处理的主要内容，在各工程领域中都有着广泛应用。α 稳定分布过程的滤波就属于非高斯过程滤波，其研究在统计信号处理理论上具有重要的意义。从分数阶信号处理理论的发展现状来看，当前发展最为完善的内容是 α 稳定分布过程的时域自适应滤波，它还在某些领域里有成功的应用。本节将在分数阶信号处理理论框架下总结 α 稳定分布过程的时域自适应滤波。

以 FIR 滤波器为例，设 $\boldsymbol{w} = [w_0, \cdots, w_{N-1}]^T$ 表示滤波器权向量，滤波器输入向量表示为 $\boldsymbol{x}(n) = [x(n), x(n-1), \cdots, x(n-N+1)]^T$（一维时间序列），从单个传感器上获得；或为 $\boldsymbol{x}(n) = [x_0(n), x_1(n), \cdots, x_{N-1}(n)]^T$（多维时间序列），从多个传感器上获得。滤波器的输出为 $\hat{y}(n) = \boldsymbol{w}^T \boldsymbol{x}(n)$。假定滤波的理想输出为 y。

9.7.5 线性滤波

1. LMP 算法

线性滤波是以 α 稳定分布过程的线性理论为基础的，滤波器输出误差与输入向量间是一种线性关系。根据稳定过程的线性理论，滤波器权系数的代价函数定义为

$$J = E\{|y - \hat{y}|^p\}, \quad 1 \leqslant p < \alpha \tag{9.94}$$

以此代价函数发展的算法称为 LMP（least mean p-norm）算法。由于在 α 稳定分布情况

下，所有的分数低阶矩具有等价性，特别地，取 $p=1$，称为 LMAD（least mean absolute deviation）算法。在第 n 时刻，式（9.94）可以重写为

$$J(n)=E\left\{\,|\,y(n)-\boldsymbol{w}^{\mathrm{T}}(n)\boldsymbol{x}(n)\,|^{p}\right\} \tag{9.95}$$

式（9.95）是一个非线性优化问题，一般很难获得它的全局最优解。采用随机梯度法能搜索到它的局部最优解。特别地，当 $p=2$ 时，式（9.95）退化为 MMSE 代价函数。对式（9.95）的 $\boldsymbol{w}$ 求偏导，得到代价函数式（9.95）在第 n 时刻的瞬时梯度为

$$\nabla J(n)=\partial J(n)/\partial\boldsymbol{w}(n)=E\left\{-|\,e(n)\,|^{p-1}\mathrm{sgn}(e(n))\boldsymbol{x}(n)\right\} \tag{9.96}$$

以瞬时梯度作为第 n 时刻真实梯度的估计值。于是 $\boldsymbol{w}$ 的局部最优解可以这样迭代实现：

$$\boldsymbol{w}(n+1)=\boldsymbol{w}(n)-\mu\,\nabla J(n)=\boldsymbol{w}(n)+\mu|\,e(n)\,|^{p-1}\mathrm{sgn}(e(n))\boldsymbol{x}(n),\quad 1\leqslant p<\alpha \tag{9.97}$$

在式（9.97）达到稳定以后，权向量 $\boldsymbol{w}(n+1)$ 仍然会以瞬时梯度更新，即式（9.97）存在失调的问题。式（9.97）的归一化形式为

$$\boldsymbol{w}(n+1)=\boldsymbol{w}(n)+\frac{\mu|\,e(n)\,|^{p-1}\mathrm{sgn}(e(n))\boldsymbol{x}(n)}{\|\,\boldsymbol{x}(n)\,\|_{p}^{p}+\lambda} \tag{9.98}$$

这里 λ 是一个小的数。还有基于混合范数的自适应滤波

$$\boldsymbol{w}(n+1)=\boldsymbol{w}(n)+\mu e^{<a>}(n)\left(\zeta+(1-\zeta)\left(e^{<a>}(n)\right)^{2}\right)\boldsymbol{x}(n) \tag{9.99}$$

式中，$0<\zeta<1$，$a<\alpha/8$，且 $e^{<a>}(n)=|\,e(n)\,|^{\alpha}\mathrm{sgn}(e(n))$。除了存在 LMP 的 FIR 结构，还有 LMP 的格形结构。如今，LMP 算法已经在各个非高斯自适应处理领域中被广泛采用，如信号盲分离、时间延迟估计、波束形成、线谱估计和噪声消除等。

2. 广义 NLMS（normalized least meas square）算法

在迭代求解过程中，滤波器的权向量逐步逼近最优解。到达最优解附近时，相邻两次迭代权系数的改变量必然趋向最小。据此，可以得到另一种形式的代价函数

$$J=\|\,\boldsymbol{w}(n+1)-\boldsymbol{w}(n)\,\|_{p} \tag{9.100}$$

约束条件为

$$y(n)-\boldsymbol{w}^{\mathrm{T}}(n+1)\boldsymbol{x}(n)=0 \tag{9.101}$$

对式（9.100）和式（9.101）进行求解，权向量的迭代过程如下：

$$\boldsymbol{w}(n+1)=\boldsymbol{w}(n)+\frac{\mu e(n)\boldsymbol{x}^{<q-1>}(n)}{\|\,\boldsymbol{x}(n)\,\|_{q}^{q}} \tag{9.102}$$

式（9.100）和式（9.102）中，p 和 q 满足 $1/p+1/q=1$。其中，$\boldsymbol{x}^{<q-1>}(n)$ 表示对 $\boldsymbol{x}(n)$ 中每一个元素单独运算。

3. Aydin 算法

相对于前两种算法，Aydin 算法是一种更具一般性的算法。它结合了前两种算法的迭代求解过程

$$\boldsymbol{w}(n+1)=\boldsymbol{w}(n)+\mu\,\frac{e^{<c>}(n)}{\|\,\boldsymbol{x}(n)\,\|_{rc}^{rc}+\lambda}\boldsymbol{x}^{<(r-1)c>}(n) \tag{9.103}$$

式中，$0<c\leqslant\alpha-1$，$r\geqslant1$。当 $c=1$，$\lambda=0$ 时，式（9.103）退化为式（9.102）；当 $c=p-1$，$r=q/c$ 时，式（9.103）退化为式（9.98）。相应于式（9.103）的代价函数为

$$J=E\left\{\,|\,e(n)\,|^{c+1}\right\},\quad 0<c<\alpha-1 \tag{9.104}$$

从更新过程看，Aydin 算法对输出误差和输入向量均有分数阶指数操作，对脉冲的抑制能力要比 LMP 算法和广义 NLMS 算法强，相应的收敛速度也较快；广义 NLMS 算法对脉冲的抑制能力最差，收敛速度最慢。观察式（9.96）、式（9.98）、式（9.102）和式（9.103）发现，权值向量的每一次迭代都需要对向量元素逐个进行乘方、乘积和除法运算。实际上，只要保证每次迭代时梯度的方向不变（更新过程的符号不变）即可。于是得到相对简单的算法，称为 sign-sign 算法，即

$$\boldsymbol{w}(n+1) = \boldsymbol{w}(n) + \mu \mathrm{sgn}(e(n))\mathrm{sgn}(\boldsymbol{x}(n)) \tag{9.105}$$

sign-sign 算法不仅适用于 α 稳定分布过程，还适用于高斯分布过程。

4. 递推最小二乘（recursive least square，RLS）滤波算法

LMP 算法和 Aydin 算法都取误差的分数低阶统计量作为代价函数，由于其中的数学期望操作在应用中难以实现，因此在更新过程中常以梯度的瞬时值作为梯度真实值的估计。而 RLS 算法没有这样的顾虑。RLS 算法的代价函数如下：

$$J_{\boldsymbol{w}}(n) = \sum_{k=n-L+1}^{n} |d(k) - \boldsymbol{w}^{\mathrm{T}}(n)\boldsymbol{x}(k)|^{p}, \quad 0 \leq p < 2 \tag{9.106}$$

该算法取宽度为 L 的滑动窗内的误差 p 范数作为代价函数，没有涉及数学期望的操作。同样，采用梯度下降法搜索式（9.106）的解，相对于权向量 $\boldsymbol{w}(n)$ 的梯度为

$$\sum_{k=n-L+1}^{n} |e(k)|^{p-1}\mathrm{sgn}[e(k)]\boldsymbol{x}(k) = 0 \tag{9.107}$$

整理式（9.107），以 $e(k)/|e(k)|$ 表示 $\mathrm{sgn}[e(k)]$，令 $u(k) = |e(k)|^{p-2}$。再定义 $r(n) = \sum_{k=n-L+1}^{n} u(k)d(k)\boldsymbol{x}(k)$，$\boldsymbol{R}(n) = \sum_{k=n-L+1}^{n} u(k)\boldsymbol{x}(k)\boldsymbol{x}^{\mathrm{T}}(k)$，于是式（9.107）可以重写为

$$\boldsymbol{R}(n)\boldsymbol{w}(n) = \boldsymbol{r}(n) \tag{9.108}$$

此时，第 n 时刻的最优权向量为 $\boldsymbol{w}^{*}(n) = \boldsymbol{R}^{-1}(n)\boldsymbol{r}(n)$，其形式非常类似于维纳滤波器的解。但是，$\boldsymbol{w}^{*}(n)$ 并不能由式（9.108）轻易获得，因为 $\boldsymbol{R}(n)$、$\boldsymbol{r}(n)$ 是 $\boldsymbol{w}^{*}(n)$ 的函数。IRLS（迭代 RLS）算法能逐步迭代获得每个时刻的最优权向量，并以上一时刻的最优权向量作为下一时刻的权向量的初始值。所以，该算法的收敛速度很快，通常只需要几十步。迭代过程中可以采用矩阵求逆定理，以避免对矩阵直接求逆。关于 IRLS 算法的细节，感兴趣的读者可查阅相关文献。

为了给读者参考，下面以 LMP 算法和 LMS 算法为例进行计算机仿真实验，体会以分数低阶统计量理论为基础的 FIR 线性滤波。假设一个 10 阶的 FIR 滤波器，期望信号是一个相对带宽为 0.1 的低通信号，受到一个加性稳定分布噪声的影响。分别采用 LMP 算法和 LMS 算法对含噪信号进行滤波，观察滤波器的性能。参考的 MATLAB 代码如下。

```
% 对 LMS 算法和 LMP 算法仿真
clc; clear; close all;

L=500;              % 假设序列长度
N=10;               % 假设滤波器的阶数
arpha=1.5;          % 假设稳定分布的指数
```

```
p=arpha-0.2;            % LMP 算法的参数


% 产生理想期望信号
tem=randn(1,L);
[b,a]=butter(3,0.2); % 对白噪声滤波
s=filter(b,a,tem);  clear tem b a;


% 产生稳定分布噪声
v=(genta(arpha,L))';


% 对理想期望信号方差归一化
s=s/std(s);
% 观察信号,噪声前面的系数用于调节噪声强度
x=s+0.5*v;


% 滤波器系数初始化
w_lmp(1:N+1,1:L)=0;
w_lms(1:N+1,1:L)=0;
mu=0.003;               % 步长


for n=N+1: L-1
y_lmp(n)=x(n-N:n)*w_lmp(:,n);        % LMP 滤波
err_lmp(n)=s(n)-y_lmp(n);     w_lmp(:,n+1)=w_lmp(:,n)+mu*abs(err_lmp
(n))^(p-1)*sign(err_lmp(n))*x(n-N: n)';
y_lms(n)=x(n-N: n)*w_lms(:,n);        % LMS 滤波
err_lms(n)=s(n)-y_lms(n);     w_lms(:,n+1)=w_lms(:,n)+mu*err_lms(n)*x
(n-N: n)';
end


% 分别画出滤波器的权向量变化过程、滤波器输出
figure,
subplot(2,2,1)
plot(w_lmp','linewidth',2),grid on
xlabel('(a)样本下标');
ylabel('LMP 权系数的幅值');


subplot(2,2,2)
plot(w_lms','linewidth',2),grid on
xlabel('(b)样本下标');
ylabel('LMS 权系数的幅值');


subplot(2,2,3)
```

```
plot(s,'r','linewidth',2),hold on
plot(x,'linewidth',2),
plot(y_lmp,'k','linewidth',2),grid on
legend('理想信号','观察信号','lmp 滤波','Orientation','horizontal')
xlabel('(c)样本下标');
ylabel('信号幅值');

subplot(2,2,4)
plot(s,'r','linewidth',2),hold on
plot(x,'linewidth',2),
plot(y_lms,'m','linewidth',2),grid on
legend('理想信号','观察信号','lms 滤波','Orientation','horizontal')
xlabel('(d)样本下标');
ylabel('信号幅值');
```

仿真结果如图 9.12 所示。从图中可见，在第 200 个样本位置，信号中有一个幅度异常大的脉冲，图 9.12 （a） 中的 LMP 滤波系数虽然出现了较大变化，但是在后来的滤波过程中收敛了。图 9.12 （b） 所示的 LMS 滤波系数受到剧烈影响，以至于几乎没有收敛。

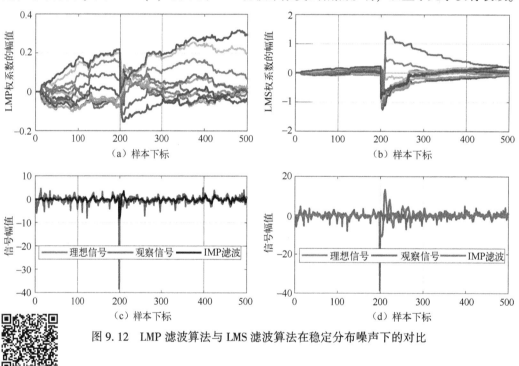

图 9.12　LMP 滤波算法与 LMS 滤波算法在稳定分布噪声下的对比

彩图

9.8　分数低阶统计量理论在诱发电位潜伏期变化检测中的应用

9.8.1　诱发电位概念及其临床意义

脑电信号是大脑神经元突触后电位的综合表现，是大脑电活动产生的电场经容积导体（由皮层、颅骨、脑膜及头皮构成）传导后在头皮上的电位分布，分为脑电图（electroencephalogram，EEG）信号和诱发电位（evoked potential，EP）信号两种。脑电图信号是指没有特定外界刺激时大脑神经细胞自发产生的电位变化；诱发电位信号则是中枢神经系统（central nervous system，CNS）产生的生物电信号，是神经系统对外部声、光和电脉冲等刺激所表现出的特定规律的响应，反映了神经传导通路各个部位的状态与变化。

诱发电位信号的检测与分析技术是临床医学诊断神经系统损伤及病变的重要手段之一。例如，常用的脑干听觉诱发电位信号经由分析 EP 各潜伏期及峰间期的位置和波形，可以判断人体或其他生命体听觉传导通路各部位的功能是否正常。如果听觉通路中任一部位出现损伤或病变，其诱发电位信号必将出现相应的变化。实际上，诱发电位信号诊断技术正是基于这些生理基础，从而诊断和分析神经系统的损伤和疾病。除了神经系统的诊断，诱发电位信号还有许多其他应用，例如帮助医生确定耳聋、眩晕症患者的病变位置，帮助法医鉴别耳聋的真伪，以及判定脑血管疾病，等等。近年来，越来越多的信号处理研究人员把研究的目标放在诱发电位信号的分析处理上，试图从 EP 信号中提取更多的信息，并建立起诱发电位信号变化与神经系统病变及损伤之间的直接联系。

诱发电位信号的一个最重要的参量是潜伏期（latency）。EP 信号的潜伏期定义为由外部刺激时刻开始到某个选定的 EP 峰之间的时间间隔。当神经传导通路某一部位发生机能障碍或病变时，诱发电位信号的对应部分就会出现潜伏期、波形及波幅等变化。临床诊断正是根据这些变化来确定神经系统可能出现的损伤和病变及出现的部位的。图 9.13 给出了典型的诱发电位信号。图中，上部的曲线是正常的 EP 信号，从刺激时刻开始到选定峰之间的时间间隔定义为潜伏期；下部的曲线是有延迟的 EP 信号，上下波形的潜伏期之差值定义为潜伏期变化（或延迟）。一般来说，不同类别（如年龄、性别等）正常人群的 EP 潜伏期均在一定的范围之内。然而，一旦神经系统的某个部位出现损伤或病变，其潜伏期就会出现延迟，超出正常的范围。这种潜伏期的变化或延迟可以作为临床上诊断神经系统疾病的一个指示器。

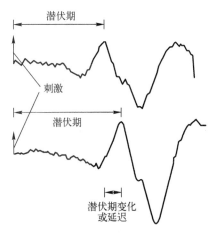

图 9.13　典型的诱发电位信号及潜伏期示意图

根据外部刺激的不同，EP 信号可以分为不同的种类，如听觉 EP 信号、视觉 EP 信号和体感 EP 信号等。通常，这些外部刺激是周期性进行的，因此，EP 信号通常也呈现周期性特征。严格来说，EP 信号是一种准周期信号，即在不同的周期（即扫描）中，EP 信号的波形不是完全相同的，造成这种不同的原因，除了神经系统本身的变化，还可能由 EP 信号中所伴随的 EEG 信号导致。EEG 信号是中枢神经系统自发产生的随机信号，在 EP 信号的检测中，不可避免地要受到 EEG 信号的影响，通常将 EP 信号中伴随的 EEG 信号视为噪声。

9.8.2 传统的检测方法

由于 EP 信号的功率远小于所伴随的 EEG 噪声的功率（二者的功率之比为 $1:10 \sim 1:100$），因此，由检测器直接记录到的 EP 信号完全淹没在 EEG 噪声之中，信噪比往往低于 -10dB，有时甚至低至 -20dB。这样，要在被噪声淹没的 EP 信号中检测信号的潜伏期及其变化，首先必须抑制或设法消除其中的噪声。

（1）累加平均法

累加平均是从强背景 EEG 噪声中提取准周期性的诱发电位信号的有效方法之一，它的假定如下：①噪声为加性的且与诱发电位信号相互独立；②每次刺激后所记录到的信号中诱发电位的波形大致不变，即具有周期或准周期特性；③背景噪声与刺激无关且为平稳的随机信号。当以刺激时刻为参考点，对 N 次刺激所得到的波形进行累加平均时，信噪比可显著提高。目前，临床上仍采用累加平均法来获得所需的 EP 信号，需要累加 $1000 \sim 2000$ 次刺激。从理论上来说，累加的次数越多，所得输出信号的信噪比越高。但是，在长时间的重复刺激下，神经系统会产生疲劳，使诱发电位波形产生变化，导致误差；另一方面，前面提到的三个假定并不是总能满足的。因此，实践中对累加平均技术进行了改进，发展了诸如相关平均、选择平均和加权平均等改进的方法，得到了较为满意的结果。

（2）信号滤波技术

滤波是抑制噪声、提高信噪比的有效方法。如果诱发电位信号和噪声都是有限带宽的，且它们的频谱不重叠，则可根据它们各自的频带设计出滤波器，不过在设计滤波器前要精确估计信号和噪声的频带范围。利用傅里叶变换技术或参数模型方法估计信号与噪声的谱特性，都取得了一定的结果。此外，用维纳滤波技术来估计诱发电位的波形也是一种有效的方法。在诱发电位信号的检测上，有时需要连续检测和动态提取（如在听觉脑干诱发电位的临床应用中），为解决这一问题发展了多种信号处理方法，其中自适应噪声抵消是一种很有特点的方法，它不要求预先了解信号和噪声的统计先验知识，而能够按给定的误差准则经过迭代和调整，自动逼近最佳滤波结果。但是，这种自适应方法存在以下两方面的缺点：一是若噪声参考输入中包含信号分量，则会造成输出衰减和信号畸变；二是若输入信号的信噪比过低，则实际结果会不理想。针对这些问题，改进的自适应噪声抵消及自适应滤波算法可以达到减少刺激次数、提高提取效率的目的。近年来，基于高阶累积量的自适应噪声消除方法和基于相干函数的自适应噪声消除方法都对 EP 信号的噪声抑制和信号提取取得了较好的结果。

（3）基于 DLMS 算法的 EP 潜伏期变化动态检测及存在的问题

EP 潜伏期变化动态检测的主要任务，是根据被测 EP 信号与参考 EP 信号的潜伏期之差，来检测潜伏期随时间的变化情况，从而得到神经系统的状态随时间或外界条件变化的规律。与累加平均法不同，这种方法的目标不是提取 EP 信号的波形，而是直接得到 EP 潜伏期随时间变化的动态关系，因而在神经电生理学、手术实时监测等方面具有重要意义。

用于 EP 信号潜伏期变化检测的信号模型为

$$x_{1l}(n)=s_l(n)+v_{1l}(n)\,,\qquad l=0,1,\cdots,L-1;\quad n=1,2,\cdots,N$$
$$x_{2l}(n)=s_l(n-D_l)+v_{2l}(n)\,,\quad l=0,1,\cdots,L-1;\quad n=1,2,\cdots,N$$

$$(9.109)$$

式中，$x_{1l}(n)$ 和 $x_{2l}(n)$ 分别表示参考 EP 信号和被测 EP 信号，$s_l(n)$、$v_{1l}(n)$ 和 $v_{2l}(n)$ 分别表示无噪声 EP 信号和加性噪声，D_l 表示待估计的第 l 次扫描的 EP 信号潜伏期变化，n 为离散时间变量。由于 EP 信号的准周期特性，并考虑到参考信号 $x_{1l}(n)$ 通常由许多（如 1000）次扫描的原始含噪 EP 信号平均而得，故常忽略其中的噪声项。

（4）DLMS 算法

直接最小均方（direct least mean square，DLMS）算法是 Etter 等人提出并得到广泛应用的自适应时间延迟估计方法，Kong 等人将其用于自适应检测 EP 信号潜伏期的变化，并对这种算法的性能进行了深入的理论分析。这种算法基于最小均方准则的代价函数

$$J=E\left[\,e_l^2(n)\,\right]=2\sigma_s^2+E\left[\,v_{2l}^2(n)\,\right]-2R_{ss}(D_l-\hat{D}_l)$$

$$(9.110)$$

式中，$e_l(n)=x_{2l}(n)-x_{1l}(n-\hat{D}_l)$ 为误差函数，$\hat{D}_l$ 为 D_l 的估计值，σ_s^2 表示信号 $s_l(n)$ 的方差，$R_{ss}(\cdot)$ 为 $s_l(n)$ 的自相关函数。在高斯噪声环境下，有 $E\left[\,v_{2l}^2(n)\,\right]=\sigma_v^2$，$\sigma_v^2$ 表示噪声方差。在一定的 D_l 范围内，代价函数 J 为单峰函数，有唯一的最小值，故采用最速下降法可得 DLMS 的自适应迭代公式为

$$\hat{D}_l(n+1)=\hat{D}_l(n)+\mu e_l(n)\Delta x_{1l}(n)$$

$$(9.111)$$

$$\Delta x_{1l}(n)=x_{1l}(n-\hat{D}_l-1)-x_{1l}(n-\hat{D}_l+1)$$

$$(9.112)$$

当迭代收敛时，可以由迭代公式直接得到 EP 潜伏期变化的估计值。在高斯噪声条件下，只要收敛因子 μ 足够小，当潜伏期变化为采样周期的整数倍时，那么 DLMS 算法是无偏的。反之，若潜伏期变化不是采样周期的整数倍，则 DLMS 算法有最大不超过半个采样周期的误差。

DLMS 算法存在的问题是：如果加性噪声 $v_{2l}(n)$ 为 α 稳定分布噪声，则误差函数 $e_l(n)$ 亦为 α 稳定分布噪声，不会有超过 α 阶的有限矩。由于 $0<\alpha<2$，故均方误差 $E(e_l^2(n))$ 或代价函数 $J\to\infty$。这样，在 α 稳定分布噪声环境下，基于二阶统计量的 DLMS 算法显著退化，甚至得出错误结果。

9.8.3　基于分数低阶统计量的 EP 潜伏期变化检测方法

（1）撞击加速度实验

头部和颈部的撞击损伤可能会对中枢神经系统造成严重的影响。这种损伤可能直接

由另一物体的撞击引起，也可能由间接撞击（例如，有躯干传至头部和颈部的撞击加速度）引起。研究表明，EP 信号的潜伏期变化对于检测和评价这种由间接撞击引起的神经系统损伤是很有意义的。

撞击加速度实验描述如下：将实验目标以坐姿固定在轨道车上，仅使其头部和颈部可活动。使该车沿水平轨道做加速运动。在加速之前、之中和之后连续记录实验目标的体表 EP 信号，共 7min，其中加速之前的 EP 信号为 2min。外部刺激的重复频率为 5Hz，加速度的范围为 100~700m/s²。

（2）缺氧窒息实验

医学研究已经证实体感诱发电位对于大脑缺氧引起的神经系统损伤敏感。在这个实验中，把被测目标（猫）麻醉，并对其前肢施以重复频率为 5.9Hz 的电刺激。采用埋藏电极技术从头部获取 EP 信号。通过降低环境空气中的含氧量来制造被测目标的缺氧和窒息。在发生窒息之后，再将环境的含氧量恢复到正常水平。在整个实验过程中记录诱发电位信号。

（3）实验噪声特性

由上述两个实验获得的纯净 EP 信号可视为准周期信号。当中枢神经系统的状态发生变化时，尤其是当撞击或窒息造成损伤时，EP 信号的幅度、潜伏期和波形均发生显著的变化。传统上 EP 信号中的噪声被认为是独立同分布的高斯随机过程。然而，EP 中的 EEG 等噪声实际上是非高斯的，并且在手术室及其他具有敌意的环境下所获取的 EP 信号常包含非高斯分布的特征。例如，在撞击加速度实验中获得的 EP 信号具有非常显著的脉冲特性，且具有较厚的统计拖尾，这些正是分数低阶 α 稳定分布噪声的特征。采用样本分位数法对由加速度撞击实验获得的含噪 EP 信号进行分析，结果表明，含噪 EP 信号的 α 值在 1.06~1.94 范围内，满足 $0<\alpha<2$。图 9.14 给出了加速度撞击实验得到的部分 EP 信号波形及其动态样本方差。显然，图 9.14（a）、（c）所示的人的含噪 EP 信号波形具有显著的脉冲特性，且其动态样本方差不能收敛。而图 9.14（b）、（d）所示的猴的含噪 EP 信号波形则接近高斯噪声，其动态样本方差基本上能够稳定收敛。

（4）信号模型

用于 EP 信号潜伏期变化检测的信号模型已经由式（9.109）给出。在分数低阶 α 稳定分布噪声条件下，假定噪声项 $v_{1l}(n)$ 和 $v_{2l}(n)$ 服从对称 α 稳定分布，且位置参数为 0。考虑到参考信号 $x_{1l}(n)$ 通常由许多（如 1000）次扫描的原始含噪 EP 信号平均而得，故常忽略其中的噪声项。

（5）计算机模拟数据的产生

分别产生两组具有动态潜伏期变化的 EP 信号和噪声数据，用于计算机仿真。潜伏期变化的设定如下

$$D_l = \begin{cases} 0, & 1 \leqslant l \leqslant 100 \\ 10T_s, & 101 \leqslant l \leqslant 200 \\ 10T_s(400-l)/200, & 201 \leqslant l \leqslant 400 \\ 0, & 401 \leqslant l \leqslant 500 \end{cases} \tag{9.113}$$

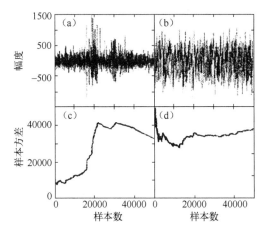

图 9.14　加速度撞击实验得到的 EP 信号及其动态样本方差。图中，（a）、
（c）为人的 EP 信号及其动态样本方差（对称 α 稳定分布，MSNR ≤ 25dB）；
（b）、（d）为猴的 EP 信号及其动态样本方差（高斯分布，SNR = 0.39dB）

数据 1　高斯分布加性噪声

参考信号 $x_{1l}(n) = s_l(n)$ 为纯净 EP 信号，即假定其中的噪声项已由累加平均而得到
消除。假定延迟的信号 $s_l(n-D_l)$ 与 $s_l(n)$ 具有相同的波形，仅根据式（9.113）设定了
延迟。噪声项 $v_{2l}(n)$ 为高斯分布白噪声。不同的信噪比根据下式进行设定：

$$\mathrm{SNR} = 10\lg\left(\frac{\sigma_s^2}{\sigma_v^2}\right)$$

式中，σ_s^2 和 σ_v^2 分别表示信号和噪声功率。

数据 2　加性的对称 α 稳定分布噪声

在数据 2 中，纯净 EP 信号 $s_l(n)$ 和 $s_l(n-D_l)$ 与数据 1 中的相同，但是加性噪声
$v_{2l}(n)$ 服从对称 α 稳定分布。采用混合信噪比来表示信号与噪声的相对强度

$$\mathrm{MSNR} = 10\lg\left(\frac{\sigma_s^2}{\gamma_v}\right)$$

式中，σ_s^2 表示信号功率，γ_v 是对称稳定分布的分散系数。当 α = 2 时，有 $\gamma_v = \sigma_v^2/2$。

（6）DLMP 算法

直接最小平均 p 范数（DLMP）算法是 DLMS 算法的扩展和广义化。这种算法采用
误差函数 $e_l(n)$ 的 α 范数 $J = \| e_l(n) \|_\alpha$ 来表示自适应系统的代价函数，避免了由最小均
方准则所引起的性能退化。由分数低阶矩理论，只要满足 $0 < p < \alpha$，稳定分布过程的 α
范数与其 p 阶矩成正比。这样，自适应系统的代价函数可以写为

$$J = E\left[\,|e_l(n)|^p\right], \quad 1 < p \leqslant 2 \tag{9.114}$$

利用梯度下降法，得到 DLMP 的自适应迭代公式

$$\hat{D}_l(n+1) = \hat{D}_l(n) + \mu(p/2)\,|e_l(n)|^{p-1}\mathrm{sgn}[e_l(n)]\Delta x_{1l}(n), \quad 1 < p \leqslant 2 \tag{9.115}$$

$$\Delta x_{1l}(n) = x_{1l}(n-\hat{D}_l-1) - x_{1l}(n-\hat{D}_l+1) \tag{9.116}$$

在以上两式中，若取 $p=2$，则 DLMP 算法变为 DLMS 算法。显然，与高斯分布是稳定分布的特例一样，DLMS 算法也是 DLMP 算法的特例。

下面给出一个计算机模拟与实验数据分析的示例。为了检验 DLMP 算法在高斯噪声和 α 稳定分布噪声环境下的韧性，按照式（9.109）构造两路输入信号，其中噪声项为对称 α 稳定分布过程，且位置参数为 0。特征指数分别设定为 $\alpha=2$ 和 $\alpha=1.5$。前者对应于高斯噪声环境，后者对应于 α 稳定分布噪声环境。混合信噪比设定为 $-10\mathrm{dB}$，图 9.15 为分别采用 DLMS 和 DLMP 算法进行计算机模拟的结果：显然，在高斯噪声环境下，DLMS 和 DLMP 算法均给出了较好的潜伏期变化检测结果［见图 9.15（a）和（b）］。然而，在 α 稳定分布噪声环境下，DLMS 算法的性能明显退化［见图 9.15（c）］；而 DLMP 算法则保持了很好的韧性［见图 9.15（d）］。

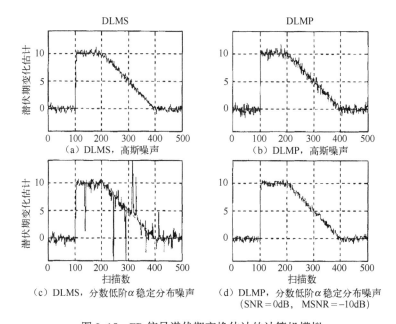

图 9.15　EP 信号潜伏期变换估计的计算机模拟

图 9.16 给出了分别采用 DLMS 和 DLMP 算法利用撞击加速度实验数据检测潜伏期变化的结果。其中，图 9.16（a）和（b）分别为近似高斯噪声环境（ $\alpha=1.94$ ）下 DLMS 和 DLMP 算法的检测结果。图 9.16（c）和（d）分别为这两种方法在分数低阶 α 稳定分布噪声环境 $\alpha=1.50$ 下的检测结果。图中的箭头表示加速度施加的时刻，加速度的数值为 $700\mathrm{m/s^2}$。显然，在近似高斯噪声下，两种方法均给出满意的结果。即在加速度施加的时刻，两者的潜伏期变化检测结果均呈现一个较大的跃变，表明中枢神经系统出现明显的损伤。而在较强的 α 稳定分布噪声下（ $\mathrm{MSNR}=-10\mathrm{dB}$， $\alpha=1.50$ ），DLMS 算法接近发散，DLMP 算法则基本保持在高斯噪声下的检测能力。

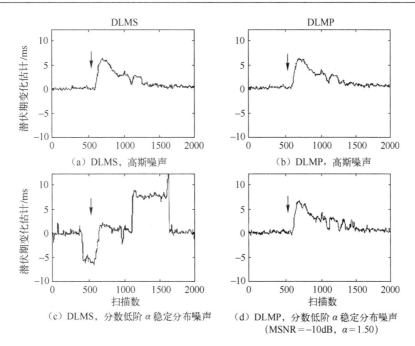

（a）DLMS，高斯噪声　　　　（b）DLMP，高斯噪声

（c）DLMS，分数低阶 α 稳定分布噪声　　（d）DLMP，分数低阶 α 稳定分布噪声
　　　　　　　　　　　　　　　　　　（MSNR$=-10$dB，$\alpha=1.50$）

图 9.16　EP 信号潜伏期变换估计的数据分析

思考题与习题

9.1　举例说明高斯信号、非高斯信号、超高斯信号、亚高斯信号。

9.2　验证高斯随机信号高阶矩、高阶统计量的理论值与计算值。

9.3　查阅相关资料，举出一个用高阶统计量进行系统辨识的例子，并进行仿真实现。

9.4　假设独立分量分析中的输入信号有方波、余弦波、高斯随机信号、三角波，输入信号进行随机混合，利用 FastICA 算法进行分离仿真实验。

9.5　说明几种 α 稳定分布过程时域自适应滤波的更新方程之间有何区别和联系。

9.6　编制计算机程序，以 IRLS 算法求解式（9.106）中的权向量 $\boldsymbol{w}$。

第 10 章　生物医学信号分析与处理
应用实例

生物医学信号种类繁多，常见的有心电信号、脑电信号、各种神经电信号、肌电信号、胃电信号、心音信号、脉搏信号、血压信号、各种生化信号等。医学信号分析与处理利用现代信息技术，从获得的数据中提取有用的信息，协助专家对疾病进行检测或诊断、评估疾病的状态，等等。医学信号分析与处理是现代医学诊断和治疗设备的核心支撑技术之一，涉及面广，综合性强。鉴于篇幅和作者知识面的限制，本章仅选取心电信号、脉搏信号、心音信号、血压信号和肌电信号作为代表性的示例，向读者介绍相关知识。

10.1　心电信号的分析与处理

10.1.1　心电信号的预处理方法

利用计算机对心电信号进行分析之前，一般需要对心电信号进行预处理，使得经过预处理后的心电信号便于计算机分析，提高分析结果的可靠性。常见的心电信号预处理步骤包括：（1）去除工频干扰，（2）去除基线漂移。

1. 去除工频干扰

在心电的采集过程中，由于市电的影响，心电中往往会引入工频干扰。即使在硬件方面考虑干扰抑制，结果也不尽如人意，因而采用软件来消除心电信号中的工频干扰很有必要。经过多年的研究，已经发现多种方法可以消除工频干扰，目前常用的有：数字陷波器方法、自适应陷波方法。

① 数字陷波器。中国的市电频率为 50Hz。假设心电信号的采样率为 f_s，那么数字陷波的归一化频率为 $50/f_s$。按照数字信号处理教科书中提供的陷波器设计方法，即可设计出相应的陷波器。陷波效果如图 10.1 所示。

② 自适应陷波。自适应陷波实际上借用了自适应噪声抵消的原理，如图 10.2 所示。原始心电信号为有用 ECG 信号和工频干扰的叠加，参考信号是与工频干扰相关的正弦波，经相移后形成两路正交信号，目的是获得两个加权，从而使组合后的谐波振幅、相角都与原始输入工频干扰的振幅、相角相同，达到抑制工频干扰的目的。

对于图 10.2 所示的自适应陷波器，由于工频干扰通道的输入信号为两路正交信号，因此可令第 n 次快拍工频干扰输入为

$$\boldsymbol{x}(n) = \left[x_1(n) x_2(n) \right]^{\mathrm{T}} \tag{10.1}$$

经 n 次快拍后，权向量调整为

$$\boldsymbol{w} = \left[\, w_1(n)\, w_2(n)\, \right]^{\mathrm{T}} \tag{10.2}$$

则第 n 次快拍辅助通道输出和陷波器最终输出分别为

$$y(n) = \boldsymbol{w}^{\mathrm{T}} \boldsymbol{x}(n) \tag{10.3}$$

$$e(n) = d(n) - y(n) \tag{10.4}$$

式中，$d(n)$ 是被工频干扰污染的原始心电信号。这里的权向量求解采用最小均方（LMS）误差准则进行更新。算法收敛以后，输出的信号 $e(n)$ 就是消除工频干扰后的心电信号。自适应陷波方法除了有收敛过程外，其陷波效果与图 10.1 类似。

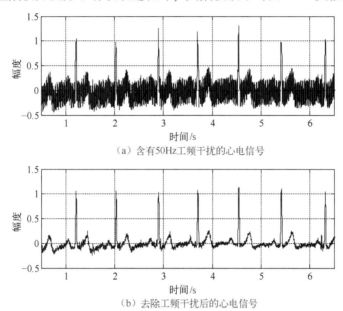

（a）含有 50Hz 工频干扰的心电信号

（b）去除工频干扰后的心电信号

图 10.1　消除心电信号中 50Hz 的工频干扰

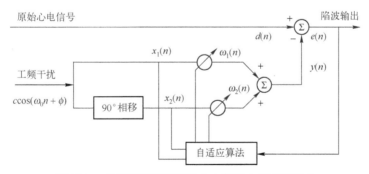

图 10.2　自适应陷波器消除心电信号中的工频干扰

2. 去除基线漂移

在记录心电信号时，或由于电极接触不良，或由于体位移动，或由于直流放大器的零点漂移，有可能使记录到的心电信号包含一慢变的趋势项。常见的去除基线漂移方法有：曲线拟合、中值滤波、高通滤波等方法。下面以曲线拟合为例，介绍一种去除基线漂移的方法。

假设心电信号的序列为 $x(n)$，$x(n)$ 中包含一未知的随机慢变趋势项，如图 10.3（a）所示。对 $x(n)$ 中的某一段数据 $x(i)(i = -M, \cdots, 0, \cdots, M)$ 进行多项式拟合，构造一个 p 阶的多项式 $f(i)$，使得 $f(i)$ 尽可能地逼近 $x(i)$：

$$f(i) = a_0 + a_1 i + \cdots + a_p i^p, \quad p \leqslant 2M \tag{10.5}$$

式中，$a_0, \cdots, a_p$ 是多项式系数。由于存在拟合误差，设总的误差平方和为

$$J = \sum_{i=-M}^{M} [f(i) - x(i)]^2 = \sum_{i=-M}^{M} [a_0 + a_1 i + \cdots + a_p i^p - x(i)]^2 \tag{10.6}$$

为了使得误差最小，对误差函数 J 相对于多项式系数求导数，并令导数为零

$$\frac{\partial J}{\partial a_r} = 0, \quad r = 0, 1, \cdots, p \tag{10.7}$$

即

$$\frac{\partial J}{\partial a_r} = 2 \sum_{i=-M}^{M} [a_0 + a_1 i + \cdots + a_p i^p - x(i)] i^r = 0, \quad r = 0, 1, \cdots, p$$

进一步整理后，得到

$$\sum_{k=0}^{p} a_k \sum_{i=-M}^{M} i^{k+r} = \sum_{i=-M}^{M} x(i) i^r \tag{10.8}$$

可见，只要给定数据 $x(i)$ 和多项式的阶数 p，就可根据式（10.8）计算出多项式系数 $a_0, \cdots, a_p$。在实际应用中往往不需要把系数 $a_0, \cdots, a_p$ 全部求出来。从式（10.5）看出，当 $i = 0$ 时，$f(i) = a_0$。这样，在中心点 $i = 0$ 处，系数 a_0 等于多项式在 0 处的值。因此，只要利用式（10.8）求出系数 a_0，便可得到多项式 $f(i)$ 对中心点 $x(0)$ 的最佳拟合。

例如，当 $M = 2$，$p = 2$ 时，即 5 点 3 次（抛物线）多项式拟合，由式（10.8）有
当 $r = 0$ 时，

$$a_0 \sum_{i=-M}^{M} i^0 + a_1 \sum_{i=-M}^{M} i^1 + a_2 \sum_{i=-M}^{M} i^2 = \sum_{i=-M}^{M} x(i) i^0, \quad 即 \; a_0(2M+1) + a_2 \sum_{i=-M}^{M} i^2 = \sum_{i=-M}^{M} x(i)$$

$$\tag{10.9}$$

当 $r = 1$ 时，

$$a_0 \sum_{i=-M}^{M} i + a_1 \sum_{i=-M}^{M} i^2 + a_2 \sum_{i=-M}^{M} i^3 = \sum_{i=-M}^{M} x(i) i, \quad 即 \; a_1 \sum_{i=-M}^{M} i^2 = \sum_{i=-M}^{M} x(i) i \tag{10.10}$$

当 $r = 2$ 时，

$$a_0 \sum_{i=-M}^{M} i^2 + a_1 \sum_{i=-M}^{M} i^3 + a_2 \sum_{i=-M}^{M} i^4 = \sum_{i=-M}^{M} x(i) i^2, \quad 即 \; a_0 \sum_{i=-M}^{M} i^2 + a_2 \sum_{i=-M}^{M} i^4 = \sum_{i=-M}^{M} x(i) i^2$$

$$\tag{10.11}$$

根据式（10.9）和式（10.11）可求解出系数 a_0

$$a_0 = [-3x(-2) + 12x(-1) + 17x(0) + 12x(1) - 3x(2)]/35 \tag{10.12}$$

对数据 $x(n)$ 做数据拟合，实质上是对 $x(n)$ 做滤波。上式的 a_0 可以看作一个滤波因子，或一个模板

$$h(n) = [-3 \quad 12 \quad 17 \quad 12 \quad -3]/35 \tag{10.13}$$

在数据 $x(n)$ 上移动这一模板，便可计算出多项式在中心点的值 $f(0)$，从而实现对 $x(n)$ 各

个点的拟合。式（10.13）实际上是一个对称的 FIR 滤波器，其幅频响应如图 10.4（a）所示，显然它具有低通特性。给定不同的拟合点数 M 和阶次 p 可得到相应的滤波器。例如，当 $M=3$，$p=3$ 时，即 7 点 3 次拟合

$$h(n)=\begin{bmatrix} -2 & 3 & 6 & 7 & 6 & 3 & -2 \end{bmatrix}/21 \tag{10.14}$$

其幅频响应如图 10.4（b）所示，它还是一个低通滤波器。在实际应用中，可经过几次尝试选择适当的 M 和 p 以得到较好的趋势项。从心电信号中减去趋势项，可得到去除趋势项的心电信号，如图 10.3（b）所示。MIT–BIH 数据库①中提供了大量各种情况的心电信号，供研究者使用，以及比较算法的优劣。

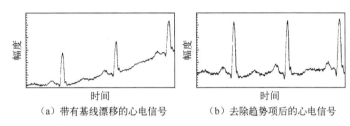

（a）带有基线漂移的心电信号　　　（b）去除趋势项后的心电信号

图 10.3　去除基线漂移示意图

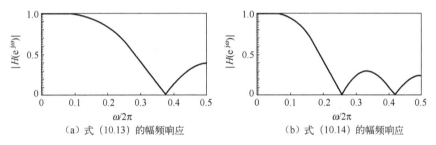

（a）式（10.13）的幅频响应　　　（b）式（10.14）的幅频响应

图 10.4　低通滤波器的幅频响应

10.1.2　心电信号 QRS 复合波的检测方法

心电信号的分析，holter 系统的记录分析或对病人实施监护等常常需要对 QRS 复合波进行准确检测。复合波的检测是心电信号分析处理系统的重要组成部分，其检测性能与系统性能密切相关。本节首先从心电信号的功率谱分析出发，再介绍几种常见的 QRS 复合波检测方法。

1. 心电信号的功率谱

ECG 的功率谱能提供 QRS 复合波的有用信息，可给出 QRS 复合波功率谱。一段心电信号的功率谱（基于 FFT）由一组系数构成，其中最大值位于心跳速率的频率附近，

---

① MIT–BIH 数据库（www.physionet.org）最初是由美国麻省理工学院建立的研究心律失常的数据库，包含了大量心电信号。研究者可自行下载数据，用以研究心电信号分析算法。后来该数据库也收纳了其他生理信号，如脉搏波信号、脑电信号、心音信号。信号的采集环境多种多样，有的是在医院的临床条件下采集的，有的是在普通实验室采集的，有的是人工合成的。在使用数据之前，需要仔细阅读数据说明。数据可以根据使用者的需要转换为二进制格式、文本格式、MATLAB 格式。

如图 10.5 所示，其功率谱的最大值在 1.13Hz 附近（如图中箭头所示）。用此方法可以估计该段心电信号的平均心率。

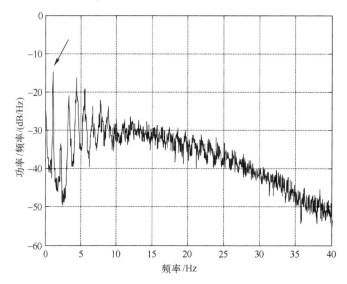

图 10.5　基于 FFT 的心电信号的功率谱

　　除 QRS 复合波外，ECG 波形还包括 P 波和 T 波、50Hz 工频干扰、来自肌肉的肌电、电极与皮肤接触处的运动伪迹，以及来自手术室中的各种电子外科仪器的干扰。许多临床仪器，如心率计和心律失常监护仪等都需要进行精确实时的 QRS 复合波检测。因此，有必要从其他噪声源中抽取感兴趣的 QRS 复合波信号。将前期研究中获得的 ECG、QRS 复合波、P 波和 T 波、运动伪迹及肌肉噪声的相对功率谱一并总结归纳成如图 10.6 所示。可见，QRS 复合波与 P 波、T 波及其他伪迹、干扰在频域内有区别。可设计出特殊滤波器，增强 QRS 复合波的信噪比。

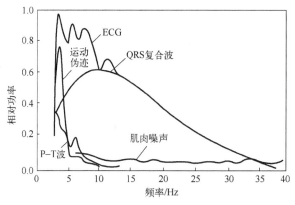

图 10.6　QRS 复合波、P-T 波、肌肉噪声和运动伪迹的相对功率谱（150 次心跳的平均值）

2. QRS 复合波检测方法

（1）带通滤波方法

依据对 ECG 信号中各种信号分量功率谱的分析，能够设计出一种从 ECG 信号中有效地筛选出 QRS 复合波的滤波器。有人研究检查了数千次心跳的 ECG 和 QRS 复合波的功率谱图，结论是：滤波器在中心频率为 17Hz 时，QRS 复合波通过滤波器可获得最大的信噪比。假设心电信号表示为 $x(n)$，采样率为 500Hz，设计出一个 ARMA 带通滤波器来实现。该滤波器的方程为

$$y(n) = 1.875y(n-1) - 0.9219y(n-2) - x(n) - x(n-2) \tag{10.15}$$

此滤波器的幅频响应及滤波效果如图 10.7 所示。可见该滤波器在 17Hz 附近有最大响应，经过滤波以后，心电信号的其他分量、噪声、干扰被滤除，QRS 复合波得以突出，信噪比得到提高。

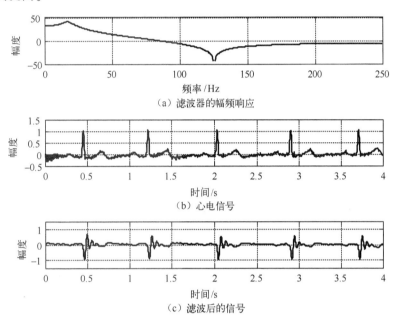

（a）滤波器的幅频响应

（b）心电信号

（c）滤波后的信号

图 10.7　带通滤波器的频率响应及滤波效果

（2）差分法

差分法是构造许多 QRS 复合波检测算法的基础。差分增强了具有较高频率特征的 QRS 复合波，同时削弱了具有较低频率成分的 P 波和 T 波。以一阶、二阶微分为基础的算法由 Balda 提出，后经 Ahlstrom 和 Tompkins 修改用于心电信号的高速分析。此后，在比较某些类型的 QRS 检测算法中的噪声灵敏度的问题时，Hiesen 等人在 1990 年也采用了这种算法。图 10.8 示出了这种算法的信号处理过程。

计算心电信号一阶和二阶差分的绝对值，有

$$y_0(n) = \left| x(n) - x(n-2) \right| \tag{10.16}$$

$$y_1(n) = \left| x(n) - 2x(n-2) + x(n-4) \right| \tag{10.17}$$

以上两式分别乘以比例系数后相加，得到

$$y_2(n) = 1.3y_0(n) + 1.1y_1(n) \tag{10.18}$$

判别 $y_2(n)$ 是否达到或超过给定的阈值

$$y_2(i) \geqslant 1.0 \tag{10.19}$$

一旦 $y_2(n)$ 中有数据点满足此条件，此后的数据点与这个阈值相比较。如果多数数据点等于或超过此阈值，那么这一段就可能是 QRS 复合波的部分。除了检测 QRS 复合波，该算法还有一个优点，即能产生一个宽度与 QRS 复合波成比例的脉冲；该算法的缺点是对高频噪声较敏感。

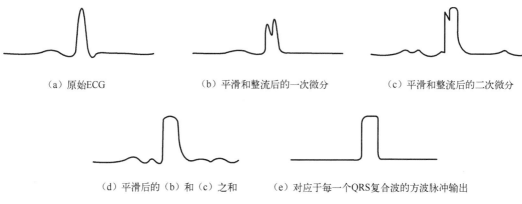

|（a）原始ECG|（b）平滑和整流后的一次微分|（c）平滑和整流后的二次微分|

（d）平滑后的（b）和（c）之和　　（e）对应于每一个QRS复合波的方波脉冲输出

图 10.8　差分法检测 QRS 复合波的过程

（3）模板匹配法

如果两信号波形形状相互匹配，则称它们是相关的。相关系数是一个数值，它确定两个或更多信号形状间匹配的程度。由 Dobbs 等人设计的一种 QRS 检测方法采用了互相关的方法。求一个信号与另一个信号相关，要求这两个信号互相对准。在这种 QRS 检测方法中，希望检测到的信号的模板以数据形式存储起来。既然要计算出模板与输入信号的相关系数，那么输入信号应该与模板对准。Dobbs 等人提出了两种对准方法。

第一种方法：利用每个信号上的基准点将模板和输入信号对准。这些基准点是通过其他处理方法得到的。如果模板和信号上的基准点对准了，那么就能完成相关。

第二种方法：考虑了一段输入信号和模板间的连续相关。每当一个新的信号数据点移进时，一个最老的数据点同时就从这段中移出（一种先进先出结构）。然后，求出这一段信号与模板的相关系数。这种技术不需要指定信号基准点的处理时间。可以把模板看成一个窗口，它在输入信号上每次移动一个数据点。这样，当窗口移动穿过整个信号时，至少能发生一次感兴趣的信号段与此窗口的匹配。

相关系数的值总是位于+1 和−1 之间。+1 值表明信号与模板准确匹配。正如前面提到的，此系数值确定了研究中的两波形形状的匹配程度。实际信号的幅值对相关函数来说是无关紧要的。这种形状匹配或 QRS 复合波的识别过程，与识别信号的自然途径是一致的。

10.1.3　基于心电信号的心率变异检测

心率变异（heart rate variability，HRV）分析，是一种测量连续心跳速率变化程度的方法。其计算方式主要是分析心电图或脉搏所得到的心跳与心跳间隔的时间序列。例如，记录一例正常人的心电信号 15min，共包含 921 个心电周期，逐一检测每个周期中的 R 波，根据 R-R 间期得到的心率变异，如图 10.9 所示。该图显示了此人心跳速率随时间的变化情况。心脏除了自身的节律性放电引发心跳，也受自律神经系统（autonomic nervous system，ANS）的调控。过去二十年已有不少文献显示了自律神经系统的调控与心血管疾病相关的死亡率有显著的关系，如心因性猝死（由心脏方面的原因所造成的死亡）、高血压、出血性休克、糖尿病等。还发现心率变异分析可作为预测心肌梗死后死亡率的指标。HRV 的分析一般包括时域分析和频域分析。

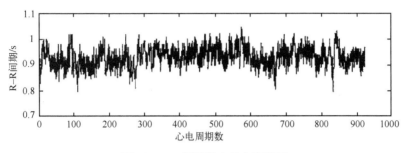

图 10.9　一例正常人的心率变异

1. HRV 的时域分析

心率变异分析首先要检测心电信号中的 R 波，计算两个相邻 R 波的时间间隔，构成一组时间序列。通常利用连续测量到的心电信号直接计算与分析其相邻心跳间隔的时间序列。有短程分析和长程分析之分。短程分析的心电信号一般在几分钟到几十分钟之间；而长程分析的心电信号一般来自 holter 心电记录系统。常见的 HRV 分析指标如下。

（1）SDNN（standard deviation of normal to normal），全部心跳间期的标准差，单位为毫秒。SDNN 反映瞬时心率离开假定平均心率的变异度，是评价整个记录过程中 HRV 的指标。24 小时心电记录的正常 SDNN 值为 141±39 毫秒。

（2）SDANN（standard deviation of the averages of NN intervals in all 5 - minute segments of the entire recording），心电信号按照每五分钟分成连续的时段，先计算每 5 分钟心跳间期的标准差，再计算标准差的平均值，单位为毫秒，是评价 HRV 长周期成分的指标。正常 SDANN 值为 127±25 毫秒。

（3）NN50 count（number of pairs of adjacent NN intervals differing by more than 50 ms in the entire recording），心电信号中所有每对相邻心跳间期的差值超 50 毫秒的心跳个数。

（4）pNN50（NN50 count divided by the total number of all NN intervals），NN50 数值除以心电信号的心跳总数。

2. 频域分析

利用离散傅里叶变换将心跳间隔的时间序列变换到频域，以功率谱密度或频谱密度表示。一般心率变异的频谱分析使用 200~500 个连续心跳间期的数据，因此记录需要数分钟的时间。一般的心跳间期频谱频率出现在 1Hz 以下，在 0~0.4Hz 的范围内可找到数个波峰。主要为高频段（0.15~0.40Hz）、低频段（0.04~0.15Hz）和极低频段（0.003~0.04Hz）。通过功率谱估计可获得信号的高频能量（HF）、低频能量（LF）、极低频能量（VLF）、总能量、LF/HF 及各段能量的峰值频率等多项指标。经过多年的研究，学术界一般认为：高频段反映迷走神经调制强度，其能量主要来自呼吸活动对心脏间期信号的影响；低频段反映交感神经调制强度，其能量主要来自包括动脉压的短期调整在内的有关机制；极低频段的能量主要来自包括体温调节以及心率中缓慢的线性和非线性变化趋势；比极低频还低的超低频段的具体生理意义有待研究。另外，平衡比（LF/HF：低频段与高频段功率之比）较好地反映交感神经/迷走神经调节平衡。

10.1.4　一种无须检测 R 波的 HRV 计算方法

经过前面的学习已经知道，计算心电信号的 HRV 需要首先检测 R 波，并且心电信号的采样率高达数百赫兹。对于长时间的 holter 记录系统来说，高采样率导致心电信号的数据量很大。海量的数据会引起一系列问题：（1）需要大容量的存储设备，（2）导致 R 波检测算法的运算量较大，（3）要求系统配备更强的计算能力，并可能影响系统的实时分析能力。然而，从心电信号的产生机理看，正常人的心电周期为 0.8s 左右，即心跳频率约为 1.25Hz。按照采样定理，采样率为几赫兹即可完成 HRV 的计算。但是，当采样率过低时，R-R 间期的误差可能达到一个采样间隔。这样的误差太大，以至于不能使用。因此，基于 R-R 间期的 HRV 计算方法必须要求高的采样率。既然理论上，几赫兹的采样率就可完成 HRV 计算，那么新的 HRV 计算方法一定是无需 R 波检测的。日本研究者 Barros 在 2001 年发现了这样的算法，其采样率只要达到 5Hz 即可，无需 R 波的检测，该方法计算效果与传统方法一致。下面简要介绍这种方法。

由于心率变异表征了心跳频率随时间的变化，因此心率变异反比于相邻 R 波间期。假设连续 R 波的间期表示为一个时间序列 $\boldsymbol{\tau} = [\tau_1, \tau_2, \cdots, \tau_n]$，则心率表示为 $\boldsymbol{r} = [60/\tau_1, 60/\tau_2, \cdots, 60/\tau_n]$，单位是次/分钟。极端情况下，假设心跳是完全周期的，有 $\tau_1 = \tau_2 = \cdots = \tau_n = T$，则心电信号有一个基本频率是 $\omega_0 = 2\pi/T$。于是，心电信号的功率谱在 ω_0、$2\omega_0$、$3\omega_0$……频点处存在谱峰。心率变异即体现于 ω_0 中。根据采样定理，要估计 ω_0，只要采样频率大于 $2\omega_0$ 即可。然而，心跳频率不是一个常数，而是随时间变化的，即 ω_0 是随时间变化的。为了说明这种变化，可以用"频率调制"的概念来解释。认为心电信号的基本频率受某些因素调制，使得基本频率是时变的，如心率受呼吸运动的调制。为了估计频率调制，可以用瞬时频率来实现。假设某个信号表示为 $s(t)$（在离散条件下表示为 $s(n)$，下面的所有连续量都可以离散实现），则信号的瞬时频率 $\omega(t)$ 可由希尔伯特变换实现

$$\omega(t) = \frac{\mathrm{d}\phi(t)}{\mathrm{d}t}, \quad \phi(t) = \arctan\left(\frac{-H[s(t)]}{s(t)}\right) \tag{10.20}$$

式中，$H[s(t)]$ 是心电信号 $s(t)$ 的希尔伯特变换。

先研究心电信号 $x(t)$ 的时频谱，其计算方法为

$$P(t, f) = \frac{1}{2} \left| \int e^{-2\pi f\tau} x(\tau) h(\tau - t) \mathrm{d}\tau \right|^2 \tag{10.21}$$

式中，$h(\tau - t)$ 是一个时间窗函数。对某一例心电信号时频谱的计算结果如图 10.10 所示。从图中可见，心电信号在大于 1Hz 附近存在时变的谱峰，同时在 1 倍频附近也存在时变的谱峰。大于 1Hz 附近的谱峰是关注的重点，体现了 HRV 的时变情况。因此，只

需跟踪大于 1Hz 附近的时变谱峰即可计算出心电信号的 HRV。该算法正是基于这样的思路实现的。

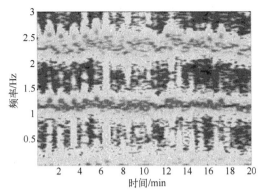

图 10.10　某一例心电信号的时频谱

对心电信号的时频谱 $P(t,f)$，在一个给定的频率范围内搜索 $P(t,f)$ 的最大值，得到 t 时刻谱峰对应的频率为 $\delta(t)$，表示为

$$\delta(t) = \arg \max_f \left[P(t, f) \right]_{\delta(t^-)-\alpha}^{\delta(t^-)+\alpha} \tag{10.22}$$

式中，α 是搜索的频率范围，$\delta(t^-)$ 是上一时刻搜索到的谱峰对应的频率值。也即是，在 t 时刻，仅对时频谱 $P(t,f)$ 在 $[\delta(t^-)-\alpha \quad \delta(t^-)+\alpha]$ 频率范围内搜索最大值对应的频率。α 的数值一般取 0.3～0.5 就可得到较好的跟踪效果。实际上，式（10.22）是一个迭代的搜索过程，即已知上一时刻心电信号的瞬时频率，就可搜索到下一时刻心电信号的瞬时频率。大小适中的 α 值使得心电信号的瞬时频率不会发生跳变，前后时刻的瞬时频率总是比较接近。这样的措施与生理现象也是一致的，因为心跳频率在短时间内是不会发生剧烈变化的。

最后，采用带通滤波器对跟踪到的 $\delta(t)$ 进行进一步滤波，而滤波器的频率响应与短期中心频率保持一致。为了实现这样的目的，滤波器是特殊设计的一个 Gabor 原子，该原子的中心频率是心电信号短期瞬时频率的平均值

$$\varphi(t) = \frac{1}{2\pi} \frac{\mathrm{d}}{\mathrm{d}t} \left[\exp\left(-\pi \left[\frac{\overline{\delta(t)t}}{2} \right]^2 \right) \cos\left(2\pi t \int_\Omega \delta(\tau)\mathrm{d}\tau \right) \right], \quad \overline{\delta(t)} = \frac{1}{\Omega} \sum_\Omega \delta(t) \tag{10.23}$$

式中，Ω 是一个较短的时间间隔，经过尝试可得。于是，滤波后的信号为

$$s_\Omega(t) = \int x_\Omega(t) \varphi(t-\tau) \mathrm{d}\tau \tag{10.24}$$

总结该算法的计算步骤：（1）采集心电信号，表示为 $x(t)$；（2）计算心电信号的时频谱 $P(t,f)$，基于短时傅里叶变换即可完成；（3）在指定的频率范围内搜索时频谱的谱峰对应的频率值 $\delta(t)$；（4）把信号 $x(t)$ 划分成小段，每一段的持续时间为 Ω，每一段信号表示为 $x_\Omega(t)$；（5）计算 Ω 内的中心频率，根据式（10.24）进行滤波得到 $s_\Omega(t)$；（6）根据式（10.20），用 $s_\Omega(t)$ 代替 $s(t)$ 计算相应的瞬时频率，即得到 t 时刻心电信号的瞬时频率。

从 MIT–BIH 数据库中选择一例心电信号，包含了 1400 个心跳。利用该算法得到的心电瞬时频率与传统的 R–R 间期相比较，如图 10.11 所示。可见，这两种方法得到的结果是非常一致的。该方法的优点是：（1）无须对心电信号进行 R 波检测，（2）心电信号的采样率可以低至 5Hz。

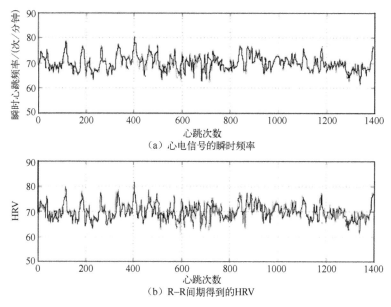

（a）心电信号的瞬时频率

（b）R–R间期得到的HRV

图 10.11　两种心率变异计算方法的比较

10.1.5　基于时频分析的心电信号降噪声方法

如 2.1 节介绍的心电信号，在采集过程中可能会引入各种噪声，从而影响医生读图准确性，或妨碍计算机辅助识别，因此有必要对心电信号进行降噪声处理。从 MIT–BIH 的心律不齐数据库（https：//www. physionet. org/physiobank/database/mitdb/）下载的第 234 号心电信号如图 10.12 所示（仅显示了前 3s）。可见，该信号中有快速变化的高频分量，影响了后续分析。心电信号是非平稳信号，这里采用第 8 章介绍的非平稳信号分解与合成方法，来去除心电信号中的噪声。

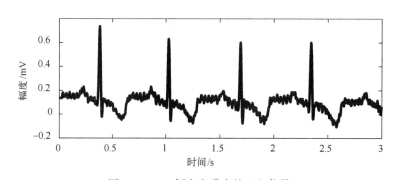

图 10.12　一例含有噪声的心电信号

　　由离散小波变换的原理知道，心电信号可以通过一系列的低通和高通滤波器，被分解成粗节和细节信号，并可按照相反的方向完全重构。实际上，这些粗节和细节信号位于不同的频带范围内。在每一层的细节信号中，体现了原信号的高频成分，而噪声往往就隐含其中。于是，人们就提出了门限方法对细节信号进行处理，再重构出原信号，从而降低噪声。门限方法分为硬门限（hard threshold）法和软门限（soft threshold）法。硬门限法，是指在对小波系数进行判断过程中，门限的数值始终保持不变，是一个固定门限。而软门限法，根据系数的方差和系数的长度进行自适应调整。研究者证明，对于高斯分布的噪声而言，以正交小波基对信号进行分解，那么门限设定为

$$\delta = \sigma \sqrt{2\log M} \tag{10.25}$$

可以降低这些噪声。其中，σ 表示小波系数的标准差，M 表示某一分解层的系数向量长度。如果用 MATLAB 函数来实现，可以进行如下操作。选定小波基和分解层数，用 wavedec 函数进行分解，用 detcoef 函数获取每一层的细节系数。用式（10.25）对细节系数进行门限处理，再用 waverec 函数重构信号，就得到降低噪声后的信号。综合以上过程，MATLAB 还提供了基于硬门限或软门限的自动降噪声函数 wden。在函数中制定选择门限的规则，即可返回降低噪声后的信号。例如，选择 sym8 作为母小波，进行 3 层分解，选用式（10.25）设定每一层细节的门限，降低噪声后，图 10.12 中的心电信号变为图 10.13 所示。可见，高频部分的噪声显著降低了。

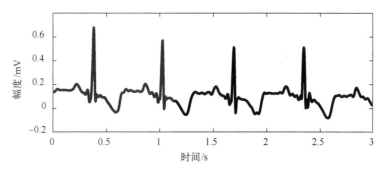

图 10.13　使用小波软门限方法的降噪声效果

　　CEEMD 方法也可成为一种降噪声的方法。在 CEEMD 分解中，首先被分解出来基本模式分量总是高频的部分，噪声就往往隐含其中，而最后一个基本模式分量是趋势项。如果对分解出来的基本模式分量设置恰当的门限，那么也可以降低信号中的噪声。比如，在本例中，信号被分解成 11 个基本模式分量，如图 10.14 所示。对前三个基本模式分量设置门限（标准差的 0.2 倍）。图 10.14 中最后一行，左图为原信号，右图为降噪声后的信号。可见，噪声在一定程度上被降低了。基于时频分析的降噪声方法是非平稳信号降噪声的常用方法，不仅仅局限于心电信号。读者可根据自己的应用背景加以改造和组合，根据具体情况解决实际问题。

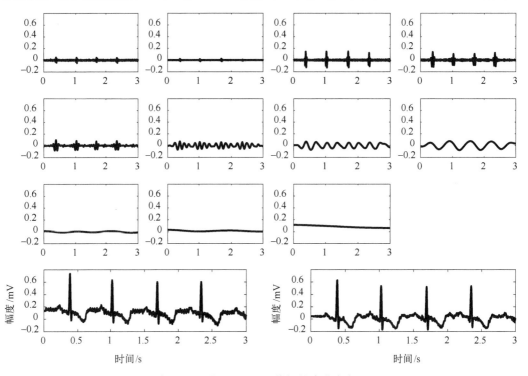

图 10.14　基于 CEEMD 分解的降噪声方法

10.1.6　针对心电信号采用高阶统计量识别冠状动脉疾病

冠状动脉是给心脏自身供血的动脉，起始于主动脉根部，分左右两支，行于心脏表面。冠状动脉几乎环绕心脏一周，好像给心脏戴了一顶王冠一样，因此而得名。冠状动脉疾病常常是其他心脏疾病的诱因，如缺血性心脏病、心肌梗死、心力衰竭等。因此，早期筛查冠状动脉疾病具有重要意义。心电图是早期筛查措施之一。MIT-BIH 数据库（https://www.physionet.org/physiobank/database/incartdb/）提供了 7 人冠状动脉疾病的心电数据。有研究者采用双谱和三阶累积量对正常人和冠状动脉疾病患者的心电信号进行分析，发现了有价值的识别方法。本节做简要介绍。

对心电信号的预处理包括去除基线漂移和降噪声处理。如果不同个体的信号采样率不同，还有必要对心电信号进行重采样，所有信号的采样率相同。然后，对心电信号进行 R 波检测，最常用的是 Pan-Tompkin 检测算法。以 R 波标志点，将心电信号的每一个心动周期划分成一段。分别按照 9.3 节介绍的方法，计算每一段信号的三阶累积量和双谱，如下式：

$$\hat{c}_3(\tau_1, \tau_2) = \frac{1}{N} \sum_{n=1}^{N} \left[x(n) x(n + \tau_1) x(n + \tau_2) \right] \tag{10.26}$$

$$S_k(\omega_1, \omega_2) = \sum_{\tau_1 = -\infty}^{\infty} \sum_{\tau_2 = -\infty}^{\infty} c_k(\tau_1, \tau_2) e^{-j(\omega_1 \tau_1 + \omega_2 \tau_2)} \tag{10.27}$$

式中，$x(n)$ 是一个心动周期的心电信号，τ_1 和 τ_2 是相对延迟，ω_1 和 ω_2 是角频率。之

所以双谱和三阶累积量可以区分出冠状动脉疾病患者和正常人，是因为它们在这两组人之间有巨大的差异。其中一例典型的双谱如图 10.15 所示，典型的三阶累积量之间的差异如图 10.16 所示。这些差异经过数据库提供的十八万个心动周期测试，两组之间的差异都非常显著。显著性差异说明，这些双谱和三阶累积量来自两组不同的观察对象，可以用来区分正常人和冠状动脉疾病患者。

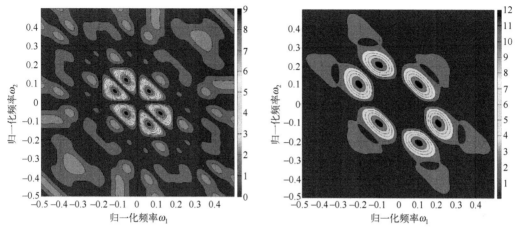

图 10.15　两组之间的双谱差异（左图为正常人的双谱，右图为冠状动脉疾病患者的双谱）

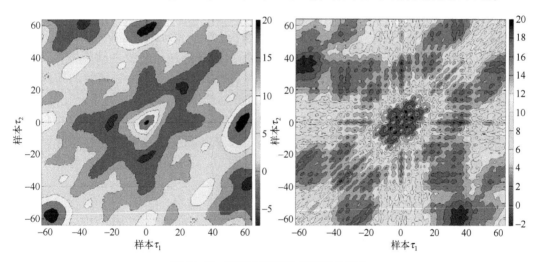

图 10.16　两组之间三阶累积量的差异

（左图为正常人的三阶累积量，右图为冠状动脉疾病患者的三阶累积量）

10.2　脉搏波信号的分析

中国的脉诊历史悠久，切脉方法早在公元前五世纪就已经开创。现存有关脉学的最早记载是公元前三世纪前后出现的《内经》。它记载了切脉方法，总结了前人及当时的经验，对后世脉学发展有很大影响。晋代的王叔和著有《脉经》十卷，较系统地总结了中医脉诊经验和理论，是我国脉学研究的集大成者。书中明确二十四种脉象分类，把五脏六腑分属到手腕寸、关、尺的不同部位，用三个指头对脉搏的感觉来分辨五脏六腑的疾病。书中的脉学研究成果对脉学发展起了重要作用。到了明代，李时珍撰写了《濒湖脉学》，书中以歌诀的形式描述脉法，简明易懂，易于理解，促进了脉学的传播和发展。如今，切脉仍旧在中医学"四诊八纲"中占有不可替代的位置。随着时代发展，人们对脉搏波的研究更科学、更深入，从定性研究向定量研究方向发展。参与脉学研究的人已经不局限于传统中医专家，因为脉学涉及多个领域，如生理学、病理学、解剖学、生物力学、血液流体力学、机械电子学、光学。脉学的研究是一门系统工程，有必要组织多领域的专家进行联合攻关，应用现代生命科学、信息科学的新技术，研发出实用、高效的检测仪器，在医疗保健工作中发挥作用。

脉搏波的来源分为压力脉搏波和容积脉搏波。前者来自压力脉搏传感器，后者来自光电脉搏传感器。这里以压力脉搏波为例，介绍分析方法。

从脉搏波信号中选取参考点及其参数的方法，称为特征点法。这些参数与对应的生理关系结合起来，可能得到一些有临床医学价值的结果。根据前人的研究，常见的特征点如图10.17所示。图中，A为主波，B为潮波，C为重搏波峰，D为重搏波谷。这4个特征点在脉搏波压力曲线上的高低起伏变化，反映了人体不同的生理病理变化。例如，图10.18是患有几种典型疾病时，脉搏波的变化，可以由这些特征点进行描述。脉搏波包括一个升支和一个降支。升支代表心室快速射血、主动脉血量增加及血压升高。其上升的速度及波幅的大小受到射血速度、动脉阻力、动脉弹性的影响。如果出现主动脉瓣狭窄，心室排血受阻，则上升的升支变得缓慢上升。在缓慢射血期内，左心室压力逐渐下降，脉搏波出现下降支。主动脉瓣关闭后，因血液逆流冲激主动脉瓣，又自行退回主动脉，导致动脉内的压力下降之后，又再次升高，表现为脉搏波的下降支中出现一个切迹。随着血液继续向前流失，脉搏波继续下降，但降支的下降比较缓慢。动脉的外周阻力越高，则降支的下降速度越慢。当主动脉瓣关闭不全时，在心室舒张期内，血流逆流入心室，使得脉搏波的升支和降支都变得高而陡。在动脉硬化外周阻力增加时，脉搏波的升支陡而降支平缓。图10.18是几种典型生理情况下的脉搏波。

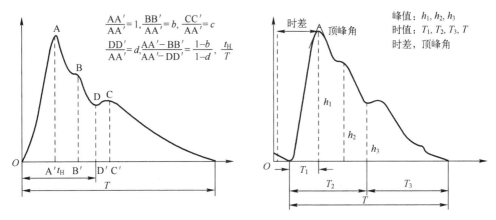

图10.17 压力脉搏波的常见特征点

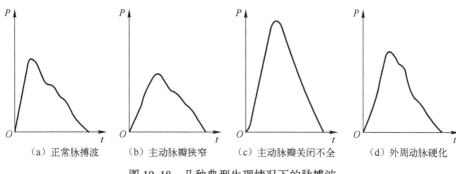

图 10.18　几种典型生理情况下的脉搏波

（a）正常脉搏波　（b）主动脉瓣狭窄　（c）主动脉瓣关闭不全　（d）外周动脉硬化

一般情况下，这些特征点的提取方法分为三步：（1）预处理，包括滤除高频分量、去除基线漂移。（2）找到每个周期脉搏波的起始点，一般定义为最高峰前的凹点。（3）对每个周期的脉搏波做一阶差分、二阶差分，根据凹凸点和峰值来确定这些特征点。

此外，还有对脉搏波进行分解，以发现各分量与某些生理现象的联系。常用高斯函数对一个周期的脉搏波进行分解：

$$x(t) = \sum_{i=1}^{L} a_i e^{\frac{-(t-\tau_i)^2}{\sigma_i^2}} \tag{10.28}$$

式中，a_i 表示高斯曲线的幅值，τ_i 是位置参数，σ_i 是方差参数。如图 10.19 所示，对比格犬的股动脉脉搏波进行分解与合成。图 10.19（a）是一个比格犬的股动脉脉搏波，图 10.19（b）显示从中分解出 5 条高斯曲线，图 10.19（c）为合成残差，图 10.19（d）为高斯曲线合成的波形。这样，脉搏波的几何形态几乎由少数几个参数完全确定了，方便分析这些参数与某些生理现象的关系。需要指出，这种分解方法是人们根据经验想象出来的，是唯象的，与脉搏波的生物物理过程以及生理解剖之间没有一一对应关系。因此，不能孤立地去看这些高斯参数，而是要综合这些参数去分析。

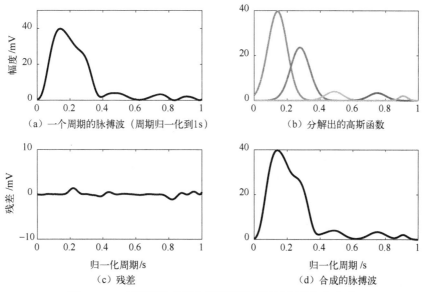

（a）一个周期的脉搏波（周期归一化到 1s）

（b）分解出的高斯函数

（c）残差

（d）合成的脉搏波

图 10.19　高斯函数对某个周期的脉搏波进行分解与合成

10.3 心音信号的分析与处理

10.3.1 心动周期与心音图

心脏一收一舒的机械活动周期称为心动周期。心脏的4个腔室各有其自身的活动周期，但因心室在心脏泵血中起主要作用，故临床上心动周期通常是指心室的活动周期。熟悉心动周期中心脏内压力、容积、瓣膜开闭和血流方向等的变化，对理解心音、心脏杂音及心脏摩擦音的产生机制和听诊特点很有帮助。参考心脏解剖结构，以左心室为例对心动周期的各时相进行简要介绍。

在心动周期中，心室收缩期比心室舒张期短，心房收缩期又比心室收缩期短。以健康成人平均心率75次/分钟计算，一个心动周期平均为0.8s，其中心房收缩期为0.1s，舒张期为0.7s，心室收缩期为0.3s，舒张期为0.5s。整个心脏都处于舒张状态的全心舒张期，历时约0.4s。

1. 心房收缩期

心房收缩使心房容积变小，内压升高，将心房内剩余血液排入心室，使舒张状态的心室得到进一步充盈，其充盈量占正常人回心充盈血量的10%~30%。此期，可产生第四心音（S_4）。

2. 心室收缩期

（1）等容收缩期：心室开始收缩时，心室内压升高。当心室内压超过心房内压时，心室内血液将房室瓣上推关闭，并产生第一心音（S1）。此时左心室内压低于主动脉压，半月瓣仍然处于关闭状态。心室为一个封闭腔室，心室继续收缩，而血液是不可压缩的液体，心室内压急剧升高至足以打开半月瓣的程度。从房室瓣关闭到半月瓣开放前的短暂时间内，由于房室瓣和半月瓣都处于关闭状态，心室收缩不射血，心室容积恒定，故称为等容收缩期，历时0.05s。其特点是心室内压大幅升高，且上升速率很快。由此，就不难理解二尖瓣关闭不全时，心室开始收缩就有反流，故杂音始于等容收缩期，可遮盖第一心音，称为全收缩期杂音（pansystolic murmur，holosystolic murmur）。而主动脉瓣狭窄时，主动脉瓣必然是在等容收缩期后才打开，故杂音始于等容收缩期后，不易遮盖第一心音，称为收缩中期杂音（midsystolic murmur）。

（2）快速射血期：左心室内压急剧升高，一旦超过主动脉压时，主动脉瓣即被打开，血液由心室迅速射入主动脉，随着心室肌的强烈收缩，心室内压很快升高达到高峰，心室容积迅速缩小，这时射入动脉的血液量最多，占总射血量的70%~80%，而且流速很快，故称为快速射血期，历时约0.10s，相当于整个收缩期的1/3左右。当主、肺动脉瓣狭窄或主、肺动脉根部扩张时，可产生喷射音。

（3）缓慢射血期：快速射血期之后，大量血液流入主动脉，使主动脉压升高，由于心室内血液减少，心肌收缩力减弱，此时心室容积虽然还在继续缩小，但缩小速度缓慢，射血速度也逐渐减慢。其间射出的血量占总射血量的 10%～30%，故称为缓慢射血期，历时约 0.15s，相当于整个收缩期的 2/3 左右。由于喷射中的血液具有较大的动能和惯性，当心室内压已降至略低于主动脉压时，血液仍能继续进入主动脉，使心室容积继续缩小，直至收缩期心室内压达到最低值，射血才终止。

3. 心室舒张期

（1）等容舒张期：心室开始舒张后，心室内压下降，当它低于主动脉压时，主动脉内血液向心室方向反流，推动半月瓣关闭，产生第二心音（S2）。此时心室内压仍然高于心房内压，房室瓣仍然处于关闭状态，心室又再次成为一个封闭腔室，由于半月瓣和房室瓣都关闭，心室舒张不纳血，心室容积恒定，故称为等容舒张期，历时 0.06s。其特点是心室内压大幅下降，且下降速率很快。结合临床，就能理解主动脉瓣关闭不全和二尖瓣狭窄时心脏杂音的特点。当心室开始舒张，心室内压下降至低于主动脉压时，主动脉内血液向心室方向反流，主动脉瓣关闭不严，故为与第二心音同时开始的舒张早期杂音；而二尖瓣狭窄时，只能在等容舒张期后，二尖瓣开放血液快速充盈时才出现湍流，故杂音常始于等容舒张期后，为舒张中晚期杂音。

（2）快速充盈期：等容舒张期后，心室继续舒张，当心室内压下降至低于心房内压时，房室瓣开放，心房内和大静脉血液被快速"抽吸"流入心室，心室容积迅速增大，称为快速充盈期，历时 0.11s。如果二尖瓣、三尖瓣狭窄，使房室瓣开放突然受阻而产生开瓣音（opening sound, OS）。此期因处于全心舒张期，心室内压接近于零，甚至形成负压，大静脉内的血液可直接经心房流入心室参与快速充盈，其充盈量占舒张期总充盈量的 70%～80%，是心室充盈期的主要阶段。虽然学术界对第三心音（S3）产生的机制意见尚不完全一致，但 S3 发生的时间与心室快速充盈及血流快速下降相关。

（3）缓慢充盈期：快速充盈期后，随着心室内血液不断增多及压力升高，心室、心房、大静脉之间的压力梯度逐渐减小，血液流入心室的速度逐渐减慢，称为缓慢充盈期，历时约 0.22s。

综上所述，心室收缩期包括等容收缩期和射血期（快、慢射血期）。心室舒张期包括等容舒张期和充盈期（快、慢充盈期和心房收缩期）。心室的舒缩是心脏充盈和射血的动力，瓣膜的开闭是保证血液在心脏内单向流动的关键，也是理解心音和心脏杂音产生机制的基本理论。

10.3.2　听诊器及体表听诊区

1. 听诊器

心脏瓣膜及相关组织的振动可传播到体表，形成体表心音。体表振动形成的声波可通过听诊器集中传至耳，由于胸壁与耳之间的空气会使高频振动减弱，故最有效的办法是借助 55～60cm 长、直径为 0.5～1.0cm 的塑料管听诊器，如图 10.20 所示。管壁越厚，越能抵消外来噪声。听诊器体件有钟型和膜型两种，由于体件收集声音的效果与它的直径成正比，故应尽可能大而实用，只有小儿和瘦弱患者才用小的钟型、膜型体件。

耳件长轴应与外耳道长轴平行，如果耳件向后放，耳件开口朝向外耳道壁会减弱声音，故耳件既要戴着舒适又能封严排除外来噪声。钟型体件要轻轻扣在皮肤上，刚好能抵消噪声，用力过大会绷紧皮肤，形成隔膜削弱低频音；相反膜型体件要紧紧压在皮肤上。高频（高调）音，如第一心音、收缩期喀喇音和高调杂音（如瓣膜关闭不全）最好用膜型体件听，能使低频音衰减。第三、第四心音和来自二尖瓣、三尖瓣的舒张期杂音，最好用钟型体件听。由于听诊器的使用依赖于医师的经验，听诊结果常常比较主观。随着数字技术的发展，目前市面上已经出现了电子听诊器，能够记录心音并能对心音进行简单的信号处理，获得较为客观的分析结果。

2. 听诊区

各听诊区是以心脏各瓣膜的名称命名的，但它与心脏各瓣膜的解剖部位并不完全一致。实际上它是心脏各瓣膜开闭时产生的声音沿着血流方向传导到胸壁最清楚的特定部位。传统的听诊区有 5 个，如图 10.21 所示。①心尖区（二尖瓣区）：位于心尖搏动处，心脏大小正常时，多位于第 5 肋间左锁骨中线稍内侧；心脏增大时，应随心尖位置向左或左下移位；②胸骨左缘第 2 肋间（肺动脉瓣区）；③胸骨右缘第 2 肋间（主动脉瓣区）；④胸骨左缘第 3、第 4 或第 5 肋间附近（三尖瓣区）。实际上听诊绝不仅仅限于这些区域，因为有些重要体征常常出现在其他区域，如右胸骨旁、剑突下、腋下、颈部和肩胛间区。有些肺气肿患者，心音在上腹部最清楚。

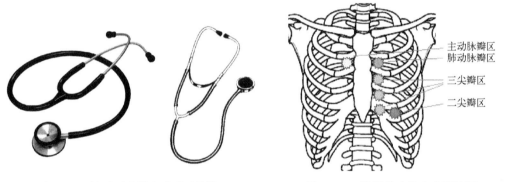

图 10.20　钟型听诊器和膜型听诊器　　　　图 10.21　胸部体表的心音听诊区

主动脉瓣区
肺动脉瓣区
三尖瓣区
二尖瓣区

10.3.3　心音信号的频域及时频域分析

本节分别在频域及时频域对心音信号进行分析。尽管心音信号是非平稳信号，如果仅仅关注心音信号的整体频谱情况，而不关注心音信号在某个时刻的频谱，则可利用傅里叶变换对心音信号在频域进行分析。一般地，正常心音的主要频率分量在 200Hz 以内。杂音的频谱较高，可扩展到 600Hz 以上。第 8 章介绍了多种时频分析方法。这里选用最简单的 STFT 对三例心音信号进行时频分析，如图 10.22 所示的正常心音、图 10.23 的主动脉瓣狭窄的心音、图 10.24 所示的肺动脉瓣狭窄的心音。

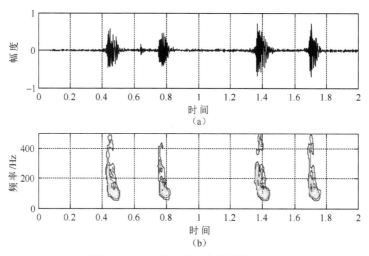

图 10.22　一例正常心音信号的 STFT

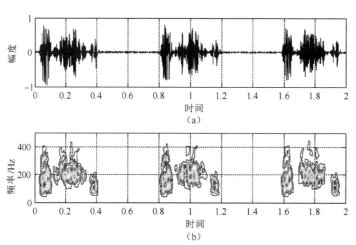

图 10.23　一例主动脉瓣狭窄心音信号的 STFT

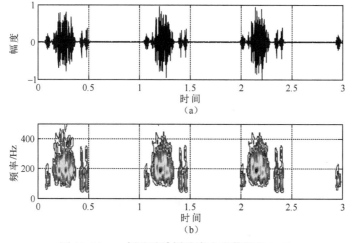

图 10.24　一例肺动脉瓣狭窄心音信号的 STFT

10.3.4　心音包络的提取方法及分析

心音信号是快速变化的非平稳信号，信号波动复杂多变。一例心音信号与相应的包络如图 10.25 所示。心音包络显然比心音信号更简洁，变化相对缓慢，包络同样蕴含了丰富的生理信息，如心音的幅度、心音的持续时间、舒张期和收缩期的持续时间、心杂音的幅度和持续时间等。从这些信息中也可反映出心脏的健康状况。下面介绍几种常用的心音包络提取方法。

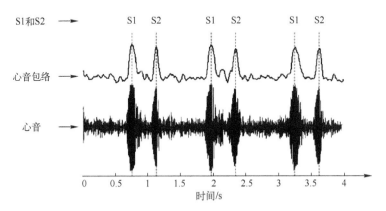

图 10.25　一例心音信号与相应的包络

1. 香农包络

提取包络之前，首先进行预处理。（1）滤波：心音信号即使包括心杂音在内其频率范围往往不超过 600Hz。为了消除在此频率范围外的噪声或干扰，有必要对心音信号进行滤波处理。常见的滤波器都可以完成此功能，如巴特沃斯滤波器、切比雪夫滤波器等。（2）降采样：如果心音信号的采样率较高，还有必要进行降采样处理，采样率降低到 2kHz 较为适宜，降低采样率也有助于降低后继处理的计算量。（3）幅度归一化：有利于统一参数，进行各病例之间的比较。归一化计算方法如下：

$$x_{\text{norm}}(t) = \frac{x(t)}{\max(|x(t)|)} \tag{10.29}$$

再计算心音信号的香农能量

$$\text{Shannon energy} = -x_{\text{norm}}^2(t)\log[x_{\text{norm}}^2(t)] \tag{10.30}$$

除了计算香农能量，也可以用香农熵代替

$$\text{Shannon entropy} = -|x(t)|\log[|x(t)|] \tag{10.31}$$

或者用信号的绝对值代替

$$\text{Absolute value} = |x(t)| \tag{10.32}$$

或者用信号的平方代替

$$\text{Square value} = x^2(t) \tag{10.33}$$

一例正常心音信号的相关计算如图 10.26 所示。可见，不同的代替方式导致最终的心音包络是有区别的。为了更清楚地认识到这些区别，把不同的计算方式用曲线表示出来，如图 10.27 所示。可见，图 10.26（b）所示的"香农能量"突出了中等强度的信号，对高幅度信号的抑制比低幅度信号的抑制更显著。图 10.26（c）所示的"香农熵"使低幅度的信号加强，噪声被放大了，导致包络不清晰，不利于后继生理参数的提取。图 10.26（d）所示的"绝对值"方式对所用幅度的信号赋予相同的权值。从这一点看，"香农能量"获得的包络优于绝对值方式获得的包络。图 10.26（e）所示的"平方值"方式抑制了较低幅度的信号，而较高幅度的信号得以加强，高幅度信号与低幅度信号的比值进一步加大。

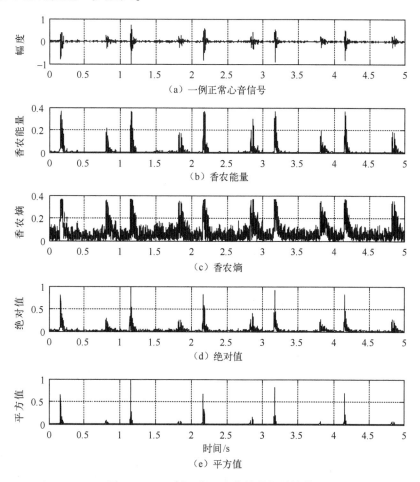

图 10.26　一例正常心音信号的相关计算

然后对香农能量或其他替代计算结果进行平滑。具体操作是：每 0.02s 信号作为一段，得到平均的香农能量

$$E_{\mathrm{S}}(t) = -\frac{1}{N}\sum_{i=t-N/2}^{t+N/2}\left(x_{\mathrm{norm}}^2(i)\log\left[x_{\mathrm{norm}}^2(i)\right]\right) \tag{10.34}$$

式中，变量 N 是长度 0.02s 信号的采样点数，即 $N = 0.02 * f_{\mathrm{s}}$，$f_{\mathrm{s}}$ 为采样频率。如果 $f_{\mathrm{s}} =$

2000，则 $N=44$。最后对平均的香农能量去除均值和方差归一化，得到心音信号的香农包络

$$P(t) = \frac{E_s(t) - M(E_s(t))}{S(E_s(t))} \tag{10.35}$$

式中，$M(\cdot)$ 表示"取均值"，$S(\cdot)$ 表示"取标准差"。以香农能量计算出的香农包络如图 10.28 所示。

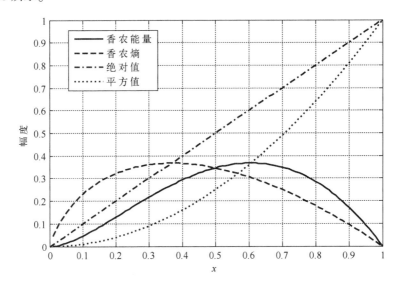

图 10.27　计算包络的不同方式

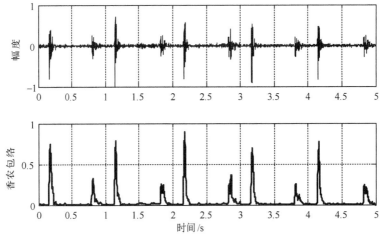

图 10.28　一例正常心音的香农包络

2. 希尔伯特包络

仪器记录到的心音信号 $x(t)$ 是实值的。首先，对心音信号进行希尔伯特变换

$$H[x(t)] = \frac{1}{\pi} \int_{-\infty}^{\infty} \frac{x(\tau)}{\tau - t} d\tau = x(t) * \frac{1}{\pi t} \tag{10.36}$$

构造出心音的解析信号，并进一步表示成调幅信号的形式

$$A[x(t)] = x(t) + jH[x(t)] = E(t)e^{j\varphi(t)} \tag{10.37}$$

其中

$$E(t) = \sqrt{x^2(t) + (H[x(t)])^2}$$
$$\varphi(t) = \arctan(H[x(t)]/x(t))$$

与通信中调幅信号类似，$E(t)$ 相当于信号包络，而 $e^{j\varphi(t)}$ 相当于载波（只不过载波频率是随时间变化的）。$E(t)$ 中仍然有较高频率的分量，可进一步对 $E(t)$ 进行平滑（滤波），即

$$g(t) = \sum_{i=t-N/2}^{t+N/2} [E(i)w(i)] \tag{10.38}$$

式中，$w(\cdot)$ 是一个长度为 0.0145s 的窗函数。$g(t)$ 就是所谓的希尔伯特包络。以图 10.28 所示的心音信号为例，相应的希尔伯特包络如图 10.29 所示。

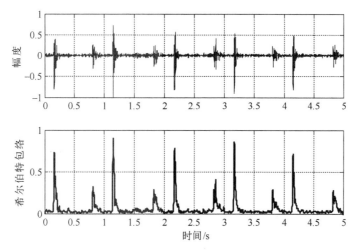

图 10.29　一例心音信号的希尔伯特包络

基于单自由度振动模型的心音包络。日本研究者 Choi 在 2008 年提出了一种基于单自由度振动模型的心音包络提取新方法。大家知道，在弹簧的末端挂一重物，给定一初始位置后，物体开始振荡。振动方程表示为

$$my''(t) + cy'(t) + ky(t) = x(t) \tag{10.39}$$

式中，m 表示重物的质量，c 表示衰减系数，k 表示弹簧的刚度系数。$y(t)$ 是方程的输出，表示包络；$x(t)$ 是方程的输入，表示心音信号。其原理可以这样理解，$x(t)$ 是快速振动的信号，经过弹簧系统后，由于阻尼的存在，输入信号中快速振动的部分被滤除了，输出慢变的部分，即为心音的包络 $y(t)$。式（10.39）中，因 $x(t)$ 没有解析表达式，所以该方程没有解析解，可用数值方法求给定输入序列 $x(t)$ 对应的输出 $y(t)$。调节参数 m、c、k，可获得最佳的包络。由于阻尼的原因，输出 $y(t)$ 不能及时响应输入 $x(t)$，因此 $y(t)$ 与 $x(t)$ 存在一定的时差，需要特别补偿一下。一例正常心音信号的单自由度振动模型包络如图 10.30 所示。

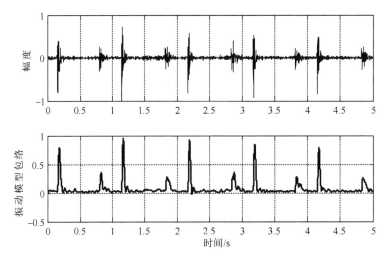

图 10.30　一例正常心音信号的单自由度振动模型包络

3. 基于心音包络提取的心脏健康状况参数及诊断方法

获得心音包络后，可定义一些有意义的参数，用以诊断心脏的健康状况。现有文献中定义的参数如图 10.31 所示。给定一个阈值 TH，可检测到第一心音 S1、第二心音 S2 等，于是可得到 4 个参数：T1、T2、T11、T12。T1 表示 S1 的持续时间，T2 表示 S2 的持续时间，T11 表示相邻两个周期的 S1 间期，T12 表示同一周期中 S1 开始到 S2 结束的间期。连续测量心音信号的数十个周期，可得到这些参数的序列。对于正常人的心音，这些参数都在一定的范围内，而异常心音的这些参数会超过正常范围。例如，出现心音分裂时，T1 或 T2 将会变大；出现心律不齐时，T11 表现出很强的分散性；出现收缩期与舒张期的比例不当时，T12 会变化。为了使这些参数更具表现力，可用图形表现出来。例如将［T1 T2］和［T11 T12］以散点图的形式画在二维平面上，如图 10.32 所示。图中正常组的［T1 T2］在［0.1 0.1］附近，而异常组的［T1 T2］较分散，均大于 0.1，说明异常心音 S1、S2 的持续时间变长了；正常组的［T11 T12］在［0.8 0.4］附近，而异常组的［T11 T12］较分散。因此，监测这些参数可诊断出异常心音。这种监测方法比较简单，在电子听诊器上即可实现，可用于一般家庭中的常规监测，有利于心血管疾病的早期诊断，具有一定的实用意义。

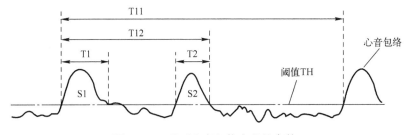

图 10.31　基于心音包络定义的参数

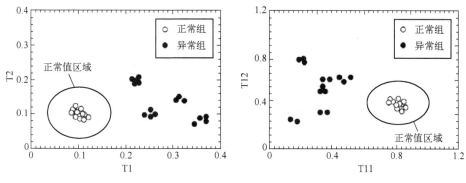

图 10.32　参数的散点图

10.3.5　心音信号的循环平稳特性

从心音产生的机制看，心脏的各腔室及瓣膜在每一个周期中重复着相同的机械运动，因此心音具有周期性，即循环平稳特性。所谓"循环平稳"（cyclostationary），是指信号的各阶统计特征随时间周期变化，其概念最先由 Gardner 确立。如信号的均值随时间周期变化，称为一阶循环平稳；信号的相关函数随时间周期变化，称为二阶循环平稳。但是心音不是完全循环平稳的，因为心脏的搏动周期是变化的，心音并不是严格周期重复的。定性的结论为：心音同时具有部分循环平稳特性和部分平稳特性。通过下面的分析来验证这一结论。

假设心音表示为 $x(t)$，具有周期为 T_0 的循环周期。由于心音是多种振动的叠加，心音的循环周期应是一个集合。这里暂时用 T_0 表示。为了研究心音的循环特性，考虑如下形式的时变自相关函数：

$$R_x(t,\tau) \overset{\Delta}{=} \lim_{N \to \infty} \frac{1}{2N+1} \sum_{n=-N}^{N} x(t+\tau/2+nT_0) x^*(t-\tau/2+nT_0) \tag{10.40}$$

$R_x(t,\tau)$ 是关于时间 t、周期 T_0 的函数。为了研究 $x(t)$ 在循环频率域的特性，把 $R_x(t,\tau)$ 展开成傅里叶级数

$$R_x(t,\tau) = \sum_{m=-\infty}^{+\infty} R_x^{m/T_0}(\tau)\, \mathrm{e}^{\mathrm{j}2\pi mt/T_0} \tag{10.41}$$

令 $m/T_0 = \alpha$，表示心音的循环频率，则 R_x^{m/T_0} 表示为 R_x^{α}。傅里叶级数的系数 $R_x^{\alpha}(\tau)$ 表示为

$$R_x^{\alpha}(\tau) = \langle x(t+\tau/2) x^*(t+\tau/2)\, \mathrm{e}^{-\mathrm{j}2\pi\alpha t} \rangle_t \tag{10.42}$$

式中，$\langle \cdot \rangle_t$ 表示时间域内平均。$R_x^{\alpha}(\tau)$ 称为循环自相关函数。以心音的二阶循环谱自相干函数来研究心音的循环平稳特性。它是一种用来刻画特定循环频率处信号循环平稳特性强弱的统计量：

$$\rho_x^{\alpha}(f) = \frac{S_x^{\alpha}(f)}{[S_x^0(f-\alpha/2) S_x^0(f+\alpha/2)]^{1/2}} \tag{10.43}$$

式中，$S_x^{\alpha}(f)$ 是信号在 α 处的循环功率谱密度函数，且 $S_x^{\alpha}(f)$ 和 $S_x^0(f-\alpha/2)$ 分别表示为

$$S_x^{\alpha}(f) = \int_{-\infty}^{+\infty} R_x^{\alpha}(\tau) e^{-j2\pi f\tau} d\tau \qquad (10.44)$$

$$S_x^0(f - \alpha/2) = \int_{-\infty}^{+\infty} R_x^0(\tau) e^{-j2\pi(f-\alpha/2)\tau} d\tau \qquad (10.45)$$

式（10.43）中，$\rho_x^{\alpha}(f)$ 是 α 和 f 的二维函数。一般地，循环谱相干函数的幅值不会超过 1，即 $|\rho_x^{\alpha}(f)| \leqslant 1$。$|\rho_x^{\alpha}(f)| = 1$，表示信号在循环频率 α、频率 f 处是完全相干的；反之，表示信号不完全相干。$\rho_x^{\alpha}(f)$ 越大，表示信号在循环频率 α、频率 f 处的相干性越强。根据 $\rho_x^{\alpha}(f)$ 的幅度图可以研究心音的循环平稳特性。下面分别以正常心音和 S1 分裂为例计算心音的谱自相干函数，如图 10.33 所示，图中显示了心音在循环频率区间 [-5，5]Hz、频率在 [-500，500]Hz 内的谱自相干特征。

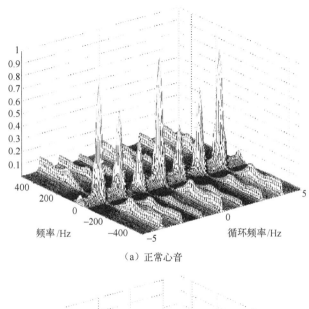

（a）正常心音

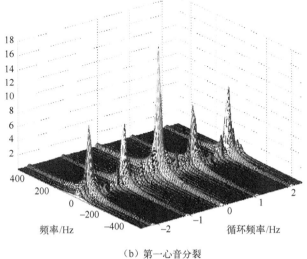

（b）第一心音分裂

图 10.33　两种心音的循环自相干函数幅度图

从图中可以发现，每个心音的谱相干特征在很大程度上是离散分布在循环频率轴上的，在不同循环频率处的谱相干性不同。一般地，心音在 0 循环频率处的相干性较强，随着循环频率的增加，相干性有减弱的趋势。这说明心音不仅具有循环平稳特性，也具有平稳特性。不同病理特征的心音在不同循环频率处的相干性分布也是不同的。图 10.33 的两种心音说明，无论是正常的心音还是异常的心音，在某些特定循环频率处都具有显著的循环平稳特征。与功率谱分析方法和时频分析方法不同的是，心音的循环谱提供了更多的信息。如果心音特征在功率谱上被其他干扰信号掩盖，这些特征在循环频率域中则可以被清晰地分辨。相干性较强的循环频率一般呈倍数关系。如图 10.33（a）中，相干性较强的循环频率出现在 1.28、2.56、3.84……附近。称最小的循环频率为"基本循环频率"。

10.3.6　在有关循环频率域内消除心音信号的噪声和干扰

心音是快速变化的非平稳信号，很容易受到各种噪声的影响。常见的噪声源有：听诊器胸件与皮肤的接触音和摩擦音，呼吸音（肺音），患者身体移动产生的噪声，周围环境的音频噪声，仪器噪声，等等。有些噪声的幅度很大，出现的时刻是随机的，且与心音有相同的频带。总之，心音的噪声表现出非平稳、非高斯、有色等特性。心音在时域和频域的特征可能都被噪声掩盖，使心音特征难以辨识。这样的噪声造成了两个负面的后果：①医生不容易正确分辨心音的临床意义，可能错过某些心脏疾病的早期诊断。如第三、第四心音和某些心杂音可能被噪声掩盖，医生不易分辨出来。②心音的波形发生改变，导致心音的特征参数不能被准确估计，妨碍了对心音的进一步定量分析。因此，有必要抑制或消除心音中的噪声，使医生能听到纯净的心音，或有利于心音的进一步定量分析，使后继处理的结果更可靠。

经过几十年的发展，目前主要的方法有：噪声抵消（noise cancellation）技术，谱减技术（spectral subtraction），滤波技术（filtering）。这些经典方法可以直接或经过改进后应用于心音降噪声。主要方法集中在自适应滤波、小波变换或小波滤波等。这些降噪声方法通常对噪声的限制条件较高，对于心音采集过程中引入的非高斯、非平稳、有色噪声，降噪声性能不甚理想。例如，噪声抵消技术要求一路与噪声有一定相关性的参考信号；自适应滤波技术对非平稳、非高斯噪声性能有限，且不易保证收敛；谱减技术对非平稳信号，无法准确估计噪声的实时功率谱，性能不理想。

从心音的产生机制看，心音具有周期性，而噪声一般是随机性的。如果把心音信号转换到循环频率域内分析，则有可能将心音与噪声分离。许多传统的统计信号处理方法在处理心音这样的（准）循环平稳信号时都假定信号是平稳的，如前文提及的噪声抵消、滤波、谱减技术等。由于心音噪声的特殊性，表现为非平稳、非高斯、有色的，心音在时域、频域的特征有可能都被噪声所掩盖，使心音的特征不可辨识。可见，从理论上注定了传统的降噪声技术在处理心音信号时性能是不理想的。结合心音本身的特征，把心音信号转换到循环频率域–时域、循环频率域–时间域–频率域等二联合域或三联合域内进行分析，则心音的特征能被清晰地辨识出来。从理论上讲，只要噪声与心音没有交叠的循环频率，那么在联合域内可实现心音与噪声彻底的分离。

利用心音的循环平稳特性可进一步深入研究其他课题，例如，根据心音的循环平稳特性可进行心音信号的单循环检测，把心音信号分割成一个一个的独立循环，从而对心音进行分类和识别；也可根据心音信号的循环平稳特性消除心音信号中的噪声和干扰。下面就专门研究在有关循环频率域内实现心音信号的降噪声处理。

首先把一个单循环的心音信号分解到时频域。心音信号包含了许多个周期（循环），假设第 m 个循环的心音信号表示为 $h_m(t)$，可把 $h_m(t)$ 分解成多个分量之和，用公式表示为

$$h_m(t) = \sum_{i=1}^{L_m} a_{mi} e^{-(t-t_{mi})^2/(2\sigma_{mi})^2} \cos(2\pi\omega_{mi}t + \beta_{mi}) \tag{10.46}$$

换言之，$h_m(t)$ 被表示成 L_m 个分量之和。每个分量由 5 个参数确定：t_{mi} 是第 i 个分量相对于循环开始时刻的延迟时间；a_{mi} 是第 i 个分量的幅度；ω_{mi} 是第 i 个分量的频率；σ_{mi} 是第 i 个分量的时间支撑区间；β_{mi} 是第 i 个分量相位。如果把第 i 个分量表示在时频面内，可用一个二维向量表示为 $[t_{mi} \ \omega_{mi}]$，即时频面上的一个点，称为"原子"。对于给定的单循环心音信号 $h_m(t)$，求解出原子的个数 L_m 和相应每个原子的 5 个参数就等价于完成了分解任务。

参数求解过程可用 STFT 来解释。STFT 的定义为

$$H(t,f) = \int h_m(t) w(t-\tau) e^{-2\pi\omega\tau} d\tau \tag{10.47}$$

式中，$w(t)$ 是一个窗函数。与式（10.46）对比发现，该窗函数实际上是一个高斯窗函数。参数求解过程从 $h_m(t)$ 的 STFT 的最大幅值开始。从 STFT 的最大幅值可确定第 1 个原子的出现时刻 t_{m1}、原子的幅值 a_{m1}、原子的相位 β_{m1}、原子的频率 ω_{m1}，还剩下原子的时间支撑 σ_{m1} 待定。于是，第 1 个原子的时间波形可表示为

$$s_{m1}(t, \sigma_{m1}) = a_{m1} e^{-(t-t_{m1})^2/(2\sigma_{m1})^2} \cos(2\pi\omega_{m1}t + \beta_{m1}) \tag{10.48}$$

从 $h_m(t)$ 中减去第 1 个原子代表的信号，得到

$$h_{m1}(t, \sigma_{m1}) = h_{m0}(t) - s_{m1}(t, \sigma_{m1}) \tag{10.49}$$

这里，$h_{m0}(t)$ 就是 $h_m(t)$，而 $h_{m1}(t, \sigma_{m1})$ 表示 $h_m(t)$ 减去第 1 个原子后剩下的信号。为了求解 σ_{m1}，定义一个代价函数

$$\rho_{m1}(\sigma_{m1}) = \frac{\int |h_{m1}(t, \sigma_{m1})|^2 dt}{\int |h_{m0}(t)|^2 dt} \tag{10.50}$$

可见，该代价函数以 σ_{m1} 为自变量。当 $\rho_{m1}(\sigma_{m1})$ 达到最小时，表明此时的原子是最佳的原子。重复相同的过程，再次以 $h_{m1}(t)$ 开始，从中找出第 2 个最佳原子，直到剩余的信号能量很小时为止。最终，$h_m(t)$ 表示为若干个原子之和，即

$$h_m(t) \approx \sum_{i=1}^{L_m} s_{mi}(t) \tag{10.51}$$

以一名正常人的某个单循环心音信号为例，按照以上过程将其分解成若干个原子之和，如图 10.34 所示。该信号被分解成 16 个原子，表示为时频面内的 16 个"圆圈"，如图 10.34（b）所示。由这 16 个原子按照式（10.51）重构的信号如图 10.34（c）所

示。可见，重构信号与原信号非常一致，原信号与重构信号的归一化误差小于 0.05。

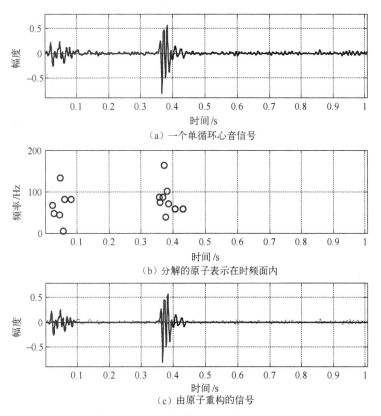

（a）一个单循环心音信号

（b）分解的原子表示在时频面内

（c）由原子重构的信号

图 10.34　一例单循环心音信号的分解

　　已经知道，心音在每一个循环中都重复着几乎相同的波形。那么，显然可以推断，如果将多个循环的心音信号按照以上过程分解成若干原子，那么这些原子也具有类似的重复性（周期性）。虽然噪声和干扰也被分解成原子了，但是噪声和干扰对应的原子不具有重复性。这样，只要在时频面内把那些具有重复性的原子挑选出来，排除那些不具有重复性的原子，再把具有重复性的原子重构出新的心音信号，即可彻底地消除噪声和干扰。这样的噪声消除方法是在"时间域–频率域–循环频率域"内完成的，称为联合域降噪声。当然，特殊的情况是，噪声和干扰本身也具有与心音类似的重复性。这样的情况很少见。即使这种情况出现了，该方法也能消除那些与心音具有不同周期性的噪声和干扰。而这部分噪声、干扰占所有噪声、干扰的绝大部分，从而仅剩下与心音具有相同周期性的噪声和干扰。

　　然而，心音信号不是完全的周期信号，其周期是变化的。为了使得心音信号的周期性更强，以便于在联合域中将属于心音的原子更显著地聚集在一起，从而更利于心音与噪声分离，可利用线性时间变换对心音信号的每个周期进行归一化，如归一化到 1s。图 10.35 所示的 3 个连续周期的心音信号进行归一化，并分别按照式（10.46）分解，分解后的原子重叠地表示在时频面内，如图 10.36 所示。可见，这 3 个周期心音信号对应的原子在时频面内聚集在一起，有的甚至互相覆盖。这种现象说明，经过线性变换后的心音信号是高度周期性的。当心音信号含有噪声和干扰时，心音对应的原子周期性没有改变，而噪声和干扰对应的原子没有任何周期性，在时频面上很杂乱，如图 10.37（b）所示。可见，心音对应的原子在时频面内仍然聚集在一起，只要挑选出高度聚集的原子即可消除噪声和干扰。心音信号在图 10.37（b）中的表达方法，即是心音信号在时间域–频率域–循环频率域的表达方法。

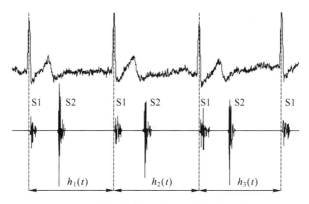

图 10.35　3 个连续周期的心音信号

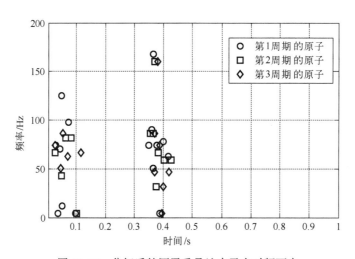

图 10.36　分解后的原子重叠地表示在时频面内

最后一个问题是，利用什么样的标准能可靠地判断出"高度聚集的原子"。采用原子密度作为"聚集程度"的判别指标。所谓原子的"聚集程度"，是时频面内单位面积内的原子个数，在聚类分析中常用于划分聚类或确定聚类中心。用公式表示第 m 个周期的第 i 个原子的密度为

$$d_{mi} = 满足 \sqrt{(t_{mi}^l - t_{nj}^l)^2 + (\omega_{mi}^l - \omega_{nj}^l)^2} \leqslant \zeta \ 的原子个数，\quad 1 \leqslant j \leqslant L_n^l, 1 \leqslant n \leqslant M \quad (10.52)$$

变量 M 表示被分解的心音信号所包含的周期数，是已知的。ζ 是一个圆的半径。该半径表示了不同周期的心音在时频面内的变异程度，可利用统计方法预先计算出。运用模糊函数来判别第 m 个周期的第 i 个原子应该属于心音信号还是属于噪声，模糊函数表示为

$$A(d_{mi}) = \begin{cases} 0, & d_{mi} < M \\ 1, & d_{mi} \geqslant M \end{cases} \qquad (10.53)$$

上式理解为：如果某个原子的密度大于心音信号周期的个数，则该原子属于心音信号；反之，如果原子密度小于心音信号周期的个数，则该原子属于噪声。至此，心音信号与噪声、干扰的分离过程结束了。下面用一个实验来验证算法的效果。

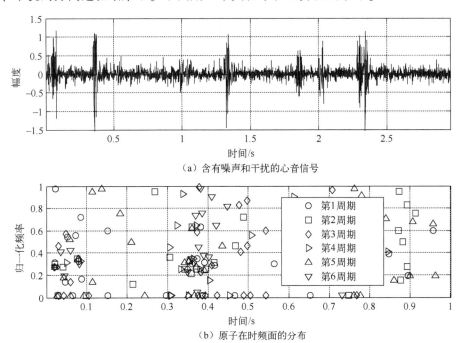

（a）含有噪声和干扰的心音信号

（b）原子在时频面的分布

图 10.37　含有噪声和干扰的心音信号及其原子在时频面的分布情况

　　在安静的环境下，让一个志愿者仰躺在体检床上，在其二尖瓣区放置一个高灵敏度的麦克风，用于采集体表心音信号。同步采集心电信号，用于确认心音信号的周期。心音信号和同步的心电信号如图 10.38（a）所示。可见，即使在非常安静的环境下，心音信号也包含了小幅度的噪声。给心音信号加上模拟的噪声和干扰，如图 10.38（b）所示，其中，椭圆内标示的是干扰，来自拾音器与皮肤的摩擦、志愿者体位的移动等，而噪声是非高斯噪声。噪声和干扰的频率范围与心音信号的主要频率范围一致。换言之，噪声和干扰是非高斯、非平稳、有色的，一般常用的噪声消除方法效果不理想。按照以上的分析过程，把含噪声的心音信号分解到"时间域–频率域–循环频率域"，如图 10.38（c）所示。可见，属于心音信号的原子显著地聚集在一起，而属于噪声、干扰的原子散乱地分布在联合域中。利用模糊函数，判别出标示为"◇"的原子属于心音信号。利用这些原子重构出的心音信号如图 10.38（d）所示。噪声和干扰被消除了，心音信号被恢复出来。进一步用相关系数来评价重构的心音信号与安静环境下记录的心音信号之间的一致性，计算表明相关系数可达 0.95 以上。研究结果还表明，用于分解的心音信号仅需 10 个周期即可达到很好的降噪声效果，即使周期数更大，降噪声效果也不会改善更多。

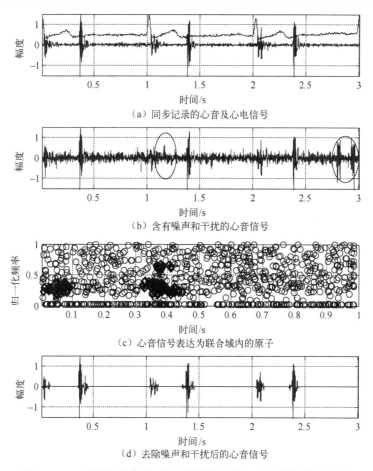

（a）同步记录的心音及心电信号

（b）含有噪声和干扰的心音信号

（c）心音信号表达为联合域内的原子

（d）去除噪声和干扰后的心音信号

图 10.38　时间域–频率域–循环频率域内的心音信号降噪声效果

10.4　血压信号的测量与分析

血压是反应血流动力学状态的最主要的传统监护指标之一。影响人体血压的因素很多，如心率、外周循环阻力、每搏输出量、循环血量及动脉管壁的弹性等。通过机体的正常调节，可使血压维持在相对的稳定状态；若血压过高，则心室射血必然要对抗较大的血管阻力，使心脏负荷加大，心肌易于疲劳；若血压过低，即使组织中的血管为满足灌注而尽量扩张，血流量也仍不能满足组织的正常代谢需要。

人体血管分为容量血管和阻力血管两种。容量血管针对静脉系统而言，所测出的血压是发生在阻力血管里的血流对其管壁产生的压力，阻力血管由动脉和小动脉组成，其血管壁平滑肌发达，收缩时对血流产生阻力作用，形成动脉血压。在临床上，测量各个心腔及周围血管的血压，是评估心血管系统功能的重要指标之一，目前已经有多种方法测定血压波形和血压值，按技术来分常分为两大类。

（1）直接（有创）测压术：一般采用导管法来测定血管或心腔内的压力，压力传感器可放置在导管的顶端直接将压力转换成电量；也可通过一充满液体的导管将压力传递到体外的压力传感器再转换成电量。

（2）间接（无创）测压术：在体外采用各种转换方法及信号处理技术测量血压的方法，简称（无创）测压法，采用触诊或听诊探测闭塞性气袖远侧的脉搏测定动脉血压是典型的间接测量方法，目前在临床监护中，常采用各种自动测压方法，如自动听诊装置、超声多普勒法、脉搏法等，这些方法为实现血压的无创监护创造了前提。

本节主要介绍无创测压方法。

10.4.1　柯氏音法测血压

柯氏音法测血压由台柱式血压计和听诊器共同完成，如图 10.39 所示。其原理是，利用动脉血管壁压力与套袖压力的相对关系，由听诊器诊听血液撞击血管壁的声音来判断收缩压和舒张压。操作过程如下。放平血压计，打开盒盖呈 90°垂直位置。取袖套，平整无折地缠于上臂，袖套下缘距肘窝 2~3cm，松紧以能放入一指为宜。过紧致血管在袖套未充气前已受压，测得血压偏低；过松可使气袋呈气球状，导致有效测量面积变窄，测得血压偏高。打开

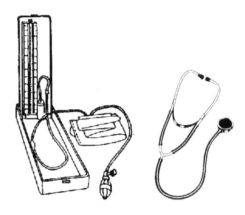

图 10.39　台柱式血压计

水银槽开关。戴好听诊器，在肘窝内侧处摸到肱动脉搏动点，将听诊器胸件紧贴肱动脉处，不宜塞在袖套内，一手固定听诊器胸件，另一手关闭气门的螺旋帽，握住输气球向袖套内打气至肱动脉搏动音消失（此时袖套内的压力大于心脏收缩压，动脉血流被阻断，无血通过），再上升 20~30mmHg。然后以每秒 3~4mmHg 的速度慢慢松开气门，使汞柱缓慢下降，并注视汞柱所指的刻度，当袖套内压力下降到心脏收缩力相等时，血液即能在心脏收缩时通过被压迫的血管，从听诊器中听到第一声搏动音，此时汞柱上所指刻度，即为收缩压，随后搏动声继续存在并增大，当袖套内压力逐渐降至与心脏舒张压力相等时，搏动音突然变弱或消失，此时汞柱所指刻度为舒张压。世界卫生组织统一规定，以动脉音消失为舒张压，但目前多数仍以动脉音变调为舒张压读数。

10.4.2　振动法测血压

振动法测血压，简称测振法，其具有较好的抗干扰能力，能较可靠地判断血压、实现血压的自动检测，因而测振法已成为无创血压监护的主流。基本原理简述如下。在血压检测部位施加一外力，当外力超过某一值后，在减压过程中根据检测到的脉搏波和压力值计算出血压值（收缩压 P_S，舒张压 P_D，平均血压 P_M）。测振法与柯氏音法相同，亦需要采用充气袖套来阻断动脉流，但在放气过程中不是检测柯氏音，而是检测气袖内气体的振荡波（测振法由此得名）。所得的振荡波如图 10.40 所示。振荡波起源于血管壁的搏动。当气袖内压（静压）高于收缩压 P_S 时，动脉被压闭，此时因近端脉搏的冲击而呈现细小的振荡波；当气袖内压小于收缩压 P_S 时，波幅

增大；气袖压等于平均压 P_M 时，动脉管壁处于去负荷状态，波幅达到最大值 A_m；当气袖压力小于舒张压 P_D 后，动脉管腔在舒张期已充分扩展，管壁刚性增加，因而波幅维持在较小的水平。因此只要在气袖放气过程中连续测定振荡波（振荡波一般呈现近似抛物线的包络），振荡波的包络线所对应的气袖压力便间接地反映了动脉血压。

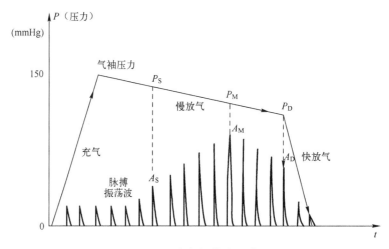

图 10.40　压力与振荡波的关系图

测振法获得脉搏振荡波可用微音器和压力传感器获得。图 10.41 给出了一个典型的采用测振法的无创血压测量与监护仪原理框图。充气袖套由一压缩气泵充气，用电磁阀控制进行缓慢放气或快速充气。在开始测量前，先由气泵将袖套压力升到预先设定的值（如果在后来的测量中，没有检测到收缩压，则需再次充气到更高的压力值）。在重复测量时，通常在前一次测得的收缩压 P_S 基础上增加 20mmHg。然后逐步以每 4~5mmHg 的步长放气，每次放气后检测脉搏振荡波的振幅（峰-峰值）以及袖套压力（静压）经多路数-模转换后送入中央处理器进行处理，当检测到收缩压 P_S、平均压 P_M 和舒

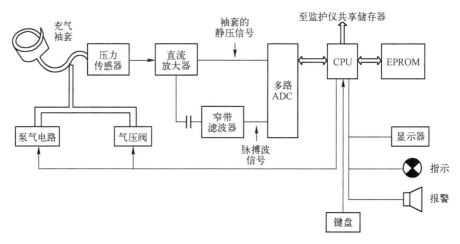

图 10.41　采用测振法的无创血压测量与监护仪原理框图

张压 P_D 后，所有的放气阀同时打开使袖套全部（快速）放气，完成一次测量过程。整个测量过程由一微处理器控制，并完成各种计算，图 10.42 给出了每个测量周期的工作流程。图中延时 0.5s 这一环节是为了等待由放气引起的袖套压力波的暂态过程结束。考虑到人的心率范围和脉搏振荡波检测精度的需要，脉搏振荡波的采样率不低于 100 次/秒。

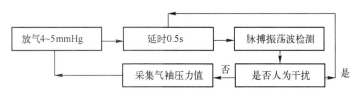

图 10.42　每个测量周期的工作流程

在实际测压时，被测者手臂和身体的移动会产生较大的干扰，这种干扰和脉搏振荡波的频率接近，且幅值较大，应采取必要的脉搏振荡波检验及抗干扰措施。脉搏振荡波检验有多种方法，如增益检验、振幅检验及周期检验。增益检验是检查每个数值与前一数据差值的绝对值，如果过大则中止检测，延时等待一段时间（如 0.3s）后再重新开始检测；振幅检验是在正常测量过程中每次放气 4~5mmHg 的情况下，连续检验两次测到的脉搏振荡波振幅差值，一般不会超过较小脉搏振荡波的 50%；周期检验是将已检测到的正确脉搏振荡波平均周期作为标准，检验当前检测到的周期，差别不应超过平均周期的 10%。当三种振荡波检验通过后，程序将采样一次袖套静压，然后开始下一次放气。三种振荡波检验可有效地防止将人为干扰当作脉搏振荡波，能有效地提高血压监护仪的抗干扰能力。但也可能出现不能通过某项检验而在同一压力上重复地检测脉搏振荡波，而造成所谓死循环的情况，所以必须采取有效的防范措施。采取这些措施后，测振法的抗干扰能力进一步得到加强，测量结果更可靠，但缺点是每次测量过程需要长达 30~40s 才能完成。

为方便参考，高血压诊断的参考值如表 10.1 所示。

表 10.1　高血压诊断的参考值

分　　类	收缩压/mmHg	舒张压/mmHg
理想血压	<120	<80
正常血压	<130	<85
正常偏高血压	130~139	85~89
高血压 I 级（轻度）	140~159	90~99
亚组，临界高血压	140~149	90~94
高血压 II 级（中度）	160~179	100~109
高血压 III 级（重度）	≥ 180	≥ 110
单纯收缩期高血压	≥ 140	< 90
亚组；临界收缩期高血压	140~149	< 90

10.5 表面肌电信号及应用

表面肌电信号（surface electromyography，SEMG）是肌肉收缩时伴随的电信号，可在肌肉对应的皮肤表面记录。表面肌电信号的应用广泛。肌电图可用于检查神经、肌肉兴奋及传导功能，确定周围神经、神经元、神经肌肉接头及肌肉本身的功能状况，进行临床诊断。残肢者的残端肌电信号可用于控制肌电假肢，辅助残肢者实现生活自理，提高生活质量。肌电信号还用于运动训练、评估腰椎间盘突出症疗效等多种应用。本节对肌电信号的应用进行简要介绍。

10.5.1 肌电图在神经传导速度测定中的应用

神经传导的研究一般包括运动神经传导和感觉神经传导。对运动神经来说，动作电位的产生是由于运动神经纤维受到刺激形成冲动，冲动又通过神经肌肉接头到达肌肉，从而产生肌肉动作电位（表现为肌肉收缩）。而感觉神经的传导方向却不同，外部刺激感觉神经产生电位，并沿着神经干传导。二者的区别在于刺激源不同，传导方向不同。

1. 运动神经传导

运动神经传导研究运动单位的功能。通过对运动神经传导的研究，可以评估运动神经轴索、神经肌肉接头以及肌肉的功能状况。其方法是通过对神经干上远端、近端的两点进行超强刺激，导致该神经支配的远端肌肉上可记录到诱发的混合肌肉动作电位。一般用皮肤表面电极就可以清楚地记录到混合肌肉动作电位。根据对该电位的幅度、潜伏期和时程的分析，最终判断运动神经的传导功能。

刺激电极可以用表面刺激器，如图 10.43 所示；也可以用针电极，如图 10.44 所示。表面刺激器通常由正、负两极组成，两极间距 2~3cm。刺激神经干时，应将两极都放在神经干上，并使负极更接近所要刺激神经的记录电极，以免正极阻滞神经冲动传导。用针电极刺激时，可以将一根针电极刺入皮下，接近要刺激神经的记录电极作为阴极，另一根针电极刺入附近的皮下作为阳极。刺激点到记录点的距离是指刺激器的阴极到记录电极间的距离。

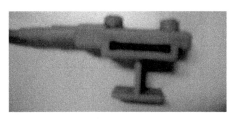
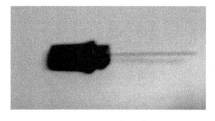

图 10.43　表面刺激器　　　　　图 10.44　针电极

一般地，刺激器输出为方波脉冲。方波波宽不等，约为 0.05~1.0ms。刺激强度和方波波宽可根据神经的状况来变化选择。对于正常健康神经，刺激方波波宽一般为 0.1ms，电压为 100~400mV，或电流为 25~100mA。刺激方波的参数可以根据需要做适当的调整。刺激方波主要有以下几种：①单刺激，一个刺激方波脉冲（电压或电流）；

②串单刺激，一串刺激方波脉冲（电压或电流）；③连续单刺激，以一定的周期循环产生方波脉冲。

刺激伪迹的存在说明神经已经受到了刺激。但在神经传导研究中，经常会遇到刺激伪迹过大的情况，导致动作电位波形起始点不准确。一般来说良好的刺激器可以减少过大的刺激伪迹。刺激电极与记录电极的距离过近或记录电极与参考电极之间距离过大，都会造成刺激伪迹过大。皮肤表面有汗或不干净可导致阻抗过大，产生较大的刺激伪迹。所以，在放电极之前，应用酒精或电极膏擦干净刺激部位的皮肤，以减少刺激伪迹。另外，在检查时，最好将地线放在刺激电极和记录电极之间，或用与皮肤接触面积较大的地线，这样可以减小刺激伪迹，也可以通过旋转刺激器阳极在神经干上的位置，以减少过大的刺激伪迹。

电极通常有两个，一个是记录电极，一个是参考电极。常见的记录电极如图 10.45 所示。

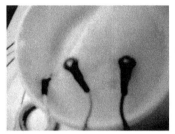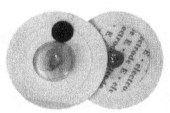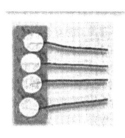

图 10.45　各种表面记录电极（左图的盒子里是导电膏）

记录电极通常放在所要记录的肌肉或神经上。当在神经干上刺激运动轴索时，在这个神经所支配的肌肉上可以诱发出一个混合肌肉动作电位，也称 M 波。正常的混合肌肉动作电位，其起始波为负相（向上的波）。要记录到这种起始为负相的波，就需要准确放置记录电极的位置，一定要放在运动点或终板区（即肌肉肌腹）上。如果位置不合适，则混合肌肉动作电位前可有一小正相波。为了使记录位置能够准确，可让病人做激活此肌肉的动作，此时，肌腹最明显处，即是记录电极的位置。需要注意的是，当肌肉有明显萎缩，病人无力做激活该肌肉的动作时，需要根据混合肌肉动作电位波形来判断其位置是否准确。这就需要检查者熟知刺激不同神经时，所得到的正常混合肌肉动作电位的波形。参考电极通常放在肌肉肌腱上，与记录电极间距离约为 3~4cm。

2. 混合肌肉动作电位指标

潜伏期（latency），是指从刺激伪迹开始到肌肉动作电位负相波（向上的波）偏离基线起点之间的时间，如图 10.46 所示。潜伏期通常用毫秒（ms）来表示，它反映了神经轴索中快传导纤维到达肌肉的时间。

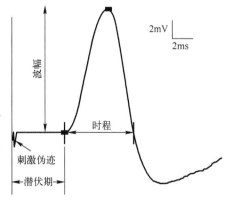

图 10.46　混合肌肉动作电位

383

波幅（amplitude），是指从基线到负相波波峰间的高度，有时也可用峰-峰值，即从负向峰到其后正向波波峰之间的跨度。通常前者测出的波幅比较准确。波幅一般用毫伏（mV）来表示，它反映了参与混合神经肌肉动作电位的肌纤维数量。

面积（area），目前很多肌电图机器都可以自动测出肌肉动作电位的面积，它是指从基线开始到负相波区域内的面积。它同样反映了参与肌肉动作电位肌纤维的数量。尤其在近端和远端不同部位刺激时面积明显减小，可以反映出近、远端神经之间有传导阻滞或局部脱髓鞘。

时程（duration），通常是指从肌肉动作电位偏离基线开始到再次回到基线这段时间。它反映了每个单个肌纤维能否在同一时间内几乎同时放电。脱髓鞘病变时，由于神经干内每个神经纤维传导速度不同，导致每个肌纤维不能在同一时间内被兴奋，就会出现时程延长。

传导速度（conduction velocity），反映的是神经干中快和粗的神经纤维的生理状态，它等于距离/时间。感觉神经传导速度可以由刺激点到记录点之间的距离和潜伏期计算出来，这是因为它没有神经和肌肉接头参与，而运动神经传导则不行，因为它包括了：①末端神经轴索到神经和肌肉接头处的传导时间。②神经肌肉接头之间的传导时间。③肌肉本身去极化的时间。因此，在计算真正的运动神经传导速度时，不应该包括神经和肌肉之间的传导时间和肌肉本身去极化的时间，可以采用近端和远端两点刺激法，这样就排除了神经和肌肉之间的影响因素，而唯一不同的就是潜伏期。用近端潜伏期减去远端潜伏期，再量出两个刺激点之间的距离，就可以算出神经传导速度，但应该注意两点之间的距离最好不要小于10cm。公式为：传导速度＝近、远端刺激点间距离/近、远端潜伏期差，用米/秒（m/s）来表示。传导速度和潜伏期反映的是轴索中快传导纤维，而参与混合肌肉动作电位的面积和波幅中的慢传导纤维并没有反映在传导速度和潜伏期里。通常远、近端刺激时，所得到的肌肉动作电位形状、波幅、时程、面积应大致一样，或近端比远端稍微小一点，但决不会超过50%。脱髓鞘病变时，传导速度明显减慢，而轴索损害很严重时，传导速度也会减慢。

正中神经运动传导检查的记录电极和刺激电极的放置位置如图10.47所示。肘部刺激和腕部刺激在记录电极得到的波形如图10.48所示。可见，从波形上可计算出反映神经及肌肉功能状态的参数。

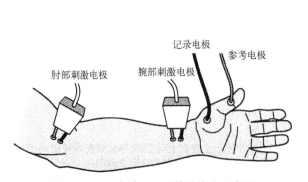

图 10.47　正中神经运动传导检查示意图

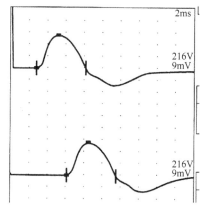

图 10.48　记录波形

新加坡国立脑神经科学研究院神经诊断室用美国 Nicolet Viking IV 肌电图机对 300 名成年人进行运动神经传导实验，其中某些上肢神经和下肢神经的运动传导实验结果如表 10.2 和表 10.3 所示。

表 10.2　成年人上肢神经传导正常值

神　经	记录部位	波幅 /mV	传导速度 /m·s⁻¹	末端潜伏时 /ms	末端距离 /cm
正中神经	拇短展肌	≥5.0	≥50.0	≤4.0	6.5
尺神经	小指展肌	≥5.0	≥50.0	≤3.1	6.5
尺神经	第 1 骨间肌	≥6.0	≥49.0	≤4.5	—
尺神经	示指伸肌	≥2.5	≥49.0	≤2.3	—

表 10.3　成年人下肢神经传导正常值

神　经	记录部位	波幅 /mV	传导速度 /m·s⁻¹	末端潜伏时 /ms	末端距离 /cm
腓总神经	趾短伸肌	≥2.0	≥37.0	≤4.9	7.0
腓总神经	胫前肌	≥5.0	≥37.0	—	—
胫神经	踇前肌	≥4.8	≥37.0	≤5.8	9.0

3. 感觉神经传导

与运动神经传导相比，感觉神经传导只反映了冲动在神经干上的传导过程，研究的是后跟神经节和相应周围神经的功能状况。通常用电极刺激感觉神经的一端，冲动沿着神经干传导，在感觉神经的另一端记录神经冲动。一般用环状电极（一段钢丝弹簧，弯曲成环状，套在手指或足趾末梢神经）来记录。感觉神经电位的幅度较小，通常介于 5~50μV。检测方法有两种，即顺向记录法和反向记录法。顺向记录法是刺激手指或足趾末梢神经，在近端顺向收集其感觉神经电位。而反向记录法是刺激神经干，在手指或足趾末梢神经收集感觉神经电位。

与运动神经传导一样，感觉神经传导电位的指标有：潜伏期、幅度、时程、传导速度等。

反向记录法检查正中神经感觉传导的示意图如图 10.49 所示。刺激电极在腕部正中神经上，阴极靠近远端；记录电极套在食指上，参考电极与记录电极距离 2~3cm。由于感觉神经传导没有神经肌肉接头的影响，因此感觉神经传导速度可以直接由刺激点到记录点之间的距离和潜伏期来计算。反向记录法测定的正常成年人感觉神经传导结果如表 10.4 所示。

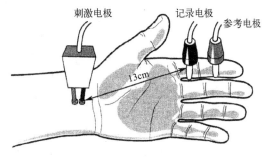

图 10.49　反向记录法检查正中神经的感觉传导示意图

表 10.4 反向法测定的正常成年人感觉神经传导结果

神 经	记录部位	波幅 /mV	传导速度 /m · s⁻¹	峰潜伏时 /ms	末端距离 /cm
正中神经	示指	≥20.0	≥44.0	≤3.5	14.0
尺神经	小指	≥17.0	≥44.0	≤2.8	11.0
桡神经	手背桡侧	≥15.0	≥45.0	≤2.5	10.0
手背尺侧波神经	手背第4、5指间隙	≥8.0	≥50.0	≤2.2	8.0

10.5.2 肌电信号分析与特征提取

当中枢神经系统运动神经传来的动作电位到达肌肉时,肌肉发生收缩,从而实现肢体或关节运动。尽管表面肌电信号在不同的肌肉有所不同,即使同一肌肉,个体之间也存在差异,但表面肌电仍有一定的规律性。大量实验表明,肌电信号一般具有以下特征:(1) 肌电信号是一种交流信号,其幅度与肌肉产生的力量大小成正比;(2) 肌电信号的频率介于 0~1000Hz 之间,功率谱的最大频率随肌肉不同而不同,其主要能量通常集中在 30~300Hz 之间;(3) 健康成年人肌电信号幅度的峰值可达 1~3mV。残肢者的肌电幅度差异较大。若感觉、运动和神经反射功能正常,其肌电幅度一般小于 350μV,有的甚至不足 1μV。

(1) 肌电信号的时域分析。把肌电信号近似看成零均值的高斯分布随机信号 $x(n)$,方差与其强弱有关。常用以下几个特征。

① 绝对值积分,$\dfrac{1}{N} \sum\limits_{n=1}^{N} |x(n)|$。

② 过零点数,$\sum\limits_{n=1}^{N} \mathrm{sgn}(-x(n)x(n+1))$,$\mathrm{sgn}(\cdot)$ 是符号函数。参数大于 0,取值 1;否则,取值 0。

③ 方差,$\dfrac{1}{N-1} \sum\limits_{n=1}^{N} x^2(n)$。

④ 时序模型,$x(n) = -\sum\limits_{k=1}^{p} a_k x(n-k) + w(n)$,把肌电信号看作白噪声激励线性系统的输出。

⑤ 肌电直方图,将不同幅值的肌电信号样本个数作为特征。

(2) 频域分析。肌电信号的功率谱、平均功率、中值频率、能量最大的频率范围,可用来分析肌电功率谱与肌肉收缩力之间的关系。估计功率谱的方法很多,在众多肌电信号的研究文献中,第 5 章介绍的功率谱估计方法都被使用过。

(3) 时频分析。由于傅里叶分析表现的是全局频率特征,而时频分析能提供肌电信号随时间的频谱改变。目前用于肌电信号分析的时频方法主要有:短时傅里叶变换、小波变换、Wigner-Ville 变换等。

(4) 高阶谱分析。传统的随机信号处理技术是建立在二阶统计量基础上的,是以信号服从高斯分布为假设而进行的。当肌肉收缩力变化时,肌电信号是非平稳、非高斯的，高阶谱分析能提供信号本身更多的信息。例如，可用双谱分析肌肉力变化时的非高斯肌电信号，以及用于肌肉恢复分析。

10.5.3　肌电特征在运动模式识别中的应用

一般来说，肌电信号的幅频特性揭示了肌电信号的特征。例如，一位坐轮椅者，自己手握车轮，推动轮椅。此过程中同步采集了四块肌肉的肌电信号。图 10.50 分别给出此人肱二头肌、三角肌、斜方肌、冈下肌的功率谱曲线。可见，它们表现出显著差异。在频域分析肌电信号，可一定程度上识别关节的运动模式。

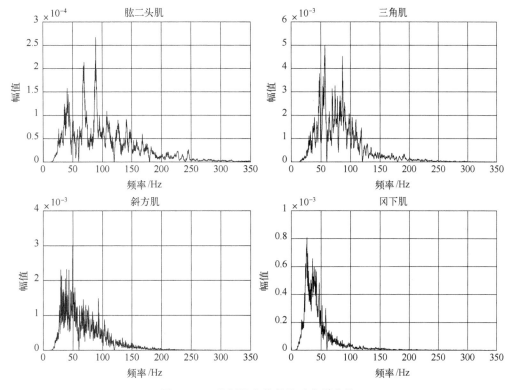

图 10.50　几例肌电信号的功率谱曲线

运动模式一般包括肌肉的收缩、收缩程度和放松。肌肉收缩程度与肌肉的收缩力量成正比关系。例如，肘关节运动时，有肱二头肌和肱三头肌进行相对控制，随着两块肌肉的收缩程度不同，肘关节可以被控制在任意角度。下面以功率谱的特征为例介绍肌肉收缩和放松两种状态的模式识别。

首先应用第 5 章的随机信号 AR 功率谱估计方法，对肌电信号的功率谱进行估计。肌电信号用 $x(n)$ 表示。假设肌电信号为白噪声 $w(n)$ 激励一个线性系统的输出，那么肌电信号的产生模型为

$$x(n) = -\sum_{k=1}^{p} a_k x(n-k) + w(n) \tag{10.54}$$

式中，a_k 为 AR 模型系数，p 为模型的阶数。根据 $x(n)$ 的自相关函数可以得到 Yule-

Walker 方程为

$$
\begin{bmatrix}
R_{xx}(0) & R_{xx}(-1) & \cdots & R_{xx}(-p) \\
R_{xx}(1) & R_{xx}(0) & \cdots & R_{xx}(1-p) \\
\vdots & \vdots & \ddots & \vdots \\
R_{xx}(p) & R_{xx}(p-1) & \cdots & R_{xx}(0)
\end{bmatrix}
\begin{bmatrix}
1 \\
a_1 \\
\vdots \\
a_p
\end{bmatrix}
=
\begin{bmatrix}
\sigma_w^2 \\
0 \\
\vdots \\
0
\end{bmatrix}
\tag{10.55}
$$

式中，$R_{xx}(\cdot)$ 表示信号 $x(n)$ 的自相关函数。求解上述 Yule-Walker 方程，得到 $AR(p)$ 模型参数的估计 $\hat{a}_k$，$k=1,\cdots,p$ 和白噪声方差估计 $\hat{\sigma}_w^2$。得到 AR 模型参数后，估计 AR 功率谱的表达式为

$$
\hat{P}_{AR}(e^{j\omega}) = \frac{\hat{\sigma}_w^2}{\left| 1 + \displaystyle\sum_{k=1}^{p} \hat{a}_k e^{-j\omega k} \right|}
\tag{10.56}
$$

由于不同肌肉的肌电信号的功率谱有区别，并且肌肉收缩力的大小与肌电幅度有关，因此用肌电的功率谱来表示肌电信号的特征。在本小节中，将肌电信号功率谱的峰值与能量的比值作为特征参数，即

$$
Q = p(\omega_0) \Big/ \int_0^{500} p(\omega)\,d\omega
\tag{10.57}
$$

式中，ω_0 表示功率谱峰值对应的频率，分母表示功率谱在 $0\sim500\text{Hz}$ 内的积分。由于肌电信号的能量主要集中在峰值附近，只要肌电信号的功率谱在峰值附近的形状变化不大，那么 Q 的变化也不大。

基于以上的肌电功率谱特征，来识别尺侧腕屈肌的收缩与放松。将电极放置于相应肌肉的皮肤表面，拾取肌电信号。对肌电信号滤波，消除 5Hz 以下、500Hz 以上的分量，再用陷波器消除 50Hz 的工频干扰。对 Q 放大 30 倍后的测试结果如表 10.5 所示。可见，肌肉在收缩和放松状态下，肌电信号的特征值是有区别的。运用简单的分类技术就可以从功率谱中识别出肌肉处于收缩状态还是放松状态。

表 10.5 肌肉收缩和放松状态下肌电功率谱的特征值

肌肉放松	0.39	0.49	0.54	0.48	0.42	0.47
肌肉收缩	0.68	0.71	0.76	0.67	0.69	0.69

还有人研究肱二头肌和肱三头肌的表面肌电信号，提取肘关节的运动角度。4 个电极分别贴在肱二头肌中侧、肱二头肌旁侧、肱三头肌中侧、肱三头肌旁侧。在不持有重物的情况下，匀速地弯曲肘关节。以 1000Hz 的采样频率记录肌电信号。以神经网络实现肌电信号与肘关节弯曲角度的对应关系，实验取得了很好的效果。

此外，还有人研究下肢肌肉的肌电信号与下肢运动过程中关节角度的变化，建立起立、行走、上下楼梯等日常活动模式与不同的肌肉兴奋与兴奋程度之间的关系，为康复医疗提供了重要的参考价值。

10.5.4 肌电在假肢控制中的应用

由于肌电信号与肌肉收缩、放松等状态有密切关系，从相应屈伸动作的肌肉表面获

得的多通道肌电信号可为控制假肢运动提供安全、非浸入的控制方式。该发现最早出现于 20 世纪 40 年代，并以此为机理研制出第一例肌电假肢。在随后的时间里，众多研究者努力提高假肢的性能，帮助残肢者实现生活自理，提高生活质量。肌电控制假肢是一个综合性的工程问题，涉及的问题很多。例如，肌电信号与肌肉力的关系；肌电信号与关节扭矩的关系；残端肌电较弱时，如何通过生物反馈训练让使用者提高对残端肌电的发放功能；肌肉疲劳时，如何补偿肌电信号；残端肌肉组织损伤过大，如何选择代用肌电信号源问题；电极在残端移位，影响肌电控制信号，如何解决电极移位问题；电极与皮肤长期接触，如何解决诱发感染问题。此外，还要求控制系统的灵敏度高、抗干扰能力强、能耗小、体积小、重量轻、使用方便等。

尽管肌电控制假肢的难度较大，国内外还是有一些成功的实例。在国内，上海假肢厂、中科院上海生理研究所、清华大学、上海交通大学等科研院所和高校进行了有益的尝试。1980 年中科院上海生理研究所对肘关节以下截肢的人，从残肢皮肤表面引出肌电，分离出手指张握以及腕部旋转、伸屈等动作的控制信号，试制出三自由度的肌电控制上臂假肢，如图 10.51 所示。患者在假手的帮助下可以完成拧毛巾、拿苹果转动（以协助健康手削苹果）、拿水杯喝水等动作，在日常生活中起到辅助作用。经过几十年的研究和科研成果转化，市场上已经有定型的产品出售。产品从造型、舒适性、可靠性、功能性等多方面都有很大改进。

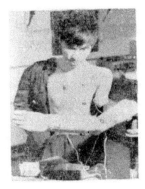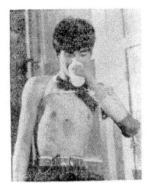

（a）胸部是振动刺激器，残肢上是电极　　　（b）患者佩戴假肢喝水

图 10.51　中科院上海生理研究所试制的三自由度假肢

关于肌电控制假肢的最新研究现状是，肌电信号融合脑电信号提取更多的运动模式，使假肢按照人的主观意识完成更精细的动作，让假肢真正成为人的一部分。

表面肌电除了在控制假肢上的应用，还有很多其他应用。例如，在慢性非特异性腰痛诊治中的应用，在腰椎间盘突出症疗效评定中的应用，纤维肌痛综合征诊断和治疗中的应用，在脊柱侧凸诊治中的应用，在运动训练中的应用，等等。

思考题与习题

10.1　从 MIT-BIH 数据库中下载各种心电信号。（1）下载一例带有基线漂移的心电信号，采用一种算法去除心电的基线漂移；（2）人为地给心电信号加入一定的工频干扰，采用一种方法去除工频干扰；（3）下载一例正常人的长时心电信号，采用一种算法定位心电的 R 波位置，计算出心率变异的几个参数；（4）下载一例心律不齐患者的心电信号，重复（2）的工作。

10.2 从 University of Dundee Medicine 医学中心负责的网站（http://www. dundee. ac. uk/medther/Cardiology/）下载心音数据，用第 8 章的时频分析方法，分别对其中的一例第一心音和第二心音进行分析，并得出相关结论。

10.3 自行组装一套实验装置，同步采集一段心音信号与呼吸信号，分析第一心音、第二心音的持续时间与呼吸之间的关系。

10.4 通过文献，掌握一种自动的心音分割算法，从心音的时间序列中自动定位出第一心音、第二心音。

10.5 收集近 30 年来有关心音研究的文献，浏览以后列出心音在国内外的研究方向及进展。

10.6 综述当前的无创血压检测方法及原理。

10.7 自行查找资料，了解当前国内外市场上在售的肌电控制假肢现状，了解它们的功能和电极放置位置。

参 考 文 献

[1] 季忠，秦树人．微弱生物医学信号特征提取的原理与实现．北京：科学出版社，2007.

[2] 刘海龙．生物医学信号处理．北京：化学工业出版社，2006.

[3] 李刚，张旭．生物医学电子学．北京：电子工业出版社，2008.

[4] W. J. Tompkins 著，林家瑞等译．生物医学数字信号处理．武汉：华中科技大学出版社，2001.

[5] 庄天戈．计算机在生物医学中的应用．北京：科学出版社，2000.

[6] 蔡建新，张唯真．生物医学电子学．北京：北京大学出版社，1997.

[7] 杨福生，吕扬生．生物医学信号的处理和识别．天津：天津科技翻译出版公司，1997.

[8] 聂能，尧德中，谢正祥．生物医学信号数字处理技术及应用．北京：科学出版社，2005.

[9] 邱天爽，魏东兴，唐洪等．通信中的自适应信号处理．北京：电子工业出版社，2005.

[10] 沈凤麟，陈和晏．生物医学随机信号处理．合肥：中国科学技术大学出版社，1999.

[11] 邱天爽，张旭秀，李小兵，孙永梅．统计信号处理—非高斯信号处理及其应用．北京：电子工业出版社，2004.

[12] 王宏禹，邱天爽，陈喆．非平稳随机信号分析与处理（第 2 版）．北京：国防工业出版社，2008.

[13] 王兴元．复杂非线性系统中的混沌．北京：电子工业出版社，2003.

[14] L. C. Ludeman. Random Processes Filtering, Estimation and Detection, John Wiley and Sons, Inc., 2003.

[15] 张贤达．现代信号处理（第二版）．北京：清华大学出版社，2002.

[16] S. V. Vaseghi. Advanced Digital Signal Processing and Noise Reduction (3rd Edition), John Wiley and Sons, Inc., 2005.

[17] 张树京，张思东．统计信号处理．北京：机械工业出版社，2003.

[18] 胡广书．数字信号处理—理论、算法与实现．北京：清华大学出版社，1997.

[19] 杨福生．随机信号分析．北京：清华大学出版社，1990.

[20] 王宏禹．随机数字信号处理．北京：科学出版社，1980.

[21] B. Widrow. Adaptive Sampled-Data Systems—A Statistical Theory of Adaptation, IRE WESCON Convention Record, 4：74-85, 1959.

[22] V. Albrecht, P. Lfinsk, M. Indra, and T. Radii-Weiss. Wiener Filtration versus Averaging of Evoked Responses, Biological. Cybernetics 27, 147-154, 1977.

[23] 王保华．生物医学测量与仪器．上海：复旦大学出版社，2003.

[24] 刘文秀．心脏听诊．北京：人民军医出版社，2006.

[25] 毕晓辉．欠定盲源分离问题及其在信号提取中的应用．大连理工大学硕士学位论文，2008.

[26] 张建，沈民奋，宋骥．三种时频分析方法在心音信号分析中的应用．汕头大学学报，18（2）：62-69，2003.

[27] 胡广书．数字信号处理（第二版）．北京：清华大学出版社，2004.

[28] 胡广书，王俊峰．癫痫发作前脑电行为的高阶统计量分析．中国生物医学工程学报，17（2）：

111-118, 1998.

[29] 唐洪. 广义正态信号处理理论及在通信中应用的研究. 大连理工大学博士学位论文, 2006.

[30] 王宏禹. 信号处理相关理论综合与统一法. 北京：国防工业出版社, 2005.

[31] H. Tang, T. Li, Y. Park, T. Qiu. Separation of Heart Sound Signal from Noise in Joint Cycle Frequency-Time-Frequency Domains Based on Fuzzy Detection. IEEE Transactions on Biomedical Engineering, 57 (10): 2438-2447, 2010.

[32] 党静霞. 肌电图诊断与临床应用. 北京：人民卫生出版社, 2005.

[33] 雷敏, 王志中. 肌电假肢控制中的表面肌电信号的研究进展与展望. 25 (3): 156-160, 2001.

[34] 胡天培. 肌电特征发现与肌电康复研究. 上海交通大学学报, 28 (3): 151-153, 1994.

[35] 胡天培, 刘国庆. 肌电假肢实用化问题探讨. 8 (1): 9-14, 1989.

[36] 王飞, 罗志增. 基于功率谱的表面 EMG 信号运动模式识别. 杭州电子科技大学学报, 25 (2): 37-40, 2006.

[37] 严凯, 皴俊忠, 王蓓等. 基于表面肌电的肘关节运动角度的提取. 上海生物医学工程, 26 (3): 129-134, 2005.

[38] 林建祥, 胡天培. 肌电训练康复仪对提高残端肌电发放功能的康复机制. 现代康复, 5 (7): 71-72, 2001.

[39] 潘惠娟. 表面肌电的基本原理和研究进展. 第十七届中国内镜医师大会, 23-26, 2007.

[40] 吴剑锋. 基于肌电信号的人体下肢运动信息获取技术研究. 浙江大学博士学位论文, 2008.

[41] 上海假肢厂. 肌电控制前臂假肢. 医疗器械, 3, 13-21, 1977.

[42] 罗永昭, 战国利, 周建, 胡德勇. 肌电控制上臂假肢. 4 (8): 620-622, 1981.

[43] 唐建友. 结合脑电信息的多自由度肌电假手研究. 山东大学硕士学位论文, 2009.

[44] 王浩. 智能肌电假手控制系统研究. 大连理工大学硕士学位论文, 2004.

[45] 姜波, 朱林剑, 孙守林, 包海涛. 脑电信号控制上肢假肢的研究现状. 康复工程, 20 (3): 216-217, 2005.

[46] 陈伟, 张见平. 表面肌电图在康复医学中的应用与进展. 中华医学会第八次全国物理医学与康复学学术会议, 320-322, 2006.

[47] 孙雅琴, 熊开宇. 表面肌电技术在运动训练中的研究进展. 2007 年全国运动生理学大会, 172-175.

[48] 刘广斌, 樊小力, 黄洛秀. 两种滑脉患者与健康妇女指端血管容积脉搏波的谱分析, 西安医科大学学报, 11 (3): 201-205, 1990.

[49] 原亚欣, 基于单导脉搏波的多生理参数测量研究与实现, 大连理工大学, 2017.

[50] 邱天爽, 马济通, 张彪, 朱勇. 基于 Android 智能手机的心电与呼吸监测系统. 中国医疗设备, 30 (10): 9-13, 2015.

[51] 胡广书, 汪梦蝶. 生物医学信号处理研究综述. 数据采集与处理, 30 (5): 915-932, 2015.

[52] 胡士强, 敬忠良. 粒子滤波原理及其应用. 北京：科学出版社, 2010.

[53] 黄小平, 王岩, 缪鹏程. 粒子滤波原理及应用. 北京：电子工业出版社, 2017.

[54] B. D. Anderson, J. B. Moore. Optimal Filtering, Prentice-Hall, New Jersey, 1979.

[55] S. J. Julier, J. K. Uhlmann. A general method for approximating nonlinear transformations of probability distributions, Technical Report, RRG, Department. of Engineering Science, University of Oxford, 1996.

[56] 徐雯. 胎儿心电提取和胎儿心率变异分析算法研究. 杭州电子科技大学硕士学位论文, 2016.

[57] 刘凯. 粒子滤波在单通道信号分离中的应用研究. 中国科学技术大学博士学位论文, 2007.

[58] L. Sörnmo, P. Laguna. Bioelectrical Signal Processing in Cardiac and Neurological Applications, 2015.

［59］ 魏景汉，闫克乐．认知神经科学基础．北京：人民教育出版社，2008.

［60］ Y. M. Kadah. Adaptive denoising of event-related functional magnetic resonance imaging data using spectral subtraction. IEEE Transactions on Biomedical Engineering, 51（11），1944-1943，2004.

［61］ Z. Wu, N. E. Huang. Ensemble empirical mode decomposition：a noise-assisted data analysis method. Advances in Adaptive Data Analysis, 1（1）：1-41，2009.

［62］ A. R. Hassan, M. I. H. Bhuiyan. Computer-aided sleep staging using complete ensemble empirical mode decomposition with adaptive noise and bootstrap aggregating. Biomedical Signal Processing and Control, 24：1-10，2016.

［63］ M. E. Torres, M. A. Colominas, G. Schlotthauer, P. Flandrin. A complete ensemble empirical mode decomposition with adaptive noise. International Conference on Acoustics, Speech and Signal Processing, Prague, Czech, 4144-4147，2011.

［64］ 赵迎，乐友喜，黄健良，王姣，刘陈希，刘兵卿．CEEMD 与小波变换联合去噪方法研究．地球物理学进展．30（6）：2870-2877，2015.

［65］ 李昌强，黄力宇，鞠烽炽，黄远桂，程敬之．癫痫脑电的双谱特性研究．北京生物医学工程，23（1）：9-13，2004.

［66］ 游荣义，陈忠．癫痫脑电信号的奇异性研究．中国医学物理学杂志，21（2）：106108，2004.

［67］ 赵浩．独立分量分析在医学信号处理中的应用．山东大学硕士学位论文，2005.

［68］ 曹丁．基于倒谱特征的脉象信号识别算法研究．重庆大学硕士学位论文，2009.

［69］ 杨军．基于高阶统计量的表面肌电信号模式识别研究．上海交通大学硕士学位论文，2009.

［70］ 刘燕青．基于高阶统计量的自适应盲分离算法研究．西北工业大学硕士学位论，2003.

［71］ T. S. Leung, P. R. White, J. Cook, W. B. Collis, W. Brown, A . P. Salmon. Analysis of the second heart sound for diagnosis of paediatrtic heart disease. IEE Proc. - Sci. Meas. Techonl. , 145（6）：285-290，1998.

［72］ X. Zhuang, L. G. Durand, L. Senhadji, H. C. Lee, J. L. Coatrieux. Analysis-Synthesis of the phonocardiogram based on the matching pursuit method. IEEE Transactions on Biomedical Engineering, 45（8）：962-971，1998.

［73］ U. R. Acharya, V. K. Sudarshan, J. E. Koh, R. J. Martis, J. H. Tan, S. L. Oh, A Muhanmmad, Y. Hagiwara, M. R. K. Mookiah, K. P. Chua, C. K. Chua, R. S. Tan. Application of high-order spectra for the characterization of coronary artery disease using electrocardiogram signals. Biomedical Signal Processing and Control, 31：31-43，2017.

［74］ S. Choi, Z. Jiang. Comparison of envelope extraction algorithms for cardiac sound signal segmentation. Expert Systems with Applications, 34：1056-1069，2008.

［75］ M. A. Kabir, C. Shahnaz. Denoising of ECG signals based on noise reduction algorithms in EMD and wavelet domains. Biomedical Signal Processing and Control, 7：481-489，2012.

［76］ A. K. Barros, N. Ohnishi. Heart instantaneous frequency（HIF）：an alternative approach to extract heart rate variability. IEEE Transactions on Biomedical Engineering, 48（8）：850-855，2001.

［77］ H. Liang, S. Lukarinen, I. Hartimo. Heart sound segmentation algorithm based on heart sound envelogram. Computers in Cardiology, 24：105-108，1977.

［78］ M. B. Reaz, M. S. Hussain, F. Mohd-Yasin. Techniques of EMG signal analysis：detection, processing, classification and applications. Biological. Procedures. Online, 8（1）：11-35，2006.

［79］ 刘雪红，王克强，张建兴，李川勇．不同心电周期序列的心率变异频谱分析．北京生物医学工程，25（3）：274-276，2006.

［80］张志勇．肌电信号采集与肌电假肢控制的研究．哈尔滨工业大学硕士学位论文，2010.

［81］肖冬萍．心率变异信号临床分析技术的研究．重庆大学硕士学位论文，2004.

［82］罗志昌，张松，杨益民．脉搏波的工程分析与临床应用．北京：科学出版社，2006.

［83］王庭槐，罗自强，沈霖霖，管又飞，武宇明，生理学．北京：人民卫生出版社，2019.

［84］邓玉林．生物医学工程学．北京：科学出版社，2019.

［85］柳俊．明明白白心电图．广州：广东科技出版社，2013.

［86］骆合德．心电图简明教程．北京：军事医科出版社，2007.

反侵权盗版声明

电子工业出版社依法对本作品享有专有出版权。任何未经权利人书面许可，复制、销售或通过信息网络传播本作品的行为；歪曲、篡改、剽窃本作品的行为，均违反《中华人民共和国著作权法》，其行为人应承担相应的民事责任和行政责任，构成犯罪的，将被依法追究刑事责任。

为了维护市场秩序，保护权利人的合法权益，本社将依法查处和打击侵权盗版的单位和个人。欢迎社会各界人士积极举报侵权盗版行为，本社将奖励举报有功人员，并保证举报人的信息不被泄露。

举报电话：(010) 88254396；(010) 88258888

传　　真：(010) 88254397

E-mail：dbqq@phei.com.cn

通信地址：北京市海淀区万寿路 173 信箱
　　　　　电子工业出版社总编办公室

邮　　编：100036